中西药临床应用与指导

主编 李 玉 王慧延 赵晓莉 尹 肖

付瑞丽 陈 蓉 赵盼盼

黑龙江科学技术出版社
HEILONGJIANG SCIENCE AND TECHNOLOGY PRESS

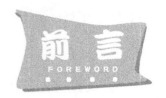

前言
FOREWORD

　　临床医师在治疗患者期间，普遍采用药物治疗，相比于手术治疗，药物治疗更加安全、方便，且可以帮助患者节约一定的治疗费用。但是，药物种类繁多，在使用时需要确保其应用合理科学，以最大程度控制患者病情，提升患者生活质量。因此，临床医师应当注意，在联合用药时，不能出于强化药物效果的目的而选择不科学的用药方案。换言之，一旦联合用药不合理，不仅药物的疗效受到影响，还会延长患者的用药时间，增加患者的治疗费用，甚至还会导致患者出现药物中毒问题，威胁患者的生命安全。为帮助广大临床医师、药师持续学习药物相关知识，我们特邀请一批药物学专家在参考大量文献的基础上编写了《中西药临床应用与指导》一书，希望能指导临床医师、药师规范用药，提升药物使用的安全性和规范性。

　　本书以实用性为原则，将编者多年的临床工作经验与药物治疗的前沿进展融为一体，从药物基础知识出发，对各系统常见疾病的临床用药进行了详细阐述，内容上中西结合，兼顾疾病治疗的中药与西药疗法，详细讲解了各类药物的作用、用法用量、不良反应及药物相互作用等方面的内容。本书重点突出，内容丰富，阐述清晰，将药物应用的重点、难点问题进行了深入剖析，适合作为各级医疗机构临床医师、药师的参考用书。

　　本书在编写过程中得到了多方的大力支持，在此谨致谢意！但是由于编者写作经验不足、时间仓促，书中出现不当之处在所难免，望广大读者批评指正，以期再版时修正。

《中西药临床应用与指导》编委会

2024 年 1 月

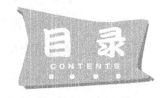

目录
CONTENTS

第一章

绪　论

第一节　药物效应动力学

药物效应动力学又称药效学，它通过研究药物对机体的作用及作用机制，阐明药物防治疾病的规律。

一、药物的基本作用

(一)药物作用与药理效应

药物作用是指药物对机体的初始作用，是动因。药理效应是药物作用的结果，是机体反应的表现。由于二者意义接近，通常并不严加区别。但当二者并用时，应体现先后顺序。

药物作用改变机体器官原有功能水平，功能提高称为兴奋，功能降低称为抑制。例如，肾上腺素升高血压、呋塞米增加尿量均属兴奋；阿司匹林退热以及吗啡镇痛均属抑制。

多数药物是通过化学反应而产生药理效应的。这种化学反应的专一性使药物的作用具有特异性。例如，阿托品特异性地阻断 M-胆碱受体，而对其他受体影响不大。药物作用的特异性取决于药物的化学结构，这就是构效关系。

药理效应的选择性是指在一定的剂量下，药物对不同的组织、器官作用的差异性。有些药物可影响机体的多种功能，有些药物只影响机体的一种功能，前者选择性低，后者选择性高。药物作用特异性强并不一定引起选择性高的药理效应，即二者不一定平行。例如，阿托品特异性地阻断 M-胆碱受体，但其药理效应选择性并不高，对心脏、血管、平滑肌、腺体及中枢神经系统都有影响，而且有的兴奋、有的抑制。作用特异性强和/或效应选择性高的药物应用时针对性较好。反之，效应广泛的药物不良反应较多。但广谱药物在多种病因或疾病诊断未明时也有其方便之处，例如广谱抗生素、广谱抗心律失常药等。药物选择性的基础有药物在体内的分布不均匀、机体组织细胞的结构不同、生化机能存在差异等。

(二)量效关系

在一定范围内，药物的剂量(或浓度)增加或减少时，药物的效应随之增强或减弱。药物的这种剂量(或浓度)与效应之间的关系称为量效关系。以药理效应的强度为纵坐标，药物剂量(或浓度)为横坐标即得量效曲线或浓度-效应曲线，来反映量效关系。药理效应按性质可分为量反应

1

和质反应两种。

1.量反应

效应的强弱呈连续增减的变化,可用具体数量或最大反应的百分率表示者称为量反应。例如血压的升降、平滑肌的舒缩等,其研究对象为单一的生物单位。以药物的剂量(整体动物实验)或浓度(体外实验)为横坐标,以效应强度为纵坐标作图,可获得直方双曲线。如将药物浓度改用对数值作图则呈典型的对称 S 型曲线,这就是通常所称量反应的量-效曲线。

从量反应的量-效曲线可以看出下列几个特定位点:①最小有效量或最低有效浓度,即刚能引起效应的最小药物剂量或最小药物浓度,也称阈剂量或阈浓度。②最大效应(maximal effect,E_{max}),即随着剂量或浓度的增加,效应也增加,当效应增加到一定程度后,若继续增加药物浓度或剂量而其效应不再继续增强。这一药理效应的极限称为最大效应,也称效能。③半最大效应浓度(concentration for 50% of maximal effect,EC_{50})是指能引起 50% 最大效应的浓度。④效价强度是指能引起等效反应(一般采用 50%效应量)的相对浓度或剂量,其值越小则强度越大。

药物的最大效应与效价强度含义完全不同,二者并不平行。例如,利尿药以每天排钠量为效应指标进行比较,氢氯噻嗪的效价强度大于呋塞米,而后者的最大效应大于前者。药物的最大效应值有较大的实际意义,不区分最大效应与效价强度而只讲某药较另药强若干倍是错误的。曲线中段斜率较陡的提示药效较剧烈,较平坦的则提示药效较温和。

2.质反应

如果药理效应不是随着药物剂量或浓度的增减呈连续性量的变化,而表现为反应性质的变化,则称为质反应。质反应以阳性或阴性、全或无的方式表现,如死亡与生存、惊厥与不惊厥等,其研究对象为一个群体。在实际工作中,常将实验动物按用药剂量分组,以阳性反应百分率为纵坐标,以剂量或浓度为横坐标作图,也可得到与量反应相似的曲线。如果按照药物浓度或剂量的区段出现阳性反应频率作图得到呈常态分布曲线,如果按照剂量增加的累计阳性反应百分率作图,则可得到典型的 S 型量效曲线。

半数有效量(median effective dose,ED_{50}),即能引起 50% 的实验动物出现阳性反应时的药物剂量。如效应为死亡,则称为半数致死量(median lethal dose,LD_{50})。通常将药物的 LD_{50}/ED_{50} 的比值称为治疗指数(therapeutic index,TI),用以表示药物的安全性。治疗指数大的药物相对较治疗指数小的药物安全。但以治疗指数来评价药物的安全性,并不完全可靠,因为某些药物的 ED 和 LD 两条曲线的首尾有重叠,即有效剂量与其致死剂量之间有重叠。为此,有人用 1% 致死量(LD_1)与 99% 有效量(ED_{99})的比值或 5% 致死量(LD_5)与 95% 有效量(ED_{95})之间的距离来衡量药物的安全性。

(三)构效关系

构效关系(structure activity relationship,SAR)是指药物的化学结构与药理活性或毒性之间的关系,是药物化学的主要研究内容之一。

实验证明,化学结构相似的药物与相同的靶点可通过分子间的相互作用而结合,引起相似或相反的效应。药物结构的改变包括其基本骨架、侧链长短、立体异构(手性药物)、几何异构(顺式或反式)和光学异构(左旋或右旋)的改变,均可影响药物的理化性质,进而影响药物的体内过程、药效乃至毒性。因此,构效关系是药理学的重要概念,了解药物的构效关系不仅有利于深入认识药物的作用、指导临床合理用药,还在定向设计药物结构、研制开发新药方面有重要意义。

SAR 的阐明始于磺胺药的发现和后续研究工作。为了定向研制更好的药物,大量的磺胺结构类似物被合成并进行对比实验,从而使人们认识到分子结构与药理活性之间的关系存在内在规律性,人们开始对药物的 SAR 有了初步的认识。20 世纪 60 年代发展的定量构效关系(quantitative structure-activity relationship,QSAR),是一种借助分子的理化性质参数或结构参数,以数学和统计学手段定量研究有机小分子与生物大分子相互作用以及有机小分子在生物体内吸收、分布、代谢、排泄等生理相关性质的方法。这种方法广泛应用于药物、农药、化学毒剂等生物活性分子的合理设计。在早期的药物设计中,定量构效关系方法占据主导地位。

随着计算机计算能力的提高和众多生物大分子三维结构的准确测定,人们运用分子形状分析(molecular shape analysis,MSA)、距离几何(distance geometry,DG)、比较分子力场分析(comparative molecular field analysis,CoMFA)、比较分子相似性指数分析(comparative molecular similarity indices analysis,CoMSIA)等方法,分析药物分子三维结构与受体作用的相互关系,深入地揭示了药物与受体相互作用的机制。基于分子结构的三维定量构效关系(three-dimensional quantitative structure-activity relationship,3D-QSAR)逐渐取代了定量构效关系在药物设计领域的主导地位,至今已成为计算机辅助药物设计的基本手段与分析方法。随着对受体结构信息和药物三维结构认识的不断深入,定量构效关系已从 3D-QSAR 发展到可以模拟化合物分子全部构象的四维定量构效活性关系(four-dimension quantitative structure-activity relationship,4D-QSAR),直至可以模拟诱导契合的五维定量构效活性关系(five-dimension quantitative structure-activity relationship,5D-QSAR),人们对药物配体-受体的结合过程有了更深入的认识。这对于药物分子设计和先导化合物改造有十分重要的意义,将更加深入地揭示药物与受体相互作用的机制。

二、药物作用的靶点

药物与机体生物大分子结合的部位就是药物作用的靶点。药物作用的靶点几乎涉及生命活动过程相关的所有环节,可作用在器官、组织、细胞和分子水平。已知的药物作用靶点涉及受体、酶、离子通道、转运体、免疫系统、基因等。此外,有些药物通过自身的理化作用(如抗酸药)或补充机体所缺乏的物质而发挥作用。现有药物中,超过 50% 的药物以受体为作用靶点,受体成为最主要和最重要的作用靶点;超过 20% 的药物以酶为作用靶点,特别是酶抑制剂,在临床用药中具有特殊地位;6% 左右的药物以离子通道为作用靶点;以核酸为作用靶点的药物仅占 3%;其余近 20% 药物的作用靶点有待进一步研究。

(一)受体

受体是细胞在长期进化过程中形成的,对生物活性物质具有识别和结合能力,并具有介导细胞信号转导功能的蛋白质。多数受体存在于细胞膜上,并镶嵌在脂质双层膜结构中,少数受体存在于细胞内。受体接受生物活性物质的刺激后,通过一系列信息传递机制激活细胞的特异性效应,使机体正常进行生命活动。

与受体特异性结合的生物活性物质称为配体。配体与受体大分子中的某一部位结合,该部位仅占受体的一小部分,叫作结合位点或受点。受体对相应的配体有极高的识别能力,配体可分为内源性和外源性两种。内源性配体是指神经递质、激素、活性肽、抗原、抗体、代谢物等。外源性配体指药物及毒物。激动药、拮抗药、部分激动药及反向激动药等通过与受体结合而发挥作用。

受体参与机体的各种生理和病理过程,是药物作用的主要靶点之一。近年来随着分子生物学技术在药理学领域中的渗透,尤其是人类基因组计划的进行,新的受体及其亚型不断被发现,这些新受体亚型的功能及其在疾病发展过程中的作用逐渐被阐明。国际上一些大制药公司为开发新药,竞相投资于以这些克隆受体亚型为靶点的药物筛选,成为推动受体药物筛选发展的主要力量。

(二)酶

酶是由机体细胞产生的具有催化作用的蛋白质,具有立体结构特异性、高度敏感性和高度活性,能促进各种细胞成分的代谢。由于酶参与一些疾病的发病过程,在酶催化下产生一些病理反应介质或调控因子,因此酶成为一类重要的药物作用靶点。有些药物以酶为作用靶点,对酶产生激活、诱导、抑制或复活作用。此类药物多为酶抑制剂,全球销量排名前 20 位的药物,就有 50% 是酶抑制剂。

1.抑制酶的活性

通过抑制酶的活性而达到治疗目的的药物种类很多。例如,拟胆碱药毒扁豆碱可逆性抑制胆碱酯酶;解热镇痛药阿司匹林抑制环氧合酶;抗消化性溃疡药奥美拉唑通过抑制胃黏膜的 H^+-K^+-ATP 酶产生抑制胃酸分泌的作用;卡托普利抑制血管紧张素转化酶;喹诺酮类抑制 DNA 回旋酶,影响 DNA 的合成,从而发挥杀菌作用。

2.激活酶的活性

纤维蛋白溶解药,如尿激酶和链激酶可激活纤溶酶原,使其转变为纤溶酶。

3.酶的诱导

药物诱导肝药酶活性使药物的代谢加快,可导致机体对药物产生耐受性。如镇静催眠药苯巴比妥是肝药酶的诱导剂,可使其本身及共用的药物代谢加快,药物的作用下降。

4.酶的底物

有些药物是酶的底物,需经转化后发挥作用。如抗帕金森病药物左旋多巴通过血-脑屏障后,在纹状体中被多巴脱羧酶水解成多巴胺而起作用。

5.酶的复活

在一定时间范围内,碘解磷定使被有机磷酸酯类所抑制的胆碱酯酶恢复活性。

6.与其他药物竞争酶

磺胺类药物通过与对氨基苯甲酸竞争二氢叶酸合成酶,妨碍二氢叶酸的合成,抑制细菌体内叶酸的代谢而干扰核酸的合成。

7.药物本身就是酶

如胃蛋白酶、胰蛋白酶。

(三)离子通道

离子通道由肽链经多次往返跨膜形成的亚基组成。主要的离子通道有 Ca^{2+}、K^+、Na^+ 及 Cl^- 通道。这些通道目前均已被克隆,它们调节细胞膜内外无机离子的分布。通道的开放或关闭影响细胞内外无机离子的转运,能迅速改变细胞功能,引起神经兴奋、心血管收缩或腺体分泌。有些离子通道就是药物的直接作用靶点,药物通过改变离子通道的构象使通道开放或关闭。例如阿米洛利阻断肾小管 Na^+ 通道;硝苯地平阻断 Ca^{2+} 通道而降低细胞内钙离子浓度;吡那地尔激活血管平滑肌 K^+ 通道,促使 K^+ 外流增加,导致细胞膜超极化,使电压依赖型 Ca^{2+} 通道难以激活。

有些药物通过激活受体调控离子通道,受体与离子通道处于耦联状态。如激活 N-胆碱受体

可引起 Na^+ 通道开放;激活 γ-氨基丁酸(γ-aminobutyric acid,GABA)受体可引起 Cl^- 通道开放;激活 α-肾上腺素受体可引起 Ca^{2+} 通道开放等。

(四)转运体

转运体是存在于细胞膜上的蛋白质成分,能促进内源性递质或代谢产物的转运过程。转运体是细胞内外物质转运的分子基础,包括离子转运体、神经递质转运体、营养物质(如氨基酸、葡萄糖等)转运体以及外来物质转运体。有些药物可通过对某种转运体的抑制作用而产生效应,例如丙磺舒竞争性抑制肾小管对弱酸性代谢物的主动转运,抑制原尿中尿酸再吸收,用于痛风的防治;利尿药呋塞米与氢氯噻嗪抑制肾小管对 Na^+、K^+ 及 Cl^- 再吸收而发挥的利尿作用;可卡因及三环抗抑郁药抑制交感神经末梢对去甲肾上腺素再摄取引起的拟交感作用。

药物转运是机体对药物处置的重要环节。药物转运体本质上属于外来物质转运体,是机体内物质转运系统的组成部分。药物转运体在药物吸收、分布、代谢、排泄等体内过程中起非常重要的作用,是影响药物效应以及产生药物相互作用的重要因素。根据药物的转运方式,药物转运体分为外排性和摄取性两种。前者主要包括多药耐药基因(multi-drug resistance gene 1,MDR1)为代表的 ABC(ATP binding cassette)转运体,又名 p-glycoprotein(P-gp),后者主要包括有机阴离子转运多肽 1B1(organic anion transporting polypeptide1B1,OATP1B1)为代表的有机阴离子转运蛋白。近年来,随着对药物转运体了解的逐步深入,以药物转运体为靶点的药物研究成为药理学研究中不可忽视的一个组成部分。

(五)免疫系统

正常免疫应答反应在抗感染、抗肿瘤及抗器官移植排斥等方面具有重要意义。影响免疫功能的药物通过影响免疫反应的一个或多个环节而发挥免疫抑制或免疫增强作用。某些药物本身就是免疫系统中的抗体(如丙种球蛋白)或抗原(疫苗)。免疫抑制药如环孢素可用于器官移植和治疗其他药物无效的难治性自身免疫性疾病。免疫增强药多作为辅助治疗药物,用于免疫缺陷疾病如艾滋病、慢性感染及癌症等。

(六)基因

现代遗传学家认为,基因是脱氧核糖核酸(DNA)分子上具有遗传效应的特定核苷酸序列的总称,是具有遗传效应的 DNA 分子片段。近年来,随着基因研究的深入,人类基因组计划的实施,某些疾病的相关基因陆续被找到。

基因治疗是指通过基因转移方式将正常基因或其他有功能的基因导入体内,并使之表达以获得疗效。

与基因治疗不同,基因工程药物是指应用基因工程技术生产的药品。这类药物是将目的基因与载体分子组成重组 DNA 分子后转移到新的宿主细胞系统,并使目的基因在新的宿主细胞系统内进行表达,然后对表达产物进行分离、纯化和鉴定,大规模生产目的基因的表达产物。目前,已应用的产品有人胰岛素、人生长素、干扰素类、组织纤溶酶原激活剂、重组链激酶、白介素类、促红细胞生成素等。

核酸药物是指在核酸水平(DNA 和 RNA)上发挥作用的药物。干扰或阻断细菌、病毒和肿瘤细胞的核酸合成,就能有效地杀灭或抑制细菌、病毒和肿瘤细胞。以核酸为作用靶点的药物主要包括一些抗生素如利福平、利福定和利福喷汀等利福霉素类抗生素,作用机制是影响 RNA 的合成;抗病毒药阿昔洛韦、阿糖胞苷、齐多夫定等,作用机制是干扰 DNA 的合成;喹诺酮类抗菌药如环丙沙星、氧氟沙星等,作用机制是阻断 DNA 合成;抗肿瘤药如环磷酰胺、甲氨蝶呤、丝裂霉素等,作用机制是破坏 DNA 的结构和功能等。此外,核酸药物还包括反义核酸药物(反义 DNA、反义 RNA 及核酶)以及 DNA 疫苗等。反义 RNA 是指体外合成的寡核苷酸,能与 mRNA 互补,从而抑制与疾病发生直接相关的基因表达。反义 RNA 只阻断靶基因的翻译表达,具有特异性强、操作简单的特点,可用于治疗由于基因突变或过度表达导致的恶性肿瘤以及严重感染性疾病。

(七)其他

有些药物通过简单的物理化学作用如酸碱反应、渗透压改变、氧化还原(自由基清除)等改变机体内环境。如抗酸药通过中和胃酸用于消化性溃疡;静脉注射甘露醇通过提高血浆渗透压治疗脑水肿,也可用于利尿;口服硫酸镁可升高肠道内渗透压,减少水分的吸收,产生导泻作用等。

有些药物如螯合剂二巯丙磺酸钠可螯合汞、砷及铅等重金属离子,用于汞、砷及铅等的中毒治疗;鱼精蛋白与肝素结合,可用于治疗肝素用量过大引起的不良反应。

有些药物如抗真菌药两性霉素 B 可与真菌细胞膜中类固醇结合而增加细胞膜的通透性,使离子外漏而杀灭真菌;麻醉药与细胞膜蛋白结合后通过改变其构象影响离子通道的功能,从而产生麻醉作用。

还有些药物补充机体所缺乏的物质,如维生素、多种微量元素等。

(陈　蓉)

第二节　药物代谢动力学

一、体内过程

药物由给药部位进入机体产生药效,然后再由机体排出,其间经历吸收、分布、代谢和排泄,这个过程称为药物的体内过程,又称 ADME 系统。它对药物起效时间、效应强度和持续时间均有很大影响。

药物吸收、分布、排泄仅是药物发生空间位置的迁移,统称转运;而药物代谢则是发生了化学结构和性质上的变化,称之转化,其产物称为代谢物。代谢和排泄都是药物在体内逐渐消失的过程,统称消除。

(一)体内过程的基本规律

1.转运方式

药物吸收、分布和排泄的共同规律是在体内都涉及跨生物膜转运。药物跨膜转运有多种方式,最主要的是非载体转运、载体转运和膜动转运。

(1)非载体转运:药物由浓度高的一侧向浓度低的一侧转运,又称被动转运。转运的动力来自膜两侧的浓度差,浓度差越大转运动力越大,因此又称为顺梯度转运或下山转运。其特点是不需要载体、不消耗能量、转运时无饱和现象、不同药物同时转运时无竞争性抑制现象,当膜两侧浓度达到稳定时,转运即保持动态平衡。大多数药物采用此种转运方式。非载体转运包括滤过和简单扩散。①滤过是指直径小于膜孔的水溶性的极性或非极性药物(分子量小于 100),借助膜两侧的流体静压或渗透压而进行的跨膜转运,又称水溶扩散,尿素、乙醇等使用此种转运方式。

②简单扩散是指脂溶性药物溶于脂质膜的跨膜转运,又称脂溶扩散。这是药物最常见的一种转运形式,大多数药物的转运属于此种。简单扩散的速度主要取决于药物的油水分配系数和膜两侧的药物浓度。油水分配系数越大(脂溶性越强),浓度越高,扩散就越快。

影响药物简单扩散的主要因素有药物的溶解性和解离性。溶解性是指药物具有的脂溶性和水溶性。由于膜是由脂溶性物质组成,所以脂溶性强的药物容易跨膜转运,而水溶性强的药物不容易跨膜转运。强心苷类药物的脂溶性由强至弱的顺序依次为洋地黄＞地高辛＞毛花苷C。前两者脂溶性强,口服给药可以吸收。毛花苷C水溶性强,口服给药不易吸收。

大多数药物属于弱酸性或弱碱性有机化合物,在水溶液中非离子型解离为离子型,其程度取决于所在溶液的pH。解离常数(K_a)的负对数值为pK_a,表示药物的解离度,是指药物解离50％时所在溶液的pH。

药物的pK_a与药物本身属于弱酸性或弱碱性无关,弱酸性药物的pK_a可大于7.0,弱碱性药物的pK_a可小于7.0。

改变溶液pH可以明显地影响弱酸性或弱碱性药物的解离度,进而影响其跨膜转运。如弱酸性药物在pH低的溶液中解离度小,容易转运,在胃液中可被吸收,在酸化的尿液中也容易被肾小管重吸收;相反,在pH高的溶液中解离度大,不容易被吸收。弱碱性药物的情况与之相反,在pH高的溶液中解离度小,容易被吸收,在pH低的溶液中解离度大,不容易被吸收。

(2)载体转运:药物通过与细胞膜上的载体(转运体)结合后转运到膜另一侧的跨膜转运。药物转运体分为两类。一类转运体可转运药物由高浓度一侧至低浓度一侧,如有机阴离子多肽转运体(organic anion transporting polypeptide,OATP)、有机阳离子转运体(organic cation transporter,OCT)、寡肽转运体(oligopeptide transporter,PEPT)等,这类转运体多数情况下将药物由细胞外转运至细胞内;另一类是依赖ATP分解释放的能量,将药物逆浓度梯度转运,又称主动转运,其特点是①需要载体,载体对药物有特异选择性;②消耗能量;③受载体转运能力的限制,当载体转运能力达到最大时有饱和现象;④被同一载体转运的药物,有竞争性抑制现象发生;⑤当膜一侧的药物转运完毕后转运即停止。P-糖蛋白(P-glycoprotein,P-gp)、乳腺癌耐药蛋白(breast cancer resistance protein,BCRP)、肺耐药蛋白(lung resistance protein,LRP)、多药耐药相关蛋白(multidrug resistance protein,MRP)等,多数情况下是将药物通过转运体由细胞内转运至细胞外。这些转运体都是相关基因表达的蛋白质产物,可分为许多亚型。如P-gp是多药耐药(multiple drug resistance,MDR)基因表达产物,在人类分两个基因亚型(MDR_1,MDR_2)。MDR_1基因表达的P-gp主要与多药耐药性有关;MDR_2基因表达的P-gp主要与物质转运有关。

转运体在体内许多组织器官的细胞膜上均有分布,但数量不同。小肠黏膜上皮细胞上促进药物吸收的转运体如$PEPT_1$、OCT_1、OATP-B、OATP-A;促进排泄的转运体如P-gp MDR_1、MRP_2、BCRP;促进药物在肝脏吸收的转运体如$OATP1B_1$、$OATP2B_1$、$OATP1B_3$、OAT_2、OCT_1;促进药物经胆汁排泄的转运体如MDR_1、BCRP、MRP_2、BSEP;促进药物在肾脏吸收的转运体如OATP-A、$URAT_1$、$PEPT_2$;促进药物在肾脏排泄的转运体如OAT_{1-3}、$OCTN_2$、MRP_2、MRP_4、MDR_1。转运体的遗传特性是体内药物浓度高低、药效强弱个体差异的原因之一。药物对转运体的抑制、诱导和竞争是药物相互作用的机制之一。

体内许多屏障组织分布有外排的转运体,如脑内分布有MDR_1、BCRP、MRP_2、OAT_3、OATP-A。胎盘和眼分布有P-gp,从而使药物难以进入这些组织内,以保障人类天然防护作用机制的完整。

癌细胞和细菌也有转运体,尤其是外排药物的转运体表达异常增高时,形成了肿瘤细胞和细菌抗药性。首个转运体蛋白 P-gp 就是在肿瘤细胞抗药性的研究中被发现的。

(3)膜动转运:通过膜的运动而转运大分子物质,称为膜动转运,包括胞饮和胞吐。①胞饮又称吞饮或入胞,大分子物质通过膜的内陷形成小泡而进入细胞。②胞吐又称胞裂外排或出胞,大分子物质从细胞内转运到细胞外。

2.存在形式

药物进入体内,不论是在血液中还是在器官、组织中都以游离型和结合型两种形式存在。在体液中只有游离型药物可以被转运,结合型药物是药物的暂时储存形式。在作用部位只有和靶位结合的药物才能发挥药物效应。除原形药物外,一些药物的代谢物也有游离和结合两种形式。

在体内与药物或代谢物结合的物质大多数是蛋白质,也有非蛋白质物质。在血浆中药物主要与血浆清蛋白结合,其次是与 β-球蛋白和酸性糖蛋白结合。在器官组织中药物可以与组织中的蛋白质结合,也有的药物与脂类结合(如硫喷妥),还有的药物与无机物结合(如四环素在新生儿的牙齿和骨骼组织中与钙结合)。

绝大多数药物的结合是疏松的、可逆的,这使得药物的游离型和结合型保持动态平衡。但也有个别药物的结合牢固且不可逆,如四环素在新生儿的牙和骨骼组织中与钙的结合终生存在,并影响牙齿和骨骼的生长和发育。

药物与血浆蛋白的结合程度因药而异,程度不一,常以结合率(%)表示,其次还有解离常数(K_D)、表观最大结合容积(β_p)等。在血浆中药物的结合率通常指正常人在治疗量下的结合率。一般规律是脂溶性低的药物结合率低,如毛花苷 C 为 5%;脂溶性高的药物结合率高,如洋地黄毒苷为 97%。结合率高的药物在体内消除较慢,药效维持时间较长。

(二)药物吸收及其影响因素

1.吸收

药物由给药部位进入血液循环的过程称为吸收。除静脉注射和静脉滴注给药直接进入血液循环之外,其他血管外给药途径都存在药物跨血管壁进入血液的吸收过程。

不同给药途径吸收快慢顺序:吸入>舌下>直肠>肌内注射>皮下注射>口服>透皮。临床常用的血管外给药途径分为消化道给药、注射给药、呼吸道给药及皮肤黏膜给药。

(1)消化道吸收分为口腔、胃、小肠及直肠吸收。①口腔吸收:药物经口腔黏膜吸收为被动吸收。唾液和咀嚼可以促进药物吸收。唾液流速一般为 0.6 mL/min,每天分泌 1~2 L,pH 6.2~7.2,能降低弱碱性药物的解离度和提高弱酸性药物的解离度,促进弱碱性药物吸收而不利于弱酸性药物吸收。除了传统的舌下含片、滴丸外,现在新研制出的口腔速崩片、口腔速溶片、口腔分散片、口腔速释片和口腔膜剂等克服了口服固体制剂的某些缺陷,方便用药。口腔吸收的优点是吸收迅速、作用快、药物吸收完全,如防治心绞痛急性发作的硝酸甘油舌下含片。②胃吸收:胃液的 pH 对药物吸收影响较大。通常胃液的 pH 在 3 以下,弱酸性药物在此环境中多不解离,容易吸收,如水杨酸、丙磺舒等;相反,弱碱性药物如茶碱、地西泮、麻黄碱等在此环境中大部分解离而难以吸收。③小肠吸收:由于小肠吸收面积大、血流量丰富、药物在肠道中存留时间长,小肠成为消化道药物吸收的主要部位。肠腔内 pH 从十二指肠到回盲部越来越高,pH 变化范围较大,对弱酸性药物和弱碱性药物均适宜吸收。吸收方式除简单扩散外,还有易化扩散和主动转运。由胃和小肠吸收的药物都要经门静脉进入肝脏,经首过消除再进入体循环。④直肠吸收:栓剂或溶液剂经直肠给药后由直肠黏膜吸收。虽然吸收面积不大,但血流丰富,药物吸收较快,且 2/3 的药量不经过肝门静脉而直达体循环,可以减轻药物首过消除现象。

(2)注射部位吸收:常用的肌内注射(intramuscular,im)和皮下注射(subcutaneous,sc)。给药后,药物先沿结缔组织向周边扩散,然后通过毛细血管壁被吸收。毛细血管壁细胞间隙较宽大,药物分子常以简单扩散或滤过方式转运,吸收快且完全。

(3)呼吸道吸收:某些脂溶性、挥发性的药物通过喷雾或气雾给药方式由呼吸道黏膜或肺泡上皮细胞吸收。粒径较大的颗粒(10 μm)大多滞留在支气管黏膜而发挥局部抗菌、消炎、止喘和祛痰作用,粒径较小的颗粒(2 μm)可直接通过肺泡吸收而发挥全身作用。

(4)皮肤黏膜吸收:通常情况下完整皮肤的吸收能力很差,皮肤薄的部位略强于皮肤厚的部位。可将药物和促皮吸收剂制成贴剂,称为经皮给药,经皮给药产生局部或全身作用。黏膜的吸收能力强于皮肤。除了口腔黏膜、支气管黏膜以外,还有鼻黏膜和阴道黏膜也可吸收药物。

2.影响药物吸收的因素

(1)药物的理化性质和剂型:既不溶于水也不溶于脂肪的药物极难被吸收。甘露醇不能被吸收,静脉快速滴注可产生组织脱水作用,消化道给药可导泻。同是注射剂型,水溶液吸收迅速,而混悬剂、油剂吸收缓慢,在局部形成药物储库,作用持久。

(2)首过消除:某些药物在首次通过肠黏膜和肝脏时,部分被代谢灭活而使进入体循环的药量减少,又称首过效应。如硝酸甘油的首过消除可达90%以上,因此口服疗效差,而采用舌下含服、静脉滴注、吸入和经皮给药。

(3)吸收环境:胃肠蠕动和排空、胃肠液酸碱度、胃肠内容物和血流量等。

衡量药物吸收速率快慢和数量多少的参数有达峰时间(T_{max})、峰浓度(C_{max})、曲线下面积(AUC)和生物利用度(F)等。依据量效关系,这些参数可以间接反映药物起效的快慢和效应的强弱。

(三)药物分布及其影响因素

1.分布

药物吸收后随血液循环分配到各组织中称为分布。药物分布有明显的规律性:一是药物先向血流量相对大的器官组织分布,然后向血流量相对小的器官组织转移,这种现象称为再分布。如静脉麻醉药硫喷妥先向血流量相对大的脑组织分布,迅速产生麻醉效应,然后向脂肪组织转移,效应又迅速消失。二是药物在体内分布有明显的选择性,多数是不均匀分布,如碘集中分布在甲状腺组织中,甘露醇集中分布在血浆中,链霉素主要分布在细胞外液,还有的药物分布在脂肪、毛发、指甲、骨骼中。三是给药后经过一段时间的平衡,血液循环中和组织器官中的浓度达到相对稳定,这时血浆药物浓度水平可以间接反映靶器官的药物浓度水平,后者决定药效强弱,因此,测定血药浓度可以预测药效强弱。

2.影响药物分布的因素

(1)药物-血浆蛋白结合:①清蛋白有三个结合位点,主要结合弱酸性药物;②α_1-酸性糖蛋白有一个结合位点,主要结合弱碱性药物;③脂蛋白结合脂溶性强的药物。此外,还有β和γ球蛋白,主要结合内源性生物活性物质。

血浆中的蛋白含量相对稳定,与药物的结合部位和结合容量有限,随着药量增加,结合部位达到饱和后,增加药量就可使血中游离药物浓度剧增,导致药效增强或产生毒性反应。联合用药时若两种药物出现蛋白结合竞争现象,尽管两药剂量为正常治疗量,仍然会使其中的一种药物游离浓度升高,向组织分布增加,出现药效增强或毒性反应。如服用血浆蛋白结合率为99%的双香豆素后,再服用结合率为98%的保泰松,可使血中双香豆素游离浓度成倍增加,其抗凝作用增强而导致渗血甚至出血不止。血浆蛋白含量降低(老年人或肝硬化、慢性肾炎者)或变质(尿毒症)均可改变血中游离药物浓度,使药效增强或出现不良反应。

(2)体内特殊屏障:机体中有些组织对药物的通透性具有特殊的屏障作用,主要有血-脑屏障、胎盘屏障和血-眼屏障等。血-脑屏障是血液与脑组织、血液与脑脊液、脑脊液与脑组织三种屏障的总称。其中前两者对药物通过具有重要的屏障作用,因为脑毛细血管内皮细胞间连接紧密,间隙较小,同时基底膜外还有一层星状细胞包围,大多数药物较难通过,只有脂溶性强、分子量较小的水溶性药物可以通过血-脑屏障进入脑组织,因此,脑脊液中的药物浓度常低于血浓度。新生儿以及在患脑膜炎时血-脑屏障的通透性可增加。由于临床治疗需要,有时将一定容量的药液注入脑脊液,但在注射前应将等容脑脊液放出,避免颅内压增高引起头痛。

胎盘屏障是胎盘绒毛与子宫血窦间的屏障,对胎儿是一种保护性屏障。所有药物均能通过胎盘进入胎儿体内,仅是程度、快慢不同。在妊娠期禁止使用对胎儿发育成长有影响的药物。

血-眼屏障是血液与视网膜、血液与房水、血液与玻璃体屏障的总称,可影响药物在眼内的浓度,脂溶性药物及分子量小于100的水溶性药物易于通过。全身给药时,药物在眼内难以达到有效浓度,可采取局部滴眼或眼周边给药,包括结膜下注射、球后注射及结膜囊给药等。

(3)其他因素:局部器官血流量、组织亲和力、细胞内外液的pH等。

(四)药物代谢和影响因素

1.代谢

药物作为外源性物质在体内发生化学结构改变称为代谢或生物转化。体内能使药物发生转化的器官主要是肝脏,其次是肠、肾、肺及脑等组织。

(1)药物代谢的意义:药物经转化后其药理活性发生改变,大多数药物失去活性(减弱或消失)的过程,称为灭活。少数药物可以被活化而出现药理活性,如可卡因在肝脏去甲基后变成吗啡而生效。这种需经活化才能产生药理效应的药物称为前药。有些药物经转化后生成的代谢产物,具有药理活性或毒性,如普萘洛尔的代谢物4-OH普萘洛尔仍然具有β受体阻断效应,但较原形药弱;非那西丁的代谢物对乙酰氨基酚有较原形药强的药理活性;而异烟肼的代谢物乙酰异烟肼对肝脏有较强毒性。因此,将药物的生物转化称之为"解毒"并不确切。

(2)药物代谢的时相和类型:代谢过程分为2个时相4种类型,Ⅰ相包括氧化、还原、水解反应,使药物分子结构中引入或暴露出极性基团,如产生羟基、羧基、巯基、氨基等。Ⅱ相为结合反应,使药物分子结构中的极性基团与体内化学成分如葡萄糖醛酸、硫酸、甘氨酸、谷胱甘肽等经共价键结合,生成极性大易溶于水的结合物排出体外。

(3)药物代谢酶:药物的生物转化过程必须在酶的催化下才能进行,这些催化药物代谢的酶统称为药物代谢酶,简称药酶。肝脏药酶种类多及含量丰富,因而被认为是药物代谢的主要器官。肝外如胃肠道、肾、肺、脑、肾上腺及卵巢等组织中的酶也能不同程度地代谢药物。药酶绝大部分存在于细胞内,少数也存在于细胞膜或血浆中,如存在于红细胞膜的巯甲基转移酶、存在于血浆中的胆碱酯酶等。按照药酶在细胞内的存在部位分为微粒体酶系和非微粒体酶系,其中比较重要的是前者。肝药酶主要包括有细胞色素P450酶系(cytochrome P450,CYP)、含黄素单氧化酶系(flavin-containing monooxygenases,FMO)、环氧化物水解酶系(epoxide hydrolases,EH)和结合酶系(conjugating enzymes,CE)、脱氢酶系(dehydrogenases,DH)。

(4)药物代谢酶的特性:①选择性低,能催化多种药物。②变异性较大,常受遗传、年龄、营养状态、机体状态、疾病的影响而产生明显的个体差异,在种族、种群间出现酶活性差异,导致代谢速率不同,因此可将人群分为弱(慢)代谢者和强(快)代谢者。尚可见某些酶的缺乏,如血浆假性胆碱酯酶。这些都与基因突变或缺失有关。③酶活性易受外界因素影响而出现增强或减弱现象。长期应用某些药物可使酶活性增强,这类药物称为酶诱导剂,而能够减弱酶活性的药物称为酶抑制剂。当合用药物时酶诱导剂可使药物的效应较单用时减弱,酶抑制剂可使药物效应较单用时增强。酶诱导剂和酶抑制剂还可增强或减弱自身的转化而导致效应强弱变化,如长期应用苯巴比妥后出现耐受性可能与此有关。④种类繁多,药物可同时起酶诱导和抑制剂作用,如保泰松对不同类型肝药酶活性有不同的影响,对于安替比林、可的松、地高辛等是酶诱导剂,而对甲苯磺丁脲、苯妥英钠则是酶抑制剂。

2.影响因素

主要包括影响肝药酶活性和肝血流量两类因素。这两种因素都可以改变药物代谢速率,影响血药浓度,进而改变药效。①联合用药,当合并使用酶诱导剂或酶抑制剂时;②某些食物成分具有诱导或抑制酶活性的作用;③肝功能不良时可减少酶的合成;④给药途径不同药物代谢速率不同;⑤肝血流量改变,如门静脉高压使药物入肝的量发生改变,致代谢速率减低。

(五)药物排泄和影响因素

1.排泄

排泄是指药物及其代谢产物经机体的排泄器官或分泌器官排出体外的过程。机体的排泄或分泌器官主要是肾脏,其次是胆道、肠道、唾液腺、乳腺、汗腺、肺等。

药物或代谢物经这些器官排泄时具有如下共同规律:①大多数药物和代谢物的排泄属于被动转运,少数药物属于主动转运(如β-内酰胺类抗生素);②在排泄或分泌器官中,药物或代谢物浓度较高时既具有治疗价值,同时又会造成某种程度的不良反应(如氨基糖苷类抗生素、红霉素);③各药的排泄速率不同,尤其是这些器官功能不良时可改变排泄速率,使大多数药物的排泄速率减慢,应根据其程度调整用药剂量或给药间隔。

(1)肾脏:药物及代谢物经肾脏排泄时有三种方式,肾小球滤过、肾小管主动分泌和肾小管被动重吸收。肾小球毛细血管网的基底膜通透性较大,可以滤过分子量小于20 000的物质。因此,除了血细胞成分、较大分子的物质以及与血浆蛋白结合的药物外,绝大多数游离型药物和代谢物均可滤过,排入肾小管腔内。按照被动转运规律,脂溶性大、极性小、非解离型的药物和代谢产物经肾小管上皮细胞重吸收入血。此时改变尿液 pH 可以明显改变弱酸性或弱碱性药物的解离度,从而改变药物重吸收程度。如苯巴比妥、水杨酸中毒时,碱化尿液使药物解离度增大,重吸收减少,增加排泄。经肾小管分泌而排泄的药物遵循主动转运的规律。肾小管上皮细胞有两类转运系统(有机酸和有机碱转运系统)。前者转运弱酸性药物,后者转运弱碱性药物。分泌机制相同的两类药物合用时,经同一载体转运可发生竞争性抑制。如丙磺舒可抑制青霉素主动分泌,依他尼酸可抑制尿酸的主动分泌等,对临床治疗产生有益或有害的影响。

肾脏排泄药物时主要受血浆蛋白结合率和肾血流量的影响。肾脏在排泄肾提取率低(<0.3)的药物时受血浆蛋白结合率影响较大;在排泄肾提取率高(>0.7)的药物时受肾血流量的影响较大。

(2)胆汁:部分药物经肝脏转化形成极性较强的水溶性代谢物,经胆汁排泄。能经胆汁排泄的药物,必须具有一些特殊化学基团,分子量在300～5 000。药物由肝细胞转运至胆汁有三种载体,分别为有机阳离子、有机阴离子和甾体类载体,其转运均属于主动转运。前两者为非选择性载体,可以出现竞争性抑制现象。有的药物在肝细胞内与葡萄糖醛酸结合后分泌到胆汁中,随后排泄到小肠中被水解,游离药物再吸收进入体循环,这种在肝、胆汁、小肠间的循环称为肝肠循环。洋地黄、地高辛、地西泮等药物因肝肠循环使血药浓度维持时间延长,还有些药物的代谢产物在小肠重吸收,经肾排出体外。

（3）肠道:经肠道排泄的药物主要来源于口服后肠道中未吸收的部分、随胆汁排泄到肠道的部分和肠黏膜分泌排入肠道的部分。

（4）其他途径:许多药物可通过唾液、乳汁、汗液、泪液排出。非解离型的药物依赖于从腺上皮细胞扩散到分泌液中的量,解离型的药物则依赖于局部 pH。唾液中的药物浓度与血浆中的浓度有良好的相关性,由于唾液容易采集、无创伤性等优点,现在临床常以此代替血液标本进行血药浓度监测。乳汁的 pH 略低于血浆,弱碱性药物较弱酸性药物更容易通过乳汁排泄,在婴儿体内产生药理作用。挥发性药物、全身麻醉药可通过肺排出体外。

2.影响因素

（1）体液流量:当肾血流量增加,主要经肾小球滤过和肾小管主动分泌排泄的药物量都将随之增加。当胆汁流量增加时,主要经胆汁排泄的药物量增加。

（2）体液 pH:当肾小管液、唾液、胆汁等细胞外液 pH 升高时,会使弱酸性药物解离增加,排泄增多,使弱碱性药物解离减少,回吸收增加,排泄减少。反之 pH 降低时,会使弱碱性药物解离增加,排泄增多,使弱酸性药物解离减少,回吸收增加,排泄减少。

二、速率过程

(一)药物浓度-时间曲线

给药后药物浓度随时间迁移发生变化,这种变化以药物浓度(或对数浓度)为纵坐标,以时间为横坐标绘制曲线图,称为药物-浓度时间曲线(concentration-time curve,C-T),简称浓度-时间曲线或时量曲线。由于血液是药物及其代谢物在体内吸收、分布、代谢和排泄的媒介,各种体液和组织中的药物浓度与血液中的药物浓度保持一定的比例关系,而有些体液采集较困难,所以血药浓度变化最具有代表性,是最常用的样本,其次是尿液和唾液。

给药初期,吸收大于消除,血药浓度逐渐上升,当药物吸收等于消除量时血药浓度达到峰浓度,随后吸收小于消除,血药浓度下降。药物进入体循环后在各组织间的分布并不影响药物在体内的总量,经一定时间达到相对平衡。药物浓度-时间曲线包含了药物吸收、分布、代谢和排泄等因素,据此可推算出药动学参数。由横轴和曲线围成的面积称为曲线下面积(area under curve,AUC),表示一段时间内药物吸收入血的相对累积量。

(二)消除速率类型

药物在体内消除的速率归纳为两种类型,一级速率和零级速率。

1.一级速率消除

单位时间内体内药物浓度按恒定比例消除。

2.零级速率消除

单位时间内药物浓度按恒定的量消除。

3.混合速率消除

少部分药物(苯妥英钠、水杨酸、乙醇等)小剂量时以一级速率转运,而在大剂量时以零级速率转运。因此描述这类药物的消除速率需要将两种速率类型结合起来,通常以米-曼氏方程式描述,即 Michaelis-Menten 方式。

(三)药动学模型

房室模型是药动学研究中广为采用的模型之一,由一至数个房室组成,一个是中央室,其余是周边室。这种模型是一种抽象的表达方式,并非指机体中的某一个器官或组织。房室数目的确定是以药物在体内转运速率是否一致进行划分。常见的房室模型有一房室模型、二房室模型和三房室模型,并配以相应的数学方程式。理论上有三房室以上的模型,但实际很少见。为了计算简便,常将不同给药途径归纳为血管外给药、血管内注射和血管内滴注三种类型,每种类型各有三种常用房室模型,可以基本满足药动学研究的需要。

现以静脉注射给药为例说明药物在体内变化速率的模型选择、药物浓度-时间曲线、数学方程的基本原理。药物进入体内(一室模型)迅速均匀分布后基本以同一速率消除,在模型中表示为只有一个出口,以一级速率微分方程描述,药物浓度-时间曲线在半对数坐标上呈线性下降,对微分方程积分后得出时间与浓度关系的函数方程,此方程即是计算静脉注射一室模型药动学参数的基本方程。若药物进入机体后先在血流丰富的器官组织分布(中央室),而后药物向外周组织分布(外周室),同时药物排出体外,所以药物浓度-时间曲线在半对数坐标上呈快速下降(分布相)。当周边室浓度与中央室药物分布达到动态平衡之后,本质上成为一室模型,此时只有药物消除,药物浓度-时间曲线呈逐渐下降(消除相)。这种变化使药物浓度-时间曲线呈双相曲线。分别对中央室和外周室取微分方程,积分后得出时间与浓度关系的多指数函数方程。

此外,还有其他一些模型用于药物动力学分析,如生理药物动力学模型、药动-药效组合模型、统计矩等。生理药物动力学模型的最大特点是弥补了房室模型不能一一对应解剖学器官的缺陷,每一个器官或组织就是一个房室,房室之间经体液循环联系,有多少个房室就可以列出多少个微分方程和相应的药动学参数以描述药物在各个房室内的动态变化。药动-药效组合模型是将各自独立的药动模型和药效模型建立为统一的模型,以研究在整体上药物量效之间的关系。这种模型比药动学模型更切合临床用药实际。统计矩模型用于分析药物体内变化过程的依据主要是 AUC,该模型无房室模型的概念,而是将药物通过身体的过程看作是一个随机过程,C-T 曲线通常被看作是一种统计分布曲线。不论何种给药途径,都可以从统计学上定义三个统计矩并计算出相应的药动学参数。

(陈　蓉)

第三节　影响药物作用的因素

药物进入机体产生效应时往往要受到机体内外各方面因素的影响,从而使药效增强或减弱,甚至发生质的改变,产生不良反应。了解和掌握这些影响因素的规律,可以更好地发挥药物效应,取得最佳治疗效果。

一、机体因素

机体对药物效应的影响既有机体自身方面的直接因素,又有机体适应外界变化而表现的间接因素。

(一)生理因素

1.年龄

国家药典规定用药剂量应用在 14 岁以下为儿童剂量,14～60 岁为成人剂量,60 岁以上为老人剂量。儿童和老人的剂量应以成人剂量为参考酌情减量。这主要是因为儿童和老人的生理功能与成人相比有较大差异。

(1)儿童:儿童的各个器官和组织正处于生长、发育时期。年龄越小,器官和组织的发育越不完全。药物使用不当会造成器官和组织发育障碍,甚至产生严重不良反应,留下后遗症。①对中枢神经系统的影响,由于儿童血-脑屏障和脑组织发育不完善,对中枢抑制药和中枢兴奋药非常敏感,使用吗啡、哌替啶极易出现呼吸抑制,而使用尼可刹米、氨茶碱、麻黄碱等又容易出现中枢兴奋而致惊厥。氨基糖苷类抗生素对第八对脑神经的毒性作用极易造成听觉损害。②对肝、肾功能的影响,儿童由于肝、肾功能发育不全,对药物代谢和排泄的能力较低。氯霉素主要在肝脏代谢,新生儿应用氯霉素后因为肝脏代谢能力较低可发生灰婴综合征。经肾排泄的药物如氨基糖苷类抗生素,由于肾排泄速率较慢,血中药物存留时间延长,如按等效剂量分别给成人和儿童用药,儿童的血药浓度明显高于成人,易产生耳毒性。③对水、电解质代谢的影响,儿童体液占体重比例较大而对水盐的调节能力差。如高热时使用解热药引起出汗过多极易造成脱水。此外儿童还对利尿药特别敏感,易发生水、电解质代谢紊乱。④对儿童骨骼和牙齿生长的影响,四环素类药物容易沉积于骨骼和牙齿,造成骨骼发育障碍和牙齿黄染,对儿童现已停用。喹诺酮类是一类含氟的抗菌药,其中的氟离子也容易影响骨骼和牙齿生长,因此对儿童应慎用。⑤对儿童内分泌系统的影响,现在有些儿童过度肥胖,与营养饮食过剩或滥服营养口服液、助长剂有关。已有研究证明,肥胖儿童血中胰岛素含量明显高于正常儿童。

(2)老人:老年人的组织器官及其功能随年龄增长伴有生理性衰退过程,对药效学和药动学产生影响。老年人体液相对减少,脂肪增多,蛋白合成减少。如丙戊酸钠在老年人血中游离药物浓度明显高于青年人,其原因与清蛋白含量减少、清蛋白对药物的亲和力明显降低及器官清除能力降低有关。肝、肾功能随年龄增长而逐渐衰退,药物代谢和排泄速率相应减慢。老年人除了生理功能逐渐衰退外,多数还有不同程度的老年病,如心脑血管疾病、糖尿病、痴呆症、骨代谢疾病、前列腺肥大、胃肠疾病等,对中枢神经系统药物、心血管系统药物等比较敏感。如伴有心脑血管疾病的老年人在拔牙时禁用含肾上腺素的局部麻醉药。1999 年发生在美国、中国、英国、日本等国家的苯丙醇胺(phenylpropanolamine,PPA)事件也说明老年人或有心脑血管病、肾病者不宜使用含有这种药物的复方制剂,否则容易诱发脑卒中、心肌梗死、肾衰竭等。

2.体重

体重除了在不同年龄有明显差别外,在同年龄段内也有一定差别,这主要是体形对药物作用的影响。如果服药者的胖瘦差别不大而体重相差较大时,若给予同等剂量药物则轻体重者血药浓度明显高于重体重者;反之,当体重相近而胖瘦差别明显时,则水溶性和脂溶性药物二者在体内的分布就有差别。因此科学的给药剂量应以体表面积为计算依据,既要考虑体重因素,又要考虑体形因素。

3.性别

虽然不同性别对药物的反应无明显差别,但女性在用药时应考虑"四期"即月经期、妊娠期、分娩期和哺乳期对药物的反应。在月经期子宫对泻药、刺激性较强的药物及能引起子宫收缩的药物较敏感,容易引起月经过多、痛经等。在妊娠期这些药物容易引起流产、早产等。有些药物能通过胎盘进入胎儿体内,对胎儿生长发育和活动造成影响,严重的可导致畸胎,故妊娠期用药应十分慎重。在分娩期用药更要注意其对产妇和胎儿或新生儿的双重影响。在分娩前用药应注意药物在母体内的维持时间,一旦胎儿离开母体,则新生儿体内药物无法被母体消除,引起药物滞留而产生药物反应。哺乳期的妇女服药后药物可通过乳汁进入哺乳儿体内引起药物反应。

(二)精神因素

患者的精神因素包括精神状态和心理活动两个方面。

1.精神状态

精神状态和思想情绪对药物疗效具有很大影响,如精神振奋和情绪激动时可影响降压药、镇静催眠药的效果,过度的精神振奋和情绪激动还会诱发心脑血管疾病的发作。相反,精神萎靡和情绪低落可影响抗肿瘤药、抗菌药的治疗效果,严重者甚至可引起机体内分泌失调,降低机体抵抗力,导致或加重疾病。

2.心理活动

心理活动对药物治疗效果有较大的影响,如护士的语言、表情、态度、被信任程度、技术操作熟练程度、暗示等影响药物的治疗效果,与患者的心理因素及承受能力有关。

鉴于上述特点,临床新药试验研究常采用安慰剂对照试验法以排除精神因素对药物效应的影响。所谓安慰剂是指不含药理活性成分而仅含赋形剂,在外观和口味上与有药理活性成分药物完全相同的制剂。安慰剂产生的作用称为安慰作用,分为阳性安慰作用和阴性安慰作用。前者指安慰作用与药物产生的作用一致;后者指产生与药物作用完全相反的作用。安慰作用也存在生效、高峰、消失的变化规律,且与药物作用有着相似的变化规律。

除心理活动变化以外,患者对药物效应的反应能力、敏感程度、耐受程度也对药物治疗效果产生一定的影响,如对疼痛敏感者和不敏感者在应用镇痛药后所产生的效果有很大差异。另外,患者与医护人员的医疗合作是否良好对药物治疗亦有重要影响。

(三)疾病因素

1.心脏疾病

心力衰竭时药物在胃肠道的吸收减少、分布容积减小、消除速率减慢,如普鲁卡因胺的达峰时间由正常时的 1 小时延长至 5 小时,生物利用度减少,分布容积减小,血药浓度相对升高;清除率由正常时的 $(400\sim600)$ mL/min 降至 $(50\sim100)$ mL/min,$t_{1/2}$ 由 3 小时延长至 $5\sim7$ 小时。

2.肝脏疾病

严重肝功能不良者选择肾上腺糖皮质激素,常使用氢化可的松或泼尼松龙而不宜使用可的松或泼尼松,原因在于可的松或泼尼松需在肝脏转化成氢化可的松或泼尼松龙方能生效。某些不经肝脏转化的药物在肝功能不良时可不受影响。

3.肾脏疾病

氨基糖苷类抗生素主要经肾排泄。其中卡那霉素在正常人半衰期为 1.5 小时,在肾衰患者延长数倍。若不调整给药剂量或给药间隔,将会造成药物在体内蓄积,导致第八对脑神经的损害,引起听力减退,甚至可致药源性耳聋。

4.胃肠疾病

胃肠道 pH 改变可影响弱酸性和弱碱性药物的吸收。胃排空时间延长或缩短也可使在小肠吸收的药物作用延长或缩短。腹泻时常使药物吸收减少,而便秘可使药物吸收增加。

5.营养不良

血浆蛋白含量下降可使血中游离药物浓度增加,引起药物效应增加。

6.酸碱平衡失调

酸碱平衡失调主要影响药物在体内分布。当呼吸性酸中毒时,血液 pH 下降,可使血中苯巴比妥(弱酸性药)解离度减少,易于进入细胞内液。

7.电解质紊乱

钠、钾、钙、氯是细胞内、外液中主要的电解质,当发生电解质紊乱时它们在细胞内、外液的浓度将发生改变,影响药物效应。如当细胞内缺 K^+ 时,使用强心苷类药物易产生心律失常。Ca^{2+} 在心肌细胞内减少时,将降低强心苷类药物加强心肌收缩力的作用;Ca^{2+} 在心肌细胞内浓度过高时,该类药物易致心脏毒性。胰岛素降低血糖时也需要 K^+ 协助,使血中葡萄糖易于进入细胞内。

8.发热

解热镇痛药可使发热者体温下降,而对正常人则无降温作用;氯丙嗪不但可使发热者体温下降,还可使正常人体温下降,这主要是药物作用机制不同。

(四)遗传因素

药物作用的差异有些是由遗传因素引起的,研究遗传因素对药物反应的影响的学科称为药物遗传学或遗传药理学,是药理学与遗传学相结合而发展起来的边缘学科。遗传因素对药物反应的影响比较复杂,因为体内的药物作用靶点、药物转运体和药物代谢酶等是在特定基因指导下合成的,基因的多态性使作用靶点、转运体和药酶呈现多态性,其性质和活性不同,影响了药物反应。所以,遗传基因的差异是构成药物反应差异的决定因素。这种差异主要表现为种属差异、种族差异和个体差异。造成这些差异的因素既有先天因素,又有后天因素。

1.种属差异

人与动物之间和动物与动物之间的差异称为种属差异。这种差异既有质的差异,也有量的差异,如吗啡对人、犬、大鼠和小鼠作用表现为行为抑制,而对猫、马、虎作用表现为兴奋作用。量的差异表现更为普遍。因此,临床前药理试验既要考虑到种属选择问题,又要考虑到剂量换算问题,不要将动物实验剂量直接当作人用剂量。

2.种族差异

不同种族的人群对药物代谢和反应有着显著差别。乙酰化转移酶是许多药物如磺胺类、异烟肼、对氨基水杨酸、普鲁卡因胺等在体内的共同代谢酶。在人群中分为快代谢者和慢代谢者,因纽特人、日本人和中国人多数为快代谢者,而白种人多数为慢代谢者。这两类人群对药物消除的 $t_{1/2}$ 相差 2 倍以上。这种差异是基因变异所致,如 $CYP2D6$ 基因变异导致人群中异喹胍代谢差异。

3.个体差异

在人群中即使是条件都相同,也有少数人对药物的反应有所不同,称为个体差异。个体差异在一卵双生个体间相差无几,而在双卵双生个体间却相差数倍之多。这种差异既有量反应差异,也有质反应差异。

在量反应差异,有些个体对药物剂量反应非常敏感,所需药量低于常用量,称为高敏性。反之,有些个体需使用高于常用量的药量方能出现药物效应,称为低敏性或耐受性。如正常人肝中维生素 K 环氧合酶能使氧化型维生素 K 还原成氢醌型维生素 K,参与凝血酶原的合成,华法林则通过抑制此酶而起抗凝作用,华法林耐受者由于此酶受体变异,与华法林的亲和力下降使药效降低。

在质反应差异,某些过敏体质的人用药后可发生变态反应,是机体将药物视为一种外来物所发生的免疫反应。这种反应与剂量无关,且无法预知,仅发生于少数个体。轻者可引起发热、药疹、局部水肿,重者可发生剥脱性皮炎(如磺胺药)、过敏性休克(如青霉素)。临床上用药前必须询问过敏史,作皮肤试敏,阳性者禁用,有过敏史倾向者即使阴性者也应慎重用药。

4.特异体质

某些个体用药后出现与常人不同的异常反应,此类个体称为特异体质,主要与某些基因缺失有关。如在红细胞的磷酸戊糖代谢通路中,葡萄糖-6-磷酸脱氢酶(glucose 6-phosphate dehydrogenase,G-6-PD)将葡萄糖-6-磷酸脱下的氢传递给谷胱甘肽使之成为还原型谷胱甘肽(glutathione,GSH),发挥抗氧化作用。当 G-6-PD 缺陷患者服用伯氨喹、阿司匹林、对乙酰氨基酚、磺胺、呋喃类、蚕豆等有氧化作用的药物或食物时可使 GSH 缺乏,造成血红蛋白被氧化,导致溶血。缺乏高铁血红蛋白还原酶者不能使用硝酸酯类和磺胺类药物,以免出现发绀。缺乏血浆假性胆碱酯酶者不能使用琥珀胆碱,否则易引起呼吸停止。

二、药物因素

(一)药物理化性质

药物的溶解性使药物在水和油溶液中的分配比例不同,有机酸、有机碱在水溶液中不溶,制成盐制剂后可溶于水。每种药物都有保存期限,超过期限的药物发生性质改变而失效,如青霉素 G 在干粉状态下有效期为 3 年,而在水溶液中极不稳定,需临用前现配。药物需在常温下干燥、密闭、避光保存,个别药物还需要在低温下保存,否则易挥发、潮解、氧化和光解。如乙醚易挥发、易燃;维生素 C、硝酸甘油易氧化;肾上腺素、去甲肾上腺素、硝普钠、硝苯地平易光解等。

(二)药物剂型

每种药物都有与其相适宜的剂型,采用不同途径给药可产生不同的药效。同种药物的不同剂型对药效发挥也有影响,如片剂、胶囊、口服液等均可口服给药,但药物崩解、溶解速率不同,吸收快慢与量各异。注射剂中水剂、乳剂、油剂在注射部位释放速率不同,药物起效快慢、维持时间长短也不同。不同厂家生产的同种药物制剂由于制剂工艺不同,药物吸收和药效也有差别。因此,为保证药物吸收和药效发挥的一致性,需要用生物等效性作为比较标准对上述药物制剂予以评价。生物制剂学的发展为临床提供了一些新的制剂,如缓释剂(slow release formulation,SLF)、控释剂(controlled release formulation,CLF)。缓释剂是指药物按一级速率缓慢释放,可较长时间维持有效血药浓度产生持久药效。有的缓释剂以缓慢释放为主,称为延迟释放剂,有的缓释剂将不同释放速率的药物组合在一起,达到迅速起效和较长时间维持药效的效果,称为持续释放剂。控释剂是指药物按零级速率释放,使血药浓度稳定在有效浓度水平,产生持久药效,透皮贴剂属于这一类。如硝酸甘油透皮贴剂每天 1 贴,芬太尼透皮贴剂每 3 天 1 贴。另外,毛果芸香碱眼片放置于结膜囊内每周 1 次,子宫内避孕药每年 1 次。靶向药物制剂(如静脉乳剂、微球制剂、脂质体制剂、纳米粒、纳米囊和纳米球制剂等)给药后,药物可在某些器官或组织中以较高浓度分布。如脂质体包裹的药物在体内被巨噬细胞作为异物而吞噬,定向分布于淋巴组织。肿瘤组织的血管壁内皮细胞间隙较正常组织大,将药物制成合适粒度的剂型可以使药物集中分布于肿瘤组织中而很少分布于正常组织中,发挥抗肿瘤作用。

(三)给药方法

1.给药剂量

剂量指用药量。随着剂量加大,效应逐渐增强,不但程度增强还能改变效应性质。如镇静催眠药在小剂量时出现镇静效应,随着剂量增加,可依次出现催眠、麻醉甚至导致死亡。

2.给药途径

选择不同给药途径可以影响药物的吸收和分布,从而影响药物效应的强弱,甚至出现效应性质的改变(如硫酸镁)。

(1)消化道给药。①口服:大多数药物最常用的给药方法。其优点为方便、经济,较注射给药相对安全。其缺点为许多药物易受胃肠内容物影响而延缓或减少吸收,有些可发生首过消除,甚至有些药物几乎不吸收,如硝酸甘油片。另外口服不适合用于昏迷、呕吐、抽搐和急危重症患者。②口腔给药:口腔速崩片、口腔速溶片、口腔分散片、口腔速释片、口腔膜剂、滴丸和咀嚼片在咀嚼后均可通过口腔黏膜下丰富的毛细血管吸收,可避免胃肠道刺激、吸收不完全和首过消除。如硝酸甘油片舌下给药缓解心绞痛急性发作。③直肠给药:将药栓或药液导入直肠内由直肠黏膜血管吸收,可避免胃肠道刺激及药物被破坏。此法成年人使用很不方便,对小儿较适宜,可以避免小儿服药困难及胃肠道刺激。

(2)注射给药。①肌内注射:药物在注射部位通过肌肉丰富的血管吸收入血,吸收较完全,起效迅速,其中水溶液>混悬液>油溶液。②皮下注射:药物经注射部位的毛细血管吸收,吸收较快且完全,但对注射容量有限制。另外仅适合水溶液药物,如肾上腺素皮下注射抢救青霉素过敏性休克。③静脉注射或静脉滴注:药物直接进入血液而迅速起效,适用于急危重症的治疗。但静脉给药对剂量、配伍禁忌和给药速度有较严格的规定。④椎管内给药:将药物注入蛛网膜下腔的脑脊液中产生局部作用,如有些外科手术需要做脊椎麻醉。也可将某些药物注入脑脊液中产生疗效,如抗生素等。

(3)呼吸道给药:某些挥发性或气雾性药物常采用吸入给药方法。挥发性药物主要是通过肺泡扩散进入血液而迅速生效,如全身麻醉药用于外科手术。气雾性药物主要是通过微小的液滴附着在支气管和细支气管黏膜,发挥局部作用,如沙丁胺醇气雾剂治疗支气管哮喘急性发作等。吸入给药的缺点是对呼吸道有刺激性。

(4)皮肤黏膜用药:将药物置于皮肤、黏膜局部发挥局部疗效,如外用擦剂、滴眼剂和滴鼻剂等。另外还有些药物虽然应用局部却发挥全身疗效,如硝酸甘油贴膜剂贴敷于心前区,药物透皮缓慢吸收,从而达到预防心绞痛发作的作用。

3.用药时间

不同的药物有不同的用药时间规定:有的药物对胃刺激性强,应于餐后服用;催眠药应在临睡前服用;胰岛素应在餐前注射;有明显生物节律变化的药物应按其节律用药。

4.给药间隔

一般以药物的半衰期为参考依据,但有些药物例外,如青霉素的 $t_{1/2}$ 为 30 分钟,由于该药对人几乎没有毒性,大剂量给药后经过数个 $t_{1/2}$ 后血药浓度仍在有效范围以内,加之大部分抗菌药物有抗菌后效应(post antibiotic effect,PAE),在此时间内细菌尚未恢复活力,因此给药间隔可适当延长。另外肝、肾功能不良者可适当调整给药间隔时间,给药间隔时间短易致累积中毒,反之,给药间隔时间长则血药浓度波动大。

5.疗程

疗程指给药持续时间。对于一般疾病,症状消失后即可停止用药,对于某些慢性病及感染性疾病应按规定的时间持续用药,以避免疾病复发或加重。

6.停药

医师应根据治疗需要和患者对药物的反应停止用药,大致分为中止用药和终止用药。前者是治疗期间中途停药,后者是治疗结束停药。对如何停药有具体要求,临时用药和短期用药可以立即停药,而有些药物长期使用后立即停药会引起停药反应,称为撤药症状,又称停药症状。如长期应用肾上腺皮质激素突然停药不但产生停药症状(肌痛、关节痛、疲乏无力、情绪消沉等),还可使疾病复发或加重,称为反跳现象。临床上应采取逐渐减量停药的方法避免发生撤药症状和反跳现象。

(四)长期用药

某些疾病需要长期用药,机体会相应产生一些反应。

1.耐受性

耐受性指连续用药后出现的药物反应性下降。

(1)若在很短时间内产生称为快速耐受性或急性耐受性,停药后可以恢复,如麻黄碱、硝酸甘油、垂体后叶素等。

(2)若在长期用药后产生则称为慢速耐受性或慢性耐受性,如苯巴比妥。

(3)胰岛素既可产生急性耐受性又可产生慢性耐受性。若按引起耐受性的机制可分为药效耐受性和代谢耐受性。前者主要指由于受体数目减少、酶活性饱和、作用底物耗竭等使药物反应性降低;后者主要是肝药酶活性被诱导增强所致。苯巴比妥产生的耐受性与这两种机制均有关。

(4)病原体和肿瘤细胞在长期用药后产生的耐受性称为耐药性,也称抗药性。

2.依赖性

依赖性指长期用药后患者对药物产生精神性和生理性依赖需要连续用药的现象,旧称成瘾性。

(1)仅产生精神上的依赖性,停药后患者只表现为主观上的不适,无客观上的体征表现,称为精神依赖性。

(2)患者对停药后有身体上的戒断症状,称为生理依赖性或躯体依赖性。

3.戒断症状和反跳现象

详见前述停药内容。

(五)药物相互作用

药物相互作用是指两种或两种以上药物不论给药途径是否相同,同时或先后应用所出现的原有药物效应增强或减弱的现象。药物相互作用有体内和体外药物相互作用之分。通常所说的相互作用是指药物在体内的相互影响。

药物相互作用的结果有两种,使原有的效应增强称为协同作用;使原有的效应减弱,称为拮抗作用。在协同作用中又分为相加作用、增强作用和增敏作用。相加作用指两药合用时的作用等于单用时的作用之和。增强作用指两药合用时的作用大于单用时的作用之和。增敏作用指某药可使组织或受体对另一药的敏感性增强。如钙增敏剂匹莫苯使钙离子与肌丝上钙结合作用部位亲和力增加,起到正性作用,可用于治疗心力衰竭。拮抗作用中又分为相减作用和抵消作用。相减作用指两药合用时的作用小于单用时的作用。抵消作用指两药合用时的作用完全消失。

三、其他因素

(一)时间因素

时间因素指机体内生物节律变化对药物作用的影响。研究生物节律与药物作用之间关系的学科称为时间药理学,又称为时辰药理学。生物体内的节律有多种,如昼夜节律、周节律、月节律、季节律、年节律等,其中以昼夜节律对药物影响最重要,研究最多。时间药理学主要表现在时间药物代谢、时间药物效应、时间毒理方面。

时间药物代谢涉及了药物在体内过程的许多环节,主要是由各器官、组织、体液的生理性节律变化所致。如胃液 pH 在上午 8:00 左右最高,在夜间最低,某些弱酸性或弱碱性药物的吸收量即受此影响。8 名患者分别于上午 9:00 和晚上 9:00 服用茶碱,结果表明早晨服药的血药浓度明显高于晚间服药者。鉴于哮喘患者在晚间发作较白昼重而血药浓度晚间又较白昼低,因此按时间节律调整给药方案有着非常重要的临床意义。

在时间药物效应方面,众多的药物如中枢神经系统药物、心血管系统药物、内分泌系统药物、抗肿瘤药、抗菌药、平喘药等均有昼夜时间节律变化。肾上腺皮质激素分泌高峰出现在清晨,血浆浓度在上午 8:00 左右最高,而后逐渐下降,直至夜间 0:00 左右达最低。临床上根据这种节律变化将此药由原来的每天分次用药改为每天上午 8:00 一次给药,提高了疗效,减轻了不良反应,使药物效应规律与体内生物节律同步,取得了公认的成效。相同剂量的镇痛药分别于白昼和夜间用药,其镇痛效果表现为白昼升高,夜间降低。胃酸的分泌高峰在夜间,某些患胃溃疡的患者易在夜间发病,H_2 受体阻断药西咪替丁在晚间用药能有效抑制胃酸分泌,减少发病。

药物对机体产生的毒性有时间节律变化。Carlsson 首先发现尼可刹米对小鼠的毒性具有昼夜节律变化。LD_{50} 在下午 2:00 为 67%,凌晨 2:00 为 33%。氨基糖苷类抗生素引起人的神经毒性和肾毒性与药物经肾排泄的时间节律有关。该类药物肾排泄高峰在白昼,低谷在夜间。相同的给药剂量在夜间容易形成体内蓄积,造成对神经和肾脏的毒性。减少夜间的给药剂量可以减轻其毒性。药物引起机体变态反应的程度有昼夜节律,如青霉素皮试反应最重是在午夜,反应最轻是在中午。

(二)生活习惯与环境

饮食对药物的影响主要表现在饮食成分、饮食时间和饮食数量。一般来说,药物应在空腹时服用,但有些药物因对消化道有刺激,在不影响药物吸收和药效的情况下可以饭后服用,否则须饭前服用或改变给药途径。食物成分对药物也有影响,如高蛋白饮食可使氨茶碱和安替比林代谢加快;低蛋白饮食可使肝药酶含量降低,多数药物代谢速率减慢,还可使血浆蛋白含量降低,血中游离药物浓度升高;菜花和圆白菜中的吲哚类化合物和烤肉中的多环芳烃类化合物均可使氨茶碱和安替比林代谢加快。吸烟对药物的影响主要是烟叶在燃烧时产生的多种化合物可使肝药酶活性增强,药物代谢速率加快,经常吸烟者对药物的耐受性明显增强。饮酒时乙醇可使多种中枢神经系统药物、血管扩张药、降血糖药等增强药效,长期小量饮酒可使肝药酶活性增强,药物代谢速率加快;急性大量饮酒使肝药酶活性饱和或降低,对其他药物的代谢速率减慢。饮茶主要影响药物的吸收,茶叶中的鞣酸可与药物结合减少其吸收,另外,茶碱还具有中枢兴奋、利尿、兴奋心脏等作用,可加强相应药物的作用。

人类生活与工作环境中的各种物质对机体的影响越来越明显,如食品、饮料中的各种添加剂,农作物中的杀虫剂,水中的重金属离子、有机物,空气中的粉尘、尾气排放物、燃烧物等长期与人接触,最终都会使肝药酶的活性改变,使药物活性受到一定影响。

(陈 蓉)

第四节 药物不良反应

一、定义和涉及内容

(一)药物不良反应的定义

按照 WHO 国际药物监测合作中心的规定,药物不良反应(adverse drug reactions,ADR)指正常剂量的药物用于预防、诊断、治疗疾病或调节生理功能时出现的有害的和与用药目的无关的反应。该定义排除有意的或意外的过量用药及用药不当引起的反应。

药物不良反应是在使用常用剂量的药物防治或诊断疾病过程中,因药物本身的作用或药物间相互作用而产生的与用药目的无关而又不利于患者的各种反应。

(二)药物不良反应所涉及内容

药物不良反应所涉及内容有 8 种,包括药物的不良反应,药物的毒性作用,药物的后遗效应,变态反应,特异质反应,药物依赖性,继发反应,药物的致癌、致畸、致突变作用。

1.药物的不良反应

一种药物常有多种作用,在正常剂量情况下出现与用药目的无关的反应称为不良反应。一般说来,不良反应比较轻微,多为可逆性功能变化,停药后通常很快消退。不良反应随用药目的不同而改变,如阿托品作为麻醉前给药抑制腺体分泌,则术后肠胀气、尿潴留为不良反应;而当阿托品用于解除胆道痉挛时,心悸、口干成为不良反应。

2.药物的毒性反应

大多数药物都有或多或少的毒性。毒性反应是指药物引起机体发生功能异常或组织结构病理变化的反应,该反应可在各个系统、器官或组织出现。药物的毒性作用一般是药理作用的延伸,主要对神经、消化、心血管、泌尿、血液等系统,以及皮肤组织造成损害。各种药物毒性性质和反应的临床表现各不相同,但反应程度和剂量有关,剂量加大,则毒性反应增强。药物导致的毒性反应所造成的持续性的功能障碍或器质性病变,停药后恢复较慢,甚至终身不愈。如氨基糖苷类抗生素链霉素、庆大霉素等具有耳毒性,可导致第八对颅神经损害,造成听力减退或永久性耳聋。

(1)消化系统的毒性反应:最为常见。一些对胃肠黏膜或迷走神经感受器有刺激作用的药物均可引起胃肠道的毒性反应,如:硫酸亚铁、制酸药、氨茶碱、氟尿嘧啶、甲氨蝶呤等可致消化道黏膜损害,引起口干、腹痛、消化不良、便血、恶心、呕吐等反应。阿司匹林、吲哚美辛、保泰松、氟芬那酸、乙醇、呋塞米、甲苯磺丁脲、利血平、维生素 D 等可诱发十二指肠溃疡,导致出血,甚至可引起穿孔。氯丙嗪、抗组胺药、阿托品、东莨菪碱、苯海索、美卡拉明等可引起肠蠕动减慢甚至肠麻痹;苯乙双胍、胍乙啶、利血平、普萘洛尔、新斯的明等可引起腹泻等。

(2)肝脏毒性反应:肝脏为代谢的主要器官,也是药物解毒的主要脏器,药物在肝脏中可达较高浓度。大多数药物对肝脏都有损伤，重者可致肝炎、肝脂肪变、肝坏死而危及生命。如氯丙嗪、地西泮、氯氮、甲丙氨酯、苯妥英钠、扑痛酮、三甲双酮、保泰松、水杨酸类、甲基多巴、烟酸、四环素、红霉素、磺胺类药、异烟肼、利福平、对氨基水杨酸、氯喹、米帕林、抗肿瘤药物等可不同程度地引起肝脏损伤、黄疸、肝细胞坏死。

(3)泌尿系统反应：对肾脏来说，抗生素中的卡那霉素、新霉素、杆菌肽、多黏菌素 B 的毒性较显著。卡那霉素可引起蛋白尿、血尿，长期大剂量应用可使肾功能减退。新霉素用药早期可出现蛋白尿和管型尿，尿中有红、白细胞，以后可出现氮质血症、少尿、尿毒症，病理变化显示肾小管变性坏死及细胞浸润。杆菌肽的毒性表现为蛋白尿、管型尿、血尿、糖尿、肾功能减退等，受损伤最显著的是肾小管。多黏菌素 B 大剂量应用可造成肾小管坏死，临床表现为肾小管和肾小球功能减退，出现蛋白尿、管型尿和血尿。庆大霉素的肾脏毒性较小，个别患者仅在剂量过大、疗程过长时出现蛋白尿及血尿，而且是可逆的。链霉素也可对肾脏造成轻度的损害。头孢菌素毒性较低，但在过大剂量时也可损害肾脏。此外，某些磺胺药因乙酰化结晶产物沉积而引起血尿、尿闭，还可导致间质性肾炎；非那西丁、保泰松、氟芬那酸等偶可引起血尿及肾小管坏死；抗肿瘤药物、去氧肾上腺素、甲氧氟烷等也可引起肾损伤或急性肾衰竭。

(4)神经系统反应：氯丙嗪及其衍生物以及利血平、氟哌啶醇、甲基多巴、碳酸锂、甲氧氯普胺等可引起锥体外系反应。异烟肼、巴比妥类、氯氮卓等可诱发惊厥。糖皮质激素、羟苄芐芬宁、米帕林、氯喹、丁卡因等可引起癫痫发作。乙醇、巴比妥类、甲丙氨酯、氯氮、安定、氯丙嗪、奋乃静、苯妥英钠、氟尿嘧啶等可引起共济失调、眼球震颤、复视。去甲肾上腺素、肾上腺素等可引起急性颅内血压升高、血管剧烈收缩以致脑血管意外。异烟肼、呋喃唑酮、链霉素、卡那霉素、甲疏咪唑、甲硝唑、吲哚美辛、肼屈嗪、长春新碱等可诱发周围神经炎。氯霉素、异烟肼、乙胺丁醇久用可引起视神经炎。引起听神经障碍者主要为耳毒性抗生素及奎宁、氯喹、水杨酸类等；双氢链霉素、新霉素、卡那霉素、万古霉素等对耳蜗神经可造成损害，产生听力减退或耳聋，该损害是进行性而不可逆的，停止用药后仍可继续加重，因此应用此类抗生素应特别慎重。链霉素、庆大霉素主要损害前庭神经，产生眩晕和平衡失调，一般是暂时性的，对听力的影响比双氢链霉素小。利血平、氯丙嗪、美卡拉明、米帕林等能引起精神抑郁。中枢兴奋药如咖啡因、氨茶碱、麻黄碱类等可引起焦虑情绪、精神不安。

(5)造血系统反应：抗肿瘤药物、氯霉素等可引起再生障碍性贫血，氯霉素引起再生障碍性贫血与剂量大小无关，且为不可逆性，死亡率很高。长期应用阿司匹林可导致缺铁性贫血。氯霉素、锑剂、磺胺类、安乃近、吲哚美辛、异烟肼等可引起粒细胞减少。抗肿瘤药物抑制骨髓功能而导致血小板减少。

(6)循环系统反应：过量使用强心苷类常引起心律失常，严重者可致死亡。奎尼丁可致心力衰竭。肾上腺素、去甲肾上腺素、异丙肾上腺素、麻黄素可引起心律失常。静脉注射大剂量钙剂可引起室性期前收缩、心室颤动以致停搏。

(7)其他毒性反应：如吗啡、可待因、哌替啶、巴比妥类、安定等可产生呼吸抑制；新霉素、卡那霉素、庆大霉素、链霉素等可引起呼吸肌麻痹。青霉素、磺胺药、氯丙嗪可引起过敏性肺炎。各种药物可引起的皮炎、光敏性皮炎、固定性药疹等更属多见。

3.药物的后遗效应

后遗效应是指停药后血浓度已降至阈浓度以下时残存的生物效应。后遗效应可能比较短暂，如服用巴比妥类催眠药后次晨的宿醉现象；也可能比较持久，如长期应用肾上腺皮质激素，一且停药后肾上腺皮质功能低下,数月内难以恢复。少数药物可以导致永久性器质性损害,如链霉素引起永久性耳聋。

4.变态反应

药物变态反应又称为过敏反应,是过敏体质患者对某种药物的特殊反应。药物或药物在体内的代谢产物作为抗原与机体特异抗体或激发致敏淋巴细胞而造成组织损伤或生理功能紊乱。该反应仅发生于少数患者身上,和已知药物的作用性质无关,和剂量无线性关系,反应性质各不相同,不易预知,一般不发生于首次用药,初次接触时需要诱导期,停止给药反应消失,化学结构相似药物易发生交叉或不完全交叉的变态反应,某些疾病可使药物对机体的致敏性增加。药物引起的变态反应包括速发型和迟发型等四型反应,临床主要表现为皮疹、血管神经性水肿、过敏性休克、血清病综合征、哮喘等。对易致过敏的药物或过敏体质者,用药前应做过敏试验。

5.特异质反应

特异质反应又称特应性反应,是指个体对有些药物的异常敏感性。该反应和遗传有关,与药理作用无关,大多是由于机体缺乏某种酶,药物在体内代谢受阻所致。如葡萄糖-6-磷酸脱氢酶(G-6-PD)缺乏者,服用伯氨喹、磺胺、呋喃妥因等药物可发生正铁血红蛋白血症,引起发绀、溶血性贫血等;乙酰化酶缺乏者,服用异烟肼后易发生多发性神经炎,服用肼屈嗪后易出现全身性红斑狼疮综合征;假胆碱酯酶缺乏者,用琥珀胆碱后,由于延长了肌肉松弛作用而常出现呼吸暂停反应。

比较突然而难防的是特异质反应,谁也不知道自己是否存在某种先天性特异质,总是等到反应出现后才知道。例如呋喃唑酮,只用一次小剂量立即就会使具有特异质的患者发生溶血性贫血,表现为巩膜和皮肤变黄,尿呈现酱油色,红细胞和血红蛋白大量减少。一旦出现这种情况,应立即停药,尽快请医师给予处理,并且终生牢记任何时候都不要再用此类药物。

6.药物依赖性

药物的成瘾性和习惯性早为人们所知。但由于人们在使用上述两术语时常出现混乱现象,故 WHO 专家委员会于 1964 年用"药物依赖性"这一术语取代成瘾性和习惯性,并于 1969 年对药物依赖性的含义作了如下描述。

药物依赖性是由药物与机体相互作用造成的一种精神状态,有时也包括身体状态,表现出一种强迫性的、要连续或定期用该药的行为和其他反应,目的是要去感受它的精神效应,有时也是为了避免停药引起的不适,可以发生或不发生耐受。用药者可以对一种以上的药物产生依赖性。

简而言之,药物依赖性是反复地(周期性或连续性)用药所引起的人体心理上或生理上或兼有两者的对药物的依赖状态,表现出一种强迫性的、要连续或定期用药的行为和其他反应。

WHO 专家委员会将药物依赖性分为精神依赖性和生理依赖性。精神依赖性又称心理依赖性,凡能引起令人愉快意识状态的任何药物即可引起精神依赖性,精神依赖者为得到欣快感而不得不定期或连续使用某种药物。生理依赖性也称生理依赖性,用药者反复应用某种药物造成一种适应状态,停药后产生戒断症状,使人非常痛苦,甚至危及生命。能引起依赖性的药物,常兼有精神依赖性和生理依赖性,阿片类和催眠镇静药在反复用药过程中,先产生精神依赖性,后产生生理依赖性;可卡因、苯丙胺类中枢兴奋药主要引起精神依赖性,但大剂量使用也会产生生理依赖性;但少数药物如致幻剂只产生精神依赖性而无生理依赖性。

7.继发反应

继发反应是继药物治疗作用之后出现的一种反应,也称为治疗矛盾。例如,长期应用广谱抗菌药后,由于改变了肠道内正常存在的菌群,敏感细菌被消灭,不敏感的细菌或真菌则大量繁殖,外来细菌也乘虚而入,从而引起二重感染,导致肠炎或继发性感染,尤其常见于老年体弱久病卧床患者;并发肺炎而用大剂量广谱抗菌药后,可发生假膜性肠炎。

8.药物的致癌、致畸、致突变作用

药物的致癌、致畸、致突变作用是药物和遗传物质或遗传物质在细胞的表达所发生的相互作用的结果。有些药物长期服用后,能引起机体某些器官、组织、细胞的过度增生,形成良性或恶性肿瘤;某些药物经孕妇服用后能引起婴儿的先天性畸形。

二、诱发药物不良反应的常见因素

诱发药物不良反应的因素主要有两大类:药物因素和患者因素。

药物因素包括药物本身的作用(如毒性作用),以及药物制剂主药以外的其他成分的作用。这些成分如药物分解产物、副产物、附加剂、溶剂、稳定剂、色素、赋形剂等也都能诱发不良反应。

患者因素包括患者的内在因素如年龄、性别、遗传、感应性、疾病,以及患者的外在因素如环境、医师等。

(一)药物因素

1.药理作用

很多药物在应用一段时间后,由于其药理作用,可导致一些不良反应。例如,长期大量使用糖皮质激素能使毛细血管变性出血,以致皮肤、黏膜出现瘀点、瘀斑,同时出现类肾上腺皮质功能亢进症。

2.药物的杂质

药物生产中可能混入微量高分子杂质,亦常渗入赋形剂等,如胶囊的染料常会引起固定性皮疹。青霉素变态反应是因制品中含微量青霉素烯酸、青霉素噻唑酸及青霉素聚合物等物质引起的。

3.药物的污染

由于生产或保管不当,使药物污染,常可引起严重反应。

4.剂型的影响

同一药物剂型不同。制造工艺和用药方法的不同,往往影响药物的吸收与血中药的浓度,亦即生物利用度有所不同,如不注意掌握,即会引起不良反应。

5.药物的质量问题

同一组成的药物,可因厂家不同、制作技术差别、杂质的除去率不同,而影响其不良反应的发生率。如氯贝丁酯中的不纯物对氯苯酚则是发生皮炎的原因,氨苄西林中的蛋白质则是发生药疹的原因等。

(二)患者因素

1.种族差别

种族不同发生的药物不良反应有所不同。例如,日本人和因纽特人中有不少人是快乙酰化者,使用异烟肼易产生肝损害;而英国人和犹太人中慢乙酰化者达 $60\%\sim70\%$,这些人使用异烟肼易产生周围神经炎。在葡萄糖-6-磷酸脱氢酶(G-6-PD)缺乏者中,非洲黑人主要是缺乏 G-6-PD-A,在服用伯氨喹、磺胺等药物出现溶血性贫血时,红细胞的损害不太严重;而高加索人主要缺乏 G-6-PD-B,使用上述药物时,红细胞的损害就比较严重。对于普萘洛尔减慢心率的作用,中国人比美国人敏感,同样的治疗剂量,美国人表现为治疗作用,而中国人就可能出现不良反应。

2.性别差异

一般而言,不良反应的发生率女性高于男性。例如,保泰松引致的粒细胞减少及氯霉素引起的再生障碍性贫血,女性的发生率分别比男性高3倍和2倍。女性也较男性容易发生药物性红斑狼疮。

由于男女生理功能不同,妇女在月经期和妊娠期对泻药及其他刺激性强烈的药物敏感,有引起月经过多、流产及早产的风险。另据报道妊娠妇女服用阿司匹林后,分娩时容易引起出血量增多。

3.年龄

老年人、少年、儿童对药物反应与成年人不同。例如青霉素,成年人的半衰期为0.55小时,而老年人则为1小时,老年人由于血浆蛋白浓度减少,与药物结合能力也降低,如苯妥英钠与血浆蛋白的结合率较45岁以下的人低26%,小儿对中枢抑制药,影响水盐代谢及酸碱平衡的药物均较敏感。一般地说,乳幼儿较成人易发生不良反应的原因:药物代谢速度较成人慢,肾排泄较差,作用点上药物作用的感受性较高,且易进入人脑内等。据统计,不良反应发生率,60岁以下者为6.3%(42/667),而60岁以上者为5.4%(76/493),老年人使用洋地黄及利血平等尤应注意。

老年人的不良反应发生率较年轻人高,且随年龄增加而增加:51～60岁不良反应发生率为14.4%,61～70岁为15.7%,71～80岁为18.3%,81岁以上为24%。老年人不良反应发生率较高与多种因素有关。老年人肝肾功能减退,表现为肾小球滤过率和肾小管分泌能力降低、肾血流量明显减少而影响体内药物的排泄;以及肝血流量降低、肝药酶活性减弱而致解毒能力下降。此外,老年人组织器官功能减退,靶器官对某些药物作用的敏感性增高。再者,老年人有疾病多、用药多和营养欠佳的倾向。这些因素均能诱导不良反应的发生。例如老年人应用庆大霉素时,由于肾功能减退,该药半衰期延长而致肾毒性和不可逆性听觉和前庭功能损害;应用普萘洛尔时,可因肝功能减退和血浆蛋白含量降低等原因,更易诱发该药的不良反应,出现头痛、眩晕、心动过缓、低血糖等反应;应用苯二氮䓬类药物时对其镇静作用的敏感性明显增高,易产生过度镇静作用,引起运动协调困难和摔跤。

小儿特别是新生儿和婴幼儿各系统器官功能不健全,肝脏对药物的解毒作用与肾脏对药物的排泄能力低下,肝酶系统发育尚未完善,因而易发生药物不良反应。例如,新生儿应用氯霉素后易出现灰婴综合征,表现为呕吐、厌食、腹胀、面色苍白、发绀、血管性虚脱,以致循环、呼吸衰竭等,这是因为新生儿肝酶发育不完善,葡萄糖醛酸的结合力差,以及肾脏排泄能力较低导致氯霉素在体内蓄积而引起循环衰竭。此外,新生儿体表面积相对较大,黏膜嫩,皮肤角化层薄,局部用药过多或用药时间过久易致毒性反应。例如,新生儿局部应用新霉素滴耳剂过多或过久可致耳聋。

4.个体差异

不同个体对同一剂量的相同药物有不同反应,这是正常的"生物学差异"现象。例如,对水杨酸钠的不良反应就是个体差异。300例男性患者用水杨酸钠治疗,约有2/3的患者在总量为6.5～13.0 g时发生不良反应,但也有不少患者在总量仅为3.25 g时,已出现反应,也有个别患者在总量达30.0 g左右时才出现反应,引起反应的剂量在不同个体中相差可达10倍。有时,个体差异也影响到药物作用的性质,例如巴比妥类药物在一般催眠剂量时,对大多数人可产生催眠作用,但对个别人不但不催眠甚至引起焦躁不安、不能入睡。吗啡也有类似情况,对个别人不表现抑制作用,而是兴奋作用。变态反应和特异质即是个体差异的表现。

5.病理状态

疾病能改变药物的作用,既能改变药效学又能改变药代动力学,从而诱发不良反应。例如,便秘患者,口服药物在消化道内停留时间长,吸收量多,易发生不良反应。慢性肝病患者,由于蛋白合成作用减弱,血浆蛋白含量减少,使血中游离药物浓度升高,易引起不良反应。肝硬化患者服用地西泮,其 $t_{1/2}$ 可达 105 小时(一般患者 $t_{1/2}$ 为 46 小时),从而易致不良反应。肾病患者因肾功能减退,使许多药物的排泄受到影响导致药物蓄积而诱发不良反应。如多黏菌素,患者的肾功能正常时,其神经系统的不良反应发生率约为 7%,而肾功能不良时可达 80%。因此,肝肾病患者,不宜使用与一般患者相同的剂量和用药间隔时间,否则就容易发生不良反应。

6.血型

据报告,女性口服避孕药引起的血栓症,A 型血较 O 型血者多。

7.营养状态

患者的营养状况和饮食习惯会影响药物的作用。营养不良时,患者对药物作用较敏感,对不良反应的耐受性也差。长期的低蛋白饮食或营养不良时,可使肝细胞微粒体酶活性下降,药物代谢速度减慢,易引起不良反应。当维生素 B_6 缺乏时,会加重异烟肼对神经系统的损害。富含脂肪的食物,能增加机体对脂溶性药物的吸收,如可使地西泮在短时间内达到较高血浓度而引起药物不良反应。用某些饮料送服药物可引起不良反应,如柚子汁可使特非那定的血浓度成倍增长而引起心、脑等脏器损害。所以,营养状况和饮食习惯对不良反应的影响也是不能忽视的。

酒含有乙醇,乙醇除了加速某些药物在体内代谢转化,降低疗效外,也可能诱发不良反应。长期饮酒可能引起肝功能损害,影响肝脏对药物的代谢功能,使许多药物的不良反应增加;特别是服药时饮酒,可使消化道血管扩张,增加药物吸收,从而易引起不良反应。如服用巴比妥类药物时饮酒,则可增强巴比妥类药物的中枢抑制作用造成危害。另外,有些药物能加重乙醇对人体的损害,如雷尼替丁可减少胃液分泌,加重乙醇对胃黏膜的损害;甲硝唑可抑制乙醛脱氢酶的活性,加重乙醇的中毒反应。因此,服药时不宜饮酒。

(三)给药方法的影响

1.使用不当

误用、滥用、医护给药人员处方配伍不当、患者滥用药物等均可发生不良反应。

2.用药途径

给药途径不同,关系到药的吸收、分布,也影响药物发挥作用的快慢强弱及持续时间,例如静脉直接进入血液循环,立即发生效应,较易发生不良反应,口服刺激性药物可引起恶心、呕吐等。

3.用药持续时间

长期用药易发生不良反应,甚至发生蓄积作用而中毒。

4.药物相互作用

联合用药不当,由于药物的相互作用,不良反应的发生率亦随之增高,据报告 5 种药并用的发生率为 4.2%,6～10 种为 7.4%,11～15 种为 24.2%,16～20 种为 40%,21 种以上达 45%。

三、药物不良反应的分类

药物不良反应有多种分类方法,通常按其与药理作用有无关联而分为两类:A 型和 B 型。

（一）A 型反应

A 型反应又称为剂量相关的不良反应，该反应为药理作用增强所致，常和剂量有关，可以预测，发生率高而死亡率低。药物的不良反应、毒性作用、过度作用均属 A 型反应；继发反应、首剂反应、撤药综合征等与药理作用有关，也属 A 型反应范畴。

（二）B 型反应

B 型反应又称为剂量不相关的不良反应，一般和剂量无关联，难于预测，发生率低（据国外数据，占药物不良反应的 20%～25%）而死亡率高，如氟烷引致的恶性高热，青霉素引起的过敏性休克。药物变态反应和特异质反应均属 B 型反应。

不良反应通常按其与药理作用有无关联而分为 2 类：A 类与 B 类。近年有人在此基础上扩展为 6 类或 9 类。前者包括 A 类（剂量相关型）、B 类（剂量无关型）、C 类（剂量相关与时间相关型）、D 类（时间相关型）、E 类（停药型）、F 类（治疗意外失败型）。

A 类：药理作用增强的反应，和剂量有关，停药或减量时，反应停止或减轻。

B 类：促进某些微生物生长而引起的不良反应，如抗生素引起肠道内耐药菌群的过度生长。

C 类：由药物的化学性质引起的反应，如注射液引致静脉炎，口服药引致胃肠黏膜损伤。

D 类：一种给药反应，和药物剂型的物理性质、给药方式有关。例如，植入药物周围发生炎症或纤维化，注射液微粒引起血栓形成或血管栓塞。

E 类：撤药反应，在停止给药或突然减少剂量时出现不良反应。引起反应的常见药物有苯二氮䓬类、二环类抗抑郁药、可乐定等。

F 类：家族性反应，和遗传因子有关，如 G-6-PD 缺乏者，用奎宁时易出现溶血。

G 类：基因毒性反应，一些药物能损伤基因，出现致癌、致畸等。

H 类：变态反应，是与药物的正常药理作用和剂量不相关的药物变态反应，如用药后会出现皮疹、血管性水肿、过敏性休克等。

U 类：未分类反应，为机制不明的反应，如药源性味觉障碍。

以上新的方法无疑有助于不良反应更科学分类，但仍可能存在一些无法分类的反应，这将有待于对不良反应发生机制的更多了解及分类方法的进一步完善。

四、药物不良反应的发生机制

药物不良反应的发生机制是比较复杂的，归纳可分为 A 型和 B 型两大类，前者是由于药物的药理作用增强所致，其特点是可以预测，一般与药物剂量有关，其在人群中的发生率虽高，但死亡率低。后者为与正常药理作用完全无关的一种异常反应，通常很难预测，常规毒理学筛选不能发现，虽然其发生率较低，但死亡率较高。现分述如下。

（一）A 型不良反应（量变型异常）的发生机制

（1）药物的吸收：大多数药物口服后，主要在小肠被吸收，药物分子通过巨大的小肠黏膜表面和血液循环，弥散和穿透小肠细胞的脂蛋白膜而进入血液。非脂溶性药物的吸收不完全，个体差异大，如胍乙啶在治疗高血压时的剂量范围，可为 10～100 mg/d，因为它在小肠的吸收很不规则，可从 3%～27% 不等。虽说药物到达循环量与口服的剂量有关，但也受到许多因素的影响，如药物的制剂、药物的相互作用、胃肠道蠕动、胃肠道黏膜的吸收能力及首过消除等。

（2）药物的分布：药物在循环中分布的量和范围取决于局部血液量和药物穿透细胞膜的难易。心排血量对药物分布和组织灌注速率也起决定作用，例如经肝代谢的利多卡因，主要受肝血流的影响,当心力衰竭、出血或静脉滴注去甲肾上腺素时,由于肝血流量减少,利多卡因的消除率也降低。

(3)药物血浆蛋白的结合:循环中药物与血浆蛋白结合的多少,对药效有重要影响。药物如与血浆蛋白结合减少,则可增加游离的药物浓度,使药效增强,产生不良反应。

(4)药物与组织结合:药物与组织结合是引起 A 型不良反应的原因之一,例如,氯喹对黑色素有高度亲和力,因此药物可高浓度蓄积在含黑色素的眼组织中,引起视网膜变性。

(5)肾脏排泄:婴儿、老人、低血容量性休克及肾脏病患者,由于肾小球过滤减少,主要经肾排泄的药物则易产生 A 型不良反应,其中尤以地高辛、氨基糖苷类抗生素和多黏菌素的毒性大,须特别注意。

(6)药物的生物转化。药物主要在肝内分两阶段进行代谢:第一阶段是主要氧化、还原或水解;第二阶段则在第一阶段基础上进行葡萄糖醛酸化,乙酰化及甲基化等。氧化作用主要在肝细胞内质网中经肝细胞微粒体氧化酶进行,许多药物如口服抗凝剂、吩噻嗪等都经过氧化作用代谢的。药物的氧化速率主要取决于基因遗传,个体之间有很大差异,例如每天给予苯妥英钠 300 mg,药物血浓度范围可为 $4 \sim 40 \ \mu g/mL$。当血浆浓度超过 $20 \ \mu g/mL$ 时,即可产生 A 型不良反应。有些药物如巴妥类、苯妥英钠、保泰松、多西环素等能诱导另一些药物的氧化作用,从而使药物代谢加速,例如巴比妥类与抗凝剂合用,可使抗凝作用减弱甚至消失。另一些药物可抑制肝微粒体酶的氧化作用,因而可导致某些经肝氧化代谢的药物产生甲型不良反应。乙醇和儿茶酚胺类(如去甲肾上腺素、酪胺和苯乙胺等)经肝微粒体氧化,而单胺氧化酶抑制剂(如苯乙肼、异丙烟肼和苯环丙胺等)可抑制微粒体酶合成,使上述药物的氧化作用减弱,从而使在肝内由单胺氧化酶进行首次消除代谢的药物(如酪胺)蓄积而出现严重 A 型不良反应。乙酰化是许多药物在体内灭活的重要代谢途径(如磺胺类、异烟肼和肼屈嗪等)。乙酰化可表现为快型和慢型两种。快型乙酰化属常染色体显性遗传,慢型乙酰化者,可能体内缺乏乙酰化酶,因此消除乙酰化药物的速度比一般人缓慢,容易引起 A 型不良反应。

(7)许多 A 型不良反应是由药代动力学机制所引起,但也有一些由于靶器官敏感性增强所致,少数则来自这两种原因的综合。神经递质、激素和某些维生素等,主要通过与特异受体结合而发挥其药理作用。个体间的受体不但有数量上的不同,而且受体的敏感性也可受其他药物的影响,例如乙诺酮本身并不具有抗凝作用,但当与抗凝药华法林合用时,则可加强后者的抗凝作用而出现 A 型不良反应,主要是因为乙诺酮能增加华法林对肝脏受体部位的亲和力。

(二)B 型药物不良反应的发生机制

(1)药物的因素:药物有效成分的分解产物、添加剂、增溶剂、稳定剂、着色剂、赋形剂、化学合成中产生的杂质等,均可引起药物不良反应。如四环素贮存过程中的降解产物,即可引起范可尼氏综合征。

(2)患者的因素。由于患者本身原因而引起的 B 型不良反应,主要与患者的特异性遗传素质有关。如红细胞葡萄糖-6-磷酸脱氢酶(G-6-PD)缺乏、遗传性高铁血红蛋白症、血卟啉症、氯霉素诱发的再生障碍性贫血、恶性高热、周期性瘫痪以及口服避孕药引起的胆汁淤积性黄疸等。因患者因素而引起的 B 型不良反应也涉及免疫学、致癌及致畸等方面。①免疫学方面:大多数药物过敏性反应可归类为 B 型不良反应,包括Ⅰ型(过敏性休克型)、Ⅱ型(溶细胞型或细胞毒型)、Ⅲ型(局部炎症或坏死反应)以及Ⅳ型(迟缓型细胞反应)。②致癌作用:不少药物能诱发癌症。

(3)致畸作用:不少药物有致畸作用。反应停事件就是一起严重的不良反应事件。

(4)致突变作用:如前述,有些化学物质可能为变异源。

五、药物不良反应的判断与报告程序

(一)药物不良反应的判断

1.查看药物说明书

发生可疑不良反应时,首先看药品说明书是否注明,如果已经明确注明,则确证为不良反应的可能性较大。

2.根据用药时间顺序来判断

(1)在数秒至数分钟内发生:如作皮内试验后,针头尚未拔出,变态反应即发生,患者很快出现灼热、喉头发紧、胸闷心慌、脸色苍白、脉搏细弱、血压下降,甚至神志不清,需立即抢救。

(2)在数分钟至数小时内发生:如固定性红斑常发生在同一部位,呈紫红色圆形或椭圆形,常有水疱,伴有发热等症状。

(3)在半小时至两小时内发生:如恶心、呕吐、腹痛等症状。

(4)用药后1~2周发生:如多形红斑常在用药后2~7天出现;剥脱性皮炎、大疱性表皮松解型药疹大都在10天后发生;洋地黄反应与利尿剂引起的水肿也多在1~2周后出现。

(5)停药后较长时间发生:如链霉素导致的耳聋,常在停药后6个月出现;抗癌药白消安引起的肺部病变常在用药后1年以上才出现;氯霉素、保泰松所致再生障碍性贫血也有类似的情况。

3.根据具体症状来判断

一般而言,药物的不良反应不同于原有疾病的症状,如阿司匹林、吲哚美辛等引起的哮喘,庆大霉素、链霉素等导致的耳聋,以及青霉素、碘制剂等酿成的过敏性休克。但也有相同者,如可乐定、甲基多巴等降血压药,若长期应用后突然停用,会造成血压骤升、心率加速,甚至出现颅内出血,需立即抢救;又如贸然停用普萘洛尔,对心绞痛患者会引起较用药前更为严重的症状,常在夜间突然发生,且造成冠状动脉功能不全,甚至发生严重的心肌梗死,有死亡危险。

4.是否有再激发现象

是否会再次用药发生同样的反应。

(二)药物不良反应的报告程序

发生药物不良反应应该及时通过医师、药师或直接向药品不良反应监测部门报告,并且进行用药咨询,以避免再次发生。

(1)临床医务人员应了解各类药品的主要不良反应。

(2)临床医师在为患者开具药品时,应主动告知患者药品可能出现的主要不良反应,并要求患者在用药期间出现不适时及时告知医师。

(3)患者用药期间,护士应经常查看患者,关心患者身体状况及各种不适。

(4)患者出现身体不适时,护士应及时通知负责医师,医师应判断患者的身体不适是否为药物不良反应,如不能确定,应及时请上级医师或相关科室会诊。相关工作应在病程记录中详细记录。

(5)在确立患者出现药物不良反应时,医务人员应立即采取以下措施并在病程记录中记录:①立即停用可能引起药物不良反应的药物。②立即采取解除身体不适症状及促进药物代谢的治疗措施。③留存可能引起药物不良反应的药物残液,必要时通知医务处进行原物封存。④必要时进行相关实验室检测。

(6)以下情况属药品严重不良反应：①引起死亡。②致癌、致畸、致出生缺陷。③对生命有危险并能够导致人体永久的或显著的伤残。④对器官功能产生永久损伤。⑤导致住院或住院时间延长。

(7)患者出现严重药物不良反应或一般药物不良反应引发医患纠纷，经治医务人员除采取积极救治措施、减轻患者伤害外，还应填写不良事件报告单书面报告医务处。

（陈　蓉）

第五节　药物配伍禁忌

一、药物配伍禁忌的概念

两种以上药物混合使用或药物制成制剂时，可能发生体外的相互作用，出现使药物中和、水解、破坏失效等理化反应，这时可能发生混浊、沉淀、产生气体及变色等外观异常的现象，称为配伍禁忌。

有些药品配伍使药物的治疗作用减弱，导致治疗失败；有些药品配伍使不良反应或毒性增强，引起严重不良反应；还有些药品配伍使治疗作用过度增强，超出了机体所能耐受的能力，也可引起不良反应，乃至危害患者等。这些配伍均属配伍禁忌。

二、药物配伍禁忌一般规律和种类

(一)一般规律

(1)静脉注射的非解离性药物，例如葡萄糖等，较少与其他药物产生配伍禁忌，但应注意其溶液的 pH。

(2)无机离子中的 Ca^{2+} 和 Mg^{2+} 常易形成难溶性沉淀。I^- 不能与生物碱配伍。

(3)阴离子型的有机化合物，例如生物碱类、拟肾上腺素类、盐基抗组胺药类、盐基抗生素类，其游离基溶解度均较小，如与 pH 高的溶液或具有大缓冲容量的弱碱性溶液配伍可能产生沉淀。

(4)阴离子型有机化合物与阴离子型有机化合物的溶液配伍时，也可能出现沉淀。

(5)两种高分子化合物配伍可能形成不溶性化合物，常见的如两种电荷相反的高分子化合物溶液相遇会产生沉淀。例如抗生素类、水解蛋白、胰岛素、肝素等。

(6)使用青霉素类、红霉素类等抗生素，要注意溶媒的 pH。溶媒的 pH 应与抗生素的稳定 pH 相近，差距越大，分解失效越快。

(二)种类

1.物理性

物理性配伍禁忌是某些药物配合在一起会发生物理变化，即改变了原先药物的溶解度、外观形状等物理性状，给药物的应用造成了困难。物理性配伍禁忌常见的外观有 4 种，即分离、沉淀、潮解、液化。

（1）分离：常见于水溶剂与油溶剂 2 种液体物质配合时出现，是由于 2 种溶剂比重不同而出现配伍时分层的现象。因此在临床配伍用药时，应该注意药物的溶解特点，避免水溶剂与油剂的配伍。

（2）沉淀：常见于溶剂的改变与溶质的增多，如樟脑酒精溶液和水混合，溶剂的改变，而使樟脑析出发生沉淀；又如许多物质在超饱和状态下，溶质析出产生沉淀，这种现象既影响药物的剂量又影响药物的应用。

（3）潮解：含结晶水的药物，在相互配伍时，由于条件的改变使其中的结晶水被析出，而使固体药物变成半固体或糊状，如碳酸钠与醋酸铅共同研磨，即发生此种变化。

（4）液化：2 种固体物质混合时，熔点的降低而使固体药物变成液体状态，如将水含氯醛（熔点 57 ℃）与樟脑（熔点 171～176 ℃）等份共研时，形成了熔点低的热合物（熔点为－60 ℃），即产生此种现象。

2.化学性

化学性配伍禁忌即某些药物配合在一起会发生化学反应，不但改变了药物的性状，更重要的是使药物减效、失效或毒性增强，甚至引起燃烧或爆炸等。化学性配伍禁忌常见的外观现象有变色、产气、沉淀、水解、燃烧或爆炸等。

（1）变色：主要由于药物间发生化学变化或受光、空气影响而引起，变色可影响药效，甚至完全失效。易引起变色的药物有碱类、亚硝酸盐类和高铁盐类，如碱类药物可使芦荟产生绿色或红色荧光，可使大黄色变成深红色，碘及其制剂与鞣酸配合会发生脱色，与淀粉类药物配合则呈蓝色；高铁盐可使鞣酸变成蓝色。

（2）产气：在配制过程中或配制后放出气体，产生的气体可冲开瓶塞使药物喷出，药效会发生改变，甚至发生容器爆炸等，如碳酸氢钠与稀盐酸配伍，就会发生中和反应产生二氧化碳气体。

（3）沉淀：2 种或 2 种以上药物溶液配伍时，产生 1 种或多种不溶性溶质，如氯化钙与碳酸氢钠溶液配伍，则形成难溶性碳酸钙而出现沉淀；弱酸强碱与水杨酸钠溶液、磺胺嘧啶钠溶液等与盐酸配伍，则生成难溶于水的水杨酸和磺胺嘧啶而产生沉淀；如生物碱类的水溶液遇碱性药物、鞣酸类、重金属、磺化物与溴化物，也产生沉淀等。

（4）水解：某些药物在水溶液中容易发生水解而失效，如青霉素在水中易水解为青霉二酸，其作用丧失。

（5）燃烧或爆炸：多由强氧化剂与强还原剂配伍所引起，如高锰酸钾与甘油、甘油和硝酸混合或一起研磨时，均易发生不同的燃烧或爆炸。常用的强氧化剂有高锰酸钾、过氧化氢、漂白粉、氯化钾、浓硫酸、浓硝酸等；常用的还原剂有各种有机物、活性炭、硫化物、碘化物、磷、甘油、蔗糖等。

3.药理性

药理性配伍禁忌即 2 种或 2 种以上药物互相配伍后，药理作用相反，使药效降低，甚至抵消的现象。属于本类配伍禁忌的药物很多，如中枢神经兴奋药与中枢神经抑制药、氧化剂与还原剂、泻药与止泻药、胆碱药与抗胆碱药等。因此，只有正确掌握药物的药理作用，才能在临床用药时避免配伍禁忌的发生。另外，必须了解本类药配伍禁忌也是根据临床用药的情况出现的，有时会出现转化，它们在发挥其防治作用时是配伍禁忌，而当某一药物中毒时应用药理作用相反的药物进行解救，即不属于配伍禁忌。

4.抗生素类药物

临床常见注射用抗生素有青霉素、硫酸链霉素、硫酸卡那霉素、硫酸庆大霉素等，其中青霉素

G 钾和青霉素 G 钠不宜与四环素、土霉素、卡那霉素、庆大霉素、磺胺嘧啶钠、碳酸氢钠、维生素 C、维生素 B$_1$、去甲肾上腺素、阿托品、氯丙嗪等混合使用；氨苄西林不可与卡那霉素、庆大霉素、氯霉素、盐酸氯丙嗪、碳酸氢钠、维生素 C、维生素 B$_1$、葡萄糖、葡萄糖生理盐水配伍使用；头孢菌素忌与氨基糖苷类抗生素如硫酸链霉素、硫酸卡那霉素、硫酸庆大霉素联合使用，不可与生理盐水或复方氧化钠注射液配伍；磺胺嘧啶钠注射液遇 pH 较低的酸性溶液易析出沉淀，除可与生理盐水、复方氯化钠注射液、甘露醇、硫酸镁注射液配伍外，与多种药物均为配伍禁忌。

5.盐代谢平衡药物

这类药物较多，氯化钠、葡萄糖、复方氯化钠、葡萄糖氧化钠注射液的配伍禁忌见上述抗生素类药物的配伍禁忌。不同浓度的葡萄糖注射液可使新霉素变色，影响其抗菌活性，因此不宜与新霉素混合使用；右旋糖酐除可与地塞米松磷酸钠注射液配伍外，与多种药物均为配伍禁忌；氯化钙注射液忌与强心苷、肾上腺素、硫酸链霉素、硫酸卡那霉素、磺胺嘧啶钠、地塞米松磷酸钠、硫酸镁注射液合用；葡萄糖酸钙注射液忌与强心苷、肾上腺素、碳酸氢钠、CoA、硫酸镁注射液并用；碳酸氢钠注射液为碱性药物，忌与酸性药物配合使用；碳酸氢根离子与钙离子、镁离子等形成不溶性盐而沉淀，故本品不与含钙、镁离子的注射液混合使用；临床不宜与碳酸氢钠注射液配伍的药物有氢化可的松、维生素 K$_3$、哌替啶、硫酸阿托品、硫酸镁、盐酸氯丙嗪、青霉素 G 钾、青霉素 G 钠、复方氯化钠、维生素 C、肾上腺素、ATP、CoA、细胞色素 C 注射液等；一般情况下，碳酸氢钠只与地塞米松磷酸钠注射液配伍。氯化钾注射液在临床上除不与肾上腺素、磺胺嘧啶钠注射液配伍外，可与多种药物混合使用。

6.维生素类药物

维生素 B$_1$ 不宜与氨苄西林、头孢菌素、邻氯霉素、氯霉素等抗生素配伍；维生素 K 不宜与巴比妥类药物、碳酸氢钠、青霉素 G 钠、盐酸普鲁卡因、盐酸氯丙嗪注射液配伍使用；维生素 C 注射液在碱性溶液中易被氧化失效，故不宜与碱性较强的注射液混合使用，另外不宜与钙剂、氨茶碱、氨苄西林、头孢菌素、四环素、卡那霉素等混合注射。

7.能量性药物

这类药物临床常见的包括 ATP、CoA、细胞色素 C、肌苷等注射液，其中不宜与 ATP、肌苷注射液配伍的药物有碳酸氢钠、氨茶碱注射液等；宜与细胞色素 C 注射液配伍的药物有碳酸氢钠、氨茶碱、青霉素 G 钠、青霉素 G 钾、硫酸卡那霉素等；不宜与 CoA 注射液配伍的药物有青霉素 G 钠、青霉素 G 钾、硫酸卡那霉素、碳酸氢钠、氨茶碱、葡萄糖酸钙、氢化可的松、地塞米松磷酸钠、酚磺乙胺（止血敏）、盐酸土霉素、盐酸四环素、盐酸普鲁卡因注射液等。

8.肾上腺皮质激素类药物

临床常用的有氢化可的松注射液、地塞米松磷酸钠注射液，这类药物一般不与盐酸土霉素、盐酸四环素、盐酸普鲁卡因、CoA、氯化钙、酚磺乙胺注射液配伍使用。

9.强心剂

临床常用的有安钠加、洋地黄毒苷、肾上腺素注射液等。洋地黄毒苷注射液性质不稳定，易被酸、碱水解，故单独使用为好。肾上腺素注射液禁止与洋地黄、钙剂等配合使用，以免发生心搏骤停。不宜与安钠加注射液配伍的药物有硫酸卡那霉素、盐酸土霉素、盐酸四环素、盐酸氯丙嗪注射液等。

10.其他药物

不宜与酚磺乙胺注射液配伍的药物有盐酸氯丙嗪、维生素 K、氢化可的松、地塞米松磷酸钠、

CoA;甘露醇注射液不可与高渗生理盐水配伍使用,因氯化钠等能促进甘露醇的排出;盐酸氢丙嗪、盐酸普鲁卡因、硫酸阿托品注射液等药物在临床上一般主张单独使用。

三、使用有配伍禁忌药物时的注意事项

(1)在新药使用前,应查对配伍禁忌表,认真阅读使用说明书,全面了解新药的特性,避免盲目配伍。

(2)在不了解其他药液对某药的影响时,可将该药单独使用。

(3)两种浓度不同的药物配伍时,应先加浓度高的药物至输液瓶中,后加浓度低的药物,以减少发生反应的速度,两种药物混合时,一次只加一种药物到输液瓶,待混合均匀后液体外观无异常变化再加另一种药物。

(4)有色药液应最后加入输液瓶中,以避免瓶中有细小沉淀,不易被发现。

(5)严格执行注射器单用制度,以避免注射器内残留药液与所配制药物之间产生配伍反应。

(6)根据药物性质选择溶媒,避免发生理化反应。

(7)要根据药物的药理性质合理安排输液顺序,对存在配伍禁忌的两组药液,在使用时应间隔给药,如需序贯给药,则在两组药液之间,以葡萄糖注射液或生理盐水冲洗输液管过渡。

(8)在更换输液时,如发现输液管内出现配伍反应,应立即夹管,重新更换输液器,再次检查输液瓶及输液管内有无异常,在输入液体时勤加巡视,观察患者反应,有无不适表现。

由于临床中新药应用的增多,不少药物在配伍禁忌表上无法查到,此外,还有不少药物缺乏相关的配伍资料,因此,每位医务工作者都应做好药物配伍方面的工作,减少药物配伍禁忌的发生,减少药物不良反应。

（陈　蓉）

第二章

药物制剂的稳定性

第一节 化学稳定性

药物制剂中药物的化学降解可导致药物含量的下降和有关物质的增加。前者可导致药物的疗效下降,而后者则可能导致有毒杂质(有关物质)的增加或引起颜色、顺应性等改变。因此,药物制剂有效期的确定应综合各项指标进行判断,通常以最先不符合要求的指标(既可以是含量,也可以是有关物质)出现时间作为失效期。

一、药物化学降解的途径

药物的化学稳定性是指药物由于水解、氯化等化学降解反应,因药物结构的不同,药物制剂的降解途径包括水解、氧化、光解、异构化等。例如,氯吡格雷可以发生水解和氧化反应。

(一)水解

水解反应是制剂常见的降解途径之一。酯类(包括内酯类)药物、酰胺类(包括内酰胺类)药物、巴比妥类药物、乙内酰脲药物、酰亚胺药物、席夫碱、含活泼卤素的药物(如酰卤)、苷类及缩胺药物等的水溶液容易发生水解。

药物的水解可以受质子或氢氧根离子催化(专属酸或碱催化水解),也可以受广义(共轭)酸或碱催化,还可以由亲核试剂催化。药物的水解反应虽然是药物与水分子的双分子反应(二级反应),但是,由于水的浓度变化很小,可以视为常数,故当溶液中的 pH 一定时,药物的降解速度只与药物的浓度成正比,即为一级反应。

1.酯类药物的水解

酯类药物是典型的较容易水解的药物,其水解速度一般大于酰胺类药物。酯类药物的水解包括氢离子、氢氧根离子或水催化的水解(图 2-1)。

$$R_1-CO-OR_2+H_2O \xrightarrow[OH^-]{H^+} R_1-CO-OH+R_2-OH$$

图 2-1 酯类药物的水解

酯类药物中无机酸酯和低级脂肪酸酯更易于水解。有机酯类药物的水解速度在结构上取决于基团 R_1 及 R_2 的电子效应和空间效应,如果 R_1 和 R_2 使碳原子的正电荷增加(如两个基团为吸电子基团),则必将增加水解的可能性,反之亦然。

表 2-1 列出了不同取代苯甲酸乙酯($RArCOOC_2H_5$)的水解速率常数,可以看到对硝基苯甲酸乙酯的水解速度大于苯甲酸乙酯,因为硝基为强吸电子基,又处于酯基的对位,有强吸电子诱导效应和共轭效应,两者方向相同,均使碳原子上的正电荷增加;对甲基苯甲酸乙酯的水解速度低于苯甲酸乙酯,因为甲基为弱给电子基,又处于酯基的对位,有给电子诱导效应和 σ-π 超共轭效应,均使碳原子上的正电荷降低;而局麻药对氨基苯甲酸乙酯的水解速度大大低于苯甲酸乙酯,是因为氨基虽为吸电子基团,但是在该结构中处于酯基的对位,有强的共轭效应,且后者远强于前者,故使碳原子上的正电荷大大降低,从而导致水解速度减小。

表 2-1　不同取代苯甲酸乙酯($RArCOOC_2H_5$)在 25 ℃和 60%丙酮碱性水溶液的水解速率常数

R	NH_2	CH_3	H	NO_2
$k(g^{-1})$	0.029	0.403	1	85.1

一般情况下,酚酯比醇酯更易于水解,因为芳烃基为吸电子基,使碳原子的正电荷增加,而脂肪烃基与之相反。例如,阿司匹林极易水解。

酯类分子中,同时存在亲核基团时,由于其有催化作用,可以增大水解速度,而且随着亲核性的提高,水解速度加快。因这类亲核基团多在反应中心附近,故将这种作用称为"邻助作用"。例如,阿司匹林极易水解,除上述原因外,还存在着邻位羧基负离子的邻助作用。

当酯类药物酯键附近存在大体积的基团时,因其空间障碍对酯键具有保护作用,故能减少药物的水解。例如,异丁酰水杨酸、1-乙基丁酰水杨酸比阿司匹林稳定,是由于结构中酯羰基连接异丙基和二乙甲基,体积较大,因空间效应而降低水解速度,阿司匹林、异丁酰水杨酸、1-乙基丁酰水杨酸的水解速度比为 100∶10∶1。

羧酸酯类药物是常见的易于水解的药物,常见的该类药物的水解动力学常数见表 2-2。一般来说,结构类似的羧酸酯类药物的水解动力学常数类似,例如,对羟基苯甲酸乙酯与苯佐卡因的酯结构类似,其水解常数接近。因此,对于结构类似的羧酸酯类药物可以通过文献数据推断其稳定性,例如,阿托品与东莨菪碱的水解动力学行为类似。

表 2-2　常见羧酸酯类药物的水解动力学常数

名称	$k(s^{-1})$	pH	名称	$k(s^{-1})$	pH
喜树碱	6.0×10^{-5}(25 ℃)	7.13	普鲁卡因	6×10^{-5}(40 ℃)	8.0
阿司匹林	3.7×10^{-6}(25 ℃)	6.90	毛果芸香碱	1.7×10^{-6}(40 ℃)	8.0
甲泼尼松龙琥珀酸钠	2.5×10^{-7}(25 ℃)	7.30	阿托品	1.8×10^{-7}(40 ℃)	7.01
oxathincarboxanilide	1.8×10^{-7}(25 ℃)	6.92	哌甲酯	3.2×10^{-6}(50 ℃)	6.07
苯佐卡因	5.7×10^{-8}(25 ℃)	9.2	氢化可的松琥珀酸钠	9.0×10^{-6}(65.2 ℃)	7.0
对羟基苯甲酸乙酯	4.2×10^{-8}(25 ℃)	9.16		1×10^{-7}(25 ℃)	
可卡因	4.97×10^{-6}(25 ℃)	7.25	哌替啶	1.8×10^{-7}(89.7 ℃)	6.192
琥珀酰胆碱	5.0×10^{-5}(40 ℃)	8.0			

内酯是一种特殊的酯,首先其内酯结构可水解,继而与线性羧酸结构存在一定的平衡,如华法林和毛果芸香碱。

甲基氨基酸酯是在药物结构设计中常用的酯,该类酯在弱酸性条件下较稳定,在强酸、碱性、中性条件下易于水解。磷酸酯是前体药物常用的酯,但该酯极不稳定,尤其进入体内后可以迅速被磷酸酯酶代谢。

2.酰胺类药物的水解

酰胺类药物水解机制类似于酯类,但水解速率一般低于酯类药物,这是因为酰胺键是平面结构,电子离域化程度高,氮原子上取代基的斥电子效应使羧基碳的电子云密度高,正电荷降低,因而其水解的活性降低。例如,水杨酰胺比水杨酸甲酯稳定得多。酰胺类药物结构中的基团 R、R′的电子效应和空间效应均对药物的水解性有影响。例如,氯霉素分子的二氯乙酰胺基中,两个强吸电子的氯原子使酰胺键羧基碳原子的正电荷升高,有利于亲核攻击,因此,氯霉素极易水解。

β-内酰胺不是平面结构而为刚性结构,电子离域化受到限制,因而比链酰胺更易水解。青霉素结构中有一个链酰胺键和一个 β-内酰胺环,在水溶液中 β-内酰胺环易于开环,生成青霉酸,而链酰胺键不变。内酰胺环的水解性与环的大小有关,小环内酰胺(如青霉素)比大环内酰胺(如利福霉素)易于水解。另外,β-内酰胺的水解性也与环的状态有关,单环 β-内酰胺环比并环 β-内酰胺环更稳定,例如,氨曲南即是一个成功的单环 β-内酰胺抗生素,性质稳定,由美国 Squibb 公司开发成功,是第一个单环 β-内酰胺抗生素,也是唯一可以直接生产制成水溶液注射剂的 β-内酰胺抗生素。并环的张力大小也影响水解性,例如,并五元环的 β-内酰胺比并六元环的 β-内酰胺更易水解。巴比妥类、乙内酰脲和酰亚胺药物作为特殊的酰胺类药物,更易于水解。

3.其他类型药物的水解

(1)卤烃类药物:如果卤烃类药物的卤原子连接在碳原子上,一般较易水解,如氯霉素、克林霉素;连接于氮原子上也易水解,如哈拉宗;连接在芳环上时则不易水解,如地西泮、氯丙嗪。

(2)具有苷键及其类似结构的药物:氨基糖苷类抗生素具有苷键,能水解成苷和糖,如庆大霉素;阿糖胞苷、安西他滨和 5-氮杂胞苷也可水解。

(3)具有缩胺类结构药物:具有缩胺类结构的药物也易水解,如碘解磷定。

(二)药物的氧化和光解

1.氧化

任何一种药物都具有还原性,在加热和强氧化剂的条件下均可以被彻底氧化破坏。这里所述的氧化则是指温和条件下药物的氧化降解,主要是指药物的自氧化反应。自氧化反应是由空气中的氧气自发引起的自由基链式反应。药物的自氧化一般是自由基链式反应,可以分为 4 个阶段:自由基形成阶段、链反应形成阶段、链反应扩展阶段和链反应终止阶段。其中自由基形成阶段是在一定的条件下(光照射、过渡金属的催化氧化、引发剂等),药物分子的碳氢键发生均裂,形成烃基自由基和氢自由基。

药物的自氧化趋势可以从其标准氧化电位值与氧的标准氧化电位值之间的比较来判定,即氧化电位大的药物易自氧化,特别是药物的标准氧化电位值与氧的标准氧化电位值相比,前者较大时,药物更易自氧化。化合物的氧化电位值受 pH 的影响,氧分子在酸性、中性、碱性溶液中的氧化电位值分别为 -1.239 V、-0.815 V、-0.40 V,因此,药物的标准氧化电位的绝对值大于上述绝对值时,这种药物易于自氧化。例如,维生素 C 在 pH 4.58、30 ℃时的标准氧化电位值为 -0.136 V,易于自氧化。

药物氧化与其结构有很大关系,酚类、烯醇类、芳胺类、吡唑酮类、噻嗪类等结构的药物可能发生氧化降解。例如,儿茶酚类药物(如甲基多巴、肾上腺素)易氧化成醌。有些药物氧化后进一步发生反应,例如,5-氨基水杨酸氧化形成醌亚胺,后者进一步聚合形成有色物质。近年来,含硫的化合物成为候选新药的热点之一,而含硫的化合物易于氧化,在制剂研究中应给予重视。例如,硫醇比烯醇或酚类更易自氧化,且在碱性溶液中比在酸性溶液中更易自氧化。随着肽类或蛋白质药物的不断应用于临床,它们结构中硫醇的氧化性必将成为制备和贮运其制剂的障碍。

烃类药物可以发生自氧化。饱和烃类的自氧化活性与其碳原子的取代有关,自氧化活性顺序为叔碳>仲碳>伯碳。例如,维生素 A 的自氧化可发生在叔碳的 $4'$、$8'$、$12'$ 上。当饱和碳原子上连有吸电子基团时,氢的电子云转向碳原子,易发生自氧化,例如,三氯甲烷自氧化生成光气,而乙醚自氧化产生过氧化物。

烯烃和芳烃比饱和烃易于自氧化,氧化发生在双键位置上。共轭烯烃的自氧化发生在 1,4-位上,形成过氧化物。

醛基的 C—H 键因碳原子上连有吸电子的氧原子,容易发生自氧化反应变成酸,例如,乙醛首先形成少量过乙酸,过乙酸分解成乙酸自由基和羟基自由基,继而经链反应的形成、扩展,使乙醛逐渐氧化成乙酸。

一般情况下,醇类药物较为稳定,不易自氧化,但是,如果醇羟基的 β-碳原子上连有氧原子、氮基或羟基,自氧化的可能性增加,例如,去氧皮质酮的羟基即可自氧化。另外,自氧化性的大小与碳原子的状态有关,自氧化性的大小顺序为叔醇>仲醇>伯醇。

烯醇与酚类药物一样极易自氧化,例如,维生素 C 在铜离子的浓度低达 10^{-9} mol/L 时仍然可被铜离子催化而氧化。胺类药物也具有自氧化的可能性,常可以被氧化成 N-氧化物,如氮芥和吗啡。一般情况下,芳香胺比脂肪胺更易自氧化,例如,磺胺类药物的分子中含有芳伯氨基,能发生自氧化。

2.光解

光解是指化合物在光的作用下所发生的有关降解反应,许多药物对光不稳定,硝苯地平类、喹诺酮类等药物会发生光解。光解反应有以下特点:①温度对光解的速度影响较小(温度系数 1.0~1.8);②药物浓度较低时,光解速度与浓度的关系呈一级动力学关系,高浓度时为零级动力学关系。

光解反应有不同的类型,光解产物往往比较复杂,例如,氯喹光解产物有 7 种,有时光解产物随后可以被氧化和/或水解。

(三)异构化和消旋

如果一种药物的光学异构体或几何异构体之间的生理活性不同,在考虑稳定性时要注意是否有异构化反应发生。异构化分为光学异构化和几何异构化。

几何异构降解是指药物的顺反式之间发生了转变,使原异构体的含量及生理活性发生了变化。例如,维生素 A 的活性异构体是全反式,在形成顺式异构体后,生理活性下降。又如,两性霉素 B 为反式构象,可以在产物中转化为无效且有毒性的顺式构象,即两性霉素 A,因此,两性霉素 B 质量标准中规定,两性霉素 A 的含量不得大于 5%。

光学异构降解是指化合物的光学特性发生了变化,一般是指化合物的光学异构体之间发生了相互的转变。例如,四环素在酸性条件下,位上的碳原子出现差向异构的转变,使活性下降。有时,光学异构体易于产生消旋或外消旋而活性下降,虽然这种过程往往是可逆变化,但当消旋体中某一种异构体进一步降解时则可以导致不可逆。例如,依托泊苷由反式内酯转化为顺式内酯,后者进一步水解。

(四)其他降解途径

除上述几种主要的药物降解途径外,还有其他的一些降解途径。例如,聚合即两个或多个分子结合形成复杂的分子。聚合是一种常见的降解,往往伴随于氧化或光解过程。例如,氨苄西林浓水溶液在贮存过程中发生聚合作用,一个分子的 β-内酰胺环裂开,与另一个分子反应形成二聚物。此过程可再继续下去形成高聚物,学者认为高聚物是产生变态反应的重要原因之一。噻替哌在水溶液中易聚合并失效,可以用聚乙二醇作溶剂制成注射剂来避免。胰岛素在酸性条件下发生脱酰胺水解而生成单脱酰胺胰岛素,而在偏碱性条件下则会发生聚合现象,使紫外吸收特性发生变化,两者均使含量和活性下降。另外,一些药物可发生脱羧反应,例如,对氨基水杨酸钠脱羧形成间氨基酚,并进一步生成有色氧化产物。

(五)药物-辅料和药物-药物相互作用

药物制剂中往往含有其他药物(如复方制剂)和辅料,药物-辅料和药物-药物间的相互作用将影响药物的稳定性。如下为常见的药物-药物、药物-辅料相互作用的例子。

1.与亚硫酸氢盐的反应

亚硫酸氢盐是常用的抗氧剂,可以与肾上腺素等药物发生化学反应,亚硫酸氢根可以取代其羟基。

2.含胺基药物与还原糖的反应

还原糖可以和伯胺、仲胺药物发生,被称为美拉德反应的加成反应,使药品颜色加深。例如,硫酸右旋美沙酚与乳糖制成的片剂可以发生反应而使颜色加深。

3.酯交换反应

当酯类药物与含羟基的药物混合时,可以发生酯交换反应。例如,阿司匹林与可待因可发生酯交换反应。

二、影响药物制剂降解的因素及稳定措施

通过对药物降解动力学和降解机制的研究,处方工作者可以对影响药物制剂降解的因素做出相应的判断,进而在处方和工艺设计及后续的包装贮运条件制定中避免或减少这些因素的影响,最终身产出稳定的药物制剂。

对于药物化学结构方面的因素,可以采用结构修饰或改造的办法。例如,将药物制成前体药物来提高药物的稳定性,可以通过改变电子效应和空间效应来稳定水解迅速的药物。对于因晶型产生的不稳定性可以通过重新选择稳定晶型来实现其稳定性。但是化学结构的改变同时也可能带来生物效应的改变,稳定晶型的水溶性小,也往往会导致生物利用度降低。因此,对于已有药物的稳定性问题,除非有特别的需要,通常建议采用制剂学方法,在不改变化学结构和物理结构的前提下,提高药物的稳定性。本部分重点讨论影响药物化学稳定性的非结构影响因素,包括处方因素和非处方因素。

(一)处方因素

处方是制剂稳定与否的关键。处方环境中的 pH、缓冲盐的浓度、溶剂、离子强度、表面活性剂、赋形剂、附加剂等,都是一些经常影响稳定性的因素。

1.pH

处方的 pH 是影响制剂化学稳定性的重要因素,它无论对于药物的水解反应还是氧化反应均有影响。

(1)pH 与水解反应速率的关系:如前文所述,酯类、酰胺类、含活泼卤素的药物及苷类和缩胺等药物均容易发生水解,尤以溶液状态为甚,以至于许多药物不能制备满足上市要求的水溶液制剂,例如,青霉素等抗生素就只能制备为粉针剂。即使在固体状态下,有些制剂不可避免地含有一定的水分,例如,多肽、蛋白类药物的冻干制剂就可能因残留水分的存在而发生降解。药物除受水分子催化水解外,还可能受专属酸碱催化或广义酸碱催化水解,因此,处方的 pH 环境包括缓冲液的种类与药物水解速度密切相关。

pH 对水解速度常数的影响可用以下公式表示:$k = k_0 + k_H + [H^+] + k_{OH} - [OH^-]$。

式中,k 为水解速度常数;k_0 为水分子的催化速度常数;k_{H^+}、k_{OH^-} 分别表示 $[H^+]$ 和 $[OH^-]$ 的专属酸碱催化速度常数。

当 pH 较低时,主要为专属酸催化,公式可简化为:$\log k = \log k_{H^+} - pH$。

以 $\log k$-pH 作图,为一条直线,斜率为 -1。当 pH 较高时主要为碱催化,则:$\log k = \log k_{OH^-} - \log k_{H^+} + pH$。

以 $\log k$-pH 作图,为一条直线,斜率为 $+1$。$K_w = [H^+][OH^-]$ 称为水的离子积,当温度为 298.7 K 时,$K_w = 10^{-14}$。所以整个曲线理论上呈"V"字形。也就是说,在理论上存在一个 pH,使处方中药物的水解速度最小,这个对应于最小的反应速度常数的 pH,定义为 pH_m。如果药物水解反应机制为专属酸碱催化,也可以用以下公式计算一些药物的理论 pH_m:

$$pH_m = \frac{1}{2} pK_m - \frac{1}{2} \log \frac{k H^+}{k OH^-}。$$

利用 pH-反应速率关系图,可以观察到对某一药物最稳定的 pH 范围。例如,青霉素的最稳定 pH 大约为 6。

例如,测得葡萄糖溶液(0.030 mol/L 盐酸溶液)在 121 ℃下的水解速度常数为 0.008 h^{-1},已知该温度下葡萄糖的自发水解速度常数为 0.001 h^{-1},试计算葡萄糖溶液在该条件下的酸催化水解速度常数。

如果药物含多级解离,例如,某弱酸可以解离成 HA^-、A^{2-} 时,其中 HA^- 为中间态,药物降解的 pH-反应速率关系图呈钟形,有最大值,此时往往为 HA^- 的等电点,为 $(pK_1 + pK_2)/2$。氢氯噻嗪的降解 pH-反应速率关系图呈钟形。

(2)pH 与自氧化反应速率的关系:药物的自氧化取决于药物的标准氧化电位值,而标准氧化电位值则受 pH 的影响,因此,处方的酸碱性将影响自氧化药物的稳定性。自氧化的典型例子是醌自氧化形成氢醌:

根据 Nernst 方程,醌-氢醌在酸碱条件下的实际氧化-还原电位可计算如下:

$$E = E_0 + \frac{0.059\,2}{n} \lg \frac{[H^+][Q^-]}{[HQ]}。$$

式中,Q 代表醌,为氧化型;HQ 代表氢醌,为还原型;E 为实际氧化-还原电位;E_0 为标准氧化-还原电位;n 为氧化型变为还原型获得的电子数目。由式可见,氢离子浓度增加,则还原型不易变为氧化型。由此可见,还原型药物在 pH 低时比较稳定,例如,吗啡 pH 在 4 以下较为稳定,pH 为 5.5～7.0 时反应速度迅速增加。

有些药物经自氧化后仍有后续的水解反应,则 pH 对这些药物的降解速率影响更大,例如,维生素 C 在酸性条件下,可逆地氧化成去氢抗坏血酸,而在碱性条件下,去氢抗坏血酸将进一步水解成 2,3-二氧古洛糖酸,再进一步氧化成草酸和 *L*-苏阿糖酸,使反应变为不可逆,所以,维生素 C 注射液的 pH 应偏酸为好。

综上所述,所有药物均有最适 pH 范围,无论是对易水解的药物还是易氧化的药物,必须调整 pH 至一定的范围,以确保药物的稳定。

2.广义酸碱催化

除了 [H⁺]、[OH⁻] 会催化一些药物的水解反应以外,一些广义酸碱也会催化药物的水解反应。能够给出质子的物质称为广义酸,能够接受质子的物质称为广义碱。药物受广义酸碱催化的水解称为广义酸碱催化。

在处方中有时为了使药液的 pH 稳定,常使用一些缓冲盐,如 HAc、NaAc、NaH_2PO_4、枸橼酸盐、硼酸盐,但它们作为广义酸碱往往会催化这些药物的水解。例如,醋酸盐和枸橼酸盐催化氯霉素的水解,HPO_4^{2-} 催化青霉素的水解。因此在药物制剂处方设计时应加以考虑。可选择没有催化作用的缓冲系统,或者降低缓冲盐的浓度等。以磷酸盐缓冲液为例,如果存在广义酸碱催化,则其表观速率常数可以表达为 $k = k_{H^+}[H^+]k_{H_2O} + k_{OH^-}[OH^-] + k_{H_2PO_4^-}[H_2PO_4^-] + k_{H_2PO_4^-}[HPO_4^{2-}]$。氯霉素的水解受广义酸碱催化,在 pH 7、93 ℃下的降解速度($1/t_{50}$)与磷酸盐浓度间的关系如图 2-2 所示。

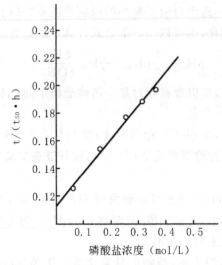

图 2-2　氯霉素在 pH 7、93 ℃下的降解速度与磷酸盐浓度间的关系

3.溶剂极性对反应速率的影响

溶剂的极性对药物水解的影响已经被许多研究所证实,但其机制尚不清楚,目前习惯用过渡态理论解释和推断介质的极性对水解反应的影响。根据过渡态理论,反应速度取决于过渡态的浓度,这种浓度又取决于反应物与过渡态间的平衡。

根据溶剂极性改变对平衡的影响,即对过渡态浓度的影响,则可对反应的影响作出推断。如果反应物转变为过渡态的极性增大,则增加溶剂的极性可以稳定过渡态,增加反应速度。反之,减小溶剂极性,则可以减小反应速度。

可以用溶剂介电常数来说明溶剂极性的这种影响。在溶剂中,离子间反应速度常数可以用如下关系式表示：

$$\lg k = \lg k_\infty \frac{k' Z_A Z_B}{\varepsilon}。$$

式中，k 为反应速度常数；k' 为常数；ε 为介电常数；k_∞ 为 $\varepsilon \rightarrow \infty$ 时的速度常数；Z_A、Z_B 为 A、B 两种离子的电荷。

可以看出，对于离子-离子反应，如果两个离子的电荷相同，则过渡态将具有较多的电荷，极性增大，增加溶剂极性将增加反应速度，减小溶剂极性则减小反应速度。苯巴比妥钠在水溶液中解离成带负电的苯巴比妥离子，在碱性条件下水解时，在溶液中加入 60% 的丙二醇可降低溶剂的极性，这样可以延缓药物的水解。向复方磺胺甲噁唑的注射液中加入 45% 丙二醇的目的也是如此。

上述式同样表明，对于带有不同电荷的离子间的反应速度常数，溶剂极性则有相反的影响，带有不同电荷的离子间的反应过渡态将具有很少的电荷，极性减小，增加溶剂极性将减小反应速度，而减小溶剂极性则增加反应速度。

中性分子-离子反应的情况不能用上述式解释，但与不同电荷离子间反应的结果类似，这种反应的过渡态极性极小，增加溶剂的极性将降低药物的降解速度。中性的酯类、酰胺类药物分子的水解即属于此类。例如，氯霉素为一个中性分子，受 OH^- 催化而水解，在丙二醇介质中反应速度快，而在水介质中该反应的反应速度较慢。

制剂处方中常常加入一些电解质，如等渗调节剂、抗氧剂、缓冲盐等，这些电解质的离子强度的增大将导致溶剂极性的增加，因此对降解速度也会有影响，可以用下式考虑：

$$\lg k = \lg k_0 + 1.02 Z_A Z_B I$$

式中，k 为降解速度常数；k_0 为溶液无限稀释时（$I = 0$）的速度常数；Z_A、Z_B 为药物所带电荷；I 为离子强度。

从上式可以看出，对于相同电荷离子间的反应，例如，药物离子带负电，受 OH^- 的催化，加入盐使溶液离子强度增加，则反应速度增加。对于不同电荷离子间的反应，如药物离子带负电，受 H^+ 的催化，溶液离子强度增加，则反应速度降低。

4.金属离子对降解速率的影响

处方中加入的或原辅料中带入的金属离子，特别是重金属离子，对药物的稳定性有较大的影响。由于药物的自氧化反应往往属于自由基反应或自由基链反应。金属离子对自由基形成、链反应的形成及扩展均有催化作用。

催化自氧化的金属离子有铜离子、铁离子、钴离子和锰离子等。例如，铜离子在 0.06×10^{-6} mol/L 时仍然对维生素 C、肾上腺素的自氧化有催化作用，从而导致其注射液颜色变深。

为了消除金属离子对药物自氧化反应的催化作用，应注意防止这些离子的引入。但是，微量的金属离子往往很难避免，如原辅料可能带入，生产设备也可能带入。必要时可以加入掩蔽剂（螯合剂）络合金属离子，降低游离的金属离子在溶液中的浓度和活性，增加药物的稳定性。添加的螯合剂应该人体相容性好，即本身有生理惰性，对人体无毒。常用的有依地酸二钠和依地酸钙钠，后者适合 pH<7 的注射剂，可以防止依地酸二钠因络合血钙而导致的血钙下降，同时确保螯合剂又能与重金属离子络合。

5.辅料的影响

处方中的基质及赋形剂等辅料对处方的稳定性也将产生影响，例如，硬脂酸镁是一种常用的润滑剂,与阿司匹林共存时可加速阿司匹林的水解。其原因是,硬脂酸镁能与阿司匹林形成相应的乙酰水杨酸镁,溶解度增加,同时,硬脂酸镁具弱碱性而有催化作用。有研究表明阿司匹林单独的水解机制不同于阿司匹林和硬脂酸镁共存时的水解。所以在制备阿司匹林片时,因为考虑到主药的稳定性,故而选用滑石粉或硬脂酸而不用硬脂酸镁。又如,糖类特别是乳糖、甘露醇可以和伯胺药物发生美拉德反应。

由于药物在固体制剂中的降解很复杂,特别是在含有填充剂、润滑剂及黏合剂的片剂、胶囊剂中,很难对其中辅料的作用作出很肯定的解释。一般而言,辅料对药物稳定性产生影响的机制主要有以下几种:①起表面催化作用;②改变了液层中的 pH;③直接与药物产生相互作用。

这些作用机制又与药物及辅料性质、结晶性和处方中水分有关。不仅药物的含水量会对固体制剂的稳定性有影响,辅料的吸湿性及结合水的能力对固体制剂稳定性也会产生较大的影响。例如,卡托普利本身对热和湿都很稳定,而一些辅料会使之迅速氧化。研究发现,虽然淀粉比微晶纤维素、乳糖的吸湿性大,但使卡托普利的降解量却小于后两者,这可能与辅料和水的结合强度有关。Carstensen 指出,固体药物的降解受湿度影响,但是在任何一种物质含有水分低于某一数值情况下,水分对药物的降解无影响,并将该值命名为临界含水量,高于此含水量药物可发生明显降解。例如,使用不同含水量的微晶纤维素对维生素 B_1 的稳定性进行研究,发现含水量达到一定值后,水能加速维生素 B_1 的降解。

表 2-3 列出了一些常见药用辅料在室温下的平衡吸湿量,通过选择含湿量较低的辅料,特别是对于一些吸湿性大的药物,可以增加药物的稳定性。

表 2-3 常见药用辅料在室温下的平衡吸湿量

辅料	25 ℃时不同相对湿度下的平衡吸湿量/%		
	33%(RH)	75%(RH)	100%(RH)
无水磷酸二钙(USP)	<0.1	<0.1	7.0
乳糖 TSP,喷雾干燥品	0.5	1.0	21.5
硬脂酸镁	3.1	3.5	
纤维素,微晶纤维素(NF)	3.7	8.1	
聚乙二醇 3350(NF)	<0.3	2.0	62.2
预胶化淀粉(NF)	7.8	14.7	36.4
玉米淀粉	8.0	14.4	16.5
聚维酮(USP)	12.2	27.8	

注:RH 为相对湿度,USP 为《美国药典》,TSP 为总悬浮微粒,NF 为《美国国家处方集》。

辅料及药物的几何形状对其稳定性也有影响。如有些研究表明,降低药物及辅料粒径,能减小降解速度。而在其他一些研究中,结果却完全不同。所以不能用简单的方法对固体药物的稳定性加以解释。

辅料会引起固体制剂液相中 pH 的变化,因此可能加速药物的分解,另一方面,也可为药物提供合适的 pH,从而使药物的稳定性增加。有研究通过测定处方浆液的 pH 来估计其是否利于药物的稳定性。例如,实验证明二乙基三戊酮盐酸盐在其处方浆液 pH 为 2.4~3.5 的处方中稳定,而在处方浆液为 pH>4 的处方中不稳定。

表面活性剂在制剂中是一类常用的辅料。在一些易水解的药物中加入表面活性剂,可使其稳定性增加,这是因为表面活性剂可在溶液中形成胶束,形成了一种屏障,防止了一些催化基团(如 OH^-、H^+)的进攻。但有时表面活性剂的加入也会使稳定性下降,例如,聚山梨酯-80 使维生素 D_3 的稳定性下降。

(二)非处方因素

除了制剂的处方因素外,非处方因素与制剂的化学稳定性也有密切的关系,这些非处方因素如温度、光线、空气、湿度等。而且这些非处方因素也是药品管理部门用于考察药品稳定性的主要条件。制剂在温度、光照、空气湿度条件下的稳定性,将决定药物制剂的储运条件和包装条件,同时也是确定药物有效期的重要依据。

1.温度对制剂稳定性的影响

温度是外界环境中影响制剂稳定性的重要因素之一,对水解、氧化等反应影响较大,而对光解反应影响较小。一般来说,温度升高,药物的降解速度增加。温度对降解速度的影响可以用范托夫定律及阿伦尼乌斯定律来说明,这在前面已有叙述。

在制剂的制备过程中应特别注意一些需升高温度的工艺(如灭菌、加热溶解、干燥)对药物稳定性的影响,特别是生物制品,对热非常敏感。可以通过降低温度、缩短受热时间,采用冷冻干燥、无菌操作等工艺,避免或减少温度对药物稳定性的不良影响。必要时应对制剂提出低温保存的要求,以确保其安全、有效。

升高温度可以加速药物降解,但冷冻条件也有可能发生双分子反应导致的药物降解。其原因是冷冻结冰的同时,非冰区域药物的浓度增加,加大了降解反应的可能性。例如,对羟基苯甲乙酯、丙酯的降解反应在 $-14 \sim -4$ ℃加速(图 2-3),但有时有些反应具有最大值,例如,阿莫西林钠盐在 -6 ℃的降解速度大于在 -4 ℃和更低冷冻温度下的降解速度。

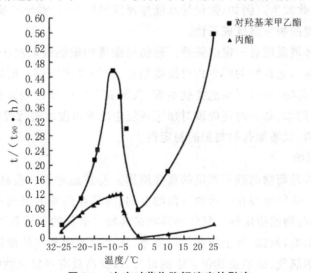

图 2-3 冷冻对药物降解速度的影响

2.光的影响

光是一种辐射能,辐射能量的单位是光子,光子的能量与波长成反比,光线波长越短,能量越大,因此紫外线更易激发化学反应。对光敏感的药物很常见,例如,二氢吡啶类钙通道阻滞剂会因光照而产生光解反应。在生产中应对这类药物避光操作,对于固体制剂可以采用合适的避光措施,例如,对硝苯地平片采用包黄色薄膜衣避光,或采用深红色胶囊装填,同时,应包装于棕色瓶中,贮运过程中应避光。

光线对药物的自氧化反应的催化作用类似于重金属离子的催化作用,能促使或导致自由基的形成,从而形成自由基链反应,也能促使自由基链反应产物过氧化物的分解。例如,氯丙嗪水溶液的自氧化与光照有关,避光放置时,氯丙嗪注射液的稳定性较好,而遇光则分解很快。

光线对药物稳定性的影响有两方面,即波长和光强度。药物往往在一定的波长下易于降解,例如,硝苯地平在 420 nm 下有最大降解速度(图 2-4)。在一定的波长下,药物的降解往往随光强的增加而增加,例如,硝普钠的降解速度随光强度的增加而加快。

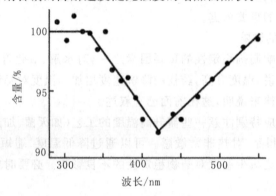

图 2-4 硝苯地平片的含量随光波长的变化

3.湿度和水分的影响

湿度和水分对固体药物的影响非常重要,水是化学反应的媒介。水进入固体制剂后,在表面形成液膜,分解反应在此发生。例如,微量的水能加速阿司匹林、青霉素钠盐和氨苄西林的分解。降解反应的速度与环境的相对湿度成正比。

药物的含水量与环境湿度有一定的关系。药物对湿度的敏感性取决于其临界相对湿度(高于此湿度药物明显吸潮),化合物的临界相对湿度越低,对湿度越敏感。所以对于一些化学稳定性差的药物、易水解的药物(如口服头孢类抗生素,头孢氨苄),应该在处方中避免使用吸湿性辅料,在加工中尽量不使用水,必要时还应该对加工环境中的相对湿度进行控制。包装可选用铝塑包装等密封性好的材料,以增加药物制剂的稳定性。

4.空气(氧气)的影响

空气中的氧气常常是药物制剂不稳定的重要原因。特别是对于一些易氧化的药物,氧气会加速药物的氧化降解。空气可存在于药物容器的空间、溶解在药物的溶剂中或吸附在固体药物制剂的表面,从而影响药物的稳定性。氧气的存在是药物自氧化的必需条件,氧的分压对药物的自氧化速率有较大的影响,例如,肾上腺素的耗氧量、氧化速度随氧气的浓度增大而增大,因此,应该尽量去除溶液中的氧气、制剂及其包装中的氧气,以提高具有自氧化性的药物的稳定性。

消除氧气对液体制剂稳定性影响的一个重要办法是充入惰性气体,例如,通入 CO_2、N_2,其中前者具有水溶性高的特点,有利于去除溶液中的氧气。但是,二氧化碳溶于水中形成碳酸,会导致溶液的 pH 发生变化,不适用于易水解的药物,而氮气水溶性小,对溶液的酸碱性影响小,适用于易水解的药物。

另外,加入抗氧剂及其协同剂也是提高药物对氧的稳定性的重要措施。一些抗氧剂本身是强还原剂,例如,亚硫酸盐类首先被氧化,耗竭残留氧气而保护主药不被氧化。另一些抗氧剂是链反应阻化剂,能与游离基结合,中断反应。协同剂能增强抗氧剂的效果,包括枸橼酸、酒石酸和磷酸等。

抗氧剂可以分为水溶性抗氧剂和油溶性抗氧剂,前者包括亚硫酸钠、亚硫酸氢钠、硫代硫酸钠、焦亚硫酸钠、硫脲、巯基乙酸、二巯丙醇、半胱氨酸、蛋氨酸、抗坏血酸等,油溶性抗氧剂包括没食子酸丙酯、氢醌、去甲双氢愈创木酸、对羟基叔丁基茴香醚(HBA)、二叔丁基对甲苯酚(BHT)和维生素 A。抗氧剂的标准氧化电位值 E_0 必须比药物的标准氧化电位值 E_0 大,只有这样才能有效保护药物。例如,硫脲的标准氧化电位值 E_0 为 -0.40 V,大于肾上腺素的标准氧化电位值。此外,抗氧剂及其氧化产物均应无毒,不影响药物的质量,不应与主要活性成分药物有相互作用。亚硫酸钠的标准氧化电位值 E_0 虽然比维生素 B_1 标准氧化电位值 E_0 大,本身无毒,但是能与药物发生相互作用而导致维生素 B_1 的降解,故不能作为维生素 B_1 的抗氧剂。

(王慧延)

第二节　物理稳定性

一、研究制剂物理稳定性的意义

药物制剂的物理稳定性是指制剂在贮存过程中的物理变化,药物制剂的物理变化可能改变药物的外观,如固体制剂的风化或潮解,半固体制剂的粗化和液体制剂的分层、沉降、结块,物理变化也可能影响药物制剂的功能,如固体制剂的崩解时限延长或溶出度下降。例如,泡腾片在长期放置后发生硬结,使孔隙率减少,导致泡腾片崩解迟缓。

药物在胃肠道介质中的溶解或释放是药物被吸收的第一步,是影响药物生物利用度的重要因素,药物固体制剂(散剂、颗粒剂、片剂、胶囊剂、丸剂或微丸等)的溶出度(或释放度)在保证制剂内外质量方面的重要性日益受到关注,因此,应在有效期内维持制剂溶出或释放性质在一定的限度内不变。溶出度或释放度的稳定性则是指固体制剂的溶出度(或释放度)随时间变化的程度。药物固体制剂在贮运过程中,不仅可能发生化学降解,还可能发生物理变化,其外观、晶型、含量、有关物质和含水量等均可能变化,这些改变都有可能改变固体制剂的崩解、溶出或释放行为。硝基呋喃妥因胶囊在 40 ℃、相对湿度 30% 条件下放置 1 年后生物利用度明显降低,在40 ℃、相对湿度 60% 条件下放置 1 年后生物利用度显著降低。溶出度试验表明,后者的溶出度由原来的 60 分钟溶出标示量的 79.54% 降为 12%,说明药物溶出显著减慢可能是生物利用度降低的重要原因。

因此,研究药物制剂物理稳定性包括溶出与释放稳定性具有重要意义。越来越多的新技术(如原子力显微镜)已经被用于物理稳定性的研究。

不同剂型和制剂可以发生多种形式的物理变化,发生物理变化的原因也非常复杂,即使同类制剂产生物理变化的原因也不尽相同,但总的说来,引起制剂物理变化的原因可以归纳为药物、辅料、制剂处方及外界环境等几个主要方面,因为涉及的制剂类型很多,本节仅就此做简要的介绍。

二、药物的影响

药物本身发生的物理变化使制剂的性状及功能发生变化,这类变化包括药物的晶型改变、结晶生长、升华等。原辅料的水溶性、亲水性、热性质对固体制剂的溶出度(释放度)稳定性也非常重要。例如,水溶性药物在高湿度条件下可能溶解,进一步重结晶成为稳定晶型,继而导致制剂的溶出度(释放度)发生变化。另外,放置过程中制剂可能因为药物吸湿而引起的结晶溶解或制剂潮解,改变制剂的崩解时限,同时放置过程中制剂中的结构、孔隙率等将变化,上述变化是放置时间、贮藏条件(特别是湿度)的函数。

多晶型现象在疏水性药物中较为常见,由于不同晶型的自由能不同,可以发生由亚稳晶型向稳定晶型的转化。有时将疏水性药物制备成无定形以提高其制剂的溶出速度,继而提高药物的生物利用度,这对生物药剂学分类系统(BCS)Ⅱ类药物尤其有意义。然而,由于无定形的自由能高,易于转变成稳定晶型。例如,采用无定形原料制备硝苯地平片,其生产之初的样品溶出较快,但在相对湿度(RH)75%、21 ℃条件下放置,会发生明显的结晶型转化,溶出度随时间的延长而降低(图 2-5),这是因为在贮存后部分无定形药物转变为溶解度较低的结晶态,溶出的药物发生更迅速地结晶而从溶出介质中析出。

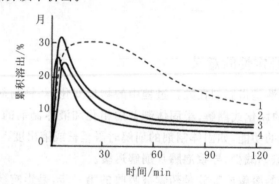

图 2-5　硝苯地平片在 RH75%、21 ℃下放置 1、2、3、4 个月溶出度的变化

对一些无定形向晶型的转化可以通过加入聚合物等抑制,例如,在硝苯地平-聚维酮(PVP)固体分散体中加入羟丙基-β-环糊精可以抑制硝苯地平向稳定晶型的转化。选择制备工艺和控制生产条件可以影响制剂晶型转化的速度,在喷雾干燥过程中,如果喷雾干燥温度高于药物的玻璃化温度,则干燥产品的晶型转化速度减慢。在高于其玻璃化温度下喷雾干燥得到的无定形呋塞米和多种大环内酯类药物的物理性质较为稳定。

另外,固体制剂在放置过程中,其中的药物结晶可能发生变化,多数情况发生结晶增长,有时也因药物吸湿溶解有结晶变小的情况。一些药物的固体制剂在放置过程中会出现类似有毛刺的结晶现象,而在采用微粉化或固体分散技术处理原料的制剂中,药物微粉或药物微晶聚集、生长和粗化则经常发生。类似的结晶生长现象可能发生在难溶性药物的溶液或混悬剂中,受温度或其他因素的影响,溶解的药物发生析晶,小粒子长大成大粒子等。一个在产品中出现结晶现象而影响应用的典型例子是由德国施瓦茨公司开发上市的罗替戈汀透皮贴剂,对帕金森病的顺应性好,治疗优势突出,因此获准进入美国市场,但由于在压敏胶中呈超饱和状态溶解的药物在贮运过程中形成雪花样结晶,可能影响透皮吸收效果,即被美国食品和药品监督管理局要求召回,通过建立新的冷链运输存储与分销体系等措施减缓析晶过程,再次获美国食品和药品监督管理局上市批准。另外,有升华特性的药物(如硝酸甘油)在制剂中遇高温可导致升华而使药物含量下降。有研究表明,加入某些辅料可以降低其升华的趋势,例如,聚乙二醇可以降低硝酸甘油的升华。

三、辅料的物理变化与相互作用

在栓剂中普遍应用脂肪酸脂作为基质,而这类基质出现晶型转化影响制剂的应用也是很典型的例子。可可豆脂存在 α、β、γ 三种晶型,而只有 β 晶型最适合在体温 37 ℃ 左右发生软化熔融,从而与体液混合,但在贮运条件或生产条件不当时,可能得到另外两种晶型,软化温度降低或升高,影响制剂外观或药物的释放。

在片剂或胶囊剂中,虽然要求赋形剂等不得与药物发生相互作用,但是,事实上许多辅料会影响固体制剂的化学、物理稳定性。例如,苯基保泰松片剂的填充剂为乳糖和微晶纤维素时,在 40 ℃、RH90% 条件下放置 14 周后,溶出速度明显降低。差热扫描结果显示:在 220 ℃ 下出现一个区别于药物和乳糖的吸热峰,提示药物与辅料发生了相互作用。通常,乳糖、甘露糖制得的固体制剂易受高温、高湿的影响使其溶出度发生变化,而磷酸钙、纤维素类则变化小。

制剂中黏合剂与崩解剂的作用相反,前者为了增加物料的黏性,增加可压性,后者为了促进制剂的崩解,使制剂崩解成小颗粒,提高表面积,增加溶出速度。黏合剂对溶出速度的影响首先取决于处方中黏合剂的种类、性质、用量、储藏条件。含有高浓度黏合剂的制剂暴露于高湿度下,一经干燥则易变为坚硬的片剂,降低溶出速度。当制剂中含有易胶化的物料时,在水中易形成一层黏胶屏障,阻碍药物的溶出。

崩解剂可以克服黏合剂对制剂溶出速度稳定性的影响,例如,325 mg 的对乙酰氨基酚片,分别以 PVP 和预胶化淀粉作为黏合剂,其中预胶化淀粉同时兼具有崩解剂的作用,在 40 ℃、52% RH 条件下和 40 ℃、94% RH 条件下放置 8 周,结果表明两者的溶出速度明显降低,其中前者远大于后者。说明崩解剂可以在一定程度上降低黏合剂对制剂溶出速度的影响。事实上,当在前者的处方中同时加入淀粉时,制剂溶出速度的变化大为降低。

Asker 等研究了分别将以 PVP、明胶、聚乙二醇 6000(PEG 6000)为黏合剂的泼尼松片剂置于聚苯乙烯塑料瓶中,室温放置 18 个月后溶出速度的变化。结果表明:以明胶为黏合剂时使片剂的溶出速度大为降低,20 分钟的溶出量由初始的 73% 降至 33%;以 PVP 为黏合剂的片剂溶出速度也有变化,但是小于明胶组;以 PEG 6000 为黏合剂时的溶出量变化不明显。其原因是明胶在放置过程中发生聚合,使得明胶的水化速度下降,降低药物的溶出速度。

四、工艺因素的影响

理论上,应用特定的工艺及确定的工艺参数制备得到的制剂的溶出度或释放度可以控制在一定范围内。但是在具体生产过程中,有时需要根据原辅料的性质、生产批量等对工艺参数进行适当的调整,从而影响制剂的溶出度(释放度)稳定性,特别是缓控释制剂。

为了控释的目的或增加制剂的化学稳定性或改善外观,对固体制剂(如片剂、微丸)往往要采用聚合物、蜡及其他材料包衣。在生产和贮藏过程中,湿度、热可能会导致包衣的性质发生改变,如皱皮,更为严重的是导致溶出速度的改变,这对于控释制剂是非常危险的。在以纤维素类衍生物(甲基纤维素、乙烷丙酸纤维素、羟丙甲基纤维素等)为包衣材料的制剂中,包衣膜受湿度、热的影响会发生被称为“热胶化”的现象,导致溶出速度(释放速度)下降。例如,在高热、高湿度下放置一段时间后,维生素 C 的甲基纤维素薄膜衣片的溶出速度发生较大的变化。

一些采用高分子材料包衣的调释制剂在包衣结束后需要经过一个包衣膜老化的过程,包衣条件、包衣速度及包衣后的干燥条件是影响包衣老化时间及老化程度的重要因素,刚结束时与放置一定时间后测得的释放度的差异可能会很不一致。特别是采用水性包衣液包衣时,工艺对制剂的释放度稳定性影响很大。有些制成水性包衣液的高分子材料往往具有较高的玻璃化温度,加入增塑剂可以降低其成膜温度,使之容易成膜。成膜过程中,包衣液中的聚合物胶粒虽然相互合并,但是聚合物链的链运动并未终止,随着时间的延长将进一步相互组合直到完全,从而导致随时间的延长,制剂的释放度发生变化。因此,采用水性包衣液包衣时,为了提高制剂的溶出度(释放度)在贮放时的稳定性,需要经过一个升温老化包衣膜的过程。该时间因包衣工艺及干燥温度不同,可能是几分钟、几天甚至更长,而且与药物的溶解性质、衣膜处方、原辅料的比例等有很大关系。当然,有机溶剂包衣液包衣同样也要老化,只是条件可以稍低,这主要是因为在溶液中聚合物的状态与在胶粒中的状态不同。

以蜡类或脂肪酸脂类材料为主的骨架型缓控释制剂的一个很大缺点是,其释放度稳定性差,其原因是这类辅料往往将经过一个晶型转化的过程,从而导致制剂的释放度随时间而发生变化。因此,在选择蜡类作为骨架材料时,一定要考虑材料是否有多晶型,在生产及贮存条件下是否会发生晶型转化及转化的速度。

糖衣片在高湿度、高温条件下,包衣的糖溶解,放回室温条件糖析出,使片剂变硬,降低溶出速度。有人研究了数种品牌的布洛芬糖衣片、薄膜衣片在 37 ℃、RH75％条件下放置 4 周的溶出速度的变化,结果表明:糖衣片的溶出速度均显著下降,片间差异明显增大,而薄膜衣片变化较小。

五、包装的影响

长期以来,包装被作为次要因素而不为药剂工作者所重视,但越来越多的研究表明,包装在确保制剂的稳定方面具有与处方、工艺设计同样的重要性,包装的好坏会影响固体制剂的化学及物理稳定性。在包装中往往要加入干燥剂以降低包装中的湿度。

直接与药品接触的包装材料的透气、透湿、透光等性质可能影响药品的物理及化学稳定性,例如,复合膜类包装材料在用于含有冰片及挥发油等的中药制剂时,不同材料的上述性质不同,挥发性药物的含量在贮存时会有明显的区别,以双层或多层塑料-铝箔复合膜材较好。包装材料影响药品质量的另一方面问题是,材料中的添加剂(如聚合物膜材中的增塑剂、抗老化剂及其残留单体),特别是与液体药物制剂直接接触时,可能迁移至药品中,造成质量的变化。

空心胶囊是胶囊剂的重要组成部分,但也可以看成一种特殊的包装,广泛应用装填药粉、微丸、半固体制剂甚至液体,胶囊壳的崩解或溶蚀稳定性首先受胶囊壳的含水量影响。明胶是常用的制备空心胶囊的材料,在 35 ℃左右溶于水。在相对湿度 40％～60％时,胶囊壳中的含水量为13.6％～16.0％。含水量在 12％～18％,胶囊壳的完整性较好,而含水量低于 12％时胶囊壳变脆,含水量高于 18％则胶囊壳软化,导致内容物聚结成团,不易崩解,降低溶出速度。防止胶囊壳和内容间发生水分迁移的一个简单办法是在装填胶囊内容物前,分别将胶囊壳和内容置于相对湿度 35％～60％的环境中饱和一段时间。例如,头孢类抗生素和青霉素类抗生素的胶囊剂易于吸湿,内容物成团,溶出度下降,制备胶囊时,采用这种办法可以克服。

明胶在放置时可能发生交联,反应可能来自明胶本身,导致溶出速度下降。这种情况往往是胶囊壳生产厂家对明胶原料的选择及处方欠佳所致。

防止硬胶囊的溶出速度随储藏时间的延长而下降的有效办法之一是在处方中加入高效崩解剂(如羧甲基淀粉钠、交联 PVP)。由于储藏过程中罗红霉素胶囊内容物易吸湿而成团,RH75% 条件下放置 3 个月后,45 分钟溶出度由初始的 80% 下降至 25%,而加入羧甲基淀粉钠后溶出度稳定性大大增加。

空心胶囊由专门的企业生产,批量供应给制剂企业,有国家制定的统一的质量标准。而软胶囊制剂的胶壳生产是在各个制剂厂完成的,与各个企业所用的明胶原料、胶皮处方及加工条件等有很大关系。由于软胶囊胶壳中含有比硬胶囊壳高得多的水分,受水分及空气、光照等的影响,在贮运过程中明胶的老化现象十分明显,其崩解时限延长是许多软胶囊制剂存在的现象和有待解决的问题。过去,对多数软胶囊制剂仅要求检查崩解时限而无须进行溶出速度的试验,但是,随着对药物溶出度指标重视,对某些软胶囊品种也提出了溶出度检查要求,例如,美国药典中收录的硝苯地平软胶囊,应在人工胃液中采用溶出度测定法第二法,桨的转速为每分钟 50 转,20 分钟的溶出量应不小于标示量的 80%。其储藏应在 RH 不大于 50% 的环境中。

(尹 肖)

第三节　稳定性的试验方法

一、概述

稳定性试验自始至终贯穿于药物制剂的研究、生产和应用的全过程。自从引入阿伦尼乌斯定律进行药物稳定性的研究以来,制剂稳定性研究工作取得了许多重要进展,研究人员为了使试验方法准确、易行,进行了许多探讨。稳定性试验的目的是考察药物制剂在温度、湿度、光线影响下随时间变化的规律,为药品的生产、包装、贮存、运输条件提供科学依据,同时通过试验建立药品的有效期。

药物制剂稳定性的研究应能反映药品的稳定性。为此,各国药品审评机构和药典均制定了药物稳定性研究指导原则。其中"人用药物注册技术要求国际协议会议"的稳定性指导原则已经被广泛执行和应用。《中国药典》和国家药品审评中心也制定了相应的指导原则,这些指导原则对于规范药品稳定性的研究具有重要意义。

尽管指导原则在各国得到广泛推广,但由于药品的多样性,原则并不能适用于所有药物,灵活应用指导原则是被支持和鼓励的,前提是应能说明问题。

稳定性试验包括影响因素试验、加速试验和长期试验。影响因素试验通常是针对未包装的制剂在高温、高湿、强光下的稳定性,一般进行 10 天,研究结果对于确定制剂的处方、包装、贮存条件具有重要意义。加速试验是为了考察完整包装下制剂耐受极端条件的能力,一般进行 6 个月。而长期试验用于确定完整包装下制剂的有效期。

药物制剂稳定性的研究应有一定的研究样本的规模要求。通常,人用药品技术要求国际协调理事会(ICH)要求样品规模应为生产规模的 1/20~1/10,欧盟有些地区要求在模拟实际生产的小型工厂加工。我国由于现状限制,一般要求片剂每批放大试验的规模至少为 10 000 片,胶囊剂至少为 10 000 粒。大体积包装的制剂(如静脉输液)每批放大规模的数量至少为各项试验所需总量的 10 倍。特殊品种、特殊剂型所需数量根据情况另定。

药物制剂稳定性研究样品应能反映临床前研究和临床研究样品的稳定性情况,质量标准应一致。供试品的质量标准应与临床前研究及临床试验和规模生产所使用的供试品质量标准一致。简单的办法是 3 种情况下尽量采用同样批号的样品进行试验。另外,由于在临床研究中,制剂的质量标准可能发生修订,此时,稳定性研究可以采用新的标准进行,但应采用修订前的标准检验,两者进行比较。

加速试验与长期试验所用供试品的包装应与上市产品一致。以前,我国新药研究中尚允许采用模拟上市包装进行试验。随着科学技术水平的提高,人们认识到包装对于制剂的稳定性有重要作用。故应确保稳定性加速和长期试验中的包装与上市包装一致。

研究药物稳定性,要采用专属性强、准确、精密、灵敏的药物分析方法与有关物质(含降解产物及其他变化所生成的产物)的检查方法,并对方法进行验证,以保证药物稳定性试验结果的可靠性。在稳定性试验中,应重视降解产物的检查。关于降解产物的鉴定,ICH 要求对制剂产品中的杂质含量超过 0.1% 者,进行化学结构归属,对于稳定性强破坏试验中杂质含量超过 0.2% 者,应进行化学结构归属。对于已经归属的有关物质,应采用对照品进行定量。以前的法规要求以含量变化确定稳定性的有效期,近年来的规定则采用所有指标(如含量或有关物质),只要有一个指标不符合要求,即确定为失效。近年来,还要求在制剂稳定性考察中增加颜色变化的观察。

由于放大试验比规模生产的数量要小,故申报者应承诺在获得批准后,从放大试验转入规模生产时,对最初通过生产验证的 3 批规模生产的产品仍需进行加速试验与长期稳定性试验。应列出试验计划。

在开展药物制剂稳定性研究时,首先应查阅原料药稳定性有关资料,特别是了解温度、湿度、光线对原料药稳定性的影响,并在处方筛选与工艺设计过程中,根据主药与辅料性质,参考原料药的试验方法,进行影响因素试验、加速试验与长期试验。

二、稳定性试验

(一)影响因素试验

对药物制剂进行此项试验的目的是考察制剂处方的合理性与生产工艺及包装条件。用同一批供试品,对片剂、胶囊剂、注射剂(注射用无菌粉末如为青霉素瓶装,不能打开瓶盖,以保持严封的完整性)等供试品,除去外包装,将其置于适宜的开口容器中,进行高温试验、高湿度试验与强光照射试验,试验条件、方法、取样时间与原料药相同,重点考察项目见表 2-4。表 2-4 中的内容不是固定的,对于某些特殊制剂的稳定性,应增加检查能反映质量、有效性和安全性指标的项目。

表 2-4　药物制剂稳定性重点考察项目参考表

剂型	稳定性重点考察项目
片剂	性状、含量、有关物质、崩解时限或溶出度或释放度
胶囊剂	性状、含量、有关物质、崩解时限或溶出度或释放度、水分,对软胶囊要检查内容物有无沉淀
注射剂	栓剂 性状、含量、pH、可见异物、有关物质,应考察无菌
栓剂	性状、含量、融变时限、有关物质
软膏剂	性状、均匀性、含量、粒度、有关物质

剂型	稳定性重点考察项目
乳膏剂	性状、均匀性、含量、粒度、有关物质分层现象
糊剂	性状、均匀性、含量、粒度、有关物质
凝胶剂	性状、均匀性、含量、有关物质、粒度，对乳胶剂应检查分层现象
眼用制剂	如为溶液，应考察性状、澄清度、含量、pH、有关物质；如为混悬液，还应考察粒度、再分散性；如为洗眼剂，还应考察无菌度；如为眼丸剂，应考察粒度与无菌度
丸剂	性状、含量、有关物质、溶散时限
糖浆剂	性状、含量、澄清度、相对密度、有关物质、pH
口服溶液剂	性状、含量、澄清度、有关物质
口服乳剂	性状、含量、分层现象、有关物质
散剂	性状、含量、粒度、有关物质、外观均匀度
气雾剂	泄漏率、每瓶主药含量、有关物质、每瓶总撤次、每撤主药含量、雾滴分布
粉雾剂	排空率、每瓶总吸次、每吸主药含量、有关物质、雾粒分布
喷雾剂	每瓶总吸次、每吸喷量、每吸主药含量、有关物质、雾滴分布
颗粒剂	性状、含量、粒度、有关物质、溶化性或溶出度或释放度
贴剂(透皮贴剂)	性状、含量、有关物质、释放度、黏附力
冲洗剂、洗剂、灌肠剂	性状、含量、有关物质、分层现象(乳状型)、分散性(混悬型)，对冲洗剂应考察无菌
搽剂、涂剂、涂膜剂	性状、含量、有关物质、分层现象(乳状型)、分散性(混悬型)，对涂膜剂应还考察成膜性
耳用制剂	性状、含量、有关物质，对耳用散剂、喷雾剂与半固体制剂分别按相关剂型要求检查
鼻用制剂	性状、pH、含量、有关物质，对鼻用散剂、喷雾剂与半固体制剂分别按相关剂型要求检查

注：应说明有关物质(含降解产物及其他变化所生成的产物)的生成产物的数目及量的变化，如有可能应说明有关物质中何者为原料中的中间体，何者为降解产物，稳定性试验重点考察降解产物。

影响因素试验的批号与下面的加速试验、长期试验的批号可能不一样，因为往往要经过影响因素试验后才能确定制剂的包装贮存条件。

(二)加速试验

此项试验是在加速条件下进行的，其目的是通过加速药物制剂的化学或物理变化，探讨药物制剂的稳定性，为处方设计、工艺改进、质量研究、包装改进、运输、贮存提供必要的资料。要求供试品 3 批，按市售包装，在温度(40±2)℃、相对湿度 75%±5% 的条件下放置 6 个月。所用设备应能控制温度±2℃、相对湿度±5%，并能对真实温度与湿度进行监测。在试验期间第 1 个月、2 个月、3 个月、6 个月末分别取样一次，按稳定性重点考察项目检测。在上述条件下，如 6 个月内供试品经检测不符合制订的质量标准，则应在中间条件下，即在温度(30±2)℃、相对湿度65%±5% 的条件下进行加速试验，时间仍为 6 个月。对溶液剂、混悬剂、乳剂、注射液等含有水性介质的制剂可不要求相对湿度。试验所用设备与原料药相同。

对温度特别敏感的药物制剂，预计只能在冰箱(4~8℃)内保存使用，此类药物制剂的加速试验，可在温度(25±2)℃、相对湿度 60%±10% 的条件下进行，时间为 6 个月。

对乳剂、混悬剂、软膏剂、乳膏剂、糊剂、凝胶剂、眼膏剂、栓剂、气雾剂、泡腾片及泡腾颗粒宜直接采用温度(30±2)℃、相对湿度 65%±5% 的条件进行试验，其他要求与上述相同。

对于包装在半透性容器中的药物制剂(如低密度聚乙烯制备的输液袋、塑料安瓿、眼用制剂容器),则应在温度(40±2)℃、相对湿度 25%±2% 的条件(可用 $CH_3COOK \cdot 1.5H_2O$ 饱和溶液)进行试验。

(三)长期试验

长期试验是在接近药品的实际贮存条件下进行的,其目的是为制订药品的有效期提供依据。供试品 3 批,市售包装,在温度(25±2)℃、相对湿度 60%±10% 的条件下放置 12 个月,或在温度(30±2)℃、相对湿度 65%±5% 的条件下放置 12 个月,这是从我国南方与北方气候差异考虑的,至于选择上述两种条件的哪一种由试验者自己确定。每 3 个月取样一次,分别于 0 个月、3 个月、6 个月、9 个月、12 个月取样,按稳定性重点考察项目进行检测。12 个月以后,仍需继续考察,分别于 18 个月、24 个月、36 个月取样进行检测。将结果与 0 个月的结果比较以确定药品的有效期。由于实测数据的分散性,一般应按 95% 可信限进行统计分析,得出合理的有效期。如果 3 批统计分析结果差别较小,则取其平均值为有效期限。若差别较大,则取其最短的为有效期。对于数据表明很稳定的药品,不做统计分析。

对温度特别敏感的药品,长期试验可在温度(6±2)℃的条件下放置 12 个月,按上述时间要求进行检测,12 个月以后,仍需按规定继续考察,制订在低温贮存条件下的有效期。

对于包装在半透性容器中的药物制剂,则应在温度(25±2)℃、相对湿度 40%±5%,或(30±2)℃、相对湿度 35%±5% 的条件下进行试验,至于选择上述两种条件的哪一种由试验者自己确定。

此外,有些药物制剂还应考察临用时配制和使用过程中的稳定性。

三、药物制剂稳定性数据的统计分析

稳定性试验的首要目的是通过试验结果,经统计学处理得出药物制剂的有效期。在一定范围内,药物的浓度与时间可以视为呈线性关系,假设测定误差服从高斯分布,因此,可以通过回归得出药品有效期。

更多情况下人们关心的是药品的有效期,通常情况下研究人员或通过阿伦尼乌斯定律将加速试验结果反推得出,或通过室温留样观察的结果得出。然而,无论是采用反推法还是留样观察法,试验过程中,测定方法与处理过程存在着误差,因此,对得出的有效期可信限的计算显得非常重要。

一般选择可以定量的指标进行处理,通常根据药物含量(或降解产物量)变化计算,由于在药物降解初期(降解量<10%),药物含量随时间的变化可视为伪零级反应,以标示量(%)对时间进行直线回归,得回归方程,根据此方程可以求算出各时间点标示量的计算值。

将有关点连接可得出分布于回归线两侧的曲线。取质量标准中规定的含量低限或降解产物限量(根据各品种实际规定限度确定)与置信区间下界线相交点对应的时间,即为药物的有效期。根据情况也可拟合为二次或三次方程或对数函数方程。可以使用 Statistica 或 SAS 软件直接处理。

用此种方式确定药物有效期,在药物标签及说明书中均指明什么温度下保存,不得使用"室温"之类的名词。

某药品于(25±2)℃,相对湿度 60%±10% 的条件下放置 18 个月的稳定性数据如表 2-5 所示,其含量限度为标示量 90.0%~110.0%,降解产物 A 的限度为 1.0%。试计算其有效期。

表 2-5　某药品的稳定性数据

时间/月	含量相当于标示量/%	降解产物 A 量/%	时间/月	含量相当于标示量/%	降解产物 A 量/%
0	99.5	0.25	998.6	0.57	
3	99.2	0.38	12	97.3	0.69
6	98.9	0.4618	96.7	0.68	

　　图 2-6 和图 2-7 分别为其含量、降解产物随时间变化的统计结果,可以看出,无论是含量还是降解产物,其与时间的线性相关系数均大于 0.917,均有非常显著的线性关系,按含量计算其失效期为 44 个月,而按降解产物 A 所占百分比计算其失效期为 21 个月,因此确定本品的有效期为 21 个月。

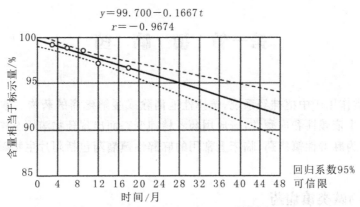

图 2-6　某药品的含量随时间的变化及其统计结果(用 Statistica 软件)

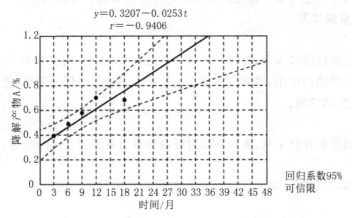

图 2-7　降解产物 A% 随时间的变化及其统计结果

（赵晓莉）

第三章

神经系统疾病临床用药

第一节　镇　痛　药

镇痛药是一类作用于中枢神经系统,选择性地消除或缓解疼痛的药物。本类药物镇痛作用强,反复应用易产生依赖性和成瘾性,造成用药者精神变态而出现药物滥用及停药戒断症状。因此,本类药物又称为麻醉性镇痛药,临床上常用的麻醉性镇痛药包括阿片生物碱类镇痛药和人工合成镇痛药。

一、阿片生物碱类镇痛药

吗啡是阿片中的主要生物碱。通过激活体内的阿片受体而发挥作用。

(一)中枢神经系统作用

1.镇痛镇静

吗啡有强大的选择性镇痛作用,对各种疼痛均有效,对持续性、慢性钝痛的作用大于间断性锐痛。吗啡具有明显的镇静作用,消除由疼痛引起的焦虑、紧张、恐惧等情绪,使患者在安静的环境中易入睡,并可产生欣快感。

2.抑制呼吸

治疗量的吗啡能抑制呼吸中枢,急性中毒时呼吸频率可减慢至3~4次/分。

3.镇咳作用

此药有强大的镇咳作用,对多种原因引起的咳嗽有效,常被可待因代替。

4.其他作用

该药有缩瞳作用,中毒时瞳孔缩小如针尖。该药还可引起恶心、呕吐。

(二)兴奋平滑肌

1.胃肠道

本药能提高胃肠道平滑肌和括约肌张力,使肠蠕动减慢,可引起便秘。

2.胆管

本药能使胆管括约肌张力提高,胆汁排出受阻,胆囊内压力增大。

3.其他

本药能使膀胱括约肌张力提高,导致排尿困难、尿潴留;也能使支气管平滑肌张力提高,诱发哮喘。

(三)心血管系统作用

吗啡可扩张血管平滑肌,引起直立性低血压;抑制呼吸,使二氧化碳潴留,脑血管扩张,引起颅内压升高。

(四)用途

1.镇痛

该药成瘾性大,仅用于其他镇痛药无效的急性锐痛,如严重创伤、烧伤的急性锐痛。对于心肌梗死引起的剧痛,血压正常情况下可用吗啡止痛。

2.心源性哮喘

左心衰竭突发性急性肺水肿而引起的呼吸困难(心源性哮喘),除应用强心苷、氨茶碱及吸氧外,静脉注射吗啡可产生良好效果。作用机制可能是吗啡扩张外周血管,降低外周阻力,心脏负荷降低,有利于肺水肿消除;其镇痛作用可消除患者的焦虑、恐惧情绪;其可降低呼吸中枢对二氧化碳的敏感性,使呼吸由浅快变深慢。

(五)不良反应

1.不良反应

不良反应有恶心、呕吐、呼吸抑制、嗜睡、眩晕、便秘、排尿困难、胆绞痛等。

2.耐受性和成瘾性

连续多次给药而产生耐受性和成瘾性,可耐受正常量的25倍而不致中毒,成瘾后一旦停药即出现戒断症状,表现为兴奋、失眠、流泪、流涕、出汗、震颤、呕吐、腹泻,甚至虚脱、意识丧失等。成瘾者为获得使用吗啡后的欣快感及避免停药后戒断症状的痛苦,常不择手段去获得吗啡,对社会造成极大的危害。

3.急性中毒

用量过大可引起急性中毒,表现为昏迷、瞳孔极度缩小如针尖、呼吸抑制、血压下降、尿量减少、体温下降。患者可因呼吸麻痹而死亡。抢救可采用人工呼吸、吸氧、注射吗啡拮抗剂纳洛酮等措施,必要时给予中枢兴奋药尼可刹米。

(六)用药注意事项

(1)该药属于麻醉药品,必须严格按照《麻醉药品管理条例》进行管理和使用。

(2)胆绞痛、肾绞痛时须与阿托品合用,单用该药反而加剧疼痛。

(3)疼痛原因未明前慎用,以防掩盖症状,贻误诊治。

(4)禁忌证为支气管哮喘、肺心病、颅脑损伤、颅内高压、昏迷、严重肝功能不全、临产妇和哺乳期妇女等。

二、人工合成镇痛药

哌替啶又名杜冷丁。

(一)作用

1.镇痛镇静

镇痛作用为吗啡的1/10,起效快,持续时间短。镇静作用明显,可消除患者紧张、焦虑、烦躁

55

不安等疼痛引起的情绪反应,使患者易入睡。

2.抑制呼吸

抑制呼吸中枢,但作用弱,持续时间短。

3.兴奋平滑肌

提高胃肠道平滑肌及括约肌张力,减少推进性肠蠕动,但作用时间短,不引起便秘,也无止泻作用;兴奋胆管括约肌,甚至引起痉挛,胆管内压力升高;治疗量对支气管平滑肌无影响,大剂量引起收缩;对妊娠收缩无影响,不对抗催产素兴奋子宫的作用,用于分娩止痛不影响产程。

4.扩张血管

此药能扩张血管引起直立性低血压。由于呼吸抑制,使体内二氧化碳蓄积,致脑血管扩张,颅内压升高。

(二)用途

1.镇痛

哌替啶对各种疼痛有效,用于各种剧痛。

2.心源性哮喘

哌替啶可替代吗啡治疗心源性哮喘。

3.人工冬眠

哌替啶与氯丙嗪、异丙嗪组成冬眠合剂,用于人工冬眠疗法。

4.麻醉前给药

麻醉前给药可消除患者的术前紧张和恐惧感,减少麻醉药用量。

(三)不良反应和用药注意事项

(1)不良反应有眩晕、恶心、呕吐、出汗、心悸、直立性低血压等,大剂量可抑制呼吸。久用可产生成瘾性,但较吗啡弱,仍需控制使用。

(2)剂量过大可引起呼吸抑制、震颤、肌肉痉挛、反射亢进甚至惊厥等中毒症状,解救时可配合使用抗惊厥药。

(3)对胆绞痛、肾绞痛者须合用阿托品等解痉药。

(4)新生儿对哌替啶抑制呼吸中枢作用极为敏感,故产前2～4小时不宜使用。

(5)禁忌证与吗啡相同。

(王慧延)

第二节　镇静药、催眠药和抗惊厥药

一、巴比妥类

(一)苯巴比妥

1.剂型规格

(1)片剂:每片 15 mg、30 mg、100 mg。

(2)注射剂:每支 0.1 g。

2.作用用途

本品属于长效催眠药,具有镇静、催眠、抗惊厥、抗癫痫作用;与解热镇痛药合用可增加其镇痛作用,还用于麻醉前给药,也用于治疗新生儿高胆红素血症。常用本品的钠盐。

3.用法用量

(1)口服:镇静、抗癫痫,每次 0.015～0.030 g,每天 3 次。催眠,睡前服 0.03～0.09 g。

(2)肌内注射(钠盐):抗惊厥,每次 0.1～0.2 g,必要时 4～6 小时重复 1 次,剂量为 0.2～0.5 g。麻醉前给药,术前 0.5～1.0 小时,肌内注射 0.1～0.2 g。

4.注意事项

不良反应可见头晕、嗜睡等,久用可产生耐受性及成瘾性,多次连用应警惕蓄积中毒。少数患者可发生变态反应。用于抗癫痫时不可突然停药,以免引起癫痫发作。肝、肾功能不良者慎用。密闭避光保存。

(二)异戊巴比妥

1.剂型规格

片剂:每片 0.1 g。胶囊剂:每粒 1 g。注射剂:每支 0.1 g、0.25 g、0.5 g。

2.作用用途

本品为中效巴比妥类催眠药,作用快而持续短。临床主要用于镇静、催眠、抗惊厥,也可用于麻醉前给药。

3.用法用量

(1)口服:催眠,于睡前半小时服 0.1～0.2 g。镇静,每次 0.02～0.04 g。剂量:每次 0.2 g,每天 0.6 g。

(2)静脉注射或肌内注射(钠盐):抗惊厥,每次 0.3～0.5 g。剂量:每次 0.25 g,每天 0.5 g。

4.注意事项

肝功能严重减退者禁用。久用本品可产生耐受性、依赖性。老年人或体弱者使用本品可能产生兴奋、精神错乱或抑郁,注意减少剂量。注射速度过快易出现呼吸抑制及血压下降,应缓慢注射,每分钟不超过 100 mg,并严密监测呼吸、脉搏、血压,有异常应立即停药。不良反应有头晕、困倦、嗜睡等。

(三)司可巴比妥

1.剂型规格

胶囊剂:每粒 0.1 g。注射剂:50 mg、100 mg。

2.作用用途

本品为短效巴比妥类催眠药,作用快,持续时间短(2～4 小时),适用于不易入睡的失眠者,也可用于抗惊厥。

3.用法用量

成人用法如下。①口服:催眠,每次 0.1 g;剂量,每次 0.3 g。镇静,每次 30～50 mg,每天 3～4 次。麻醉前给药,每次 0.2～0.3 g,术前 1～2 小时服用。②肌内注射:催眠,0.1～0.2 g。③静脉注射:催眠,每次 50～250 mg。镇静,每次 1.1～2.2 mg/kg 体重。抗惊厥,每次 5.5 mg/kg 体重,需要时每隔 3～4 小时重复注射,静脉注射速度不能超过 50 mg/15 s。

4.注意事项

严重肝功能不全者禁用。老年人及体弱者酌情减量。久用本品易产生耐受性、依赖性。

二、其他催眠药

(一)格鲁米特

1.剂型规格

片剂:每片 0.25 g。

2.作用用途

本品主要用于催眠,服后 30 分钟可入睡,持续 4～8 小时。对于夜间易醒和焦虑、烦躁引起的失眠效果较好,可代替巴比妥类药物,或与巴比妥类药物交替使用,可缩短快波睡眠时相(REM),久用之后停药能引起反跳,故不宜久用。本品还可用于麻醉前给药。

3.用法用量

口服:①催眠,每次 0.25～0.50 g。②镇静,每次 0.25 g,每天 3 次。③麻醉前给药,前一晚服 0.5 g,麻醉前 1 小时再服 0.5～1.0 g。

4.注意事项

患者有时会出现恶心、头痛、皮疹等。久用能致依赖性和成瘾性。

(二)水合氯醛

1.剂型规格

溶液剂:10%的溶液 10 mL。水合氯醛合剂:水合氯醛 65 g、溴化钠 65 g、琼脂糖浆 500 mL、淀粉 20 g、枸橼酸 0.25 g、浓薄荷水 0.5 mL、蒸馏水适量,共配成 1 000 mL。

2.作用用途

本品具有催眠、镇静、抗惊厥作用,多用于神经性失眠、伴有显著兴奋的精神病及破伤风痉挛、士的宁中毒等。临床主要用于催眠,特别是顽固性失眠及其他药物无效时。

3.用法用量

口服:临睡前 1 次口服 10%的溶液 10 mL。以水稀释 1～2 倍后服用或服其合剂(掩盖其不良臭味和减少刺激性)。灌肠:抗惊厥,将 10%的溶液 15～20 mL 稀释 1～2 倍后一次灌入。

4.注意事项

胃炎、消化性溃疡患者禁用,严重肝、肾功能不全及心脏病患者禁用。本品致死量在 10 g 左右,口服 4～5 g 可引起急性中毒,可见到针尖样瞳孔,其他症状类似巴比妥类药物中毒。长期应用可产生依赖性和成瘾性,突然停药可出现谵妄、震颤等戒断症状。本品刺激性较大,易引起恶心、呕吐。偶尔见变态反应,如红斑、荨麻疹、湿疹样皮炎,偶尔发生白细胞计数减少。

(三)咪达唑仑

1.剂型规格

片剂:每片 15 mg。注射剂:每支 5 mg(1 mL)、15 mg(3 mL)。

2.作用用途

本品具有迅速镇静和催眠的作用,还具有抗焦虑、抗惊厥和肌松作用,适用于各种失眠症,特别适用于入睡困难及早醒,亦可作为术前及诊断时的诱眠用药。

3.用法用量

(1)成人。

口服:①失眠症,每晚睡前 7.5～15.0 mg。从低剂量开始,治疗时间为数天至 2 周。②麻醉前给药,每次 7.5～15.0 mg,麻醉诱导前 2 小时服。③镇静、抗惊厥,每次 7.5～15.0 mg。

肌内注射：术前用药，一般为 $10\sim15$ mg($0.10\sim0.15$ mg/kg)，术前 $20\sim30$ 分钟给药。可单用，也可与镇痛药合用。

静脉给药：①全麻诱导，$0.10\sim0.25$ mg/kg，静脉注射。②全麻维持，分次静脉注射，剂量和给药间隔时间取决于患者当时的需要。③局部麻醉或椎管内麻醉辅助用药，$0.03\sim0.04$ mg/kg，分次静脉注射。④加强监护病房(ICU)患者镇静，先静脉注射 $2\sim3$ mg，再以 0.05 mg/(kg·h) 静脉滴注维持。

(2)老年人：推荐剂量为每天 7.5 mg，每天 1 次。

(3)儿童：肌内注射，术前给药，剂量为 $0.15\sim0.20$ mg/kg 体重，麻醉诱导前 30 分钟给药。

4.注意事项

精神病和严重抑郁症中的失眠症患者禁用。器质性脑损伤、严重呼吸功能不全者慎用。长期持续大剂量应用易引起成瘾性。极少有遗忘现象。

(四)溴替唑仑

1.剂型规格

片剂：每片 0.25 mg。

2.作用用途

本品为短效苯二氮䓬类镇静催眠药，具有催眠、镇静、抗惊厥、肌肉松弛等作用。本品临床用于治疗失眠症，还可用于术前催眠。口服吸收迅速而完全，血药浓度达峰时间为 $0.5\sim2.0$ 小时。经肝脏代谢，大部分经肾由尿排出，其余随粪便排出，半衰期为 $3.6\sim7.9$ 小时。

3.用法用量

口服：①失眠症，推荐剂量为每次 0.25 mg，睡前服。②术前催眠，每次 0.5 mg。③用于失眠症，老年人推荐剂量为每次 0.125 mg，睡前服。④用于长时间飞行后调整时差，每次 0.25 mg。⑤用于倒班工作后改善睡眠，每次 0.125 mg。

4.注意事项

精神病(如抑郁症)患者、急性呼吸功能不全者、重症肌无力患者、急性闭角型青光眼患者、孕妇、哺乳期妇女、18 岁以下患者禁用。肝硬化患者慎用。本品可产生药物耐受性或短暂性遗忘。本品可使高血压患者血压下降，使用时应注意。用药期间不宜驾驶车辆或操作机器。

(五)佐匹克隆

1.剂型规格

片剂：每片 7.5 mg。

2.作用用途

本品为环吡咯酮类催眠药，具有很强的催眠和抗焦虑作用，并有肌松和抗惊厥作用。其作用迅速，能缩短入睡时间、延长睡眠时间、减少夜间觉醒和早醒次数。临床主要用于失眠症及麻醉前给药。

3.用法用量

口服：每次 7.5 mg，临睡前服，连服 21 天。肝功能不全者、年龄超过 70 岁者每次 3.75 mg。手术前服 $7.5\sim10.0$ mg。

4.注意事项

15 岁以下儿童、孕妇、哺乳期妇女、对本品过敏者禁用。肌无力，肝功能、肾功能、呼吸功能不全者慎用。驾驶员、高空作业人员、机械操作人员禁用。偶尔见嗜睡、口苦等，少数患者可出现便秘、倦怠、头晕等。

（王慧延）

第三节　抗帕金森病药

帕金森病又称震颤麻痹,是锥体外系功能紊乱引起的中枢神经系统疾病,其主要临床表现为静止性震颤、肌强直、运动迟缓及姿势步态异常等,多见于中老年人,65岁以上人群患病率为1 000/10万。黑质中的多巴胺能神经元上行纤维到达纹状体,其末梢释放多巴胺,为抑制性递质,对脊髓前角运动神经元起抑制作用;纹状体中存在胆碱能神经元,其末梢释放乙酰胆碱,乙酰胆碱为兴奋性递质,对脊髓前角运动神经元起兴奋作用。生理状态下,多巴胺和乙酰胆碱相互制约,处于动态平衡状态,共同调节机体的运动功能。中枢神经系统黑质多巴胺能神经元受损变性,引起黑质-纹状体通路中的多巴胺能神经功能减弱,纹状体多巴胺含量显著降低,造成胆碱能神经功能相对亢进,引起帕金森病(图3-1)。

抗帕金森病药分为中枢拟多巴胺药和中枢抗胆碱药。

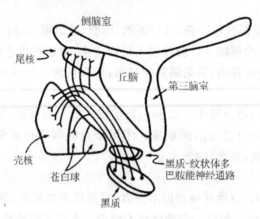

图3-1　黑质-纹状体多巴胺能神经通路

一、中枢拟多巴胺药

(一)补充中枢递质药

补充中枢递质药以左旋多巴为主。左旋多巴又称 L-多巴,为酪氨酸的羟化物。因多巴胺不能透过血-脑屏障,故选用其前体物质。

1.体内过程

本药口服后在小肠迅速被吸收,12小时血药浓度达高峰,半衰期为13小时,吸收后首次通过肝脏大部分被脱羧转化为多巴胺,而多巴胺不易透过血-脑屏障。临床用药过程中,实际进入脑内的左旋多巴不足用量的1%。若同时给予脱羧酶抑制剂(如卡比多巴),可减少在外周的脱羧,使进入脑组织的左旋多巴量明显增多,以减少用量,并降低外周的不良反应。维生素 B_6 是脱羧酶的辅基,可促进左旋多巴在外周脱羧,降低疗效。

2.作用和临床应用

(1)抗帕金森病:进入中枢的左旋多巴在脑内多巴脱羧酶的作用下转化为多巴胺,直接补充纹状体内多巴胺递质的不足,从而增强多巴胺能神经的功能,缓解帕金森病症状,临床用于治疗各种类型帕金森病。其作用特点:①对轻症、年轻和治疗初期的患者疗效好,而对重症、年老体弱的患者疗效差。②显效慢,用药后 2～3 周才能改善症状,1～6 个月才能获得稳定疗效。③用药早期效果好,随着治疗时间的延长,疗效逐渐下降。④服药后,先改善肌强直及运动障碍,后缓解肌震颤,但对后者作用差。⑤对氯丙嗪等抗精神病药引起的帕金森病无效。

(2)改善肝昏迷:肝功能衰竭时,体内芳香氨基酸的代谢产物苯乙胺与酪胺难以迅速被氧化解毒,进入脑内后代谢生成为胺类伪递质而干扰去甲肾上腺素(NE)的正常作用,导致中枢神经信息传导障碍。左旋多巴为多巴胺和去甲肾上腺素的前体物质,用药后通过补充脑内多巴胺与去甲肾上腺素以恢复神经系统功能,从而使肝昏迷患者意识苏醒,但无改善肝功能作用。

3.不良反应和用药监护

不良反应主要是体内左旋多巴脱羧产物多巴胺引起的外周反应和部分中枢反应所致。

(1)胃肠道反应:治疗初期 80% 的患者出现厌食、恶心、呕吐等,主要是左旋多巴在外周和中枢脱羧成多巴胺,分别直接刺激胃肠道和兴奋延髓。多潘立酮是消除恶心、呕吐的有效药。

(2)心血管反应:表现有直立性低血压、心律失常,尤其易发生于老年患者。与外周脱羧酶抑制剂合用可减轻心血管反应。心脏病、心律失常患者禁用。

(3)长期用药反应:①长期用药可出现不自主的异常动作,表现为咬牙、吐舌、点头、舞蹈样动作等。②长期用药的患者出现"开-关"现象,即患者突然多动不安(开),而后又出现肌强直、运动不能(关),这两种现象可交替出现。一旦产生,则应减量或停用,7～10 天再从小剂量开始服用。③出现精神错乱,有逼真的梦幻、幻想、幻视等,也可有抑郁等精神症状。

(二)脱羧酶抑制药

脱羧酶抑制药以卡比多巴和苄丝肼为主。

卡比多巴又名 α-甲基多巴肼、洛得新。苄丝肼又名羟苄丝肼、色丝肼。

1.作用和临床应用

两种药均是脱羧酶的抑制剂,具有较强的抑制外周脱羧酶活性,与左旋多巴合用可明显减少左旋多巴在外周的脱羧作用,使进入脑内的左旋多巴增加,提高治疗帕金森病的疗效。配伍用药还可减少左旋多巴的用量,明显减少其外周不良反应。

左旋多巴的复方制剂帕金宁(左旋多巴与卡比多巴混合比为 10:1)、美多巴(左旋多巴与苄丝肼混合比为 4:1)是治疗帕金森病的首选药。

2.不良反应和用药监护

在使用治疗剂量时不良反应较少见。使用时注意剂量个体化,应逐渐增加剂量至患者的病情有显著改善而无明显不良反应。

(三)多巴胺受体激动药

多巴胺受体激动药以溴隐亭和培高利特为主。

溴隐亭又名溴麦角亭、溴麦亭,为半合成麦角生物碱。培高利特又名硫丙麦角林。

1.作用和临床应用

两种药均能选择性激动黑质-纹状体通路的 D_2 受体,缓解帕金森病患者的肌肉强直和运动障碍,但对改善肌肉震颤疗效差。激动垂体部位的 D_2 受体,可抑制催乳素和生长激素分泌。

临床主要用于不能耐受左旋多巴治疗或用其他药物疗效不佳的帕金森病患者。其抑制催乳素及生长素的分泌,可用于退乳及治疗催乳素分泌过多症和肢端肥大症。

2.不良反应和用药监护

不良反应与左旋多巴相似,有恶心、呕吐、直立性低血压、运动困难和精神症状等,精神症状多见。长期用药偶尔有肢端红痛和肺纤维化,一旦出现应立即停药。有精神病史者、心肌梗死患者禁用,末梢血管疾病、消化性溃疡患者慎用。

(四)促多巴胺释放药

促多巴胺释放药以金刚烷胺为主,金刚烷胺又名金刚胺。

1.作用和临床应用

本药主要是通过促进帕金森病患者脑中黑质-纹状体内残余多巴胺能神经递质的释放,表现为多巴胺受体激动药的作用,产生抗帕金森病效果。同时,金刚烷胺也具有抑制激动多巴胺受体、较弱的中枢抗胆碱作用。对帕金森病的肌肉强直的缓解作用较强,疗效虽不及左旋多巴,但优于抗胆碱药。金刚烷胺与左旋多巴合用,能相互补充不足,产生协同作用。

金刚烷胺临床主要用于不能耐受左旋多巴的患者。

2.不良反应和用药监护

常见眩晕、嗜睡、言语不清、运动失调、恶心、呕吐、便秘和口干等不良反应。一天用量若超过300 mg或与抗胆碱药合用,不良反应可明显增强,严重者可致精神错乱和惊厥。长期用药常见下肢网状青斑、踝部水肿等。有癫痫病史、心力衰竭、肾功能不全患者及孕妇禁用。

二、中枢抗胆碱药

中枢抗胆碱药以苯海索为主,苯海索又名安坦。

(一)作用和临床应用

苯海索通过选择性阻断中枢神经系统纹状体内胆碱受体,降低胆碱能神经功能,恢复胆碱能神经与多巴胺能神经的功能平衡,从而改善帕金森病患者的肌肉强直、运动障碍及肌震颤症状,疗效不及左旋多巴和金刚烷胺。其外周抗胆碱作用较弱,仅为阿托品的 $1/10\sim1/3$。

临床主要用于轻症或不能耐受左旋多巴的患者及抗精神病药引起的帕金森综合征,也可用于脑炎或动脉硬化引起的帕金森病,可有效改善流涎、震颤等症状。

(二)不良反应和用药监护

此药有类似阿托品样不良反应,表现为口干、便秘、尿潴留、瞳孔散大和视物模糊等。前列腺肥大、幽门梗阻和青光眼患者禁用。

(三)制剂和用法

1.左旋多巴

片剂 50 mg。口服,抗帕金森病,开始每次 $0.10\sim0.25$ g,1 天 $2\sim4$ 次,每隔 $2\sim4$ 天递增 $0.25\sim0.75$ g,直至疗效显著而不良反应不明显为止。一般来讲,有效量为 1 天 $2\sim5$ g,最大日用量不超过 8 g。与外周多巴脱羧酶抑制剂同用,每天 0.6 g,最大日用量不超过 2 g。治疗肝昏迷,每次 $0.5\sim1.0$ g,口服或鼻饲,1 天 $2\sim4$ 次或 5 g,保留灌肠;或每次 $0.2\sim0.6$ g,加入 5% 的葡萄糖注射液 500 mL 内,缓慢滴入,患者清醒后减量至 1 天 0.2 g。

2.复方卡比多巴

片剂,开始治疗时以小剂量为妥,1 天 3 次。间隔 $2\sim3$ 天,增加 $0.5\sim1.0$ 片。

每天剂量:卡比多巴不超过 75 mg,左旋多巴不超过 750 mg。

3.美多巴

片剂,开始服用时,本品 25 mg、左旋多巴 100 mg,1 天 3 次。每天剂量:美多巴不超过250 mg,左旋多巴不超过 1 000 mg。

4.溴隐亭

片剂,2.5 mg。口服,开始每次 1.25 mg,1 天 2 次,在 2～4 周每天增加 2.5 mg,逐渐增至1 天20 mg,以找到最佳疗效的最小剂量。

5.金刚烷胺

片剂或胶囊剂,100 mg。口服,每次 100 mg,1 天 2 次,早、晚各 1 次。剂量为一次 400 mg。

6.盐酸苯海索

片剂,2 mg。口服,抗帕金森病,开始每次 1～2 mg,1 天 3 次,逐渐递增,1 天不超过 20 mg。用于抗精神病药引起的帕金森综合征,开始 1 天 1 mg,逐渐递增至 1 天 5～10 mg,1 天 3 次。

(王慧延)

第四节 抗癫痫药

癫痫是一种由各种原因引起的脑灰质的偶然、突发、过度、快速和局限性放电而导致的神经系统临床综合征。尽管近年来手术方法对难治性癫痫的治疗取得了很大进展,但 80% 的癫痫患者仍然可通过抗癫痫药物获得满意疗效。随着人们对抗癫痫药物的体内代谢和药理学参数的深入研究,临床医师能更加有效地使用抗癫痫药物,使抗癫痫治疗的效益和风险比达到最佳水平。

根据化学结构可将抗癫痫药物分为以下几类。①乙内酰脲类:苯妥英、美芬妥英等。②侧链脂肪酸类:丙戊酸钠、丙戊酰胺等。③亚芪胺类:卡马西平。④巴比妥类:巴比妥钠、异戊巴比妥、甲苯比妥、扑米酮。⑤琥珀酰亚胺类:乙琥胺、甲琥胺、苯琥胺等。⑥磺胺类:乙酰唑胺、舒噻美等。⑦双酮类:三甲双酮、双甲双酮等。⑧抗癫痫新药:氨乙烯酸、氟氯双胺、加巴喷丁、拉莫三嗪、非尔氨酯、托吡酯。⑨激素类:促肾上腺皮质激素,泼尼松。⑩苯二氮䓬类:地西泮、氯硝西泮等。

一、苯妥英钠

苯妥英钠别名为大仑丁、二苯乙内酰脲。

(一)药理作用与应用

该药能稳定细胞膜,调节神经元的兴奋性,抑制癫痫灶内发作性电活动的传播和扩散,阻断癫痫灶对周围神经元的募集作用。对于全身性强直阵挛发作、局限性发作疗效好,对精神运动性发作次之,对小发作无效。是临床上应用最广泛的抗癫痫药物之一。口服主要经小肠吸收,成人单剂口服后 t_{max} 为 3～8 小时,长期用药后半衰期为 10～34 小时,平均 20 小时。有效血药浓度为 10～20 $\mu g/mL$,开始治疗后达到稳态所需时间为 7～11 天。

(二)不良反应

1.神经精神方面

神经症状有眩晕、构音障碍、共济失调、眼球震颤、视物模糊和周围神经病变。精神症状包括智力减退、人格改变、反应迟钝和神经心理异常。

2.皮肤、结缔组织和骨骼

患者可有麻疹样皮疹、多形性红斑、剥脱性皮炎和多毛等表现。齿龈增生常见于儿童和青少年。小儿长期服用可引起钙磷代谢紊乱、骨软化症和佝偻病。

3.造血系统

巨红细胞贫血、再生障碍性贫血和白细胞计数减少等。

4.代谢和内分泌

该药可作用于肝药酶,加速皮质激素分解,也可抑制胰岛素分泌、降低血中三碘甲状原氨酸(T_3)的浓度。

5.消化系统

患者可有轻度厌食、恶心、呕吐和上腹疼痛,饭后服用可减轻症状。

6.致畸作用

癫痫母亲的胎儿发生颅面和肢体远端畸形的危险性增加,但是否与服用苯妥英钠有关目前尚无定论。

(三)注意事项

应定期检查血常规和齿龈的情况,长期服用时应补充维生素 D 和叶酸。妊娠哺乳期妇女和肝、肾功能障碍者慎用。

(四)禁忌证

对乙内酰脲衍生物过敏者禁用。

(五)药物相互作用

(1)该药与卡马西平合用,可使两者的浓度交互下降。

(2)该药与苯巴比妥合用,可降低苯妥英钠的浓度,降低疗效。

(3)该药与扑米酮合用,有协同作用,可增强扑米酮的疗效。

(4)该药与丙戊酸钠合用,可使苯妥英钠的血浓度降低。

(5)该药与乙琥胺和三甲双酮合用,可抑制苯妥英钠的代谢,使其血浓度增大,增加毒性作用。

(6)该药与三环类抗抑郁药合用,可使两者的作用均增强。

(7)该药与地高辛合用,可增加地高辛的房室传导阻滞作用,引起心动过缓。地高辛能抑制苯妥英钠的代谢,增加其血浓度。

(8)该药不宜与氯霉素、西咪替丁和磺胺甲噁唑合用。

(9)该药与地西泮、异烟肼和利福平合用时,应监测血浓度,并适当调整剂量。

(10)该药与孕激素类避孕药合用时可降低避孕药的有效性。

(六)用法与用量

成人,50～100 mg,每天 2～3 次,一般 200～500 mg/d,推荐每天 1 次给药,最好晚间服用,超大剂量时可每天 2 次。儿童每天 5～10 mg/kg 体重,分 2 次给药。静脉用药时,缓慢注射(速度低于 50 mg/min),成人 15～18 mg/kg 体重,儿童 5 mg/kg 体重,注射时需进行心电监测。

(七)制剂

(1)片剂:100 mg。

(2)注射剂:5 mL:0.25 g。

(3)粉针剂:0.1 g、0.25 g。

二、乙苯妥英

乙苯妥英别名皮加隆、乙妥英、Peganone。

(一)药理作用与应用

本药类似于苯妥英钠,但作用及不良反应均比苯妥英钠小。临床常与其他抗癫痫药合用,对全身性发作和复杂部分性发作有较好疗效。

(二)不良反应

本药的不良反应比苯妥英钠少,有头痛、嗜睡、恶心、呕吐,共济失调、多毛和齿龈增生少见。

(三)用法与用量

口服,成人,开始剂量为 0.5~1.0 g/d,每 1~3 天增加 0.25 g,最大可达 3 g/d,分 4 次服用。儿童,1 岁以下 0.3~0.5 g/d,2~5 岁 0.5~0.8 g/d,6~12 岁 0.8~1.2 g/d。

(四)制剂

片剂:250 mg、500 mg。

三、美芬妥英

美芬妥英别名甲妥因、Methenytoin、Methoin。

(一)药理作用与应用

美芬妥英与苯妥英钠相似,但有镇静作用,主要用于使用苯妥英钠效果不佳的患者,对小发作无效。

(二)不良反应

毒性较苯妥英钠强,有嗜睡、粒细胞减少、再生障碍性贫血、皮疹、中毒性肝炎反应。

(三)用法与用量

成人,50~200 mg,每天 1~3 次。儿童,25~100 mg,每天 3 次。

(四)制剂

片剂:50 mg、100 mg。

四、丙戊酸钠

丙戊酸钠别名二丙二乙酸钠、抗癫灵、戊曲酯。

(一)药理作用与应用

本药可能通过增加脑内抑制性神经递质 γ-氨基丁酸(GABA)的含量,降低神经元的兴奋性,或直接稳定神经元细胞膜而发挥抗癫痫作用。口服吸收完全,t_{max} 为 1~4 小时,半衰期为 14 小时,达到稳态所需时间 4 天,有效血浓度为 67~82 $\mu g/mL$。本品是一种广谱抗癫痫药,对各型小发作、肌阵挛发作、局限性发作、大发作和混合型癫痫均有效,对复杂部分性发作、单纯部分性发作和继发性全身发作的效果不如其他一线抗癫痫药。此外,本药还可用于治疗小舞蹈病、偏头痛、心律失常和顽固性呃逆。

(二)不良反应

1.消化系统

消化系统不良反应有恶心、呕吐、厌食、消化不良、腹泻和便秘等。治疗过程中还可发生血氨水平升高,少数患者可发生脑病。在用于小儿及合用抗癫痫药的情况下容易发生肝、肾功能不全,表现为头痛、呕吐、黄疸、水肿和发热。一般情况下,肝毒性的发生率很低,约为1/50 000。严重肝毒性致死者罕见。

2.神经系统

神经系统不良反应有震颤,也可有嗜睡、共济失调和易激惹症状。认知功能和行为障碍罕见。

3.血液系统

血小板减少和血小板功能障碍导致出血时间延长、有皮肤紫斑和血肿。

4.致畸作用

妊娠初期服药可致胎儿神经管发育缺陷和脊柱裂等。

5.其他

偶尔见心肌劳损、心律不齐、脱发、内分泌异常、低血糖和急性胰腺炎。

(三)注意事项

服用6个月以内应定期查肝功能和血常规。有先天代谢异常者慎用。

(四)禁忌证

肝病患者禁用。

(五)药物相互作用

(1)丙戊酸钠为肝药酶抑制剂,合用时能使苯巴比妥、扑米酮和乙琥胺的血浓度升高,而苯巴比妥、扑米酮、苯妥英钠、乙琥胺和卡马西平又可诱导肝药酶,加速丙戊酸钠的代谢,降低其血浓度。

(2)该药与阿司匹林合用可使游离丙戊酸钠血浓度显著升高,半衰期延长,导致丙戊酸钠蓄积中毒。

(六)用法与用量

1.抗癫痫

成人维持量为600～1 800 mg/d。儿童体重20 kg以上时,每天剂量不超过30 mg/kg体重;体重<20 kg时可用至每天40 mg/kg体重,每天剂量一般分2次口服。

2.治疗偏头痛

1 200 mg/d,分2次口服,维持2周可显效。

3.治疗小舞蹈病

口服,每天15～20 mg/kg体重,维持3～20周。

4.治疗顽固性呃逆

口服,初始剂量为每天15 mg/kg体重,以后每2周每天剂量增加250 mg。

(七)制剂

(1)丙戊酸钠片剂:100 mg、200 mg、250 mg。

(2)糖浆剂:5 mL:250 mg、5 mL:500 mg。

(3)丙戊酸胶囊:200 mg、250 mg。

(4)丙戊酸氢钠(肠溶片):250 mg、500 mg。

(5)丙戊酸/丙戊酸钠(控释片):500 mg。

五、丙戊酸镁

(一)药理作用与应用
新型广谱抗癫痫药,药理作用与丙戊酸钠相同。该药适用于各种类型的癫痫发作。

(二)不良反应
不良反应有嗜睡、头昏、恶心、呕吐、厌食、胃肠道不适,多为暂时性。

(三)注意事项
孕妇、肝病患者和血小板减少者慎用。用药期间应定期检查血象。

(四)药物相互作用
本药与苯妥英钠和卡马西平合用可增加肝脏毒性,应避免合用。

(五)用法与用量
口服,成人,200～400 mg,每天 3 次,最大可用至 600 mg,每天 3 次。儿童每天 20～30 mg/kg 体重,分 3 次服用。

(六)制剂
片剂:100 mg、200 mg。

六、丙戊酰胺

丙戊酰胺别名丙缬草酰胺、癫健安、二丙基乙酰胺。

(一)药理作用与应用
其抗惊厥作用是丙戊酸钠的 2 倍,该药是一种作用强、见效快的抗癫痫药,临床用于各型癫痫。

(二)不良反应
不良反应有头痛、头晕、恶心、呕吐、厌食和出皮疹,多可自行消失。

(三)用法与用量
口服,成人,0.2～0.4 g,每天 3 次。儿童每天 10～30 mg/kg 体重,分 3 次口服。

(四)制剂
片剂:100 mg、200 mg。

七、唑尼沙胺

唑尼沙胺别名 Exogran。

(一)药理作用与应用
唑尼沙胺具有磺酰胺结构,对碳酸酐酶有抑制作用,对癫痫灶放电有明显的抑制作用。本品口服易吸收,t_{max} 为 5～6 小时,半衰期为 60 小时。临床主要用于全面性发作、部分性发作和癫痫持续状态。

(二)不良反应
主要不良反应为困倦、焦躁、抑郁、幻觉、头痛、头晕、食欲缺乏、呕吐、腹痛、白细胞减少、贫血和血小板减少。

(三)注意事项
不可骤然停药,肝功能和肾功能不全者、机械操作者、孕妇和哺乳期妇女慎用。定期检查肝、肾功能和血常规。

(四)用法与用量

成人为初始剂量为 100～200 mg,分 1～3 次口服,逐渐加量至 200～400 mg,分 1～3 次口服,每天最大剂量为 600 mg。儿童 2～4 mg/kg 体重,分 1～3 次口服,逐渐加量至 8 mg/kg 体重,分 1～3 次口服,每天最大剂量 12 mg/kg 体重。

(五)制剂

片剂:100 mg。

八、三甲双酮

三甲双酮别名 Tridion。

(一)药理作用与应用

三甲双酮在体内代谢成二甲双酮起抗癫痫作用,机制不明。口服吸收好,t_{max} 为 30 分钟以内,二甲双酮的半衰期为10 天或更长。三甲双酮主要用于其他药物治疗无效的失神发作,也用于肌阵挛和失张力发作。

(二)不良反应

患者可能有骨髓抑制、嗜睡、行为异常、皮疹、胃肠道反应、肾病综合征、肌无力综合征和脱发。有严重的致畸性。

(三)禁忌证

孕妇禁用。

(四)用法与用量

口服,成人维持量为 750～1 250 mg/d,儿童每天 20～50 mg/kg。

(五)制剂

(1)片剂:150 mg。

(2)胶囊剂:300 mg。

(王慧延)

第五节 拟胆碱药

拟胆碱药可激动胆碱受体,产生与乙酰胆碱类似的作用。按药物作用机制分为直接拟胆碱药和间接拟胆碱药,直接激动胆碱受体,称胆碱受体激动药;抑制胆碱酯酶活性,间接升高受体部位乙酰胆碱的浓度,提高内源性乙酰胆碱的生物效应,称胆碱酯酶抑制药(或称抗胆碱酯酶药)。若按药物对胆碱受体作用的选择性,分为 M、N 胆碱受体激动药,M 胆碱受体激动药和 N 胆碱受体激动药。

一、M胆碱受体激动药

M 胆碱受体激动药可分为两类,即胆碱酯类和天然的拟胆碱生物碱。胆碱酯类主要包括乙酰胆碱、卡巴胆碱、醋甲胆碱和贝胆碱。天然的拟胆碱生物碱有毛果芸香碱、槟榔碱和毒草碱。

(一)乙酰胆碱(ACh)

乙酰胆碱为胆碱能神经递质,性质不稳定,极易被体内乙酰胆碱酯酶(AChE)水解破坏,其能特异性作用于各类胆碱受体,选择性差,故无临床实用价值;但其为内源性神经递质,分布较广,具有非常重要的生理功能,因而必须熟悉该递质的作用。

1.M 样作用

激动 M 胆碱受体,表现出兴奋胆碱能神经全部节后纤维所产生的作用,如心脏抑制、腺体分泌增加、血管扩张、瞳孔缩小。

(1)扩张血管,降低血压。

(2)抑制心脏,减慢心肌收缩力和心率。

(3)兴奋内脏平滑肌使其收缩。兴奋胃肠道、尿道平滑肌并可促进胃、肠分泌,导致恶心、嗳气、呕吐、腹痛及排便、排尿等症状。

(4)腺体分泌增加,如出汗、流涎。

(5)使瞳孔括约肌和睫状肌收缩,致瞳孔缩小,调节痉挛。

2.N 样作用

(1)激动 N_N 受体(N_1 受体)相当于兴奋神经节,使节后神经兴奋。表现为交感神经和副交感神经同时兴奋所产生的作用,同时兴奋肾上腺素髓质分泌肾上腺素。总体表现为胃肠道、膀胱等处的平滑肌收缩加强,腺体分泌增加,心肌收缩力加强和小血管收缩,血压上升。

(2)激动 N_M 受体(N_2 受体):本品激动运动终板的 N_M 受体,使骨骼肌收缩。

(二)毛果芸香碱

毛果芸香碱属于 M 胆碱受体激动药,是从毛果芸香属植物中提取出的生物碱。本品选择性地激动 M 胆碱受体,产生 M 样作用。对眼和腺体的作用强,而对心血管的作用小。

1.眼

滴眼后可起到缩瞳、降低眼内压和调节痉挛等作用(图 3-2)。

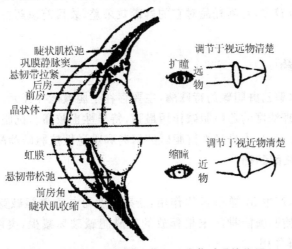

图 3-2 M 胆碱受体激动药和阻滞药对眼的作用

(1)缩瞳:激动虹膜瞳孔括约肌的 M 胆碱受体,使虹膜瞳孔括约肌收缩,瞳孔缩小。局部用药后作用可持续数小时至 1 天。

(2)降低眼内压:通过缩瞳作用可使虹膜向中心拉动,虹膜根部变薄,从而使处于虹膜周围的前房角间隙扩大,房水易于经滤帘进入巩膜静脉窦,使眼内压下降。

(3)调节痉挛:毛果芸香碱激动动眼神经支配的 M 受体,使睫状肌向瞳孔中心方向收缩,导致牵拉晶状体悬韧带松弛,晶状体由于本身弹性变凸,屈光度增加,此时远距离物体不能清晰地成像于视网膜上,故视远物模糊,视近物清楚。这一作用称为调节痉挛。

2.腺体

毛果芸香碱激动腺体的 M 受体,皮下注射 10～15 mg 可使汗腺、唾液腺分泌明显增加。

3.临床应用

本品全身用于抗胆碱药(如阿托品)中毒的抢救,局部用于治疗青光眼。

(1)治疗青光眼:青光眼有闭角型及开角型,毛果芸香碱对这两种类型均适用。低浓度的毛果芸香碱(2%以下)可滴眼,用于治疗闭角型青光眼(充血性青光眼);本品对开角型青光眼(单纯性青光眼)的早期也有一定疗效,但机制未明,常用 1%～2%的溶液滴眼。

(2)治疗巩膜炎:与散瞳药阿托品交替使用,使瞳孔扩张、收缩交替出现,从而防止虹膜睫状体发炎时虹膜与晶状体粘连。

4.不良反应

本品滴眼药液浓度过高(2%以上)或过量吸收后出现 M 胆碱受体过度兴奋症状,可用阿托品拮抗。

5.用药注意及禁忌证

(1)滴眼时应压迫内眦,避免药液流入鼻腔后吸收中毒。

(2)禁用于急性虹膜炎。

(三)卡巴胆碱

卡巴胆碱对 M、N 胆碱受体的作用与乙酰胆碱相似,但其不易被胆碱酯酶水解,作用时间较长。本品对膀胱和肠道作用明显,故可用于术后腹胀气和尿潴留,仅用于皮下注射,禁止静脉注射给药。该药不良反应较多,且阿托品对它的解毒效果差,故目前该药主要用于局部滴眼治疗青光眼。

二、抗胆碱酯酶药

胆碱酯酶是一种水解乙酰胆碱的特殊酶,主要存在于胆碱能神经元、神经肌肉接头及其他某些组织中,此酶对于生理浓度的乙酰胆碱作用最强,特异性也较高。抗胆碱酯酶药与胆碱酯酶的亲和力比乙酰胆碱大得多,分为易逆性抗胆碱酯酶药和难逆性抗胆碱酯酶药。

(一)易逆性抗胆碱酯酶药

1.新斯的明

(1)抑制胆碱酯酶,产生 M 样和 N 样作用:新斯的明可与乙酰胆碱竞争与胆碱酯酶的结合,抑制胆碱酯酶的活性,使胆碱能神经末梢释放的乙酰胆碱破坏减少,突触间隙中的乙酰胆碱积聚,表现出 M 样和 N 样作用。

(2)直接激动 N_M 受体(N_2 受体):新斯的明除了抑制胆碱酯酶的作用外,还能直接与骨骼肌运动终板上 N_M 受体结合,促进运动神经末梢释放乙酰胆碱,加强骨骼肌收缩作用,故对骨骼肌作用最强,对胃肠道和膀胱等平滑肌作用较强,对心血管、腺体、眼和支气管平滑肌作用较弱。

(3)治疗重症肌无力:重症肌无力为神经肌肉接头传递障碍所致慢性疾病,是一种自身免疫性疾病,主要症状是骨骼肌呈进行性收缩无力,临床表现为受累骨骼肌极易疲劳。新斯的明为治疗重症肌无力的常规使用药物,用来控制疾病症状。

(4)治疗术后腹气胀及尿潴留:新斯的明能加快肠蠕动及增加膀胱张力,从而促进排气排尿。

(5)用于阵发性室上性心动过速:新斯的明M样作用使心率减慢。

(6)用于非去极化型肌松药的解毒:例如,用于筒箭毒碱中毒的解救。

(7)不良反应较少,过量可产生恶心、呕吐、腹痛、出汗,心动过缓、肌肉震颤和无力。

(8)治疗重症肌无力时,可口服给药,也可皮下或肌内注射给药。静脉注射给药时有一定危险性,特别要防止剂量过大引起兴奋过度而转入抑制,致使肌无力症状加重。

(9)使用前应先测心率,如果心动过缓,先用阿托品使心率增至80次/分后再用本品。

(10)解救筒箭毒碱中毒时应先给患者吸氧,并备好阿托品。

(11)禁用于支气管哮喘、机械性肠梗阻、泌尿系统梗阻及心绞痛等患者。

2.毒扁豆碱

毒扁豆碱是从西非毒扁豆的种子中提取的一种生物碱,现已人工合成。

(1)毒扁豆碱的作用与新斯的明相似,但无直接兴奋作用;眼内局部应用时,其作用类似于毛果芸香碱,但奏效快、作用强而持久,表现为瞳孔缩小,眼内压下降,可维持1~2天。吸收后外周作用与新斯的明相似,表现为M、N胆碱受体激动作用;进入中枢后亦可抑制中枢AChE活性而产生作用,表现为小剂量兴奋、大剂量抑制。

(2)局部用于治疗青光眼,常用0.05%的溶液滴眼。

(3)本品滴眼后可致睫状肌收缩而引起调节痉挛,出现头痛。大剂量中毒时可致呼吸麻痹。

(4)与毛果芸香碱相比,毒扁豆碱刺激性较强,长期给药时,患者不易耐受。临床应用时,可先用本品滴眼数次,后改用毛果芸香碱维持疗效。滴眼时应压迫内眦,以免药液流入鼻腔后吸收中毒。

3.吡斯的明

吡斯的明的作用与新斯的明类似,口服吸收较差,故临床应用时剂量较大,起效缓慢,作用时间较长。主要用于治疗重症肌无力,疗程通常少于8周,亦可用于治疗麻痹性肠梗阻和术后尿潴留。不良反应与新斯的明相似,但M胆碱受体效应较弱。

4.加兰他敏

加兰他敏是一种从石蒜科植物中提取的生物碱,其作用类似于新斯的明,用于治疗重症肌无力和脊髓灰质炎后遗症,也可用于治疗竞争性神经肌肉阻滞药过量中毒。

5.安贝氯铵

安贝氯铵作用类似于新斯的明,但较持久,主要用于重症肌无力的治疗,尤其适用于不能耐受新斯的明或吡斯的明的患者。

(二)难逆性抗胆碱酯酶药

1.有机磷酸酯类

有机磷酸酯类能与胆碱酯酶牢固结合,且结合后不易水解,因此酶的活性难以恢复,致使体内乙酰胆碱持久积聚而引起中毒。有机磷酸酯类对人、畜均有毒性,主要用于农作物及环境杀虫,常见的有敌百虫、马拉硫磷、乐果、敌敌畏等。有些剧毒物质(如沙林、塔崩及梭曼)还被用作化学战争的神经毒气,在应用时,如管理不妥或防护不严,可造成人、畜中毒。因此,必须掌握其中毒表现及防治解救方法。

2.烟碱

烟碱是 N 胆碱受体激动药的代表,从烟草中提取,可兴奋自主神经节和神经肌肉接头的 N 胆碱受体。其对神经节的 N 受体作用呈双相性,小剂量激动 N 受体,大剂量却阻断 N 受体。烟碱对神经肌肉接头 N 受体作用与其对神经节 N 受体作用类似,由于烟碱作用广泛、复杂,无临床实用价值。

（王慧延）

第六节 抗胆碱药

一、M 受体阻滞药

常用的药物有阿托品、东莨菪碱、山莨菪碱、后阿托品、丙胺太林和哌仑西品等,以阿托品为例进行介绍。

(一)药物作用

该药能选择性阻断 M 受体,对抗乙酰胆碱或拟胆碱药的 M 样作用。

(二)临床用途

1.解除平滑肌痉挛

该药对过度兴奋的胃肠平滑肌松弛作用明显,可用于缓解胃肠绞痛及膀胱刺激症状。

2.抑制腺体分泌

该药对汗腺、唾液腺作用最明显,可用于全麻前给药、严重盗汗和流涎症。

3.眼科用药

该药可散瞳、升眼压、导致远视(调节麻痹)。临床可用于虹膜睫状体炎、虹膜晶状体粘连(与缩瞳药交替使用)和小儿验光。

4.兴奋心脏

剂量较大时使心率加快和房室传导加快,常用于治疗窦性心动过缓和房室传导阻滞。

5.扩血管

剂量大时能解除小血管痉挛,用于治疗感染中毒性休克。

6.对抗 M 样作用

该药可用于解救有机磷中毒。有机磷中毒的患者对阿托品的敏感性远比正常人低,其用量不受药典规定的剂量限制,使用总量随中毒程度不同可相差很大。要及早、足量、反复注射阿托品,直至达到"阿托品化"。"阿托品化"的主要指征:瞳孔扩大,不再缩小,口干,皮肤干燥,颜面潮红,肺部湿啰音消失,轻度躁动不安及心率加快等。对以上指征需全面观察,综合分析,灵活判断。

(三)不良反应

1.外周反应

常见口干、皮肤干燥、潮红、视近物模糊、瞳孔扩大、心率加快、体温升高等外周症状。

2.中毒反应

阿托品过量中毒除外周症状加重外,还可出现中枢兴奋症状,如烦躁、谵妄、幻觉甚至惊厥。

严重中毒时由兴奋转入抑制而出现昏迷、呼吸麻痹。

(四)禁忌证

青光眼、前列腺肥大、高热患者禁用。

二、胆碱酯酶复活药

以氯解磷定(又名氯磷定、氯化派姆)为例进行介绍。

(一)药物作用

1.使胆碱酯酶复活

此药与磷酰化胆碱酯酶中的有机磷结合,使胆碱酯酶与有机磷解离,恢复胆碱酯酶的活性。

2.与游离的有机磷结合

防止中毒进一步加深。

(二)临床用途

此药可用于解救有机磷中毒。对有机磷的解毒作用有一定选择性。对内吸磷、对硫磷中毒疗效较好;对敌敌畏、敌百虫中毒效果较差;对乐果中毒则无效。对轻度有机磷中毒,可单独应用氯解磷定或阿托品以控制症状;中度、重度中毒时则必须合并应用阿托品。

三、用药监护

(一)用药监测

(1)使用阿托品的治疗量时应观察心率变化,心率每分钟高于100次、体温高于38℃及眼内压高的患者不宜用阿托品。

(2)用药期间注意监测阿托品化指征的出现。

(3)大剂量应用阿托品时应严密观察外周和中枢中毒症状的出现。如果呼吸加快,瞳孔扩大,出现中枢兴奋症状及猩红热样皮疹,多为阿托品中毒,应及时向医师报告,及时处理。对外周症状可用拟胆碱药毛果芸香碱或新斯的明对抗治疗。有机磷中毒,使用阿托品过量时不能用新斯的明。中枢兴奋症状可用镇静药苯巴比妥或地西泮对抗治疗。

(4)应用氯解磷定期间应观察患者的体液平衡情况,如果脱水,需补充体液。

(二)用药护理

(1)应用阿托品,常见外周轻症在停药后可逐渐消失,不需特殊处理。但在用药前应向患者或家属说明药物可能引起的不良反应,并介绍一些简便的防治措施,例如,若口干可少量多次饮水,解除口腔黏膜干燥感。

(2)用阿托品滴眼时应压迫内眦,防止药液经鼻腔黏膜吸收产生不良反应。

(3)应用阿托品等抗胆碱药前应劝患者排尿、排便,用药后多饮水及多食含纤维食物,减少尿潴留及便秘的发生。

(4)有机磷农药中毒时应及早使用胆碱受体阻滞药,防止胆碱酯酶老化。

(5)胆碱酯酶复活药(氯解磷定)在体内迅速被分解,维持时间短(仅1.5~2.0小时),应根据病情需要反复给药,彻底解毒。

(6)阿托品中毒,除按一般中毒处理外,必须及时用4%的鞣酸溶液清除体内过量药物,并皮下注射毛果芸香碱0.25~0.50 mL,每10~15分钟1次,至中毒症状消失。

(7)一旦怀疑有机磷酸酯类中毒,应立即除去被污染的衣物,用清水或肥皂水彻底清洗皮肤,减少农药经皮肤黏膜吸收;若为口服中毒,应马上用 2% 的 $NaHCO_3$ 或 1% 的盐水反复洗胃,再用硫酸镁导泻。口服敌百虫中毒,不能用碱性溶液洗胃;对硫磷中毒,忌用高锰酸钾洗胃。

(8)抢救有机磷酯酯类中毒患者时,一定要保持患者的呼吸道通畅,防止肺水肿、脑水肿、呼吸衰竭,积极预防感染。

(王慧延)

第七节　拟肾上腺素药

拟肾上腺素药是一类能直接或间接激动肾上腺素受体,产生与交感神经兴奋相似效应的药物。按其对不同受体的选择性,可分为 α、β 受体激动药,α 受体激动药,β 受体激动药。本节重点介绍的药物就包括 α 受体激动药(去甲肾上腺素)及 β 受体激动药(异丙肾上腺素)。

一、α、β 受体激动药

(一)肾上腺素

肾上腺素(AD)是肾上腺髓质分泌的主要激素,药用制剂从家畜的肾上腺提取或人工合成。本类药物化学性质不稳定,遇光易失效;在中性尤其碱性溶液中,易氧化变色而失活。

1.体内过程

口服后可被碱性肠液破坏,故口服无效。皮下注射可使局部血管收缩,吸收较慢,作用持续约 1 小时;肌内注射吸收较皮下注射快,作用持续 20 分钟;静脉注射立即生效。

2.药理作用

肾上腺素通过激动 α 和 β 受体,产生 α 和 β 样效应。

(1)兴奋心脏:通过激动心脏的 $β_1$ 受体使心肌收缩力增强、心率加快、传导加速、心排血量增加。还能扩张冠脉血管,改善心肌的血液供应。但在加强心肌收缩力的同时,增加心肌耗氧量,如果剂量过大或静脉注射速度过快,可引起心脏异位起搏点兴奋,导致心律失常,甚至室颤。

(2)舒缩血管:因血管平滑肌上分布的受体类型和密度不同,对血管的作用不同。激动 α 受体可使皮肤、黏膜及内脏血管收缩,激动 $β_2$ 受体使骨骼肌血管及冠脉血管扩张。

(3)影响血压:治疗量(0.5~1.0 mg)的肾上腺素激动 $β_1$ 受体,使心脏兴奋,心排血量增加,收缩压升高,由于 $β_2$ 受体对低浓度肾上腺素较敏感,骨骼肌血管的扩张作用抵消或超过了皮肤黏膜血管的收缩作用,故舒张压不变或略有下降,脉压增大。较大剂量的肾上腺素,除强烈兴奋心脏外,还因对受体的激动作用加强,使血管收缩作用超过了血管扩张作用,导致收缩压、舒张压均升高。如应用 α 受体阻滞药(如酚妥拉明)抵消了肾上腺素激动 α 受体而收缩血管的作用,则肾上腺素激动 $β_2$ 受体而扩张血管的作用会得以充分表现,这时用原剂量的肾上腺素可引起单纯的血压下降,此现象称为肾上腺素升压效应的翻转。故对 α 受体阻滞药引起的低血压不能用肾上腺素治疗,以免血压降得更低。

(4)扩张支气管:激动支气管平滑肌上的 $β_2$ 受体,使支气管平滑肌松弛;还可抑制肥大细胞释放过敏递质(如组胺、白三烯);肾上腺素还可兴奋 $α_1$ 受体,使支气管黏膜血管收缩,毛细血管通透性降低,有利于减轻或消除黏膜水肿。以上作用均有利于缓解支气管哮喘。

（5）促进代谢：激动 β_2 受体，可促进糖原和脂肪分解，使血糖和血中游离脂肪酸水平均升高。

3.临床应用

（1）心搏骤停：用于溺水、传染病、房室传导阻滞、药物中毒、麻醉及手术意外等引起的心搏骤停。在配合心脏按压、人工呼吸、纠正酸中毒等其他措施的同时，可心内注射 $0.5 \sim 1.0$ mg 的肾上腺素，以恢复窦性心律。对电击所致的心搏骤停，可用肾上腺素配合心脏除颤器或利多卡因抢救。

（2）过敏性休克：AD 是治疗过敏性休克的首选药物，其具有兴奋心脏、收缩血管、舒张支气管、抑制组胺释放等作用，可迅速缓解过敏性休克所致的心跳微弱、血压下降、喉头水肿和支气管黏膜水肿及支气管平滑肌痉挛引起的呼吸困难等症状。

（3）急性支气管哮喘：AD 可舒张支气管平滑肌，消除支气管黏膜充血水肿，抑制过敏物质释放，从而控制支气管哮喘的急性发作。起效快，但持续时间短。

（4）局部应用。①与局部麻醉药配伍：在局麻药中加入适量 AD(1∶250 000)，可使局部血管收缩，延缓局麻药的吸收，减少吸收中毒并延长局麻作用时间。但在肢体远端部位，(如手指、足趾、耳部、阴茎)手术时，局麻药中不加 AD，以免引起局部组织坏死。②局部止血：对鼻黏膜或牙龈出血，可用浸有 0.1％的肾上腺素纱布或棉球填塞出血部位，通过收缩局部血管起止血作用。

4.不良反应

常见的不良反应为心悸、头痛、烦躁和血压升高等，血压剧烈升高有发生脑出血的危险；亦可引起心律失常甚至室颤。应严格掌握剂量。

高血压、糖尿病、甲状腺功能亢进及器质性心脏病患者禁用。老年人应慎用。

（二）多巴胺

多巴胺(DA)为合成去甲肾上腺素的前体物质，药用多巴胺为人工合成品。

1.体内过程

口服多巴胺易被破坏而失效，一般用静脉滴注给药。多巴胺不易透过血-脑屏障，几乎无中枢作用，在体内被儿茶酚-O-甲基转移酶(COMT)及单胺氧化酶(MAO)代谢失活。

2.药理作用

多巴胺可直接激动 α、β 和多巴胺受体，对 α、β_1 受体作用明显，对 β_2 受体作用弱。

（1）兴奋心脏：小剂量多巴胺主要激动 β_1 受体，使心肌收缩力增强，心排血量增加。一般剂量对心率影响不明显；大剂量可加快心率，多巴胺兴奋心脏的作用较肾上腺素弱，较少发生心悸及心律失常。

（2）舒缩血管：小剂量可兴奋多巴胺受体，扩张脑、肾、肠系膜血管；大剂量可激动 α 受体，使皮肤、黏膜血管收缩。

（3）影响血压：剂量小时由于兴奋心脏及舒缩血管的综合作用，收缩压升高，舒张压无明显变化。剂量大时，较显著地兴奋心脏和收缩血管，外周阻力增加，收缩压和舒张压均升高。

（4）改善肾功能：小剂量多巴胺可激动肾血管的多巴胺受体，使肾血管扩张，肾血流量增加，肾小球滤过率增多；并能直接抑制肾小管对钠的重吸收，使尿量增多。但在大剂量使用时，多巴胺作用于肾血管的 α 受体，使肾血管收缩，肾血流量减少。

3.临床应用

（1）休克：对于心功能不全、尿量减少的休克患者疗效较好，也可用于感染性休克、出血性休克及心源性休克。但应注意补足血容量和纠正酸中毒。

(2)急性肾衰竭：与利尿药（如呋塞米）合用，可用于急性肾衰竭的治疗。

4.不良反应

使用治疗量不良反应较轻，偶尔见恶心、呕吐、头痛等反应。用量过大或静脉滴注速度过快可致心律失常、血压升高，肾血管收缩引起肾功能下降等，减慢滴速或停药可缓解上述反应。避免药液漏到血管外而引起局部组织缺血坏死。

（三）麻黄碱

麻黄碱（麻黄素）是从中药麻黄中提取的生物碱，现已人工合成。

1.体内过程

口服、注射均易吸收。该药易透过血-脑屏障，在体内仅有少量被 MAO 代谢，一次用药作用可维持3～6小时。大部分以原形经肾排泄，酸性尿液可促进其排泄。

2.药理作用

该药对 α、β 受体均有直接兴奋作用，并能促进肾上腺素能神经末梢释放去甲肾上腺素。与肾上腺素比较，麻黄碱具有以下特点：①兴奋心脏、收缩血管、升高血压、扩张支气管的作用起效慢、效应弱、维持时间持久。②中枢兴奋作用显著。③连续用药可产生快速耐受性。

3.临床应用

(1)某些低血压状态：用于防治硬膜外和蛛网膜下腔麻醉所引起的低血压。

(2)支气管哮喘：扩张支气管作用较肾上腺素弱，起效慢，但作用持久，仅用于轻症哮喘的治疗和预防哮喘发作。

(3)鼻黏膜充血所致鼻塞：药物滴鼻可消除黏膜充血和肿胀。但小儿禁用。

4.不良反应

中枢兴奋所致的不安、失眠等反应常见，晚间服用宜加镇静催眠药。连续滴鼻过久，可产生反跳性鼻黏膜充血。前列腺肥大患者服用该药可增加排尿困难。

高血压、冠心病及甲状腺功能亢进患者禁用。

二、α受体激动药

（一）去甲肾上腺素

去甲肾上腺素（NA）是去甲肾上腺素能神经末梢释放的主要神经递质，药用去甲肾上腺素为人工合成品。

1.体内过程

口服该药易被破坏，皮下或肌内注射因强烈收缩血管，可发生局部缺血性坏死，故只能静脉给药。该药主要由 COMT 和 MAO 代谢而失活，维持时间短。

2.药理作用

该药主要激动 α 受体，对 $β_1$ 受体激动作用较弱，对 $β_2$ 受体几乎无作用。

(1)收缩血管：通过激动血管平滑肌上的 α 受体，产生强大的收缩血管作用。以皮肤、黏膜血管收缩作用最明显，其次为肾、脑、肝、肠系膜及骨骼肌血管的收缩作用，而对冠脉血管呈扩张作用，原因是心脏兴奋，心肌的代谢产物腺苷增多。

(2)兴奋心脏：去甲肾上腺素可激动心脏的 $β_1$ 受体，但作用强度较肾上腺素弱，可使心肌收缩力增强、心排血量增加、传导速度加快、心肌耗氧量增加。但在整体条件下，由于血压升高，反射性地兴奋迷走神经而减慢心率的作用，该作用超过它直接加快心率的作用，故可使心率减慢。

（3）升高血压：因兴奋心脏而增加心排血量，并收缩血管而加大外周血管阻力，故可使收缩压及舒张压都升高。

3.临床应用

（1）休克：去甲肾上腺素在休克治疗中已不占重要地位，仅用于神经性休克、过敏性休克、心源性休克早期和应用扩血管药无效时的感染性休克。宜小剂量、短时间静脉滴注，以保证心、脑、肾等重要器官的血液供应，长时间或大剂量用药可造成微循环障碍。现主张合用该药与 α 受体阻滞药酚妥拉明，以对抗过强的血管收缩作用，保留其 β 效应，改善微循环。

（2）上消化道出血：将 1～3 mg 该药适当稀释后口服，可使食管和胃黏膜血管收缩，产生局部止血作用。

4.不良反应

（1）局部组织缺血坏死：静脉滴注浓度过高、时间过长或药液漏出血管时，因血管强烈收缩而致局部组织缺血坏死。故静脉滴注时应防止药液外漏，并注意观察局部反应，一旦药液外漏或发现滴注部位皮肤苍白，应立即更换滴注部位，并对原滴注部位进行热敷，用普鲁卡因或 α1 受体阻滞药酚妥拉明局部浸润注射，以对抗去甲肾上腺素的缩血管作用，防止组织坏死。

（2）急性肾衰竭：静脉滴注时间过长或剂量过大使肾血管强烈收缩，肾血流量减少，出现尿少、尿闭甚至急性肾衰竭。用药期间要观察患者尿量的变化，尿量要保持在每小时 25 mL 以上。

（3）停药反应：长时间静脉滴注去甲肾上腺素，如果骤然停药，可出现血压突然下降，故应逐渐降低滴速后停药。

高血压、冠心病、动脉硬化、甲状腺功能亢进、少尿或无尿患者禁用。

（二）间羟胺

间羟胺主要作用于 α 受体，对 β 受体作用弱，并有促进肾上腺素能神经末梢释放递质的间接作用。与去甲肾上腺素相比，间羟胺收缩血管、升高血压的作用弱而持久。对肾血管作用较弱，较少发生尿少、尿闭等不良反应。对心率影响不明显，很少引起心律失常。该药既能静脉滴注又可肌内注射，应用方便。该药常作为去甲肾上腺素的代用品，用于各种休克和低血压的治疗。不良反应与去甲肾上腺素相似。

（三）去氧肾上腺素

去氧肾上腺素是人工合成品。可以激动 α1 受体，具有升高血压、减慢心率、散大瞳孔的作用，用于防治低血压，治疗阵发性室上性心动过速。与阿托品相比，去氧肾上腺素的扩瞳作用弱，起效快而维持时间短，该药主要在眼底检查时作为快速扩瞳药。

三、β 受体激动药

（一）异丙肾上腺素

异丙肾上腺素为人工合成品。

1.体内过程

口服该药易破坏，常用其气雾剂吸入给药，也可舌下给药或静脉滴注。该药吸收后被COMT破坏，代谢速度较慢，故作用时间较肾上腺素略长。

2.药理作用

异丙肾上腺素对 β1 和 β2 受体无明显的选择性激动作用，对 α 受体几乎无作用。

（1）兴奋心脏：激动心脏 β1 受体，使心肌收缩力增强，心率加快，传导加速，心排血量增多，心肌耗氧量明显增加,比肾上腺素作用强。大剂量也可引起心律失常,但比肾上腺素少见,异丙肾上腺素对窦房结的兴奋作用强,因此较少发生室颤。

(2)血管和血压:激动 β_2 受体,使骨骼肌血管扩张,肾、肠系膜及冠状血管有不同程度扩张,血管总外周阻力降低,舒张压下降;心脏兴奋使心排血量增加,故收缩压升高,脉压增大。

(3)扩张支气管:激动支气管平滑肌 β_2 受体,松弛支气管平滑肌,作用较肾上腺素强。也可抑制过敏物质的释放,但对支气管黏膜血管无收缩作用,故消除支气管黏膜水肿的作用不如肾上腺素。

(4)影响代谢:促进糖原和脂肪分解,使血糖及游离脂肪酸水平升高,并能增加组织的耗氧量。

3.临床应用

(1)支气管哮喘:适于支气管哮喘急性发作,常用气雾剂吸入或舌下给药,能迅速控制急性发作。作用快而强,但易引起心悸,久用可产生耐受性。

(2)心搏骤停:对溺水、麻醉意外及药物中毒等引起的心搏骤停,可用 0.5~1.0 mg 该药,心室内注射,使心跳恢复。

(3)房室传导阻滞:该药具有强大的加速房室传导作用,可舌下含服或静脉滴注治疗房室传导阻滞。

(4)休克:异丙肾上腺素能兴奋心脏,增加心排血量及扩张血管,改善微循环,在补足血容量的基础上用于治疗感染性休克及心源性休克。

4.不良反应

(1)一般不良反应:常见心悸、头痛、头晕、低血糖等。

(2)心律失常:对支气管哮喘已明显缺氧者用量过大,易使心肌耗氧量增加,导致心律失常。若哮喘患者自用气雾剂或舌下含化,应嘱咐患者勿超过规定的用药次数及吸入量。

冠心病、心肌炎、甲状腺功能亢进、心绞痛患者禁用。

(二)多巴酚丁胺

多巴酚丁胺系多巴胺的衍生物。口服无效,一般静脉滴注给药。该药能选择性地激动 β_1 受体,使心肌收缩力加强、心排血量增加,适用于心肌梗死并发心功能不全的患者。控制滴速时,一般比较安全。当滴速过快或浓度过高时,可引起心率加快或房室传导加快,少数患者出现心悸,偶尔可见心律失常。

(王慧延)

第四章

呼吸系统疾病临床用药

第一节 镇 咳 药

咳嗽是呼吸道受到刺激时所产生的一种保护性反射活动,即呼吸道感受器(化学感受器、机械感受器和牵张感受器)受到刺激时,神经冲动沿迷走神经传到咳嗽中枢,咳嗽中枢被兴奋后,其神经冲动又沿迷走神经和运动神经传到效应器(呼吸道平滑肌、呼吸肌和喉头肌),并引发咳嗽。

轻度咳嗽有利于排痰,一般不需用镇咳药。但严重的咳嗽,特别是剧烈无痰的干咳可影响休息与睡眠,甚至使病情加重或引起其他并发症。此时须在对因治疗的同时,加用镇咳药。由于可能引起痰液增稠和潴留,应避免将止咳药用于慢性肺部感染,由于可能增加呼吸抑制的风险,也应避免用于哮喘。

一般说来,药物抑制咳嗽反射的任意一个环节均可产生镇咳作用。目前常用的镇咳药按其作用部位可分为两大类。①中枢性镇咳药:此类药直接抑制延脑咳嗽中枢而产生镇咳作用,其中吗啡类生物碱及其衍生物(如可卡因、福尔可定、羟蒂巴酚)因具有成瘾性而又被称为依赖性或成瘾性止咳药,此类药物往往还具有较强的呼吸抑制作用;而右美沙芬、喷托维林、氯哌司汀、普罗吗酯则属于非成瘾性或非依赖性中枢镇咳药,且在治疗剂量条件下对呼吸中枢的抑制作用不明显。中枢性镇咳药多用于无痰的干咳。②外周性(末梢性)镇咳药:凡抑制咳嗽反射弧中感受器、传入神经、传出神经以及效应器中任何一部分而止咳者,均属于此类。例如,甘草流浸膏、糖浆可保护呼吸道黏膜;祛痰药可减少痰液对呼吸道的刺激而止咳;平喘药可缓解支气管痉挛而止咳;那可丁、苯佐那酯的局麻作用可麻醉呼吸道黏膜上的牵张感受器而发挥止咳作用等。有些药(如苯丙哌林)兼具中枢性及外周性镇咳作用。

一、可待因

其他名称:甲基吗啡、Methylmorphine、Paveral。

ATC 编码:R05DA04。

(一)性状

常用可待因的磷酸盐,为白色细微的针状结晶性粉末,无臭,有风化性,水溶液显酸性反应。可待因在水中易溶,在乙醇中微溶,在三氯甲烷或乙醚中极微溶解。

（二）药理学

可待因能直接抑制延脑的咳嗽中枢,止咳作用迅速而强大,其作用强度约为吗啡的 1/4。可待因也有镇痛作用,为吗啡的 1/12～1/7,但强于一般解热镇痛药。其镇静、呼吸抑制、便秘、耐受性及成瘾性等作用均较吗啡弱。

口服吸收快而完全,其生物利用度为 40%～70%。一次口服后,约 1 小时血药浓度达高峰,$t_{1/2}$ 为 3～4 小时。可待因易于透过血-脑屏障及胎盘,主要在肝脏与葡糖醛酸结合,约 15% 经脱甲基变为吗啡。其代谢产物主要经尿排泄。

（三）适应证

（1）可待因用于各种原因引起的剧烈干咳和刺激性咳嗽,尤其适用于伴有胸痛的剧烈干咳。由于本品能抑制呼吸道腺体分泌和纤毛运动,故对有少量痰液的剧烈咳嗽,应与祛痰药并用。

（2）可待因可用于中等度疼痛的镇痛。

（3）可待因作为局部麻醉或全身麻醉时的辅助用药,具有镇静作用。

（四）用法和用量

（1）成人的用法和用量如下。①常用量:口服或皮下注射,一次 15～30 mg,每天 30～90 mg。缓释片剂一次1片(45 mg),每天 2 次。②极量:一次 100 mg,每天 250 mg。

（2）用于儿童:镇痛,口服,每次 0.5～1.0 mg/kg,每天 3 次,或每天 3 mg/kg;镇咳,为镇痛剂量的 1/3～1/2。

（五）不良反应

一次口服剂量超过 60 mg 时,一些患者可出现兴奋、烦躁不安、瞳孔缩小、呼吸抑制、低血压、心率过缓。对小儿过量使用可致惊厥,可用纳洛酮对抗。亦可见恶心、呕吐、便秘及眩晕。

（六）禁忌证

多痰患者禁用,以防因抑制咳嗽反射,大量痰液阻塞呼吸道,继发感染而加重病情。

（七）注意

（1）长期应用亦可产生耐受性、成瘾性。

（2）妊娠期应用本品可透过胎盘使胎儿成瘾,引起新生儿戒断症状,如腹泻、呕吐、打哈欠、过度啼哭。分娩期应用可致新生儿呼吸抑制。

（3）对缓释片必须整片吞服,不可嚼碎或掰开。

（八）药物相互作用

（1）本品与抗胆碱药合用时,可加重便秘或尿潴留的不良反应。

（2）与美沙酮或其他吗啡类中枢抑制药合用时,可加重中枢性呼吸抑制作用。

（3）与肌肉松弛药合用时,呼吸抑制更为显著。

（4）本品抑制齐多夫定代谢,避免二者合用。

（5）与甲喹酮合用,可增强本品的镇咳和镇痛作用。

（6）本品可增强解热镇痛药的镇痛作用。

（7）与巴比妥类药物合用,可加重中枢抑制作用。

（8）与西咪替丁合用,可诱发精神错乱、定向力障碍及呼吸急促。

（九）制剂

普通片剂:每片 15 mg;30 mg。缓释片剂:每片 45 mg。

注射液:每支 15 mg(1 mL);30 mg(1 mL)。糖浆剂:0.5%,10 mL,100 mL。

二、福尔可定

其他名称:吗啉吗啡、福可定、吗啉乙基吗啡、Pholcodine、Ethnine、Pholdine、Adaphol、Pholevan。

ATC 编码:R05DA08。

(一)性状

福尔可定为白色或类白色的结晶性粉末;无臭,味苦;水溶液显碱性反应。福尔可定在乙醇、丙酮或三氯甲烷中易溶,在水中略溶,在乙醚中微溶,在稀盐酸中溶解。

(二)药理学

本品与磷酸可待因相似,具有中枢性镇咳作用,也有镇静和镇痛作用,但成瘾性较磷酸可待因弱。

(三)适应证

福尔可定可用于剧烈干咳和中等度疼痛。

(四)不良反应

不良反应偶尔见恶心、嗜睡等。可致依赖性。

(五)禁忌证

福尔可定禁用于痰多者。

(六)用法和用量

口服:常用量,一次 5~10 mg,每天 3~4 次;极量,每天 60 mg。

(七)注意

新生儿和儿童易于耐受此药,不致引起便秘和消化紊乱。

(八)制剂

片剂:每片 5 mg;10 mg;15 mg;30 mg。

(九)贮法

本品有引湿性,遇光易变质。应密封,在干燥处避光保存。

三、喷托维林

其他名称:维静宁、咳必清、托可拉斯、Toclase。

ATC 编码:R05DB05。

(一)性状

常用喷托维林的枸橼酸盐,其为白色或类白色的结晶性或颗粒性粉末;无臭,味苦。喷托维林在水中易溶,在乙醇中溶解,在三氯甲烷中略溶,在乙醚中几乎不溶。熔点 88~93 ℃。

(二)药理学

本品对咳嗽中枢有选择性抑制作用,尚有轻度的阿托品样作用和局麻作用,大剂量对支气管平滑肌有解痉作用,故它兼有中枢性和末梢性镇咳作用。其镇咳作用的强度约为可待因的 1/3。但无成瘾性。一次给药作用可持续 4~6 小时。

(三)适应证

喷托维林可用于上呼吸道感染引起的无痰干咳和百日咳等,对小儿的疗效优于成人。

(四)用法和用量

口服,成人每次 25 mg,每天 3~4 次。

(五)不良反应

偶尔有轻度头晕、口干、恶心、腹胀、便秘等不良反应,乃其阿托品样作用所致。

(六)注意

青光眼及心功能不全伴有肺淤血的患者慎用。痰多者宜与祛痰药合用喷托维林。

(七)制剂

片剂:每片 25 mg。滴丸:每丸 25 mg。冲剂:每袋 10 g。糖浆剂:0.145%;0.2%;0.25%。

四、氯哌斯汀

其他名称:氯哌啶、氯苯息定、咳平、咳安宁。

ATC 编码:R05DB21。

(一)性状

氯哌斯汀为白色或类白色结晶性粉末,无臭,味苦,有麻木感,在水中易溶解。熔点为145~156 ℃。

(二)药理学

氯哌斯汀为非成瘾性中枢性镇咳药,主要抑制咳嗽中枢,还具有 H_1 受体拮抗作用,能轻度缓解支气管平滑肌痉挛及支气管黏膜充血、水肿,这亦有助于其镇咳作用。本品的镇咳作用较可待因弱,但无耐受性及成瘾性。服药后 20~30 分钟生效,作用可维持 3~4 小时。

(三)适应证

适应证为急性上呼吸道炎症、慢性支气管炎、肺结核及肺癌所致的频繁咳嗽。

(四)不良反应

偶尔有轻度口干、嗜睡等不良反应。

(五)用法和用量

口服:成人,每次 10~30 mg,每天 3 次;儿童,每次 0.5~1.0 mg/kg,每天 3 次。

(六)制剂

片剂:每片 5 mg;10 mg。

(七)贮法

遮光密封保存。

五、苯丙哌林

其他名称:咳快好、咳哌宁、二苯哌丙烷、咳福乐、Pirexyl、Blascorid。

ATC 编码:R05DB02。

(一)性状

常用其磷酸盐,为白色或类白色粉末;微带特臭,味苦。苯丙哌林在水中易溶,在乙醇、三氯甲烷或苯中略溶,在乙醚或丙酮中不溶。熔点为 148~153 ℃。

(二)药理学

本品为非麻醉性镇咳剂,具有较强镇咳作用。药理研究结果证明,狗口服或静脉注射本品2 mg/kg可完全抑制多种刺激引起的咳嗽,其作用为可待因镇咳作用的 2~4 倍。本品除抑制咳嗽中枢外,尚可阻断肺-胸膜的牵张感受器产生的肺-迷走神经反射,并具有罂粟碱样平滑肌解痉作用,故其镇咳作用兼具中枢性和末梢性双重机制。

本品口服易吸收,服后 15～20 分钟即生效,镇咳作用可持续 4～7 小时。本品不抑制呼吸,不引起胆管及十二指肠痉挛或收缩,不引起便秘,未发现耐受性及成瘾性。

（三）适应证

本品可用于治疗急性支气管炎及各种原因（如感染、吸烟、刺激物、过敏）引起的咳嗽,对刺激性干咳疗效佳。有报道称本品的镇咳疗效优于磷酸可待因。

（四）不良反应

偶尔见口干、胃部烧灼感、食欲缺乏、乏力、头晕和药疹等不良反应。

（五）用法和用量

成人,口服,一次 20～40 mg,每天 3 次;缓释片一次 1 片,每天 2 次。儿童用量酌减。

（六）禁忌证

对本品过敏者禁用。

（七）注意

服用时需整片吞服,切勿嚼碎,以免引起口腔麻木。妊娠期妇女应在医师指导下应用。

（八）制剂

片（胶囊）剂:每片（粒）20 mg。泡腾片:每片 20 mg。缓释片剂:每片 40 mg。口服液:10 mg/10 mL;20 mg/10 mL。冲剂:每袋 20 mg。

（九）贮法

密闭、避光保存。

六、二氧丙嗪

其他名称:双氧异丙嗪、克咳敏、Oxymeprazine、Prothanon。

（一）性状

其盐酸盐为白色至微黄色粉末或结晶性粉末;无臭,味苦。在水中溶解,在乙醇中极微溶解。

（二）药理学

本品具有较强的镇咳作用,并具有抗组胺、解除平滑肌痉挛、抗感染和局部麻醉作用,还可增强免疫功能,尤其是细胞免疫。

（三）适应证

本品可用于慢性支气管炎,镇咳疗效显著。双盲法对照试验指出,10 mg 本品的镇咳作用约与 15 mg 可待因相当。多于服药后 30～60 分钟显效,作用持续 4～6 小时。本品尚可用于过敏性哮喘、荨麻疹、皮肤瘙痒症等。未见耐药性与成瘾性。

（四）用法和用量

口服。常用量:每次 5 mg,每天 2 次或 3 次;极量:一次 10 mg,每天 30 mg。

（五）不良反应

常见困倦、乏力等不良反应。

（六）禁忌证

高空作业及驾驶车辆、操纵机器者禁用。①治疗量与中毒量接近,不得超过极量。②癫痫、肝功能不全者慎用。

（七）制剂

片剂:每片 5 mg。颗粒剂:每袋 3 g（含 1.5 mg 二氧丙嗪）。

七、右美沙芬

其他名称：美沙芬、右甲吗喃、Romilar、Tussade、Sedatuss。

ATC 编码：R05DA09。

(一)性状

本品的氢溴酸盐为白色或类白色结晶性粉末，无味或微苦，溶于水、乙醇，不溶于乙醚。熔点为 125 ℃左右。

(二)药理学

本品为吗啡类左啡诺甲基醚的右旋异构体，通过抑制延髓咳嗽中枢而发挥中枢性镇咳作用。其镇咳强度与可待因相等或略强。无镇痛作用，长期应用未见耐受性和成瘾性。治疗剂量不抑制呼吸。

口服吸收好，15～30 分钟起效，作用可维持 3～6 小时。血浆中原形药物浓度很低。其主要活性代谢产物 3-甲氧吗啡烷在血浆中浓度高，$t_{1/2}$ 为 5 小时。

(三)适应证

本药可用于干咳，适用于感冒、急性或慢性支气管炎、支气管哮喘、咽喉炎、肺结核以及其他上呼吸道感染时的咳嗽。

(四)用法和用量

口服，成人，每次 10～30 mg，每天 3 次。每天最大剂量 120 mg。

(五)不良反应

偶尔有头晕、轻度嗜睡、口干、便秘等不良反应。

(六)禁忌证

妊娠 3 个月内妇女及有精神病史者禁用。

(七)注意

妊娠期妇女及痰多患者慎用。

(八)药物相互作用

(1)与奎尼丁、胺碘酮合用，可升高本品的血药浓度，出现中毒反应。

(2)与氟西汀、帕罗西汀合用，可加重本品的不良反应。

(3)与单胺氧化酶抑制剂并用时，可致高热、昏迷等症状。

(4)与其他中枢抑制药合用可增强本品的中枢抑制作用。

(5)酒精可增强本品的中枢抑制作用。

(九)制剂

普通片剂：每片 10 mg；15 mg。分散片：每片 15 mg。缓释片：每片 15 mg；30 mg。胶囊剂：每粒 15 mg。颗粒剂：每袋 7.5 mg；15 mg。糖浆剂：每瓶 15 mg(20 mL)；150 mg(100 mL)。注射剂：每支 5 mg。

复方美沙芬片：每片含对乙酰氨基酚 0.5 g、氢溴酸右美沙芬 15 mg、盐酸苯丙醇胺 12.5 mg、氯苯那敏 2 mg。复方美沙芬片用于流行性感冒、普通感冒及上呼吸道感染，可减轻发热、咳嗽、咽痛、头痛、周身痛、流涕、打喷嚏、眼部发痒、流泪、鼻塞等症状。口服，每次 1～2 片，每天 3～4 次。12 岁以下儿童遵医嘱服。主要不良反应为嗜睡，偶尔有头晕、口干、胃不适及一过性转氨酶(ALT)水平升高。肝病患者慎用。

复方氢溴酸右美沙芬糖浆：每 10 mL 内含氢溴酸右美沙芬 30 mg，愈创甘油醚 0.2 g。

（十）贮法

遮光密闭保存。

八、福米诺苯

其他名称：胺酰苯吗啉、Oleptan、Noleptan、Finaten。

（一）性状

本品为白色或类白色粉末，无臭，味苦，具有强烈刺激味。本品在酸中易溶，在乙醇中略溶，在三氯甲烷中微溶，在水中极微溶解。熔点为 206～208 ℃（熔融时分解）。

（二）药理学

本品的镇咳特点是抑制咳嗽中枢的同时，具有兴奋呼吸中枢作用。其镇咳作用与可待因接近。呼吸道阻塞和呼吸功能不全者使用本品后，可改善换气功能，使动脉氧分压升高，二氧化碳分压降低。

（三）适应证

本品用于各种原因引起的慢性咳嗽及呼吸困难。用于小儿顽固性百日咳，奏效较二氢可待因快，且无成瘾性。对某些病例本品还能促进支气管的分泌，降低痰液的黏滞性，有利于咳痰。

（四）用法和用量

口服，每次 80～160 mg，每天 2～3 次。静脉注射，40～80 mg，加入 25% 的葡萄糖溶液中，缓慢注入。

（五）注意

大剂量可致血压降低。

（六）制剂

片剂：每片 80 mg。注射剂：每支 40 mg（1 mL）。

九、苯佐那酯

其他名称：退嗽、退嗽露、Tessalon、Ventussin。

ATC 编码：R05DB01。

（一）性状

本品为淡黄色黏稠液体，可溶于冷水，但不溶于热水，能溶于大多数有机溶剂。

（二）药理学

本品的化学结构与丁卡因相似，故本品具有较强的局部麻醉作用。本品吸收后分布于呼吸道，对肺脏的牵张感受器及感觉神经末梢有明显抑制作用，抑制肺-迷走神经反射，从而阻断咳嗽反射的传入冲动，产生镇咳作用。本品镇咳作用的强度略低于可待因，但它不抑制呼吸，支气管哮喘患者用药后，使呼吸加深加快，每分钟通气量增加。口服后 10～20 分钟产生作用，持续 2～8 小时。

（三）适应证

本品可用于急性支气管炎、支气管哮喘、肺炎、肺癌所引起的刺激性干咳、阵咳等，也可用于支气管镜、喉镜或支气管造影前预防咳嗽。

（四）用法和用量

口服，每次 50～100 mg，每天 3 次。

（五）不良反应

本品有时可引起嗜睡、恶心、眩晕、胸部紧迫感和麻木感、皮疹等不良反应。

（六）禁忌证

多痰患者禁用。

（七）注意

服用时勿嚼碎，以免引起口腔麻木。

（八）制剂

糖衣丸或胶囊剂：每粒 25 mg；50 mg；100 mg。

十、那可丁

其他名称：Noscapine。

ATC 编码：R05DA07。

（一）性状

本品为白色结晶性粉末或有光泽的棱柱状结晶，无臭。常用其盐酸盐。本品在三氯甲烷中易溶，苯中略溶，乙醇或乙醚中微溶，在水中几乎不溶。熔点为 174～177 ℃。

（二）药理学

本品通过抑制肺牵张反射、解除支气管平滑肌痉挛而产生外周性镇咳作用，尚具有呼吸中枢兴奋作用，无成瘾性。

（三）适应证

本品可用于阵发性咳嗽。

（四）用法和用量

口服，每次 15～30 mg，每天 2～3 次，剧咳可用至每次 60 mg。

（五）不良反应

偶尔有恶心、头痛、嗜睡等不良反应。

（六）注意

大剂量可引起支气管痉挛。本品不宜用于多痰患者。

（七）制剂

片剂：每片 10 mg；15 mg。糖浆剂：每瓶 100 mL。

阿斯美胶囊（强力安喘通胶囊）：每粒胶囊含那可丁 7 mg，盐酸甲氧那明 12.5 mg，氨茶碱 25 mg，氯苯那敏 2 mg。口服，成人一次 2 粒，每天 3 次；15 岁以下儿童剂量减半。

（王景荣）

第二节 祛 痰 药

痰是呼吸道炎症的产物，可刺激呼吸道黏膜引起咳嗽，并可加重感染。祛痰药可稀释痰液或液化黏痰，使之易于咳出。按其作用方式可将祛痰药分为三类。①恶心性祛痰药和刺激性祛痰药：前者如氯化铵、碘化钾、愈创甘油醚、桔梗流浸膏、远志流浸膏，口服后可刺激胃黏膜，引起轻微的恶心,反射性地促进呼吸道腺体分泌增加,使痰液稀释,易于咳出。后者是一些挥发性物质(如桉叶油、安息香酊),加入沸水中,其蒸汽亦可刺激呼吸道黏膜,增加腺体分泌,使痰液变稀,易于咳出。②黏痰溶解剂:如氨溴索、乙酰半胱氨酸、沙雷肽酶,可分解痰液的黏性成分(如黏多糖和黏蛋白),使黏痰液化,黏滞性降低而易于咳出。③黏液稀释剂:如羧甲司坦、稀化黏素,主要作用于气管、支气管的黏液产生细胞,促其分泌黏滞性低的分泌物,使呼吸道分泌的流变性恢复正常,痰液由黏变稀,易于咳出。

一、氯化铵

其他名称:氯化鈈、卤砂、Ammonium Muriate、Salmaic。

ATC 编码:G04BA01。

(一)性状

本品为无色结晶或白色结晶性粉末,无臭,味咸、凉,有引湿性。本品在水中易溶,在乙醇中微溶。

(二)药理学

口服后刺激胃黏膜的迷走神经末梢,引起轻度的恶心,反射性地引起气管、支气管腺体分泌增加。部分氯化铵吸收入血后,经呼吸道排出,由于盐类的渗透压作用而带出水分,使痰液稀释,易于咳出。本品能增加肾小管的氯离子浓度,因而增加钠和水的排出,具有利尿作用。口服吸收完全,其氯离子吸收入血后可酸化体液和尿液,并可纠正代谢性碱中毒。

(三)适应证

本品可用于急性呼吸道炎症时痰黏稠不易咳出的病例。常与其他止咳祛痰药配成复方制剂应用。纠正代谢性碱中毒(碱血症)。其酸化尿液作用可使一些需在酸性尿液中显效的药物(如乌洛托品)产生作用;本品也可增强汞剂的利尿作用以及四环素和青霉素的抗菌作用,还可促进碱性药物(如哌替啶、苯丙胺、普鲁卡因)的排泄。

(四)用法和用量

(1)祛痰:口服,成人一次 0.3~0.6 g,每天 3 次。

(2)治疗代谢性碱中毒或酸化尿液:静脉滴注,每天 2~20 g,每小时不超过 5 g。

(五)不良反应

(1)吞服片剂或剂量过大可引起恶心、呕吐、胃痛等胃刺激症状,宜溶于水中、餐后服用。

(2)本品可增加血氨浓度,于肝功能不全者可能诱发肝性脑病。

(六)禁忌证

(1)肝、肾功能不全者禁用。

(2)应用过量或长期服用易致高氯性酸中毒,代谢性酸血症患者禁用。

(七)注意

静脉滴注速度过快,可致惊厥或呼吸停止。溃疡病患者慎用。

(八)药物相互作用

(1)与阿司匹林合用,本品可减慢阿司匹林排泄,增强其疗效。

(2)与氯磺丙脲合用,可增强氯磺丙脲的降血糖作用。

(3)与氟卡尼合用,可减弱氟卡尼的抗心律失常作用。

(4)本品可促进美沙酮的体内清除,降低其疗效。

(5)本品可增加氟卡尼的排泄,降低其疗效。

(6)本品不宜与排钾利尿药、磺胺嘧啶、呋喃妥因等合用。

(九)制剂

片剂:每片 0.3 g。注射液:每支 5 g(500 mL)。

二、溴己新

其他名称:溴己铵、必消痰、必嗽平、溴苄环己铵、Bisolvon、Broncokin。

ATC 编码:R05CB02。

(一)性状

本品为鸭嘴花碱经结构改造得到的半合成品,常用其盐酸盐。本品为白色或类白色结晶性粉末;无臭,无味。本品在乙醇或三氯甲烷中微溶,在水中极微溶解。熔点为 239～243 ℃。

(二)药理学

本品具有较强的黏痰溶解作用,主要作用于气管、支气管黏膜的黏液产生细胞,抑制痰液中酸性黏多糖蛋白的合成,并可使痰中的黏蛋白纤维断裂,因此使气管、支气管分泌的流变学特性恢复正常,黏痰减少,痰液稀释而易于咳出。本品的祛痰作用尚与其促进呼吸道黏膜的纤毛运动及具有恶心性祛痰作用有关。服药后约 1 小时起效,4～5 小时作用达高峰,疗效维持6～8 小时。

(三)适应证

本品可用于慢性支气管炎、哮喘、支气管扩张、硅沉着病等有白色黏痰又不易咳出的患者。脓性痰患者需加用抗生素控制感染。

(四)用法和用量

口服:成人一次 8～16 mg。肌内注射:一次 4～8 mg,每天 2 次。静脉滴注:每天 4～8 mg,加入 5％的葡萄糖氯化钠溶液 500 mL。气雾吸入:一次 2 mL,每天 2～3 次。

(五)不良反应

偶尔有恶心、胃部不适,减量或停药后可消失。严重的不良反应为出皮疹、遗尿。

(六)禁忌证

对溴己新过敏者禁用。

(七)注意

本品宜餐后服用,胃溃疡患者慎用。

(八)药物相互作用

本品能增加阿莫西林、四环素类抗生素在肺内或支气管的分布浓度,合用时能增强抗菌疗效。

(九)制剂

片剂:每片 4 mg;8 mg。注射液:每支 0.2％,2 mg(1 mL);4 mg(2 mL)。气雾剂:0.2％溶液。

复方氯丙那林溴己新片:含盐酸氯丙那林 5 mg、盐酸溴己新 10 mg、盐酸去氯羟嗪 25 mg。

复方氯丙那林溴己新胶囊:含盐酸氯丙那林 5 mg、盐酸溴己新 10 mg、盐酸去氯羟嗪 25 mg。

三、氨溴索

其他名称:溴环己胺醇、沐舒坦、美舒咳、安布索、百沫舒、平坦、瑞艾乐、兰苏、兰勃素、Bronchopront、Mucosolvan、Lasolvan、Mucovent、Musco、Bromussyl。

ATC 编码:R05CB06。

(一)性状

常用其盐酸盐。本品为白色或类白色结晶性粉末,无臭。本品溶于甲醇,在水或乙醇中微溶。

(二)药理学

本品为溴己新在体内的活性代谢产物,能促进肺表面活性物质的分泌及气道液体分泌,使痰中的黏多糖蛋白纤维断裂,促进黏痰溶解,显著降低痰黏度,增强支气管黏膜纤毛运动,促进痰液排出。本品改善通气功能和呼吸困难状况。其祛痰作用显著,超过溴己新,且毒性小,耐受性好。

雾化吸入或口服后 1 小时内生效,作用维持 3～6 小时。

(三)适应证

本品可用于急、慢性支气管炎及支气管哮喘、支气管扩张、肺气肿、肺结核、肺尘埃沉着病、手术后的咳痰困难等。注射给药可用于术后肺部并发症的预防及早产儿、新生儿呼吸窘迫综合征的治疗。

本品高剂量(每次 250～500 mg,每天 2 次)有降低血浆尿酸浓度和促进尿酸排泄的作用,可用于治疗痛风。

(四)用法和用量

口服:成人及 12 岁以上儿童每次 30 mg,每天 3 次。长期使用(14 天后)剂量可减半。静脉注射、肌内注射及皮下注射:成人每次 15 mg,每天 2 次。亦可加入生理盐水或葡萄糖溶液中静脉滴注。

(五)不良反应

不良反应较少,仅少数患者出现轻微的胃肠道反应,如胃部不适、胃痛、腹泻。偶尔见皮疹等变态反应,出现过敏症状应立即停药。

(六)禁忌证

对本品过敏者禁用。

(七)注意

妊娠头 3 个月慎用。注射液不应与 pH 大于 6.3 的其他溶液混合。

(八)药物相互作用

(1)本品与阿莫西林、阿莫西林/克拉维酸、氨苄西林、头孢呋辛、红霉素、多西环素等抗生素合用,可增加这些抗生素在肺内的分布浓度,增强其抗菌疗效。

(2)本品与 β_2 受体激动剂及茶碱等支气管扩张剂合用有协同作用。

(九)制剂

片剂:每片 15 mg;30 mg。胶囊剂:每粒 30 mg。缓释胶囊:每粒 75 mg。口服溶液剂:每支 15 mg(5 mL);180 mg(60 mL);300 mg(100 mL);600 mg(100 mL)。气雾剂:每瓶 15 mg(2 mL)。注射液:每支 15 mg(2 mL)。

(十)贮法

遮光、密闭保存。

氨溴特罗口服液:每 100 mL(含盐酸氨溴索 150 mg,盐酸克伦特罗 0.1 mg)。一次 20 mL,每天 2 次。

四、溴凡克新

其他名称:溴环己酰胺、Brovan、Bronquimucil、Brovaxine。

(一)药理学

本品亦为溴己新的活性代谢物,可使痰中酸性黏多糖纤维断裂,降低痰液黏度,使其液化而易于咳出,同时改善肺通气功能。本品口服或直肠给药吸收良好,服后3~4小时,血浓度达到最高峰。毒性低。

(二)适应证

本品可用于急、慢性支气管炎。

(三)用法和用量

口服,成人每次15~30 mg,每天3次。

(四)制剂

片剂:每片15 mg;30 mg。

五、乙酰半胱氨酸

其他名称:痰易净、易咳净、富露施、Mucomyst、Airbron、Fluimucil、Mucofilin、Mucisol。

ATC编码:R05CB01。

(一)性状

本品为白色结晶性粉末,有类似蒜的臭气,味酸,有引湿性,在水或乙醇中易溶。熔点为101~107 ℃。

(二)药理学

本品具有较强的黏痰溶解作用。其分子中所含巯基能使白色黏痰中的黏多糖蛋白多肽链中的二硫键断裂,还可通过分解核糖核酸酶,使脓性痰中的DNA纤维断裂,故不仅能溶解白色黏痰还能溶解脓性痰,从而降低痰的黏滞性,并使之液化,易于咳出。此外,本品进入细胞内后,可脱去乙酰基形成L-半胱氨酸,参与谷胱甘肽(GSH)的合成,故有助于保护细胞免受氧自由基等毒性物质的损害。

(三)适应证

(1)本品可用于手术后、急性和慢性支气管炎、支气管扩张、肺结核、肺炎、肺气肿等引起的黏稠分泌物过多所致的咳痰困难。

(2)本品可用于对乙酰氨基酚中毒的解毒以及环磷酰胺引起的出血性膀胱炎的治疗。

(四)用法和用量

(1)喷雾吸入:仅用于非应急情况下。临用前用氯化钠溶液使其溶解成10%的溶液,每次1~3 mL,每天2~3次。

(2)气管滴入:急救时以5%的溶液经气管插管或气管套管直接滴入气管内,每次0.5~2.0 mL,每天2~4次。

(3)气管注入:急救时以5%的溶液用1 mL注射器自气管的甲状软骨环骨膜处注入气管腔内,每次0.5~2.0 mL(婴儿每次0.5 mL,儿童每次1 mL,成人每次2 mL)。

(4)口服:成人一次200 mg,每天2~3次。

(五)不良反应

本品可引起咳呛、支气管痉挛、恶心、呕吐、胃炎等不良反应,减量即可缓解,如遇恶心、呕吐,可暂停给药。支气管痉挛可用异丙肾上腺素缓解。

(六)禁忌证

支气管哮喘者禁用。

(七)注意

(1)本品直接滴入呼吸道可产生大量痰液,需用吸痰器吸引排痰。

(2)不宜与金属、橡皮、氧化剂、氧气接触,故喷雾器须用玻璃或塑料制作。

(3)本品应临用前配制,用剩的溶液应严封贮于冰箱中,48小时内用完。

(八)药物相互作用

(1)本品可减弱青霉素、四环素、头孢菌素类的抗菌活性,故不宜同时应用;必要时间隔4小时交替使用。

(2)本品与硝酸甘油合用可增加低血压和头痛的发生率。

(3)本品与金制剂合用,可增加金制剂的排泄。

(4)本品与异丙肾上腺素合用或交替使用可提高药效,减少不良反应。

(5)本品与碘化油、糜蛋白酶、胰蛋白酶有配伍禁忌。

(九)制剂

片剂:每片200 mg;500 mg。喷雾剂:每瓶0.5 g;1 g。颗粒剂:每袋100 mg。泡腾片:每片600 mg。

六、羧甲司坦

其他名称:羧甲基半胱氨酸、贝莱、费立、卡立宁、康普利、强利灵、强利痰灵、美咳片、Carboxymethyl Cysteine、Mucodyne、Mucotab、Mucocis、Loviscol、Transbronchin。

ATC编码:R05CB03。

(一)性状

本品为白色结晶性粉末,无臭。本品在热水中略溶,在水中极微溶解,在乙醇或丙酮中不溶,在酸或碱溶液中易溶。

(二)药理学

本品为黏液稀释剂,主要在细胞水平影响支气管腺体的分泌,使低黏度的唾液黏蛋白分泌增加,而高黏度的岩藻黏蛋白产生减少,因而使痰液的黏滞性降低,痰液易于咳出。本品口服有效,起效快,服后4小时即可见明显疗效。

(三)适应证

本品可用于慢性支气管炎、支气管哮喘等疾病引起的痰液黏稠、咳痰困难和痰阻气管等;亦可用于防治手术后咳痰困难和肺炎并发症;用于小儿非化脓性中耳炎,有预防耳聋的效果。

(四)用法和用量

口服,成人每次0.25~0.50 g,每天3次。儿童每天30 mg/kg。

(五)不良反应

偶尔有轻头晕、恶心、胃部不适、腹泻、胃肠道出血、皮疹等不良反应。

（六）注意

（1）本品与强效镇咳药合用，会导致稀化的痰液堵塞气道。

（2）有消化道溃疡病史者慎用。

（3）有慢性肝脏疾病的老年患者应减量。

（七）制剂

口服液：每支 0.2 g（10 mL）；0.5 g（10 mL）。糖浆剂：2%（20 mg/mL）。片剂：每片 0.25 g。泡腾剂：每包 0.25 g。

（八）贮法

密闭，于阴凉干燥处保存。

七、沙雷肽酶

其他名称：舍雷肽酶、达先、敦净、释炎达、Dasen。

（一）性状

沙雷肽酶是从沙雷杆菌提取的蛋白水解酶，为稍有特殊臭味的灰白色到淡褐色粉末。

（二）药理学

本品具有很强的抗感染症、消肿胀作用和分解变性蛋白质、缓激肽、纤维蛋白凝块作用，故可加速痰、脓和血肿液化与排出，促进血管、淋巴管对分解物的吸收，改善炎症病灶的循环，从而起到消炎消肿作用，还能增加抗生素在感染灶和血中的浓度，从而增强抗生素的作用。

（三）适应证

本品可用于手术后和外伤后消炎及鼻窦炎、乳腺淤积、膀胱炎、附睾炎、牙周炎、牙槽肿胀等疾病的消炎，还可用于支气管炎、肺结核、支气管哮喘、麻醉后的排痰困难等。国外报道本品可用于治疗儿童耳炎。

（四）用法和用量

口服：成人每次 5～10 mg，每天 3 次，餐后服。

（五）不良反应

偶尔见黄疸、转氨酶（ALT、AST、γ-GTP）水平升高、厌食、恶心、呕吐、腹泻等。偶尔见鼻出血、血痰等出血倾向。偶尔见皮肤发红，瘙痒、药疹等变态反应。

（六）注意

有严重肝、肾功能障碍和血液凝固异常者慎用。使用本品时应让患者及时咳出痰液，应及时给呼吸道插管患者吸出痰液，以防止痰液阻塞呼吸道。

（七）药物相互作用

（1）本品增加青霉素、氨苄西林、磺苄西林等抗生素在感染灶和血中的浓度，增强抗生素的作用。

（2）本品与抗凝血药合用时，可增强抗凝血药的作用。

（3）本品与促凝血药合用时可产生部分药理性拮抗作用。

（八）制剂

肠溶片：每片 5 mg（10 000 单位）；10 mg（20 000 单位）。

（王景荣）

第三节 平 喘 药

喘息是呼吸系统疾病的常见症状之一,尤其多见于支气管哮喘和喘息性支气管炎,是支气管平滑肌痉挛和支气管黏膜炎症引起的分泌物增加和黏膜水肿所致的小气道阻塞的结果。

哮喘的发病机制包括遗传和环境因素,多数人的哮喘发作包括两个时相,即速发相和迟发相。速发相多与Ⅰ型(速发型)变态反应有关。哮喘患者接触抗原后,体内产生抗体免疫球蛋白E(IgE),并结合于肥大细胞表面,使肥大细胞致敏。再次吸入抗原后,抗原与致敏肥大细胞表面的抗体结合,使肥大细胞裂解脱颗粒,释放变态反应介质,如组胺、白三烯 C_4 和 D_4 (LTC_4 和 LTD_4)、前列腺素 D_2(PGD_2)、嗜酸性粒细胞趋化因子 A(ECF-A)。这些介质引起血管通透性增加,黏膜下多种炎性细胞(如巨噬细胞、嗜酸性粒细胞和多形核粒细胞)浸润,刺激支气管平滑肌痉挛,气道黏膜水肿,黏液分泌增加,从而导致气道狭窄、阻塞甚至气道构形重建。哮喘的迟发相反应可在夜间出现,是继发于速发相的进展性炎症反应,主要是患者支气管黏膜的 Th2 细胞活化,生成 Th2 型细胞因子,进一步吸引其他炎症细胞(如嗜酸性粒细胞)到黏膜表面。迟发相的炎症介质有半胱氨酰白三烯,白介素 IL-3、IL-5 和 IL-8,毒性蛋白,嗜酸性粒细胞阳离子蛋白,主要碱性蛋白以及嗜酸性粒细胞衍生的神经毒素。这些介质在迟发相反应中起重要作用,毒性蛋白引起上皮细胞的损伤和缺失。此外,腺苷、诱导型 NO 和神经肽也可能涉及迟发相反应。

当发生支气管黏膜炎症时,中性粒细胞、嗜酸性粒细胞及肥大细胞释放的溶酶体酶、炎性细胞因子产生的活性氧自由基等可损伤支气管上皮细胞,分布在黏膜的感觉传入神经纤维暴露,并使气管上皮舒张因子(EpDRF)生成减少,遇冷空气、灰尘及变应原刺激时,感觉传入神经通过轴索反射,释放出 P 物质、神经激肽 A 和降钙素基因相关肽(CGRP),引起气道高反应性(bronchial hyperresponsiveness,BHR),则更易诱发和加重喘息。

对哮喘发病机制的解释有受体学说,即认为喘息发作时 β 受体功能低下,这可能与哮喘患者血清中存在 $β_2$ 受体的自身抗体,并导致肺中 $β_2$ 受体密度降低有关。由于在肺中 $β_2$ 受体密度降低的同时,α 受体密度增加,故亦有哮喘发病时的 α 受体功能亢进学说。根据哮喘患者的呼吸道对乙酰胆碱具有高反应性,学者还提出了哮喘发病的 M 胆碱受体功能亢进学说。

平喘药是指能作用于哮喘发病的不同环节,以缓解或预防哮喘发作的药物。常用平喘药可分为以下六类:β 肾上腺素受体激动剂、M 胆碱受体拮抗剂、黄嘌呤类药物、过敏介质阻释剂、肾上腺糖皮质激素类、抗白三烯类药物。近年来的发展趋势是将上述几类药物制成吸入型制剂,或配伍制成复方制剂,以增强呼吸道局部疗效并减少全身用药的不良反应。

一、β 肾上腺素受体激动剂

该类药物包括非选择性的 β 肾上腺素受体激动剂,如肾上腺素、麻黄碱和异丙肾上腺素;选择性 $β_2$ 肾上腺素受体激动剂,如沙丁胺醇、特布他林。它们主要通过激动呼吸道的 $β_2$ 受体,激活腺苷酸环化酶,使细胞内的环磷腺苷(cAMP)含量增加,游离 Ca^{2+} 减少,从而松弛支气管平滑肌,抑制炎性细胞释放变态反应介质,增强纤毛运动与黏液清除,降低血管通透性,减轻呼吸道水肿,而发挥平喘作用。近些年来还有对 $β_2$ 受体选择性更强,作用维持时间更久的福莫特罗、沙美特罗、班布特罗等用于临床。本类药物扩张支气管作用强大而迅速,疗效确实,已成为治疗急性哮喘的一线药物。

(一)麻黄碱

麻黄碱是从中药麻黄中提取的生物碱,可人工合成。

其他名称:麻黄素、Sanedrine、Ephetonin。

ATC 编码:R01AA03。

1.性状

常用其盐酸盐。本品为白色针状结晶或结晶性粉末;无臭,味苦。本品在水中易溶,在乙醇中溶解,在氯仿或乙醚中不溶。熔点为 217~220 ℃。

2.药理学

本品可直接激动肾上腺素受体,也可通过促使肾上腺素能神经末梢释放去甲肾上腺素而间接激动肾上腺素受体,对 α 和 β 受体均有激动作用。

(1)心血管系统:使皮肤、黏膜和内脏血管收缩,血流量减少;冠脉和脑血管扩张,血流量增加。用药后血压升高,脉压加大。使心收缩力增强,心排血量增加。由于血压升高反射性地兴奋迷走神经,故心率不变或稍慢。

(2)支气管:松弛支气管平滑肌;其 α 效应尚可使支气管黏膜血管收缩,减轻充血水肿,有利于改善小气道阻塞。但长期应用致黏膜血管过度收缩,毛细血管压增加,充血水肿加重。此外,α 效应尚可加重支气管平滑肌痉挛。

(3)中枢神经系统:兴奋大脑皮层和皮层下中枢,产生精神兴奋、失眠、不安和震颤等。

口服后易自肠吸收,可通过血-脑屏障进入脑脊液。V_d 为 3~4 L/kg,吸收后仅少量脱胺氧化,79%以原形经尿排泄。作用较肾上腺素弱而持久 $t_{1/2}$ 为 3~4 小时。

3.适应证

本品可预防支气管哮喘发作和缓解轻度哮喘发作,对急性重度哮喘发作效果不佳。本品可用于蛛网膜下腔麻醉或硬膜外麻醉引起的低血压及慢性低血压症,治疗各种原因引起的鼻黏膜充血、肿胀引起的鼻塞。

4.用法和用量

(1)支气管哮喘:口服,成人常用量一次 15~30 mg,每天 45~90 mg;极量,一次 60 mg,每天 150 mg。皮下或肌内注射:成人常用量一次 15~30 mg,每天 45~60 mg;极量,一次 60 mg,每天 150 mg。

(2)蛛网膜下腔麻醉或硬膜外麻醉时维持血压:麻醉前皮下注射或肌内注射 20~50 mg。用于治疗慢性低血压症,每次口服 20~50 mg,每天 2 次或 3 次。

(3)解除鼻黏膜充血、水肿:以 0.5%~1.0%的溶液滴鼻。

5.不良反应

大量长期使用可引起震颤、焦虑、失眠、头痛、心悸、有发热感、出汗等不良反应。晚间服用时,常加服镇静催眠药(如苯巴比妥)以防失眠。

6.禁忌证

甲状腺功能亢进症、高血压、动脉硬化、心绞痛等患者禁用。

7.注意

短期反复使用可致快速耐受现象,作用减弱,停药数小时可恢复。

8.药物相互作用

麻黄碱与巴比妥类、苯海拉明、氨茶碱合用,通过后三种药物的中枢抑制、抗过敏、抗胆碱、解除支气管痉挛及减少腺体分泌作用。忌与帕吉林等单胺氧化酶抑制剂合用,以免引起血压过高。

9.制剂

片剂:每片 15 mg;25 mg;30 mg。注射液:每支 30 mg(1 mL);50 mg(1 mL)。滴鼻剂:0.5%(小儿);1%(成人);2%(检查、手术或止血时用)。

(二)异丙肾上腺素

其他名称:喘息定、治喘灵、Isoproterenol、Isuprel、Aludrine。

ATC 编码:R03AB02。

1.性状

常用其盐酸盐。本品为白色或类白色结晶性粉末;无臭,味微苦,遇光和空气渐变色;在碱性溶液中更易变色;在水中易溶,在乙醇中略溶,在三氯甲烷或乙醚中不溶。熔点为 165～170 ℃。

2.药理学

本品为非选择性肾上腺素 β 受体激动剂,对 β_1 和 β_2 受体均有强大的激动作用,对 α 受体几乎无作用。主要作用如下。

(1)本品作用于心脏 β_1 受体,使心收缩力增强,心率加快,传导加速,心排血量和心肌耗氧量增加。

(2)本品作用于血管平滑肌 β_2 受体,使骨骼肌血管明显舒张,肾、肠系膜血管及冠状动脉亦不同程度地舒张,血管总外周阻力降低。其心血管作用导致收缩压升高,舒张压降低,脉压变大。

(3)本品作用于支气管平滑肌 β_2 受体,使支气管平滑肌松弛。

(4)本品促进糖原和脂肪分解,增加组织耗氧量。

本品口服无效,临床多采用气雾吸入给药,亦可舌下含服,在 2～5 分钟经舌下静脉丛吸收而迅速奏效。其生物利用度为 80%～100%。有效血浓度为 0.5～2.5 mg/mL,V_d 为 0.7 L/kg。在肝脏与硫酸结合,在其他组织被儿茶酚氧位甲基转移酶甲基化代谢灭活。静脉给药后,尿中排泄原形药物和甲基化代谢产物各占 50%。气雾吸入后,尿中排泄物全部为甲基化代谢产物。

3.适应证

(1)支气管哮喘:适用于控制哮喘急性发作,常气雾吸入给药,作用快而强,但持续时间短。

(2)心搏骤停:治疗各种原因(如溺水、电击、手术意外和药物中毒)引起的心搏骤停。必要时可与肾上腺素和去甲肾上腺素配伍使用。

(3)本品可治疗房室传导阻滞。

(4)抗休克:心源性休克和感染性休克。对中心静脉压高、心排血量低者,应在补足血容量的基础上再用本品。

4.用法和用量

(1)支气管哮喘:舌下含服,成人常用量,一次 10～15 mg,每天 3 次;极量,一次 20 mg,每天 60 mg。气雾剂吸入,常用量,一次 0.1～0.4 mg;极量,一次 0.4 mg,每天 2.4 mg。重复使用的间隔时间不应少于 2 小时。

(2)心搏骤停:心腔内注射 0.5～1.0 mg。

(3)房室传导阻滞:二度者采用舌下含片,每次 10 mg,每 4 小时 1 次;三度者若心率低于 40 次/分,可将 0.5～1.0 mg 异丙肾上腺素溶于 200～300 mL 5% 的葡萄糖溶液,缓慢静脉滴注。

(4)抗休克:将 0.5~1.0 mg 异丙肾上腺素加于 200 mL5%的葡萄糖溶液中,静脉滴注,滴速为 0.5~2.0 μg/min,根据心率调整滴速,使收缩压维持在 12.0 kPa(90 mmHg),脉压在 2.7 kPa (20 mmHg)以上,心率 120 次/分以下。

5.不良反应

常见心悸、头痛、头晕、喉干、恶心、软弱无力及出汗等不良反应。对已有明显缺氧的哮喘患者用量过大,易致心肌耗氧量增加,易致心律失常,甚至可致室性心动过速及心室颤动。成人心率超过 120 次/分,小儿心率超过 140 次/分时,应慎用。

6.禁忌证

冠心病、心绞痛、心肌梗死、嗜铬细胞瘤及甲状腺功能亢进患者禁用。

7.注意

舌下含服时,宜将药片嚼碎;含于舌下,否则达不到速效。过多、反复应用气雾剂可产生耐受性,此时,不仅 β 受体激动剂之间有交叉耐受性,对内源性肾上腺素能递质也产生耐受性,使支气管痉挛加重,疗效降低,甚至增加死亡率。故应限制吸入次数和吸入量。

8.药物相互作用

(1)本品与其他拟肾上腺素药有相加作用,但不良反应也增多。

(2)本品与普萘洛尔合用时,可拮抗本品的作用。

(3)三环类抗抑郁药可能增强其作用。

(4)本品与三环类抗抑郁药丙咪嗪、丙卡巴肼合用可增加本品的不良反应。

(5)本品与洋地黄类药物合用,可加剧心动过速。

(6)钾盐引起血钾水平升高,增强本品对心肌的兴奋作用,易致心律失常,禁止合用。

(7)本品与茶碱合用可降低茶碱的血药浓度。

9.制剂

片剂:每片 10 mg。纸片:每片 5 mg。

气雾剂:浓度为 0.25%,每瓶可喷吸 200 次左右,每揿约 0.175 mg。注射液:每支 1 mg (2 mL)。

复方盐酸异丙肾上腺素气雾剂(愈喘气雾剂):每瓶含盐酸异丙肾上腺素 56 mg 和愈创甘油醚 70 mg,按盐酸异丙肾上腺素计算,每次喷雾吸入 0.1~0.4 mg,每次极量 0.4 mg,每天2.4 mg。

10.贮法

遮光、密闭保存。

(三)沙丁胺醇

其他名称:舒喘灵,索布氨,阿布叔醇,羟甲叔丁肾上腺素,柳丁氨醇,嗽必妥,万托林,爱纳灵、Albuterol、Ventolin、Proventil、Saltanol、Etinoline。

ATC 编码:R03AC02。

1.性状

常用其硫酸盐。本品为白色或类白色的粉末;无臭,味微苦;在水中易溶,在乙醇中极微溶解,在乙醚或三氯甲烷中几乎不溶。

2.药理学

本品为选择性 β_2 受体激动剂,能选择性激动支气管平滑肌的 β_2 受体,有较强的支气管扩张作用。于哮喘患者,其支气管扩张作用约为异丙肾上腺素的 10 倍。抑制肥大细胞等致敏细胞释放变态反应介质亦与其支气管平滑肌解痉作用有关。对心脏的 β_1 受体的激动作用较弱,故其增加心率作用仅及异丙肾上腺素的 1/10。

因不易被消化道的硫酸酯酶和组织中的儿茶酚氧位甲基转移酶破坏,故本品口服有效,作用持续时间较长。口服生物利用度为 30%,服后 15~30 分钟生效,2~4 小时作用达高峰,持续6 小时以上。气雾吸入的生物利用度为 10%,吸入后 1~5 分钟生效,1 小时作用达高峰,可持续4~6 小时,维持时间为同等剂量异丙肾上腺素的 3 倍。V_d 为 1 L/kg。大部分在肠壁和肝脏代谢,进入循环的原形药物少于 20%。本品主要经肾排泄。

3.适应证

本品可用于防治支气管哮喘,哮喘型支气管炎和肺气肿患者的支气管痉挛。制止发作多用气雾吸入,预防发作则可口服。

4.用法和用量

口服:成人,每次 2~4 mg,每天 3 次。气雾吸入:每次 0.1~0.2 mg(即喷吸 1~2 次),必要时每 4 小时重复 1 次,但 24 小时内不宜超过 8 次,粉雾吸入,成人每次吸入 0.4 mg,每天 3~4 次。静脉注射:一次 0.4 mg,用 20 mL5% 的葡萄糖注射液或 2 mL 氯化钠注射液稀释后缓慢注射。静脉滴注:1 次 0.4 mg,用 100 mL5% 的葡萄糖注射液稀释后滴注。肌内注射:一次0.4 mg,必要时 4 小时可重复注射。

5.不良反应

偶尔见恶心、头痛、头晕、心悸、手指震颤等不良反应。剂量过大时,可见心动过速和血压波动。一般减量即恢复,严重时应停药。罕见肌肉痉挛,变态反应。

6.禁忌证

对本品及其他肾上腺素受体激动剂过敏者禁用。

7.注意

(1)心血管功能不全、高血压、糖尿病、甲状腺功能亢进患者及妊娠期妇女慎用。

(2)对氟利昂过敏者禁用本品气雾剂。

(3)长期用药亦可形成耐受性,不仅疗效降低,还可能使哮喘加重。

(4)本品缓释片不能咀嚼,应整片吞服。

8.药物相互作用

(1)与其他肾上腺素受体激动剂或茶碱类药物合用,其支气管扩张作用增强,但不良反应也可能加重。

(2)β 受体拮抗剂(如普萘洛尔)能拮抗本品的支气管扩张作用,故不宜合用。

(3)单胺氧化酶抑制剂、三环抗抑郁药、抗组胺药、左甲状腺素等可增加本品的不良反应。

(4)本品与甲基多巴合用时可致严重急性低血压反应。

(5)本品与洋地黄类药物合用,可增加洋地黄诱发心动过速的危险性。

(6)在产科手术中合用本品与氟烷,可加重宫缩无力,引起大出血。

9.制剂

片(胶囊)剂:每片(粒)0.5 mg;2 mg。缓释片(胶囊)剂:每粒 4 mg;8 mg。气雾剂:溶液型,药液浓度 0.2%,每瓶 28 mg,每揿 0.14 mg;混悬型,药液浓度 0.2%(g/g),每瓶 20 mg(200 揿),每揿 0.1 mg。粉雾剂胶囊:每粒 0.2 mg;0.4 mg,用粉雾吸入器吸入。注射液:每支 0.4 mg(2 mL)。糖浆剂:4 mg(1 mL)。

(四)特布他林

其他名称:间羟叔丁肾上腺素、间羟舒喘灵、间羟舒喘宁、间羟嗽必妥、叔丁喘宁、比艾、博利康尼、喘康速、Brincanyl、Brethine、Bristurin。

ATC 编码:R03AC03。

1.性状

常用其硫酸盐。本品为白色或类白色结晶性粉末;无臭,或微有醋酸味;遇光后渐变色。熔点为255 ℃。本品易溶于水,在甲醇或己醇中微溶,在乙醚、丙酮或三氯甲烷中几乎不溶。

2.药理学

本品为选择性 β_2 受体激动剂,其支气管扩张作用与沙丁胺醇相近。于哮喘患者,2.5 mg本品的平喘作用与 25 mg 麻黄碱相当。动物或人的离体实验证明,其对心脏 β_1 受体的作用极小,其对心脏的兴奋作用比沙丁胺醇小,仅及异丙肾上腺素的1/100。但临床应用时,特别是大量或注射给药仍有明显心血管系统不良反应,这除了与它直接激动心脏 β_1 受体有关外,尚与其激动血管平滑肌 β_2 受体,舒张血管,使血流量增加,通过压力感受器反射地兴奋心脏有关。

口服生物利用度为 15%±6%,约 30 分钟出现平喘作用,有效血浆浓度为 3 μg/mL,血浆蛋白结合率为 25%。因其不易被儿茶酚氧位甲基转移酶、单胺氧化酶或硫酸酯酶代谢,故作用持久。2~4 小时作用达高峰,可持续 4~7 小时。V_d 为(1.4±0.4)L/kg。皮下注射或气雾吸入后 5~15 分钟生效,0.5~1.0 小时作用达高峰,作用维持 1.5~4.0 小时。

3.适应证

(1)本品可用于支气管哮喘、哮喘型支气管炎和慢性阻塞性肺疾病的支气管痉挛。

(2)连续静脉滴注本品可激动子宫平滑肌 β_2 受体,抑制自发性子宫收缩和催产素引起的子宫收缩,预防早产。同样原理本品可用于胎儿窒息。

4.用法和用量

口服:成人,每次 2.5~5.0 mg,每天 3 次,一天中总量不超过 15 mg。静脉注射:一次 0.25 mg,若 15~30 分钟无明显临床改善,可重复注射一次,但 4 小时中总量不能超过 0.5 mg。气雾吸入:成人每次 0.25~0.50 mg,每天 3~4 次。

5.不良反应

少数病例可见手指震颤、头痛、头晕、失眠、心悸及胃肠障碍,偶尔见血糖及血乳酸水平升高。口服5 mg时,手指震颤的发生率可达 20%~33%。故应以吸入给药为主,只在重症哮喘发作时才考虑静脉应用。

6.禁忌证

禁用于对本品及其他肾上腺素受体激动剂过敏者、严重心功能损害者。

7.注意

高血压病、冠心病、糖尿病、甲状腺功能亢进、癫痫患者及妊娠期妇女慎用。

8.药物相互作用

(1)与其他肾上腺素受体激动药合用可使疗效增强,但不良反应也增多。

(2)β 受体阻滞剂(如普萘洛尔、醋丁洛尔、阿替洛尔、美托洛尔)可拮抗本品的作用,使疗效降低,并可致严重的支气管痉挛。

(3)与茶碱类药合用,可增加松弛支气管平滑肌的作用,但心悸等不良反应也增加。

(4)单胺氧化酶抑制药、三环抗抑郁药、抗组胺药、左甲状腺素等可增加本品的不良反应。

9.制剂

片剂:每片 1.25 mg;2.5 mg;5 mg。胶囊:每粒 1.25 mg;2.5 mg。注射剂:每支 0.25 mg (1 mL)。气雾剂每瓶 50 mg(200 喷);100 mg(400 喷,每喷 0.25 mg)。粉雾剂:0.5 mg(每吸)。

(五)氯丙那林

其他名称:氯喘通、氯喘、喘通、邻氯喘息定、邻氯异丙肾上腺素、Isoprophenamine、Asthone。

1.性状

常用其盐酸盐。本品为白色或类白色结晶性粉末;无臭,味苦;在水或乙醇中易溶,在三氯甲烷中溶解,在丙酮中微溶,在乙醚中不溶。熔点为 165～169 ℃。

2.药理学

本品为选择性 β_2 受体激动剂,但其对 β_2 受体的选择性低于沙丁胺醇。本品有明显的支气管扩张作用,对心脏的兴奋作用较弱,仅为异丙肾上腺素的 1/3。口服后 15～30 分钟生效,约 1 小时达最大效应,作用持续 4～6 小时。气雾吸入 5 分钟左右即可见哮喘症状缓解。

3.适应证

本品可用于支气管哮喘、哮喘型支气管炎、慢性支气管炎合并肺气肿,可止喘并改善肺功能。

4.用法和用量

口服,每次 5～10 mg,每天 3 次。预防夜间发作可于睡前服 5～10 mg。气雾吸入,每次 6～10 mg。

5.不良反应

用药初 1～3 天,个别患者可见心悸、手指震颤、头痛及胃肠道反应。继续服药,不良反应多能自行消失。

6.禁忌证

对本品过敏者禁用。

7.注意

心律失常、高血压、肾功能不全、甲状腺功能亢进及老年患者慎用。

8.药物相互作用

(1)与茶碱类及抗胆碱能支气管扩张药合用,其支气管扩张作用增强,不良反应也增强。

(2)与其他肾上腺素 β_2 受体激动剂有相加作用,但不良反应(如手指震颤)也增多。

(3)β 受体阻滞剂(如普萘洛尔)可拮抗本品的作用。

(4)三环类抗抑郁药可能增强其作用。

9.制剂

片剂:每片 5 mg;10 mg。气雾剂:2%的溶液。

复方氯丙那林片:每片含盐酸氯丙那林 5 mg、盐酸溴己新 10 mg、盐酸去氯羟嗪 25 mg。用于祛痰、平喘、抗过敏,每次 1 片,每天 3 次。

(六)妥洛特罗

其他名称:喘舒、妥布特罗、丁氯喘、叔丁氯喘通、氯丁喘安、Chlobamol、Lobuterol。

ATC 编码:R03CC11。

1.性状

常用其盐酸盐。本品为白色或类白色的结晶性粉末,无臭,味苦。熔点为 161～163 ℃。本品溶于水、乙醇,微溶于丙酮,不溶于乙醚。

2.药理学

本品为选择性 β₂ 受体激动剂,对支气管平滑肌具有较强而持久的扩张作用,对心脏的兴奋作用较弱。离体动物实验证明,本品松弛气管平滑肌作用是氯丙那林的 2～10 倍,而对心脏的兴奋作用是异丙肾上腺素的 1/1 000,作用维持时间为异丙肾上腺素的 10 倍。临床试用表明,本品除了有明显的平喘作用外,还有一定的止咳、祛痰作用,而对心脏的兴奋作用极微弱。一般口服后 5～10 分钟起效,作用可维持 4～6 小时。

3.适应证

本品可用于防治支气管哮喘、哮喘型支气管炎等。

4.用法和用量

口服,每次 0.5～2 mg,每天 3 次。

5.不良反应

偶尔有心悸、手指震颤、心动过速、头晕、恶心、胃部不适等反应,一般停药后即消失。偶尔见变态反应。

6.注意

冠心病、心功能不全、肝和肾功能不全、高血压病、甲状腺功能亢进症、糖尿病患者慎用。

7.药物相互作用

本品与肾上腺素、异丙肾上腺素合用易致心律失常。与单胺氧化酶抑制药合用可出现心动过速、躁狂等不良反应。

8.制剂

片剂:每片 0.5 mg;1 mg。

复方妥洛特罗片(复方叔丁氯喘通片):每片含盐酸妥洛特罗 1.5 mg、盐酸溴己新 15 mg、盐酸异丙嗪 6 mg。每次 1 片,每天 2 或 3 次。

小儿复方盐酸妥洛特罗片:盐酸妥洛特罗 0.5 mg,盐酸溴己新 5 mg,盐酸异丙嗪 3 mg。

二、M 胆碱受体拮抗剂

迷走神经在维持呼吸道平滑肌张力上具有重要作用。呼吸道的感受器(如牵张感受器)、刺激感受器的传入和传出神经纤维均通过迷走神经。呼吸道内迷走神经支配的 M 胆碱受体分为三个亚型:①主要位于副交感神经节及肺泡壁内的 M₁ 受体,对平滑肌收缩张力的影响较小。②位于神经节后纤维末梢的 M₂ 受体,主要通过抑制末梢释放递质乙酰胆碱而起负反馈调节作用。③位于呼吸道平滑肌、气管黏膜下腺体及血管内皮细胞的 M₃ 受体,兴奋时可直接收缩平滑肌,使呼吸道口径缩小。哮喘患者 M₃ 受体功能亢进,使气管平滑肌收缩、黏液分泌,血管扩张及炎性细胞聚集,从而导致喘息发作;而 M₂ 受体功能低下,负反馈失调,胆碱能节后纤维末梢释放乙酰胆碱增加,更加剧呼吸道内平滑肌收缩痉挛。但迄今尚未寻找到理想的选择性 M₃ 受体拮抗剂。最早应用的非选择性 M 胆碱受体拮抗剂阿托品虽能解痉止喘,但对呼吸道内 M₁、M₂ 及 M₃ 受体的拮抗无选择性,对全身其他组织的 M 胆碱受体亦具有非选择性拮抗作用,可产生广泛而严重的不良反应,使其应用受限。目前所用抗胆碱平喘药均为阿托品的衍生物(如异丙托溴铵等),对呼吸道 M 胆碱受体具有一定的选择性拮抗作用,但对 M 受体各亚型无明显选择性。

(一)异丙托溴铵

其他名称:异丙阿托品、溴化异丙托品、爱全乐、爱喘乐、Atrovent。

ATC 编码:R03BB01。

1.性状

常用其溴化物。本品为白色结晶性粉末,味苦,溶于水,略溶于乙醇,不溶于其他有机溶剂。熔点为 232~233 ℃。

2.药理学

异丙托溴铵是对支气管平滑肌 M 受体有较高选择性的强效抗胆碱药,松弛支气管平滑肌作用较强,对呼吸道腺体和心血管系统的作用较弱。其扩张支气管的剂量仅及抑制腺体分泌和加快心率剂量的 1/20~1/10。气雾吸入本品 40 μg 或 80 μg 对哮喘患者的疗效相当于气雾吸入 2 mg 阿托品、70~200 μg 异丙肾上腺素或 200 μg 沙丁胺醇的疗效。用药后痰量和痰液的黏滞性均无明显改变,但国外报道,本品可促进支气管黏膜的纤毛运动,利于痰液排出。本品为季铵盐,口服不易吸收。气雾吸入后 5 分钟左右起效,30~60 分钟作用达峰值,维持 4~6 小时。

3.适应证

本品可用于缓解慢性阻塞性肺疾病(COPD)引起的支气管痉挛、喘息症状。防治哮喘,尤其适用于因 β 受体激动药产生肌肉震颤、心动过速而不能耐受此类药物的患者。

4.用法和用量

气雾吸入:成人,一次 40~80 μg,每天 3~4 次。雾化吸入:成人一次 100~500 μg(14 岁以下儿童 50~250 μg),用生理盐水稀释到 3~4 mL,置于雾化器中吸入。

5.不良反应

常见口干、头痛、鼻黏膜干燥、咳嗽、震颤。偶尔见心悸、支气管痉挛、眼干、眼调节障碍、尿潴留。极少见变态反应。

6.禁忌证

本品禁用于对本品及阿托品类药物过敏者和幽门梗阻者。

7.注意

(1)青光眼、前列腺增生患者慎用。

(2)雾化吸入时避免药物进入眼内。

(3)对于窄角青光眼患者,合用本品与 β 受体激动剂可增加青光眼急性发作的危险性。

(4)使用与 β 受体激动剂组成的复方制剂时,须同时注意二者的禁忌证。

8.药物相互作用

其与 β 受体激动药(沙丁胺醇、非诺特罗)、茶碱、色甘酸钠合用可相互增强疗效。金刚烷胺、吩噻嗪类抗精神病药、三环抗抑郁药、单胺氧化酶抑制药及抗组胺药可增强本品的作用。

9.制剂

气雾剂:每喷 20 μg,40 μg;每瓶 200 喷(10 mL)。吸入溶液剂:2 mL,异丙托溴铵 500 μg。雾化溶液剂:50 μg(2 mL);250 μg(2 mL);500 μg(2 mL);500 μg(20 mL)。

复方异丙托溴铵气雾剂(可必特,Combivent):每瓶 14 g(10 mL),含异丙托溴铵(以无水物计)4 mg、硫酸沙丁胺醇 24 mg,每揿含异丙托溴铵(以无水物计)20 μg、硫酸沙丁胺醇 120 μg。每瓶总揿次为 200 喷。

(二)氧托溴铵

其他名称:溴乙东莨菪碱、氧托品、Ventilat。

本品为东莨菪碱衍生物。对支气管平滑肌具有较高选择性。作用维持时间较长,可达

8 小时以上。本品无阿托品的中枢性不良反应,治疗剂量对心血管系统无明显影响。本品为季铵盐,口服不易由胃肠道吸收,须采用气雾吸入给药。本品用于支气管哮喘、慢性喘息性支气管炎和慢性阻塞性肺疾病。气雾吸入:成人和学龄儿童每天吸入 2 次,每次 2 揿,每揿约为 100 μg。

三、黄嘌呤类药物

茶碱及其衍生物均能松弛支气管平滑肌,但其作用机制仍未完全阐明。体外试验证明,茶碱能抑制磷酸二酯酶(PDE)活性,使环磷酸腺苷(cAMP)破坏减少,细胞中的 cAMP 水平升高。学者曾认为这种作用可能与其松弛支气管平滑肌作用有关。然而茶碱抑制磷酸二酯酶的浓度为使支气管平滑肌松弛的浓度的 20 倍,再加上其他很强的磷酸二酯酶抑制剂均无支气管扩张作用,故目前学者对上述解释有异议,并提出了其他几种可能性。其一是茶碱的支气管平滑肌松弛作用与其和内源性腺苷 A_1 和 A_2 受体结合,拮抗腺苷的支气管平滑肌收缩作用有关,但不能解释的是 PDE 抑制剂恩丙茶碱有支气管扩张作用,但无腺苷受体拮抗作用。其二是茶碱刺激肾上腺髓质释放内源性儿茶酚胺,间接发挥似肾上腺素作用。其三是茶碱可增强膈肌和肋间肌的收缩力,消除呼吸肌的疲劳。

(一)氨茶碱

其他名称:茶碱乙烯双胺、茶碱乙二胺盐、Aminodur、Diaphylline、Theophylline、Euphyllin、Ethylenediamine。

ATC 编码:R03DA05。

1.性状

本品为白色至微黄色的颗粒或粉末;易结块;微有氨臭,味苦。本品在空气中吸收二氧化碳,并分解成茶碱。水溶液呈碱性反应。本品在水中溶解,在乙醇中微溶,在乙醚中几乎不溶。熔点为 269～274 ℃。

2.药理学

本品为茶碱和乙二胺的复合物,含茶碱 77％～83％。乙二胺可增加茶碱的水溶性,并增强其作用。主要作用如下。

(1)松弛支气管平滑肌,抑制过敏介质释放。在解痉的同时还可减轻支气管黏膜的充血和水肿。

(2)增强呼吸肌(如膈肌、肋间肌)的收缩力,减少呼吸肌疲劳。

(3)增强心肌收缩力,增加心排血量,低剂量一般不加快心率。

(4)舒张冠状动脉、外周血管和胆管平滑肌。

(5)增加肾血流量,提高肾小球滤过率,减少肾小管对钠和水的重吸收,具有利尿作用。

(6)有中枢神经兴奋作用。

茶碱口服吸收完全,其生物利用度为 96％。用药后 1～3 小时血浆浓度达峰值,有效血浓度为 10～20 μg/mL。血浆蛋白结合率约为 60％。V_d 为(0.5±0.16) L/kg。80％～90％的药物在体内被肝脏的混合功能氧化酶代谢。本品的大部分代谢物及约 10％的原形药均经肾脏排出。正常人 $t_{1/2}$ 为(9.0±2.1)h,早产儿、新生儿、肝硬化患者、充血性心功能不全患者、肺炎患者、肺心病患者的 $t_{1/2}$ 延长,例如,肝硬化患者 $t_{1/2}$ 的 7～60 小时,急性心功能不全患者的 $t_{1/2}$ 为 3～80 小时。

3.适应证

(1)本品可治疗支气管哮喘和喘息性支气管炎,与 β 受体激动剂合用可提高疗效。在哮喘持续状态,常选用本品与肾上腺皮质激素配伍进行治疗。

(2)本品可治疗急性心功能不全和心源性哮喘。

(3)本品可治疗胆绞痛。

4.用法和用量

口服:成人常用量,每次 0.1～0.2 g,每天 0.3～0.6 g;极量,一次 0.5 g,每天 1 g。肌内注射或静脉注射:成人常用量,每次 0.25～0.50 g,每天 0.5～1.0 g;极量,一次 0.5 g。以 20～40 mL50％的葡萄糖注射液稀释后缓慢静脉注射(不得少于 10 分钟)。静脉滴注:以 500 mL5％的葡萄糖注射液稀释后滴注。直肠给药:栓剂或保留灌肠,每次 0.3～0.5 g,每天 1～2 次。

5.不良反应

常见恶心、呕吐、胃部不适、食欲减退、头痛、烦躁、易激动、失眠等。少数患者可出现皮肤变态反应。

6.禁忌证

禁用于以下患者:①对本品、乙二胺或茶碱过敏者。②急性心肌梗死伴有血压显著降低者。③严重心律失常者。④活动性消化性溃疡者。

7.注意

(1)本品呈较强碱性,局部刺激作用强。口服可致恶心、呕吐。一次口服最大耐受量 0.5 g。餐后服药、与氢氧化铝同服或服用肠衣片均可减轻其局部刺激作用。肌内注射可引起局部红肿、疼痛,现已极少用。

(2)静脉滴注过快或浓度过高(血浓度＞25 μg/mL)可强烈兴奋心脏,引起头晕、心悸、心律失常、血压剧降,严重者可致惊厥。故必须稀释后缓慢注射。

(3)其中枢兴奋作用可使少数患者发生激动不安、失眠等。剂量过大时可发生谵妄、惊厥,可用镇静药对抗。

(4)肝和肾功能不全、甲状腺功能亢进症患者慎用。

(5)可进入胎盘及乳汁,故妊娠期妇女及乳母慎用。

(6)不可露置空气中,以免变黄失效。

8.药物相互作用

(1)红霉素、罗红霉素、四环素类、依诺沙星、环丙沙星、氧氟沙星、克拉霉素、林可霉素等可降低氨茶碱的清除率,升高其血药浓度。

(2)苯巴比妥、苯妥英、利福平、西咪替丁、雷尼替丁等可刺激氨茶碱在肝中代谢,使其清除率增加;氨茶碱可干扰苯妥英的吸收,两者的血浆浓度均下降,合用时应调整剂量。

(3)维拉帕米可干扰氨茶碱在肝内的代谢,增加血药浓度和毒性。

(4)氨茶碱可加速肾脏对锂的排泄,降低锂盐的疗效。

(5)咖啡因或其他黄嘌呤类药物可增加氨茶碱的作用和毒性。

(6)本品可提高心肌对洋地黄类药物的敏感性,合用时后者的心脏毒性增强。

(7)普萘洛尔可抑制氨茶碱的支气管扩张作用。

(8)稀盐酸可减少氨茶碱在小肠吸收。酸性药物可增加其排泄,碱性药物减少其排泄。

(9)静脉输液时,应避免与维生素 C、促皮质激素、去甲肾上腺素、四环素族盐酸盐配伍。

9.制剂

片剂:每片 0.05 g;0.1 g;0.2 g。肠溶片:每片 0.05 g;0.1 g。注射液:①肌内注射用每支

0.125 g(2 mL);0.25 g(2 mL);0.5 g(2 mL)。②静脉注射用每支 0.25 g(10 mL)。栓剂:每粒0.25 g。

氨茶碱缓释片:每片 0.1 g;0.2 g。每 12 小时口服一次,每次 0.2～0.3 g。

复方长效氨茶碱片:白色外层含氨茶碱 100 mg,氯苯那敏 2 mg,苯巴比妥 15 mg,氢氧化铝 30 mg;棕色内层含氨茶碱和茶碱各 100 mg。外层在胃液内迅速崩解,而呈速效;内层为缓释层,在肠液内缓慢崩解以维持药效。口服,每次 1 片,每天 1 或 2 次。

阿斯美胶囊剂(Asmeton):每粒含氨茶碱 25 mg、那可丁 7 mg、盐酸甲氧那明 12.5 mg、氯苯那敏 2 mg。口服,成人一次 2 粒,每天 3 次。15 岁以下儿童的剂量减半。

止喘栓:成人用,每个含氨茶碱 0.4 g、盐酸异丙嗪 0.025 g、苯佐卡因 0.045 g;小儿用,每个含量减半,每次 1 个,睡前塞入肛门。喘静片:含氨茶碱、咖啡因、苯巴比妥、盐酸麻黄碱、远志流浸膏。每次 1～2 片,每天 3 次。极量,每天 8 片。

10.贮法

密封、避光、于干燥处保存。

(二)多索茶碱

其他名称:枢维新、Ansimar。

ATC 编码:R03DA11。

1.性状

多索茶碱是茶碱的 N-7 位上接 1,3-二氧环戊基-2-甲基的衍生物。本品为白色针状结晶粉末,在水、丙酮、乙酸乙酯、三氯甲烷、苯溶剂中可溶解 1‰,加热可溶于甲醇和乙醇,不溶于乙醚和石油醚。

2.药理学

本品对磷酸二酯酶有显著抑制作用。其支气管平滑肌松弛作用是氨茶碱的 10～15 倍,并有镇咳作用,且作用时间长,无依赖性。本品为非腺苷受体拮抗剂,因此无类似茶碱所致的中枢和胃肠道等肺外系统的不良反应,也不影响心功能。但大剂量给药可引起血压下降。

3.适应证

本品用于支气管哮喘、喘息性支气管炎及其他伴支气管痉挛的肺部疾病。

4.用法和用量

口服:每天 2 片或每 12 小时 1～2 粒胶囊,或每天冲服 1～3 包散剂。对急症患者可先注射 100 mg多索茶碱,然后每 6 小时静脉注射 1 次,也可每天静脉滴注 300 mg。

5.不良反应

少数人用药后可见头痛、失眠、易怒、心悸、心动过速、期前收缩、食欲缺乏、恶心、呕吐上腹不适或疼痛、高血糖及尿蛋白。

6.制剂

片剂:每片 200 mg;300 mg;400 mg。胶囊剂:每粒 200 mg;300 mg。散剂:每包 200 mg。注射液:每支 100 mg(10 mL)。葡萄糖注射液:每瓶 0.3 g,葡萄糖 5 g(100 mL)。

(三)二羟丙茶碱

其他名称:喘定、甘油茶碱、Dyphylline、Glyphylline、Neothylline、Lufyllin。

ATC 编码:R03DA01。

1.性状

本品为白色粉末或颗粒,无臭,味苦,在水中易溶,在乙醇中微溶,在三氯甲烷或乙醚中极微溶解。熔点为 160～164 ℃。

2.药理学

平喘作用与氨茶碱相似。本品 pH 近中性。本品对胃肠刺激性较小,口服易耐受。肌内注射疼痛反应轻。心脏兴奋作用仅为氨茶碱的 1/20～1/10。

3.适应证

本品可用于支气管哮喘、喘息性支气管炎,尤其适用于伴有心动过速的哮喘患者,亦可用于心源性肺水肿引起的喘息。

4.用法和用量

口服:每次 0.1～0.2 g,每天 3 次。极量,一次 0.5 g,每天 1.5 g。肌内注射:每次 0.25～0.50 g,静脉滴注:用于严重哮喘发作,每天将 0.5～1.0 g 加入 1 500～2 000 mL 5% 的葡萄糖注射液中滴入。直肠给药:每次 0.25～0.50 g。

5.不良反应

偶尔有口干、恶心、头痛、烦躁、失眠、易激动、心悸、心动过速、期前收缩、食欲减退、呕吐、上腹不适或疼痛、高血糖及尿蛋白。

6.注意

(1)哮喘急性发作的患者不宜首选本品。

(2)静脉滴注速度过快可致一过性低血压和外周循环衰竭。

(3)大剂量可致中枢兴奋,甚至诱发惊厥,预服镇静药可防止。

7.药物相互作用

(1)本品与拟交感胺类支气管扩张药合用具有协同作用。

(2)本品与苯妥英钠、卡马西平、西咪替丁、咖啡因及其他黄嘌呤类合用可增强本品的作用和毒性。

(3)克林霉素、林可霉素、大环内酯类及喹诺酮类抗菌药可降低本品的肝脏清除率,使本品的血药浓度升高,甚至出现毒性反应。

(4)碳酸锂加速本品清除,降低本品的疗效。本品也可使锂从肾脏排泄增加,影响其疗效。

(5)本品与普萘洛尔合用可降低本品的疗效。

8.制剂

片剂:每片 0.1 g;0.2 g。注射液:每支 0.25 g(2 mL)。葡萄糖注射液:每瓶 0.25 g,葡萄糖5.0 g(100 mL)。栓剂:每粒 0.25 g。

(四)茶碱

其他名称:迪帕米、Etipramid。

ATC 编码:R03DA04,R03DA54,R03DA74,R03DB04。

药理学及适应证与氨茶碱相同。

茶碱控释片(舒弗美):含无水茶碱 100 mg。早、晚各服 1 次,成人每天 200～400 mg,儿童8～10 mg/kg。茶碱缓释胶囊(茶喘平):为无水茶碱的微粒制剂,长效、缓释。口服后在胃肠内吸收慢,约 5 小时达血药浓度峰值。作用持续 12 小时,血药浓度平稳持久。胶囊剂:每粒125 mg;250 mg。口服:成人及 17 岁以上青年,每次 250～500 mg;13～16 岁,每次 250 mg;9～

12 岁,每次 125～250 mg;6～8 岁,每次 125 mg。每 12 小时服 1 次,餐后服,勿嚼碎。

四、过敏介质阻释剂

以色甘酸钠为代表的抗过敏平喘药的主要作用是稳定肺组织肥大细胞膜,抑制过敏介质释放;对多种炎性细胞(如巨噬细胞、嗜酸性粒细胞及单核细胞)活性亦有抑制作用。此外,此类药尚可阻断引起支气管痉挛的神经反射,降低哮喘患者的气道高反应性。

(一)色甘酸钠

其他名称:色甘酸二钠、咽泰、咳乐钠、Cromolyn Sodium、Intal、Nalcrom。

1.性状

本品为白色结晶性粉末;无臭,有引湿性,遇光易变色;在水中溶解,在乙醇或氯仿中不溶。

2.药理学

本品无松弛支气管平滑肌作用和 β 受体激动作用,亦无直接拮抗组胺、白三烯等过敏介质作用和抗感染症作用。但在抗原攻击前给药,可预防速发型和迟发型过敏性哮喘,亦可预防运动和其他刺激诱发的哮喘。目前学者认为其平喘作用机制如下。

(1)稳定肥大细胞膜,阻止肥大细胞释放过敏介质:可抑制肺组织肥大细胞中磷酸二酯酶活性,致使肥大细胞中 cAMP 水平升高,减少 Ca^{2+} 向细胞内转运,从而稳定肥大细胞膜,抑制肥大细胞裂解、脱颗粒,阻止组胺、白三烯、5-羟色胺、缓激肽及慢反应物质等过敏介质释放,从而预防变态反应的发生。

(2)直接抑制兴奋刺激感受器而引起的神经反射,抑制反射性支气管痉挛。

(3)抑制非特异性支气管高反应性(BHR)。

(4)抑制血小板活化因子(PAF)引起的支气管痉挛。

本品口服极少吸收。干粉喷雾吸入时,其生物利用度约为 10%。吸入剂量的 80% 以上沉着于口腔和咽部,并被吞咽入胃肠道。吸入后 10～20 分钟即达峰血浆浓度(正常人的数据为 14～91 ng/mL,哮喘患者的数据为 1～36 ng/mL)。血浆蛋白结合率为 60%～75%。本品迅速分布到组织中,特别是肝和肾。V_d 为 0.13 L/kg。血浆 $t_{1/2}$ 为 1.0～1.5 小时。本品经胆汁和尿排泄。

3.适应证

(1)支气管哮喘:可用于预防各型哮喘发作。对外源性哮喘疗效显著,特别是对已知抗原的年轻患者疗效更佳。对内源性哮喘和慢性哮喘亦有一定疗效,约半数患者的症状改善或完全控制。对依赖肾上腺皮质激素的哮喘患者,用本品后可减少或完全停用肾上腺皮质激素。对运动性哮喘患者预先给药几乎可防止全部病例发作。一般应于接触抗原前一周给药,但对运动性哮喘可在运动前 15 分钟给药。与 β 肾上腺素受体激动剂合用可提高疗效。

(2)本品可用于治疗过敏性鼻炎、季节性花粉症、春季角膜炎、结膜炎、过敏性湿疹及某些皮肤瘙痒症。

(3)溃疡性结肠炎和直肠炎:本品灌肠后可改善症状,内镜检和活检均可见炎症及损伤减轻。

4.用法和用量

(1)支气管哮喘:粉雾吸入,每次 20 mg,每天 4 次;症状减轻后,每天 40～60 mg;维持量,每天 20 mg。气雾吸入,每次 3.5～7.0 mg,每天 3～4 次,每天最大剂量 32 mg。

(2)过敏性鼻炎:干粉吸入或吹入鼻腔,每次 10 mg,每天 4 次。

(3)季节性花粉症和春季角膜炎、结膜炎:滴眼,2% 的溶液,每次 2 滴,每天数次。

(4)过敏性湿疹、皮肤瘙痒症:外用5%～10%的软膏。

(5)溃疡性结肠炎、直肠炎:灌肠,每次200 mg。

5.不良反应

少数患者因吸入的干粉刺激,出现口干、咽喉干痒、呛咳、胸部紧迫感,甚至诱发哮喘,预先吸入β肾上腺素受体激动剂可避免其发生。

6.禁忌证

对本品过敏者禁用。

7.注意

(1)原来用肾上腺皮质激素或其他平喘药治疗者,用本品后应继续用原药至少1周或至症状明显改善后,才能逐渐减量或停用原用药物。

(2)获明显疗效后,可减少给药次数。如需停药,亦应逐步减量后再停。不能突然停药,以防哮喘复发。

(3)用药过程中如遇哮喘急性发作,应立即改用其他常规治疗方法,如吸入β肾上腺素受体激动剂,并停用本品。

(4)肝、肾功能不全者和妊娠期妇女慎用。

8.制剂

粉雾剂胶囊:每粒20 mg,装于专用喷雾器内吸入。气雾剂:每瓶700 mg(200揿),每揿3.5 mg。软膏:5%～10%。滴眼剂:0.16 g/8 mL(2%)。

9.贮法

本品有吸湿性,置于避光干燥处保存。

(二)酮替芬

其他名称:噻喘酮、甲哌噻庚酮、Zaditen、Zasten。

ATC编码:R06AX17。

1.性状

常用其富马酸盐。本品为类白色结晶性粉末;无臭,味苦;在甲醇中溶解,在水或乙醇中微溶,在丙酮或三氯甲烷中极微溶解。熔点为191～195 ℃。

2.药理学

本品为强效抗组胺和过敏介质阻释剂。本品不仅能抑制抗原诱发的肺和支气管组织肥大细胞释放组胺和白三烯等炎症介质,还可抑制抗原、血清或钙离子介导的嗜碱性粒细胞及中性粒细胞释放组胺及白三烯,还有强大的H_1受体拮抗作用。此外,本品还抑制哮喘患者的气道高反应性,但其不改变痰的性质,亦不影响黏液纤毛运动。

口服迅速从胃肠道吸收,3～4小时达血药浓度峰值,作用持续时间较长,每天仅需给药2次。

3.适应证

本品适用于支气管哮喘,对过敏性、感染性和混合性哮喘均有预防发作效果。本品可用于治疗喘息性支气管炎、过敏性咳嗽、过敏性鼻炎、过敏性结膜炎及过敏性皮炎。

4.用法和用量

(1)口服:①片剂,成人及儿童均为每次1 mg,每天2次,早、晚服用。②小儿可服其口服溶液,每天1～2次(一次量:4～6岁,2 mL;6～9岁,2.5 mL;9～14岁,3 mL)。

107

(2)滴鼻:一次1～2滴,每天1～3次。

(3)滴眼:滴入结膜囊,每天2次,一次1滴,或每8～12小时滴1次。

5.不良反应

口服或滴鼻后可见镇静、嗜睡、疲倦、乏力、头晕、口(鼻)干等不良反应,少数患者出现变态反应,表现为皮肤瘙痒、皮疹、局部水肿等。

6.禁忌证

禁用于对本品过敏者。

7.注意

(1)妊娠期妇女慎用。对3岁以下儿童不推荐使用。

(2)用药期间不宜驾驶车辆、操作精密机器、高空作业等。

(3)出现严重不良反应时,可暂时将本品剂量减半,待不良反应消失后再恢复原剂量。

(4)应用本品滴眼期间不宜佩戴隐形眼镜。

8.药物相互作用

(1)本品与抗组胺药有协同作用。

(2)本品与酒精及镇静催眠药合用可增强困倦、乏力等症状,应避免合用。

(3)本品与抗胆碱药合用可增加后者的不良反应。

(4)本品与口服降血糖药合用时,少数糖尿病患者可见血小板数减少,故二者不宜合用。

(5)本品抑制齐多夫定肝内代谢,避免合用。

9.制剂

片剂:每片0.5 mg;1 mg。胶囊剂:每粒0.5 mg;1 mg。口服溶液:1 mg(5 mL)。滴鼻液:15 mg(10 mL)。滴眼液:2.5 mg(5 mL)。

五、肾上腺皮质激素

肾上腺糖皮质激素是目前最为有效的抗变态反应炎症药物,已作为一线平喘药物用于临床。其平喘作用机制包括:①抑制参与炎症反应的免疫细胞(如T或B淋巴细胞、巨噬细胞、嗜酸性粒细胞)的活性和数量。②干扰花生四烯酸代谢,减少白三烯和前列腺素的合成。③抑制炎性细胞因子(如白细胞介素、肿瘤坏死因子及干扰素)的生成。④稳定肥大细胞溶酶体膜,减少细胞黏附分子、趋化因子等炎性介质的合成与释放。⑤增强机体对儿茶酚胺的反应性,减少血管渗出及通透性。此外平喘作用机制可能与抑制磷酸二酯酶,增加细胞内cAMP含量,增加肺组织中β受体的密度,具有黏液溶解作用等有关。

根据哮喘患者的病情,糖皮质激素类的给药方式可有以下两种。①全身用药:当严重哮喘或哮喘持续状态经其他药物治疗无效时,可通过口服或注射给予糖皮质激素控制症状,待症状缓解后改为维持量,直至停用。常用泼尼松、泼尼松龙及地塞米松。②局部吸入:为避免长期全身用药所致的严重不良反应,目前多采用局部作用强的肾上腺糖皮质激素(如倍氯米松、布地奈德、氟替卡松)气雾吸入。因上述两种方式给药后均需潜伏期,即在哮喘急性发作时不能立即奏效,故应作为预防性平喘用药或与其他速效平喘药联合应用。

(一)倍氯米松

其他名称:倍氯松、必可酮、双丙酸酯、二丙酸倍氯松、Akdecin、Proctisone、Beconase、Becotide。

ATC编码:R03BA01。

1.性状

本品为倍氯米松的二丙酸酯；为白色或类白色粉末，无臭；在丙酮或三氯甲烷中易溶，在甲醇中溶解，在酒精中略溶，在水中几乎不溶。

2.药理学

本品是局部应用的强效肾上腺糖皮质激素。因其亲脂性强，气雾吸入后，可迅速透过呼吸道和肺组织而发挥平喘作用。其局部抗感染、抗过敏疗效是泼尼松的 75 倍，是氢化可的松的 300 倍。每天 200～400 μg 即能有效地控制哮喘发作，平喘作用可持续 4～6 小时。

本品气雾吸入方式给药后，进入呼吸道并经肺吸收入血，其生物利用度为 10％～20％。另有部分沉积于咽部，咽下后在胃肠道吸收，40％～50％经肝脏首过效应灭活。本品在循环中由肝脏连续代谢而逐渐减少。因其含有亲脂性基团利于透过肝细胞膜，更易与细胞色素 P450 药物代谢酶结合，故具有较高清除率，比口服用药的糖皮质激素类的清除率高，因而全身不良反应较小。V_d 为 0.3 L/kg。$t_{1/2}$ 为 3 小时，有肝脏疾病时可延长。其代谢产物的 70％经胆汁排泄，10％～15％经尿排泄。

3.适应证

本品吸入给药可用于慢性哮喘患者；鼻喷用于过敏性鼻炎；外用治疗过敏所致炎症性皮肤病，如湿疹、神经性或接触性皮炎、瘙痒症。

4.用法和用量

气雾吸入，成人开始剂量每次 50～200 μg，每天 2 次或 3 次，每天最大剂量 1 mg。儿童用量依年龄酌减，每天最大剂量 0.8 mg。长期吸入的维持量应个体化，以减至最低剂量又能控制症状为准。

粉雾吸入，成人每次 200 μg，每天 3～4 次。儿童每次 100 μg，每天 2 次或遵医嘱。

5.不良反应

少数患者发生声音嘶哑和口腔咽喉部念珠菌感染。每次用药后漱口，不使药液残留于咽喉部可减少发病率。

6.注意

(1)在依赖口服肾上腺皮质激素的哮喘患者，由于本品奏效较慢，在吸入本品后，仍需继续口服肾上腺皮质激素，数天后再逐渐减少肾上腺皮质激素的口服量。

(2)因哮喘持续状态患者不能吸入足够的药物，故疗效常不佳，不宜用。

(3)长期大量吸入时(每天超过 1 000 μg)，仍可抑制下丘脑-垂体-肾上腺皮质轴，导致继发性肾上腺皮质功能不全等不良反应。

(4)活动性肺结核患者慎用。

7.制剂

气雾剂：每瓶 200 喷(每喷 50 μg；80 μg；100 μg；200 μg；250 μg)；每瓶 80 喷(每喷 250 μg)。粉雾剂胶囊：每粒 50 μg；100 μg；200 μg。喷鼻剂：每瓶 10 mg(每喷 50 μg)。软膏剂：2.5 mg/10 g。霜剂：2.5 mg/10 g。

(二)布地奈德

其他名称：普米克、普米克令舒、英福美、Pulmicort、Pulmicort Respules、Inflammide。

ATC 编码：R03BA02。

1.性状

本品为白色或类白色粉末,无臭,几乎不溶于水,略溶于乙醇,易溶于二氯甲烷。

2.药理学

本品是局部应用的不含卤素的肾上腺糖皮质激素类药物。因本品与糖皮质激素受体的亲和力较强,故局部抗感染作用更强,约为丙酸倍氯米松的 2 倍,氢化可的松的 600 倍。其肝脏代谢清除率亦高,成人消除半衰期约为 2 小时,儿童消除半衰期约 1.5 小时,因而几乎无全身肾上腺皮质激素作用。

3.适应证

本品可用于肾上腺皮质激素依赖性或非依赖性支气管哮喘及喘息性支气管炎患者,可有效地减少口服肾上腺皮质激素的用量,有助于减轻肾上腺皮质激素的不良反应,用于慢性阻塞性肺疾病。

4.用法和用量

气雾吸入:成人,开始剂量每次 200～800 μg,每天 2 次,维持量因人而异,通常为每次 200～400 μg,每天 2 次;儿童,开始剂量每次 100～200 μg,每天 2 次,维持量亦应个体化,以减至最低剂量又能控制症状为准。

5.不良反应

吸入后偶尔见咳嗽、声音嘶哑和口腔咽喉部念珠菌感染。每次用药后漱口,不使药液残留于咽喉部可减少发病率。偶尔有变态反应,表现为皮疹、荨麻疹、血管神经性水肿等。极少数患者喷鼻后,出现鼻黏膜溃疡和鼻中隔穿孔。

6.禁忌证

本品禁用于对本品过敏者、中度及重度支气管扩张症患者。

7.注意

活动性肺结核患者及呼吸道真菌、病毒感染者慎用。

8.制剂

气雾剂:每瓶 10 mg(100 喷,200 喷),每喷 100 μg,50 μg;每瓶 20 mg(100 喷),每喷 200 μg;每瓶60 mg(300 喷),每喷 200 μg。粉雾剂:每瓶 20 mg;40 mg。每喷 200 μg。

(三)氟替卡松

其他名称:辅舒酮、辅舒良、Flovent、Flixotide、Flixonase。

ATC 编码:R03BA05。

1.药理学

本品为局部用强效肾上腺糖皮质激素药物。在目前已知吸入型糖皮质激素类药物中其脂溶性为最高,其易于穿透细胞膜与细胞内糖皮质激素受体结合,与受体具有高度亲和力。本品在呼吸道内浓度和存留时间较长,故其局部抗感染活性更强。吸入后 30 分钟作用达高峰,起效较布地奈德快 60 分钟。口服生物利用度仅为 21%,分别是布地奈德的 1/10 和倍氯米松的 1/20。肝清除率亦高,吸收后大部分经肝脏首过效应转化成为无活性代谢物,消除半衰期为 3.1 小时。在常规剂量下全身不良反应很少。

2.适应证

雾化吸入用于慢性持续性哮喘的长期治疗,亦可治疗过敏性鼻炎。

3.用法和用量

(1)支气管哮喘:雾化吸入。成人和16岁以上青少年起始剂量:①轻度持续,每天200～500 μg,分2次给予。②中度持续,每天500～1 000 μg,分2次给予。③重度持续,每天1 000～2 000 μg,分2次给予。16岁以下儿童起始剂量,根据病情及身体发育情况酌情给予,每天100～400 μg;5岁以下每天100～200 μg。维持量亦应个体化,以减至最低剂量又能控制症状为准。

(2)过敏性鼻炎:鼻喷,一次50～200 μg,每天2次。

4.制剂

气雾剂:每瓶60喷;120喷(每喷25 μg;50 μg;125 μg;250 μg)。喷鼻剂:每瓶120喷(每喷50 μg)。

舒利迭复方干粉吸入剂(Seretide):每瓶60喷;120喷(每喷含昔萘酸沙美特罗/丙酸氟替卡松分别为50 μg/100 μg;50 μg/250 μg;50 μg/500 μg)。

(王景荣)

第五章

心血管系统疾病临床用药

第一节 强心苷类药

一、概述

强心苷主要包括洋地黄类制剂以及从其他植物提取的强心苷(如毒毛花苷 K、羊角拗苷、羚羊毒苷、黄夹苷和福寿草总苷),它们是具有选择性作用于心脏的强心苷,在临床上已经使用了200 多年。虽然仍有许多问题有待进一步研究,但临床实践和研究表明,洋地黄类制剂仍是目前治疗心力衰竭的常用、有效的药物之一。尽管新的增强心肌收缩力的药物不断问世,但没有任何一种强心药物能取代洋地黄的位置。洋地黄类强心苷不但能减轻心力衰竭患者的症状,改善患者的生活质量,而且能降低心力衰竭患者的再住院率,对死亡率的影响是中性的,这是儿茶酚胺类和磷酸二酯酶类强心剂所不能比拟的。

洋地黄类制剂现已有 300 余种,但临床上经常使用的只有 5～6 种。在临床实践中,如果能掌握好一种口服制剂和一种静脉制剂,就能较好地处理充血性心力衰竭。为此,应掌握洋地黄的负荷量、维持量、给药方法、适应证、特殊情况下的临床应用、中毒的临床表现及处理方法。

洋地黄类制剂是通过增强心肌收缩力的药理作用而发挥其治疗心力衰竭作用的,因此,它不能治疗那些只有心力衰竭症状和体征,但并非因心肌收缩力减小所致病的患者,它也不能用于治疗因舒张功能障碍所致心力衰竭的患者,特别是那些心腔大小和射血分数正常的患者;也就是说,使用洋地黄类制剂治疗心力衰竭只适用于那些心腔增大和射血分数降低的心力衰竭患者。使用洋地黄类制剂治疗室上性心动过速、心房扑动和心房颤动时,必须排除预激综合征和室性心动过速,否则可能招致致命性后果。

本节重点介绍临床上常用、疗效肯定的一些制剂。

二、药理作用

(一)正性肌力作用

洋地黄的正性肌力作用是其抑制心肌细胞膜上的 Na^+,K^+-ATP 酶,抑制 Na^+ 和 K^+ 的主动转运,结果使心肌细胞内 K^+ 减少,Na^+ 增加。细胞内 Na^+ 增加能刺激 Na^+、Ca^{2+} 交换增加。

结果,进入细胞的 Ca^{2+} 增加,Ca^{2+} 具有促进心肌细胞兴奋-收缩偶联的作用,故心肌收缩力增强。已知心肌耗氧量主要取决心肌收缩力、心率和室壁张力这 3 个因素。虽然洋地黄使心肌收缩力增强可导致心肌耗氧量增加,但同时又使衰竭的心脏排空充分,室腔内残余的血量减少,心脏容积随之缩小,室壁张力下降,这又降低了心肌耗氧量。而且,心肌收缩力增强,心排血量增加,又能反射性地使心率下降和降低外周血管阻力,使心排血量进一步增加,这都有利于进一步降低心肌耗氧量。因此,对心力衰竭来说,使用洋地黄后心肌总的耗氧量不是增加而是减少,心脏工作效率提高。

(二)电生理影响

治疗剂量的洋地黄略降低窦房结的自律性、减慢房室传导、降低心房肌的应激性及缩短心房肌的不应期而延长房室结的不应期。中毒剂量的洋地黄使窦房结的自律性明显降低、下级起搏点的自律性增强及浦肯野纤维的舒张期除极坡度变陡,形成的后电位震荡幅度增大,窦房、房室间以及心房内传导减慢,心房肌、房室结和心肌不应期延长。中毒剂量的洋地黄所引起的电生理改变,为冲动形成或传导异常所致的心律失常创造了条件。

(三)自主神经系统效应

洋地黄可通过自主神经系统作用于心肌,具有拟迷走和拟交感作用。其拟迷走神经系统作用使窦性心律减慢、房室传导减慢和心房异位起搏点自律性降低,心房不应期缩短。洋地黄的拟交感作用使心肌收缩力增强。大剂量的洋地黄还能兴奋中枢神经系统,并可因交感神经冲动增强而诱发异位性心律失常。

鉴于不同的洋地黄制剂的拟迷走和拟交感神经作用不同,学者提出了极性和非极性洋地黄的概念。极性洋地黄(如毒毛花苷 K、毛花苷 C 和地高辛)的拟迷走作用较强。非极性强心苷的拟交感作用较强,具有较强的正性肌力作用,但易诱发或加重异位激动形成。

(四)外周血管作用

洋地黄本身具有增加外周阻力的作用。但心力衰竭患者使用洋地黄后心肌收缩力增强,心排血量增加,故反射性地使交感神经活性降低,小动脉和小静脉扩张,外周阻力反较使用洋地黄前下降,因而有助于使心排血量进一步增加。

(五)对肾脏的作用

心力衰竭患者使用洋地黄后尿量增加。洋地黄对肾脏的作用可能是通过:①心排血量增加而使肾血流量增加,肾小球滤过率增加;②肾血流量增加后,肾素-血管紧张素-醛固酮系统活性下降,这既可以使外周阻力进一步下降,又可使尿量增加;尿量增加可能不是洋地黄对肾脏直接作用的结果。

(六)对心率的影响

治疗剂量的洋地黄可使心力衰竭患者的心率下降,其主要机制如下:洋地黄的拟迷走神经作用使窦房结的自律性降低;在心肌收缩力增加的同时,心排血量增加,通过颈动脉窦、主动脉弓的压力感受器的反射机制,使交感神经紧张性下降;心排血量增加使肾血流量增加,因而肾素-血管紧张素-醛固酮系统的活性降低。

三、临床应用

(一)常用强心苷简介

临床上经常使用的强心苷有 5 种,分别是洋地黄叶、洋地黄毒苷、地高辛、毛花苷 C 和毒毛花苷 K。

使用上述任何一种洋地黄制剂,都需要熟练掌握其剂量、负荷量、给药方法及维持量的补充方法,及时判断洋地黄的体存量是否不足或过量;这就要求用药医师随时观察心脏病患者用药后的治疗反应,必要时测定血液中洋地黄的浓度,以供用药时参考。

(二)有关强心苷的基本概念

近年来,药代动力学研究表明,任何一种药物,只要用药剂量和时间间隔不变,那么经过该药的 5～6 个半衰期以后,该药在体内的血药浓度就会达到一个稳态水平,被称为"坪值"水平,即坪值浓度。此后,即使继续用药,体内的总药量也不会再改变。"坪值"是一个随着用药剂量和时间间隔变化的量。例如,每天用药剂量较大或用药间隔较短,坪值就高;反之则低。以地高辛为例,其半衰期为 36 小时,每天服用 0.25 mg,经过 7 天就会达到坪值水平,此时地高辛的血清浓度为 1.0～1.5 ng/mL,是发挥强心作用的最佳水平。但是,药物的吸收、代谢和排泄受体内多种因素的影响;因此,药物的血浓度或坪值也不是绝对不变的。在定时定量服用地高辛一段时间后,有可能发生地高辛用量不足或过量中毒的情况。这就要求用药过程中密切观察患者的治疗反应,监测地高辛的血药浓度。

以往过分强调在短时间内给患者较大剂量的洋地黄,以达到最大疗效而不出现中毒反应,此时体内蓄积的洋地黄的量被称为"化量""饱和量"或"全效量"。近年来研究表明,洋地黄的作用与其血浓度的关系并非"全和无"的关系,而是小剂量(低浓度)小作用,大剂量(较高浓度)大作用,即两者呈线性关系。为此,学者又提出"负荷量"的概念和"每天维持量"疗法,以达到有效血浓度的给药方法。

(1)体存量:指患者体内洋地黄的蓄积量。

(2)化量、饱和量和全效量:三者的含义基本相似,指达到最大或最好疗效时洋地黄的体存量。

(3)有效治疗量、负荷量:两者的含义相近,指发挥较好疗效时最小的洋地黄体存量,相当于洋地黄化量的 1/2～2/3。临床上采用负荷量的概念后,大大减少了洋地黄中毒的发生率,而治疗心力衰竭的疗效并未降低。负荷量概念及用药方法尤其适用于慢性充血性心力衰竭的患者。

(4)维持量及维持量疗法:维持量是指每天必须给适当剂量的洋地黄,以补充药物每天在体内代谢及排泄的量,从而保持洋地黄的有效血浓度相对稳定。

洋地黄的维持量疗法是指每天给予维持量的洋地黄剂量,经过该药的 5 个半衰期后,其体内的洋地黄浓度便达到有效治疗水平。然后,继续给予维持量,以补充每天的代谢和排泄量。显而易见,每天维持量疗法只适用于半衰期较短的洋地黄制剂(如地高辛),而不适用于半衰期较长的洋地黄制剂(如洋地黄叶);因为若采用地高辛每天维持量疗法,达到有效治疗浓度 7 天,而洋地黄毒苷则需要 28 天。每天维持量疗法只适用于那些轻、中度慢性充血性心力衰竭的患者。

(三)给药方法

1.速给法

在 24 小时内达到负荷量,以静脉注射为好,亦可采用口服途径。速给法适用于急危重患者,如急性左心衰竭、阵发性室上性心动过速和快速性心房颤动患者。

2.缓给法

在 2～3 天达到负荷量,以口服为好,适用于轻症和慢性患者。

3.每天维持量疗法

每天服用维持量的洋地黄,经过该药的 5 个半衰期以后,即可达到该药的有效治疗浓度。地高辛的半衰期短,所以每天口服 0.25 mg,5~7 天即可达到负荷量的要求;而洋地黄毒苷的半衰期长,需经 1 个月才能达到负荷量的要求;故每天维持量疗法只适用于地高辛,而不适用于洋地黄毒苷。慢性或轻度心功能不全患者用这种方法较好。

4.补充维持量

每 1 例患者每天补充多少以及维持给药多长时间,应根据患者的治疗反应来决定。例如,地高辛的维持量,有的患者只需要 0.125 mg,而个别患者可达 0.5 mg。

(四)制剂的选择

1.根据病情轻重缓急选

病情紧急或危重者,易选用起效快、经静脉给药的制剂,如毛花苷 C、毒毛花苷 K;反之,可口服地高辛或洋地黄毒苷。

2.根据洋地黄的极性、非极性特点选

极性强心苷包括毒毛花苷 K、毛花苷 C 和地高辛,其拟迷走神经作用较强,容易引窦性心动过缓,房室传导阻滞及恶心、呕吐等反应,因而适用于阵发性室上性心动过速、快速性心房颤动或心房扑动等。非极性强心苷包括洋地黄毒苷、洋地黄叶,其拟交感作用较强,很少引起恶心、呕吐;发生窦性心动过缓或房室传导阻滞也较少,能更充分地发挥正性肌力作用,使心力衰竭症状得到更好的改善。

(五)适应证和禁忌证

1.适应证

(1)适应证包括各种原因引起的急、慢性心功能不全。

(2)适应证包括室上性心动过速。

(3)适应证包括快速心室率的心房颤动或心房扑动。

洋地黄是治疗收缩功能障碍所致心功能不全最好的强心药,一系列临床试验研究表明,洋地黄不仅能显著改善心力衰竭的症状和体征,改善患者的生活质量,还能减少住院率,对死亡率的影响为中性的。这是任何其他类别的强心剂所不能比拟的。目前医师认为,只要患者有心力衰竭的症状和体征,就应长期使用洋地黄治疗。

2.禁忌证

(1)预激综合征合并室上性心动过速、快速性心房颤动或心房扑动(QRS 波群宽大畸形者)。

(2)室性心动过速。

(3)禁忌证包括肥厚性梗阻型心肌病。

(4)房室传导阻滞。

(5)禁忌证包括单纯二尖瓣狭窄、窦性心律时发生的肺淤血症状。

(6)禁忌证包括电复律或奎尼丁复律。

(六)特殊情况下强心苷的临床应用

(1)对高输出量心力衰竭患者,洋地黄的疗效较差,纠正原有的基础病变更为重要。高输出量心脏病常见于甲状腺功能亢进、脚气性心脏病、贫血性心脏病、动静脉瘘、慢性肺心病、急性肾小球肾炎、妊娠、类癌综合征和高动力性心血管综合征。

(2)肺心病患者由于慢性缺氧及感染,对洋地黄的耐受性很低,疗效较差,且易发生心律失常,故与处理一般心力衰竭有所不同。强心剂的剂量宜小,一般为常规剂量的 1/2～2/3,同时宜选用作用快、排泄快的强心剂,如毒毛花苷 K 或毛花苷 C。低氧血症和感染均可使心律增快,故不宜以心率作为衡量强心药疗效的指标。用药期间应注意纠正缺氧,防治低钾血症。应用洋地黄的指征:①感染已控制,呼吸功能已改善,利尿剂不能取得良好疗效而反复水肿的心力衰竭患者;②以右心衰竭为主要表现而无明显急性感染的诱因者;③出现急性左心衰竭者。

(3)预激综合征合并心房颤动或扑动时,由于大部分激动经旁路下传心室,故可引起极快的心室率。若此时使用洋地黄,则可使旁路不应期进一步缩短,使房室传导进一步减慢,心房激动大部分经旁路传到心室,可引起极快的心室率,使 R-R 间期有可能缩小到 0.20～0.25 秒,此时室上性激动很容易落在心室易损期上,从而引起心室颤动。故凡有条件的医院在使用洋地黄以前应常规描记心电图,以排除心房颤动合并预激的可能。

(4)预激综合征合并室上性心动过速、QRS 波群宽大畸形者,不宜使用洋地黄治疗;因为患者有可能转变为预激合并心房颤动,进而引起心室颤动。

(5)治疗室性期前收缩一般不选用洋地黄治疗,但若室性期前收缩是由心力衰竭引起、且的确与洋地黄无关时,使用洋地黄治疗不但无害,反而有利于消除室性期前收缩。由洋地黄中毒引起的室性期前收缩应立即停用洋地黄。

(6)急性心肌梗死合并心房颤动或室上性心动过速者,一般不首选洋地黄治疗,因洋地黄增加心肌耗氧量和心肌应激性,不仅可能引起梗死面积扩大,还可能引起室性心律失常或猝死。但急性心肌梗死合并心房颤动及充血性心力衰竭时,仍可慎用洋地黄制剂。

(7)急性心肌梗死合并充血性心力衰竭时,若无快速性心房颤动或阵发性室上性心动过速,头 24 小时内不主张使用洋地黄。还有的学者认为,急性心肌梗死头 6 小时内为使用洋地黄的绝对禁忌证,12 小时内为相对禁忌证,24 小时后在其他治疗无效的情况下才考虑使用洋地黄。还有的学者认为,心肌梗死 1 周内使用洋地黄也不能发挥有益作用。

急性心肌梗死后早期使用洋地黄治疗其合并的心力衰竭,疗效不佳的主要原因是:心室尚未充分重塑,心室腔尚未扩大,此时心力衰竭的主要原因是心室舒张功能障碍;因此,使用洋地黄治疗无效,反而有害。

(8)室性心动过速是使用洋地黄的禁忌证,但若室性心动过速确是由心力衰竭引起的,并且与洋地黄中毒无关,使用多种抗心律失常药物无效者,仍可使用洋地黄治疗。

(9)二尖瓣狭窄患者在窦性心律情况下发生心力衰竭,是二尖瓣口过小,导致肺淤血所致。此时使用洋地黄对二尖瓣口的大小无影响,却使右室心肌收缩力增强,右室排血量增多,故肺淤血更为严重。二尖瓣狭窄合并快速性心房颤动时使用洋地黄,是为了控制心室率、延长心室充盈期,故心排血量增加。

(10)病窦综合征合并心功能不全的患者是否使用洋地黄治疗仍有争议。近年来的研究表明,洋地黄并不抑制窦房传导,反而促进其传导,缩短窦房结恢复时间,并可防治心力衰竭;特别是对慢快综合征的防治有重大作用。一般来说,病窦综合征患者快速性心律失常发作时,可使用洋地黄,但剂量宜偏小;如果是病窦综合征合并心力衰竭,应慎用洋地黄,对这种患者可选用非强心苷类正性肌力药物,如多巴胺或多巴酚丁胺,必要时应安置人工心脏起搏器。

(11)房室传导阻滞合并充血性心力衰竭是否可使用洋地黄仍有争议。学者一般认为,一度房室传导阻滞的心力衰竭患者慎用洋地黄,二度房室传导阻滞的心力衰竭患者最好不用洋地黄,以防发展为三度房室传导阻滞;三度房室传导阻滞的心力衰竭患者不应使用洋地黄。二、三度房室传导阻滞的心力衰竭患者,可使用多巴胺或多巴酚丁胺治疗;如果必需使用洋地黄治疗应先安置人工心脏起搏器。

(12)室内传导阻滞常指左或右束支阻滞,或双束支阻滞。治疗剂量的洋地黄不抑制室内传导;因此,室内传导阻滞不是使用洋地黄的反指征。洋地黄不增加室内传导阻滞发展为三度房室传导阻滞的发生率。

(13)肥厚性梗阻型心肌病患者一般禁忌使用洋地黄,因为洋地黄增强心肌收缩力,加重梗阻症状。但肥厚型心肌病合并快速性心房颤动或心力衰竭时,可使用洋地黄,因此时心排血量下降,梗阻症状已不突出,故可使用洋地黄治疗,但剂量应减少。

(14)心内膜弹力纤维增生症合并心力衰竭时,强调长期使用洋地黄维持治疗,一直到症状消失、X 射线检查结果、心电图恢复正常 2 年后才逐渐停药。不应突然停药,以防死亡。但患者对洋地黄的耐受性较低,易发生洋地黄中毒,故洋地黄的用量应偏小,并应密切观察治疗反应。

(15)法洛四联症患者应慎重使用洋地黄,因洋地黄可以加重右室漏斗部的肌肉痉挛,使右室进入肺动脉的血流进一步减少,加重缺血症状。

(16)心绞痛患者一般不使用洋地黄缓解症状。但夜间心绞痛患者发作前常有血流动力学改变,如肺毛血管楔压和肺动脉压升高,外周血管阻力增加,心排血指数下降,提示夜间心绞痛可能与夜间心功能不全有关;故夜间心绞痛可试用洋地黄治疗。卧位心绞痛可能与卧位时迷走神经张力增大致冠状动脉痉挛有关;也可能与卧位时回心血量增多致心功能不全有关,故卧位心绞痛仍可试用洋地黄治疗。此外,伴有心脏肥大及左心室功能不全的患者,在发生心肌梗死前使用洋地黄能减少心肌缺血程度和减少心肌梗死面积。

(17)高血压病患者发作急性左心衰竭或伴有充血性心力衰竭时,不应首选洋地黄治疗。对这种患者应首先使用血管扩张剂和利尿剂,迅速降低心脏前后负荷。若患者的血压降为正常水平以后仍有心力衰竭症状存在,才考虑使用洋地黄制剂。

(18)电复律及奎尼丁复律前必需停用地高辛 1 天以上,停用洋地黄毒苷 3 天以上,以防转复心律过程中发生严重室性心律失常或心室颤动。

(19)缩窄性心包炎患者使用洋地黄不能缓解症状,但在心包剥离术前使用洋地黄可防止术后发生严重心力衰竭和心源性休克。

(20)无心力衰竭的心脏病患者是否需要使用洋地黄应具体情况具体分析。心脏病患者处于分娩、输血输液和并发肺炎时,可预防性给予洋地黄。感染性休克患者经补液、纠正酸中毒、合用抗生素和激素后,休克仍未满意纠正时,可给予洋地黄。有的学者认为,对心脏增大的幼儿,特别是心胸比例>65%者,应预防性给予洋地黄。

(21)快速性心房颤动合并或不合并心力衰竭的患者,使用洋地黄控制心室率时,应将心室率控制在休息时 70～80 次/分,活动后不超过 100 次/分。单独使用洋地黄控制心室率疗效不好时,可用维拉帕米或普萘洛尔。近年来,有的学者提出,维拉帕米与洋地黄合用可引起致命性房室传导阻滞,且维拉帕米有诱发洋地黄中毒的危险,故不主张合用两种药;而普萘洛尔与洋地黄合用,有诱发或加重心力衰竭的危险,故提出硫氮䓬酮与洋地黄合用疗效较好。使用洋地黄控制快速性心房颤动患者的心室率时,洋地黄的用量可以稍大一些,对未使用过洋地黄的患者在头 24 小时内可分次静脉注射毛花苷 C,总量达 1.2 mg。此外,在静脉注射毛花苷 C 0.2～0.4 mg 后,个别患者的心室率反而较用药前增快,此时应进行心电图检查,排除预激综合征后,再静脉注射毛花苷 C 0.2～0.4 mg,可使心率有明显下降。

(22)窦性心律的心力衰竭患者使用洋地黄时,不应单纯以心率的快慢来指导用药,若在使用比较足量的洋地黄以后心率仍减慢不明显,应注意寻找有无使心率加快的其他诱因,如贫血、感染、缺氧、甲状腺功能亢进、血容量不足、风湿活动、心肌炎、发热。

心力衰竭患者达到洋地黄化的指标应是综合性的,下列指标可供用药时参考:窦性心律者,心率减少到70～80次/分,活动后为80～90次/分。心房颤动者,心率应减少到70～90次/分。尿量增多,水肿消退,体重减轻;呼吸困难减轻,发绀减轻,肺水肿减轻,肺部啰音减少;肿大的肝脏缩小;患者的一般状况改善,如精神好转,体力增加,食欲增进。

(23)妊娠心脏病患者,在妊娠期间应避免过劳、保证休息、限盐、避免并治疗心力衰竭的其他诱因。风湿性心脏病患者心功能Ⅱ～Ⅳ级,有心力衰竭史、心脏中度扩大或严重二尖瓣狭窄、心房颤动或心率经常在110次/分以上者,应给予适当剂量的洋地黄。在分娩期,若心率>110次/分,呼吸>20次/分,有心力衰竭先兆者,为防止发生心力衰竭,应快速洋地黄化。孕妇已出现心力衰竭时,如果心力衰竭严重,应选择作用快速的制剂。使用快速制剂使症状改善后,可改用口服制剂。

(24)甲状腺功能亢进引起的心脏病,绝大多数合并快速性心房颤动,在使用洋地黄类制剂控制心室率的同时,应特别注意甲亢的治疗。这种患者对洋地黄的耐受性大,如果使用了足量的洋地黄以后,心室率控制仍不满意,加用β受体阻滞剂可收到良好疗效。如果甲亢合并心房颤动的患者无心力衰竭,单独使用β受体阻滞剂控制心室率就可获得良效。

四、强心苷中毒

洋地黄的治疗量大,是洋地黄中毒量的60%,洋地黄的中毒量大,是洋地黄致死量的60%。心力衰竭患者洋地黄中毒的发生率可达20%,并且洋地黄中毒是患者的死亡原因之一。洋地黄中毒的诱发因素很多,但最重要的是心功能状态和心肌损害的严重程度。有学者报告,正常人一次口服地高辛100片,经治疗后好转,治疗过程中未出现或仅出现一度房室传导阻滞等心脏表现;换言之,在常规使用洋地黄的过程中,若患者出现洋地黄中毒的心脏表现,常提示其心肌损害严重。下面讨论洋地黄中毒的诱因、临床表现及防治方法。

(一)强心苷中毒的诱发因素

1.洋地黄过量

洋地黄过量常见于较长期使用洋地黄而剂量未做适当调整的患者。只要剂量及用药间隔不变,其坪值应稳定在某一水平上。但洋地黄的吸收、代谢及排泄受许多因素的影响,特别是受肝、肾功能状态的影响,故长期服用固定剂量的洋地黄者,可发生洋地黄不足或中毒。也有个别患者在短期内使用过多的洋地黄而引起中毒。

2.严重心肌损害

严重心肌炎、心肌病、大面积心肌梗死及顽固性心力衰竭等严重心肌损害的患者对洋地黄的耐受性降低,其中毒量与治疗量十分接近,有的患者的中毒量甚至小于治疗量,故很容易发生洋地黄中毒,并且其中毒表现几乎都是心脏方面的。健康人对洋地黄的耐受性很强,即使一次误服十几倍常用量的洋地黄(如地高辛),也很少出现心脏方面的毒性表现。

3.肝、肾功能损害

洋地黄毒苷、毛花苷C等主要经肝脏代谢,地高辛、毒毛花苷K等主要经肾脏代谢,故肝肾功能不全的患者仍按常规剂量使用洋地黄时,易发生中毒。肝脏病变时使用地高辛,肾脏病变时使用洋地黄毒苷,可减少中毒的发生率。

4.老年人和瘦弱者

老年人和瘦弱者,身体肌肉总量减少,而肌肉可以结合大量洋地黄,故肌肉瘦弱者易发生洋地黄中毒。肥胖者和瘦弱者,只要他们的肌肉净重相似,则他们的洋地黄治疗量和中毒水平也相似。老年人不仅肌肉瘦弱,还常有不同程度的肝、肾功能减退,故易发生洋地黄中毒。此外,老年人易患病窦综合征,也是容易发生中毒的原因之一。许多学者建议,老年心力衰竭患者服用洋地黄的剂量应减半,例如,每天口服地高辛 0.125 mg。

5.甲状腺功能减退

甲状腺功能减退的患者,对洋地黄的敏感性增大,故易发生中毒。使用洋地黄治疗甲状腺功能减退合并心力衰竭的患者时,应使用 $1/2\sim2/3$ 的常规剂量;并且,同时加用甲状腺素。应从小剂量甲状腺素开始服用,若剂量过大,反而会诱发或加重心力衰竭。

6.电解质紊乱

低钾、低镁和高钙时易发生洋地黄中毒。故使用洋地黄过程中应避免低钾、低镁和高钙血症。使用排钾性利尿剂时,应注意补钾。只要不是高镁血症,常规静脉补镁还有助纠正心力衰竭。长期使用糖皮质激素的心力衰竭患者容易发生低钾血症;故这种患者使用洋地黄过程中,一般不宜补钙,以防诱发洋地黄中毒,甚至发生心室颤动。但若患者发生明显的低钙症状,如低钙抽搐,则可以补钙。低钙患者补钙还可以提高洋地黄的疗效。补钙途径可以是口服、静脉滴注或静脉注射,但应避免同时静脉注射洋地黄和钙剂,如果需要静脉注射这两种药物,则两药的注射间隔应为 3 小时以上,最好在 8 小时以上。

7.缺氧

缺氧可使心肌对洋地黄的敏感性增大,从而诱发洋地黄中毒。肺心病患者洋地黄的治疗量应较一般患者减少 1/2。

8.严重心力衰竭

严重心力衰竭提示心肌损害严重,故易发生洋地黄中毒。心力衰竭的程度越重,使用洋地黄越要小心谨慎。

9.风湿活动

有风湿活动的患者常合并风湿性心肌炎,使心肌损害进一步加重,故易发生洋地黄中毒。风湿性心脏瓣膜病合并风湿活动常不易诊断,下列指标提示合并风湿活动:常患感冒、咽炎并伴有心悸、气短;出现不明原因的肺水肿;血沉增快或右心衰竭时血沉正常,心力衰竭好转时血沉反而增快;有关节不适感;常出现心律失常,如期前收缩、阵发性心动过速和心房颤动;低热或体温正常但伴有明显地出汗;出现无任何其他原因的心功能恶化;出现新的杂音或心音改变(需排除感染性心内膜炎);洋地黄的耐受性低,疗效差,容易中毒。

(二)强心苷中毒的表现

1.胃肠道反应

厌食、恶心和呕吐,有的患者表现为腹泻,极少表现为呃逆,上述症状若发生在心力衰竭好转后或发生在增加洋地黄剂量后,排除其他药物的影响,应考虑为洋地黄中毒。

2.心律失常

在服用洋地黄过程中,心律突然转变,如由规则转变为不规则、由不规则转变为规则、突然加速或显著减慢,都是诊断洋地黄中毒的重要线索。强心苷中毒可表现为各种心律失常,其中房室传导阻滞的发生率为42%。但具有代表性的心律失常是房性心动过速伴房室传导阻滞及非阵发性交界性心动过速伴房室分离。房室传导阻滞伴异位心律提示与洋地黄中毒有关。心房颤动患者若出现成对室性期前收缩,应视为洋地黄中毒的特征性表现。多源性室早呈二联律及双向性或双重性心动过速也具有诊断意义。

3.心功能再度恶化

经洋地黄治疗后心力衰竭一度好转,但在继续使用洋地黄的过程中,无明显原因的心功能再度恶化,应疑及强心苷中毒。

4.神经系统表现

神经系统表现有头痛、失眠、忧郁、眩晕和乏力甚至精神错乱。

5.视觉改变

黄视、绿视及视觉改变。

在服用洋地黄的过程中,心电图可出现鱼钩形的ST-T变化,这并不表示为洋地黄中毒的毒性作用,只表示患者已使用过洋地黄。而且,在洋地黄中毒引起心律失常时,心电图上一般不出现这种特征性的ST-T改变。

应用洋地黄制剂治疗心力衰竭时,测定其血清浓度,对诊断洋地黄中毒有一定参考价值。一般,地高辛治疗浓度在0.5～2.0 ng/mL。地高辛浓度1.5 ng/mL多表示无中毒。但患者的病情各异,心肌对洋地黄的敏感性和耐受性差异很大,因此,不能单凭测定其血清浓度作出有无中毒的结论,必须结合临床表现进行全面分析。

(三)强心苷中毒的处理

1.停用强心苷

若有低钾、低镁等电解质紊乱,应停用利尿剂。胃肠道反应常于停药后2～3天消失。

2.补钾

洋地黄中毒常伴有低钾,但血清钾正常并不代表细胞内不缺钾,故低钾和血钾正常者都应补钾。心电图上明显u波与低钾有关,但低钾并不一定都出现高大u波;心电图上u波高大者一般提示低钾,故u波高大者可以补钾。补钾可采用口服或静脉滴注,静脉补钾的浓度不宜超过5‰,最好不超过3‰。补钾量应视病情及治疗反应而定。补钾时切忌静脉注射,以防发生严重心律失常而死亡。但有学者报告,2例患者因低钾(血清钾水平分别为2.0 mmol/L及2.2 mmol/L)发生心室颤动,各种治疗措施(包括反复电除颤)均不能终止心室颤动发作,最后将1～2 mL 10%的氯化钾加入20 mL 5%的葡萄糖液中静脉注射而终止了心室颤动发作。

3.补镁

镁是ATP酶的激动剂,缺镁时钾不易进入细胞内,故顽固性低钾经补钾治疗仍无效时,常表明患者缺镁,此时应予补镁。有的学者认为,洋地黄中毒时,不论血钾水平如何,也不论心律失常的性质如何,只要不是高镁血症,均可补镁。补镁后洋地黄中毒症状常很快消失。补镁还有助于纠正心力衰竭、增进食欲。肾功能不全、神志不清和呼吸功能抑制者应慎重补镁,以防加重昏迷及诱发呼吸停止。补镁方法为10 mL 25%的硫酸镁稀释后静脉注射或静脉滴注,但以静脉滴注较安全,每天1次,7～10天为1个疗程。

4.苯妥英钠

苯妥英钠为治疗洋地黄中毒引起的各种期前收缩和快速性心律失常最安全、有效的药物,治疗室性心动过速更为适用。服用洋地黄患者必需紧急电复律时,也常在复律前给予苯妥英钠,以防引起更为严重的心律失常。给药方法:首次剂量 100～200 mg,溶于 20 mL 注射用水中静脉注射。每分钟 50 mg。必要时每隔 10 分钟静脉注射 100 mg,但总量为 250～300 mg。继之口服,每次 50～100 mg,每 6 小时 1 次,维持 2～3 天。

5.利多卡因

利多卡因适用于室性心律失常。常用方法:首次剂量为 50～100 mg,溶于 20mL 10% 的葡萄糖注射液中,静脉注入;必要时,每隔 10～15 分钟重复注射 1 次,但总量为 250～300 mg。继之以 1～4 mg 静脉滴注。

对洋地黄中毒引起的快速性心律失常也可以选用美西律、普萘洛尔、维拉帕米、普鲁卡因胺、奎尼丁、溴苄胺和阿普林定等治疗。有学者报告,使用酚妥拉明、胰高血糖素及氯氮䓬等治疗亦有效。

6.治疗缓慢型心律失常

一般,停用洋地黄即可,若心律<50 次/分,可皮下、肌内或静脉注射 0.5～1.0 mg 阿托品 10 mg 或山莨菪碱等。一般,不首选异丙肾上腺素,以防引起或增加室性异位搏动。

7.考来烯胺

在肠道内络合洋地黄,打断洋地黄的肝-肠循环,从而减少洋地黄的吸收和血液浓度。用药方法:每次 4～5 g,每天 4 次。

8.特异性地高辛抗体

本品可用于治疗严重的地高辛中毒,它可使心肌地高辛迅速转移到抗体上,形成失去活性的地高辛片段复合物。虽然解毒效应迅速而可靠,但可致心力衰竭的恶化。

9.电复律和心脏起搏

洋地黄中毒引起的快速性心律失常一般不采用电复律治疗,因为电复律常引起致命性心室颤动。只有在各种治疗措施均无效时,电复律才作为最后一种治疗手段。在电复律前应静脉注射利多卡因或苯妥英钠,复律应从低能量开始,无效时逐渐增加除颤能量。洋地黄中毒引起的严重心动过缓(心室率<40 次/分),伴有明显的脑缺血症状或发生晕厥等症状、药物治疗无效时,可考虑安置人工心脏起搏器。为预防心室起搏时诱发严重心律失常,易同时使用利多卡因或苯妥英钠。

五、与其他药物的相互作用

(一)抗心律失常药物

1.奎尼丁

地高辛与奎尼丁合用,可使 90% 以上患者的血清地高辛浓度升高,有的甚至升高至原来的 2～3 倍,并可由此引起洋地黄中毒的症状及有关心电图表现。奎尼丁引起血清地高辛浓度升高的机制:竞争组织结合部,使地高辛进入血液;减少地高辛经肾脏及肾外的排除;可能增加胃肠道对地高辛的吸收速度。合用两种药时,为避免发生地高辛中毒,应将地高辛的剂量减半,或采用替代疗法,即将地高辛改为非糖苷类强心剂,或将奎尼丁改为普鲁卡因胺或丙吡胺等。

2.普鲁卡因胺

合用两种药时,血清地高辛浓度无明显改变。普鲁卡因胺可用于治疗洋地黄中毒引起的快速性心律失常。但普鲁卡因胺为负性肌力、负性频率及负性传导药物,与地高辛合用仍应慎重,特别是静脉注射时更应注意。

3.利多卡因

洋地黄与利多卡因合用,无不良相互作用。利多卡因常用于洋地黄中毒引起的快速性室性心律失常。

4.胺碘酮

胺碘酮与洋地黄合用,血清地高辛浓度升高69%,最高可达100%。血清地高辛浓度升高值与胺碘酮的剂量及血药浓度呈线性关系,停用胺碘酮2周,血清地高辛浓度才逐渐降低。胺碘酮使血清地高辛浓度升高的机制:减少肾小管对地高辛的分泌;减少地高辛的肾外排泄;将组织中的地高辛置换出来,减少了地高辛的分布容积。合用两种药时,地高辛用量应减少1/3,并密切观察治疗反应1～2周。

5.美西律

美西律对地高辛的血清浓度无明显影响,故美西律常用于治疗已使用地高辛患者发生的室性心律失常。

6.普萘洛尔

地高辛与普萘洛尔合用治疗快速性心房颤动时有协同作用,但合用两种药时可发生缓慢心律失常;对心功能不全者可能会加重心力衰竭,合用两种药时,普萘洛尔的剂量要小,逐渐增加剂量,并应密切观察治疗反应。

7.苯妥英钠

苯妥英钠是目前治疗地高辛中毒引起的各种快速性心律失常的首选药物。苯妥英钠为肝药酶诱导剂,与洋地黄毒苷合用时可促进洋地黄毒苷的代谢,因地高辛主要经肾脏代谢,故苯妥英钠对其代谢影响较小。

8.丙吡胺

丙吡胺属于ⅠA类抗心律失常药物,药理作用与普鲁卡因胺相似,对房室交界区有阿托品样作用,可使不应期缩短。因此,合用两种药治疗快速性心房颤动时,有可能使地高辛失去对心室律的保护作用和使心室律增加的潜在危险,故两药不宜合用,更不适用于老年患者。丙吡胺对地高辛的血清浓度并无明显影响。

9.普罗帕酮

普罗帕酮与地高辛合用,可使地高辛的血清浓度增加31.6%,这是由于普罗帕酮可降低地高辛的肾清除率。

10.溴苄胺

溴苄胺具有阻滞交感神经、提高心肌兴奋阈值的作用,可用于消除地高辛所致的各种快速性心律失常,如室性早搏二联律、多源性室性期前收缩、室性心动过速和心室颤动。但亦有报告称合用两种药引起新的心律失常。

11.缓脉灵

地高辛与缓脉灵合用,血清地高辛浓度无明显改变。

12.哌甲酯

地高辛与哌甲酯合用,血清地高辛浓度无明显改变。

13.西苯唑林

西苯唑林的药理作用与奎尼丁相似,但西苯唑林与地高辛合用时,血清地高辛浓度改变不明显,合用两种药时不必调整剂量。

(二)抗心肌缺血药物

1.硫氮䓬酮

硫氮䓬酮与地高辛合用后,地高辛血清浓度升高 22%~30%。这是由于硫氮䓬酮可使地高辛的体内总清除率降低,半衰期延长。

2.硝苯地平

硝苯地平与地高辛合用,地高辛的肾清除率减少 29%,血清地高辛浓度增加 43%。但有人认为,硝苯地平对血清地高辛浓度无明显影响。

3.维拉帕米

动物实验和临床观察表明,维拉帕米与地高辛合用 7~14 天后,地高辛的血清浓度增加 70%以上,因而可诱发洋地黄中毒。中毒的主要表现是房室传导阻滞和非阵发性结性心动过速。临床上合用两种药的主要适应证是单用地高辛仍不能较好控制快速性心房颤动的心室率。为防止合用两种药时发生洋地黄中毒,应将这两种药物适当减量。由于维拉帕米抑制肾脏对地高辛的清除率,肾功能不全时合用两种药后更易致地高辛浓度显著而持久地升高。维拉帕米和洋地黄毒苷合用,也可使洋地黄毒苷的血药浓度升高,但不如与地高辛合用时那样显著,系因洋地黄毒苷主要经肝脏代谢。

4.硝酸甘油

硝酸甘油与地高辛合用后,肾脏对地高辛的清除率增加 50%,血清地高辛浓度下降。故合用两种药时应适当增加地高辛的剂量。

5.普尼拉明

普尼拉明属于钙通道阻滞剂,具有扩血管作用,与地高辛合用未见不良反应,并且普尼拉明可抵消地高辛对室壁动脉血管的收缩作用。

6.潘生丁

潘生丁能改善微循环,扩张冠状动脉,有利于改善心功能,增强地高辛治疗心力衰竭的效果。但潘生丁有冠脉窃血作用,故合用两种药时应注意心电图变化。

7.马导敏

马导敏又称马多明,具有扩张冠状动脉和舒张血管平滑肌的作用,故能减轻心脏前后负荷;与地高辛合用适用于缺血性心肌病合并心力衰竭的治疗。

(三)抗高血压药物

1.利血平

利血平具有对抗交感神经、相对增强迷走神经兴奋性、减慢心律和传导的作用;与地高辛合用时可引起严重心动过缓及传导阻滞,有时还能诱发异位节律。但在单用地高辛控制快速性心房颤动的心室率不够满意时,加用适量利血平可获得一定疗效。

2.肼屈嗪

肼屈嗪具有扩张小动脉、减轻系统血管阻力和心脏后负荷的作用,与地高辛合用治疗心力衰竭有协同作用。肼屈嗪可增加肾小管对地高辛的总排泄量,合用两种药后地高辛的总清除率增加 50%。但两药长期合用是否需要增加地高辛的剂量尚无定论。

3.利尿剂

氢氯噻嗪不改变地高辛的药代动力学,但合用非保钾性利尿药与地高辛后,可因利尿剂致低钾血症而增加地高辛的毒性。低钾能降低地高辛的清除率,使其半衰期延长,当血钾低至 2~

3 mmol/L时,肾小管几乎停止排泄地高辛。故合用两药时应注意补钾。螺内酯能抑制肾小管分泌地高辛,口服 100 mg 螺内酯,可使血清地高辛浓度平均升高 20%,但个体差异很大。

4.卡托普利

合用卡托普利与地高辛治疗充血性心力衰竭具有协同作用。但合用两药 2 周后血清地高辛浓度增加,使地高辛中毒的发生率明显增加。这是由于卡托普利抑制地高辛的经肾排泄,并且能把地高辛从组织中置换到血液中。合用两药时应尽量调整地高辛的剂量。

5.胍乙啶

胍乙啶能增强颈动脉窦压力感受器对地高辛的敏感性,合用两药后易发生房室传导阻滞。

(四)血管活性药物

1.儿茶酚胺类

合用肾上腺素、去甲肾上腺素和异丙肾上腺素与地高辛,易引起心律失常。若使用洋地黄的患者发生病窦综合征或房室传导阻滞,静脉滴注异丙肾上腺素可取得一定疗效,但应密切观察治疗反应。

2.非糖苷类强心剂

合用多巴胺、多巴酚丁胺与地高辛治疗充血性心力衰竭,可取得协同强心作用。低剂量的多巴胺(不超过 2 μg/kg/min)还具有降低外周阻力、增加肾血流量的作用。但合用两种药易诱发心律失常。合用洋地黄与磷酸二酯酶抑制剂(如氨力农、米力农)可取得协同强心作用,氨力农还具有扩张外周血管、减轻心脏负荷作用。合用胰高血糖素与地高辛,不仅可取得治疗心力衰竭的协同作用,还可抑制地高辛中毒所致的心律失常。

3.酚妥拉明

合用酚妥拉明与地高辛治疗心力衰竭可取得协同疗效,并且患者的心律改变也不明显,但合用这两种药有时可引起快速性心律失常。

4.硝普钠

硝普钠与地高辛合用,可使肾小管排泄地高辛增多,血清地高辛浓度下降。但合用两药是否需补充地高辛的剂量,尚有不同看法。

5.抗胆碱能药物

阿托品、山莨菪碱、东莨菪碱、溴丙胺太林和胃疡平等抗胆碱能药物与地高辛同服,由于前者抑制胃肠蠕动,延长地高辛在肠道内的停留时间,致使肠道吸收地高辛增多,血清地高辛浓度升高。合用抗胆碱能药物与地高辛,治疗急性肺水肿可能有协同作用,但应注意不能使患者的心率过于加速。该类药物还用于治疗洋地黄中毒诱发的缓慢心律失常。由于该类药物能阻断地高辛的胆碱能反应,故有进一步加强心肌收缩力和增加心排血量的作用。

6.糖皮质激素

合用糖皮质激素与地高辛治疗顽固性心力衰竭所致水肿有一定疗效。这是由于糖皮质激素能反馈性抑制垂体分泌抗利尿激素,从而产生利尿作用;抑制心肌炎性反应,改善心肌对洋地黄的治疗反应。糖皮质激素具有保钠排钾倾向,长期使用可引起低钾血症,增加对洋地黄的敏感性,故合用两药时应注意补钾。

7.氯丙嗪

氯丙嗪能阻断肾上腺素能受体和 M-胆碱能受体,具有利尿和减轻心脏负荷的作用,与洋地黄合用,可加强心力衰竭治疗效果。但氯丙嗪可引起血压下降,老年人尤其要注意。氯丙嗪可增加肠道对地高辛的吸收,致使血清地高辛浓度升高,以致诱发洋地黄中毒。有人认为,不宜合用两药;必须合用强心苷时,可选用毒毛花苷 K。

(五)钾、镁和钙盐

1.钾盐

钾离子与洋地黄竞争洋地黄受体,减弱强心苷的作用。低钾时,心肌对洋地黄的敏感性增加,易发生洋地黄中毒,长期使用利尿剂和洋地黄的患者应注意补钾。已发生洋地黄中毒的患者只要不是高钾血症或伴有严重肾衰竭者,均应补钾。

2.镁盐

长期心力衰竭患者易发生缺镁。缺镁是低钾血症不易纠正、洋地黄效果不佳和易发生洋地黄中毒的重要原因之一。洋地黄中毒患者只要没有高镁血症,无昏迷及严重肾功能障碍,均可补镁治疗。

3.钙盐

洋地黄的正性肌力作用是通过钙而实现的,低钙可致洋地黄疗效不佳,高钙又能诱发洋地黄中毒。使用洋地黄的患者发生低钙抽搐时应补钙。补钙时应注意:首先测定血钙浓度,明确为低钙血症时再补钙;补钙以口服最为安全。但口服起效慢,故紧急情况下仍以静脉补钙为佳,一般先静脉注射,继之给以静脉滴注;静脉注射洋地黄和钙剂绝不能同时进行,可于静脉注射洋地黄制剂后 4～6 小时再注射钙制剂,或在静脉注射钙剂 1～2 小时后再使用洋地黄。

(六)洋地黄自身

不同的洋地黄类制剂的用药剂量、用药途径及半衰期不同,但治疗心力衰竭的机制无本质区别。临床上选用洋地黄制剂的种类,主要依据病情的轻重缓急和医师本人的经验。心力衰竭患者对一种洋地黄制剂的治疗反应不佳时,换用另一种制剂或加用另一种制剂并不能提高疗效,反而使问题复杂化。下列情况可出现先后使用两种洋地黄制剂的情况。

(1)长期口服一定剂量的地高辛,但心力衰竭在近期内恶化,估计为地高辛用量不足时,慎重静脉注射 0.2 mg 毛花苷 C 或 0.125 mg 毒毛花苷 K,若心力衰竭症状好转,则证实为地高辛用量不足,可继续口服地高辛并相应增加剂量。但如果能测定血清地高辛浓度,则应先测定之,证实为地高辛浓度未达到治疗浓度时,再注射上述药物,则更为安全可靠。

(2)对两周内未使用过洋地黄的急性心力衰竭患者,可先静脉注射毛花苷 C 等快效制剂,待心力衰竭控制后,再给予口服地高辛维持治疗效果。

(3)长期使用地高辛控制快速性心房颤动的心室率,心室率突然加速,估计地高辛剂量不足,可静脉注射毛花苷 C 0.2～0.4 mg,常可使心室率满意控制。

(七)其他药物

1.甲巯咪唑

顽固性心力衰竭,经常规治疗效果不佳时可加用甲巯咪唑联合治疗。联合用药时,地高辛的剂量维持不变,甲巯咪唑的用法为每次 10 mg,口服,每天 3 次,连用 2 周。

2.抗凝剂

在使用地高辛治疗心力衰竭的基础上,每天静脉滴注 50～100 mg 肝素,对心力衰竭治疗有一定疗效。有人报告,合用强心苷与口服抗凝剂或肝素时,可减弱抗凝剂的作用。故合用两药时应注意监测凝血指标的变化。

3.抗生素

同服地高辛与青霉素、四环素、红霉素和氯霉素等时,由于肠道内菌丛变化,地高辛在肠道内破坏减少,吸收增加,生物利用度增加,使血清地高辛浓度升高到原来的 2 倍以上。同服地高辛与新霉素同服,因新霉素损伤肠黏膜,减少肠道对地高辛的吸收,地高辛的血清浓度下降 25%。

4.甲氧氯普胺

合用地高辛与甲氧氯普胺等促进胃肠道蠕动的药物,因肠蠕动加快,地高辛在肠道内停留时间缩短,减少了地高辛在肠道内的吸收率,故血清地高辛浓度下降,其疗效也随之减弱。

5.考来烯胺

洋地黄毒苷参与肝肠循环,考来烯胺在肠道内与洋地黄结合,干扰其肝肠循环,影响洋地黄毒苷的吸收,使其血药浓度下降,疗效减弱。考来烯胺亦可与地高辛发生络合反应,减少其吸收,降低其生物利用度。两药如需口服,应间隔 2～3 小时。

6.琥珀胆碱

琥珀胆碱能释放儿茶酚胺并引起组织缺氧,与洋地黄制剂合用易发生室性期前收缩。

7.苯巴比妥、保泰松和苯妥英钠

上述三种药均为肝药酶诱导剂,与洋地黄制剂合用时血药浓度降低。由于洋地黄毒苷主要经肝脏代谢,地高辛主要经肾脏排泄,故上述三种药对洋地黄毒苷的影响远大于对地高辛的影响。

8.抗结核药物

利福平为肝药酶诱导剂,与洋地黄制剂合用后,可加速洋地黄制剂的代谢,使其血药浓度下降,异烟肼和乙胺丁醇也可使洋地黄毒苷的血药浓度下降,但它们对地高辛的影响较小。

9.抗酸剂

同服氢氧化铝、三硅酸镁、碳酸钙和碳酸铋等抗酸剂与地高辛,均能减少肠道对地高辛的吸收。为避免这种不良的相互影响,服用两类药的间隔应在 2 小时以上。

10.西咪替丁

合用西咪替丁与地高辛,对地高辛的血药浓度无明显影响。合用西咪替丁与洋地黄毒苷因前者延缓洋地黄毒苷的经肝代谢,洋地黄毒苷的血药浓度升高。故合用两药应减少洋地黄毒苷的剂量。

(尹　肖)

第二节　β受体阻滞剂

肾上腺素β受体阻滞剂的出现是近代药理学的一项重大进展,是药理学发展的典范。自第一代β受体阻滞剂——普萘洛尔问世以来,新的β受体阻滞剂不断涌现,加速了受体学说的深入发展,目前β受体阻滞剂的治疗指征已扩大到多种器官系统疾病,近年来又有重要进展。

β受体阻滞剂属于抗肾上腺素药,能选择性地与肾上腺素受体中的β受体相结合,从而妨碍去甲肾上腺素能神经递质或外源性拟肾上腺素药与β受体结合,产生抗肾上腺素作用。根据β受体的药理特征可将其分为选择性和非选择性两类,部分β受体阻滞剂具有内源性拟交感活性。

一、β受体阻滞剂的药理作用及应用

(一)药理作用

1.受体选择性

受体选择性也称心脏选择性作用。β受体分布于全身器官血管系统,中枢β受体兴奋时,心率加快,肾交感神经冲动增加,尿钠水平减少;突触前膜β受体兴奋时,可使血压升高。突触后膜β受体包括心脏β受体和血管β受体。肠道、心房和心室以β_1受体为主,左心室的β_2受体占全部β受体的1/4;心脏β受体兴奋时,使心率加快,心肌收缩力增强;肠道β_1受体兴奋时,肠道松弛。血管床、支气管、子宫和胰岛等部位的β受体以β_2受体为主,当β_2受体兴奋时,支气管和血管床扩张,子宫松弛,胰岛素分泌增加。β受体被经典地分为心肌内的β_1受体和支气管及血管平滑肌上的β_2受体,目前对某些β受体尚难分类。近年来研究表明,β_2受体与腺苷酸环化酶的偶联效率高于β_1受体,但β_1在数目上比β_2多,且最重要的心脏神经递质-去甲肾上腺素与β_1的亲和力是β_2受体的30～50倍,因此调节正常心肌收缩力的主要受体是β_1受体。位于细胞膜上的β受体是腺苷酸环化酶系统的一部分。它们与鸟苷酸调节蛋白(G),共同组成腺苷酸环化酶系统(RGC复合体:受体-G蛋白-腺苷酸环化酶)。动物离体心房和离体气管试验表明普拉洛尔、阿替洛尔、美托洛尔等对心房肌的效应是对气管平滑肌的效应的10～100倍,故它们为选择性β_1受体阻断剂。非选择性β受体阻滞剂(如普萘洛尔)对不同部位的β_1、β_2受体的作用无选择性,故被称为非选择性β受体阻滞剂。它还可以增强胰岛素的降血糖和延缓血糖的恢复,并可致外周血管痉挛。这些不良反应都与β_2受体阻断有关;而β_1受体选择性阻断却不同,例如,阿替洛尔没有增强胰岛素降血糖和延缓血糖恢复的作用,普拉洛尔的肢端动脉痉挛反应较普萘洛尔少。

2.内源性拟交感活性(ISA)

内源性拟交感活性指其部分激动肾上腺素能受体的能力。在交感神经张力很低的情况下,某些β受体阻滞剂,(如氧烯洛尔、吲哚洛尔、醋丁洛尔)具有部分内源性交感激动活性。其激动过程缓慢,激动作用远低于纯激动剂,例如,吲哚洛尔的部分激动作用足以抗衡静息时阻断交感神经冲动所引起的心脏抑制作用,而在运动时交感神经活动增加,β阻断作用表现得较强,于是ISA就显示不出来。

3.膜稳定作用

一些β受体阻滞剂具有局部麻醉作用。例如,普萘洛尔、醋丁洛尔在电生理研究中表现为奎尼丁样稳定心肌细胞电位作用,即膜稳定效应;表现为抑制细胞膜上钠离子运转,降低O相上升速度,而对静息电位和动作电位时间无影响。膜稳定作用与β受体阻滞剂作用及治疗作用无关,其主要临床意义仅在于局部滴眼用以治疗青光眼时,局部麻醉作用成为不良反应。因此,不具有膜稳定作用、β受体阻断较强的噻吗洛尔就成为适宜的治疗青光眼的滴眼剂。

β受体阻滞剂的分类方法很多,国内多采用杨藻宸的受体亚型的选择性和ISA为纲的分类方法。近年,许多学者根据药物对受体的阻断部位而分为3代β受体阻滞剂,例如:β受体(无选择性)为第一代,β_1受体选择阻断剂为第二代,β_1受体＋α_1或α_2受体阻断剂为第三代。这种分类方法已被广大临床医师所接受。

(二)临床应用

各种β受体阻滞剂的药效学和药代动力学彼此不同,作用机制大致相似。目前,对β受体阻滞剂的研究旨在寻找不良反应少,特别是对脂质代谢无不良影响的高效品种,寻找对心脏有选择性、兼有 α 受体阻断活性和直接扩张血管作用的 β 受体阻滞剂以及半衰期短的超短效品种。

β 受体阻滞剂可用于治疗下列疾病。

1.心律失常

β 受体阻滞剂抗心律失常机制,主要是通过阻断儿茶酚胺对心脏 β 受体介导的肾上腺素能作用,从而延长房室结不应期;其次是阻断细胞钙离子内流,此与 β 受体阻断效应无关。β 受体阻滞剂既有轻度镇静作用,又可阻断儿茶酚胺的心脏效应。具有膜稳定作用的 β 受体阻滞剂比具有 ISA 者更有优越性,因为后者对 β 受体的内在轻度兴奋作用不利于室性心律失常的控制。现已证明,β 受体阻滞剂对于因运动而增加的或由运动引起的室性期前收缩具有显著的抑制作用。长程普萘洛尔或美托洛尔治疗,可预防急性心肌梗死后 3 个月内室性期前收缩次数及其复杂心律失常的发生率,并可抑制短阵室性心动过速复发,使梗死后 1 年内死亡率降低 25%。而 β 受体阻滞剂对溶栓再灌注早期心律失常未见明显效果,但不排除降低再通后心室颤动发生的可能性。β 受体阻滞剂还可用于治疗窦性心动过速、快速性室上性心动过速(包括心房颤动、心房扑动)。

2.心绞痛

β 受体阻滞剂在治疗心绞痛时欲达到临床满意的效果,用量必须足以产生明显的 β 受体阻断效应。一般而论,β 受体阻滞剂抗心绞痛作用是通过减慢心率、降低血压及抑制心肌收缩力,从而降低心肌需氧量而实现的。所有 β 受体阻滞剂治疗心绞痛的疗效可能是同等的,因此对没有其他疾病的患者选用何种药物亦不重要。理论上,β 受体阻滞剂对变异型心绞痛不利,这是因为它使 α 受体的生物活性不受拮抗,导致血管收缩。心外膜大的冠脉内 α 受体数量多于 β 受体,用药后 β 受体被抑制,而 α 受体相对活跃,使得冠状动脉痉挛。

3.心肌梗死

目前,临床越来越趋向将 β 受体阻滞剂用于急性心肌梗死的早期;特别是采用静脉给药的方法,β 受体阻滞剂可能降低心室颤动的危险性,也可能使梗死面积不同程度地缩小,长程治疗可明显减少猝死,降低死亡率。β 受体阻滞剂通过降低心率、心肌收缩力和血压而减少心肌耗氧量,还通过降低缺血心脏儿茶酚胺水平,促使冠脉血流发生有利的再分布。据文献报道,早期(胸痛开始 4～12 小时)静脉注射,继而改口服,可降低磷酸激酶峰值。普萘洛尔、普拉洛尔和美托洛尔可改善心肌细胞的缺血损伤、减轻 ST 段抬高,阿替洛尔可保护 R 波,普萘洛尔和噻吗洛尔可减少 Q 波的发生,缩小梗死面积。

4.高血压

β 受体阻滞剂被广泛用作降压药,单独应用时降压效果与利尿剂相同,但降压的确切机制至今仍然不是十分明确,可能是早期抑制肾素释放及其活性,以减少心排血量。对于高肾素型高血压,特别是 β 受体功能较强的年轻高肾素型患者疗效较佳。有血管扩张作用的 β 受体阻滞剂(如具有 ISA 效应的 β 受体阻滞剂)可降低全身血管阻力。无血管扩张作用的常规 β 受体阻滞剂后期使血管阻力下降,其作用部位可能是抑制突触前膜的 β 受体。对心动过缓、肢体血管病变或老年人更为适宜。另一方面,在高血压合并心绞痛时,β 受体阻滞剂减慢心率者似乎更为可取。此外,长期使用 β 受体阻滞剂治疗高血压病可降低高血压患者的心血管病事件的发生率。

研究显示,高血压病患者外周血淋巴细胞 β 受体密度较正常人明显增加,但受体亲和力不变(外周淋巴细胞 β 受体密度与心肌细胞 β 受体密度呈显著正相关,两者均受内源性儿茶酚胺的动态调节)。

研究观察到，Ⅰ、Ⅱ期高血压病患者的β受体密度明显上调（30.8％与56.7％），对羟甲叔丁肾上腺素的敏感性显著增加（较对照组分别下降20.7％与37.9％），其中并发左室肥厚者的上述二项指标均明显高于无左室肥厚者。这提示心肌β受体密度及功能的变化可能与高血压及其并发左室肥厚有关。在高血压适应性初期，循环内分泌系统（交感-儿茶酚胺系统与肾素-血管紧张素系统）的活化启动了一系列临床型病理生理过程。Lands报道，原发性高血压（EH）患者心血管系统代偿阶段心肌β受体密度的上调与血浆肾上腺素及去甲肾上腺素浓度增加有关。心肌肥厚的实验显示血管紧张素转化酶抑制剂（ACEI）可加速血管紧张素Ⅱ（AngⅡ）合成，通过三磷酸肌醇（IP）和二酯酰甘油（DAG）激活蛋白激酶C，促使转录因子蛋白磷酸化并与DNA相互作用。导致心肌蛋白与受体合成增加；心肌受体数目增加，循环内分泌中靶激素的心血管细胞生物活化作用随之增强，通过增加细胞内cAMP与蛋白激酶A含量，激活转录因子蛋白而参与心肌肥厚的病理过程。

Ⅲ期EH患者的β受体密度明显下调，敏感性显著降低。Stiles等发现，随着循环内分泌的持续激活，心肌β受体可能对靶激素或对cAMP及蛋白激酶A发生同源或异源脱敏，导致其数目减少，敏感性降低。Katz提出，超负荷状态下心肌蛋白基因表达异常，也可引起心肌细胞寿命缩短，质量降低。Lejemtel等则认为，心肌细胞生化异常与能量耗竭是导致心肌受体数目减少、功能减退的主要原因。

这些研究结果为临床上使用β受体阻滞剂治疗高血压病提供了理论依据。β受体阻滞剂的降压机制如下。

（1）心排血量降低：服用非内源性拟交感的β受体阻滞剂后，心排血量降低15％，周围血管自行调节使末梢血管阻力减低，血压下降。使用内源性拟交感作用的β受体阻滞剂后，心排血量仅轻度降低，但长期服药治疗可使末梢血管阻力明显降低，血压下降。

（2）肾素分泌受抑制：β受体阻滞剂可使肾素释放减少60％，血管紧张素Ⅱ及醛固酮分泌减少，去甲肾上腺素分泌受抑制。其中，醛固酮的分泌受抑制可能是主要降压机制。

（3）中枢性降压作用：脂溶性β受体阻滞剂容易通过血-脑屏障，刺激中枢α肾上腺素能受体，局部释放去甲肾上腺素，使交感神经张力降低，血压下降。

（4）拮抗突触前膜β受体：突触前膜β₂受体被阻滞后，去甲肾上腺素释放受抑制；但选择性β₁受体阻断剂无此作用。

（5）其他：普萘洛尔的降压效果能被吲哚美辛所抑制，故其降压作用可能与前列腺素分泌有关。

5.心肌病

（1）肥厚型心肌病：β受体阻滞剂可减轻肥厚心肌的收缩，改善左心室功能，减轻流出道梗阻程度，减慢心率，从而增加心搏出量，改善呼吸困难、心悸和心绞痛症状。目前，普萘洛尔仍为标准治疗药物，大剂量普萘洛尔（平均每天462 mg）被认为可减少室性心律失常。较低剂量的β受体阻滞剂（平均每天280 mg的普萘洛尔或相当剂量的其他β受体阻滞剂）对心律失常无效。对可能发生猝死的患者，可能需用其他抗心律失常药物。

（2）扩张型心肌病：近年来研究表明，长期服用β受体阻滞剂对某些扩张型心肌病患者有效，能够逆转心力衰竭及提高远期生存率。Swedberg讨论了扩张型心肌病β受体阻滞剂应用的经验，认为传统的洋地黄和利尿剂治疗基础上加用β受体阻滞剂可以改善扩张型心肌病患者的临床症状，提高心肌功能和改善预后。详细机制不明，这可能与其心肌保护作用有关。而Yamada

认为,心肌纤维化的程度和类型可能是判断β受体阻滞剂治疗扩张型心肌病是否有效的重要预测指标。

6.慢性心力衰竭

20世纪以来,心力衰竭的治疗决策经历了4个不同的阶段,尤其20世纪80年代以来β受体阻滞剂用于治疗心力衰竭,提高了心力衰竭患者的远期生存率,降低了病死率。研究证明,心力衰竭不仅是血流动力学的紊乱,还是神经介质系统的紊乱,心脏和血管的多种激素系统(如交感神经系统、肾素-血管紧张素-醛固酮系统)被激活,故用正性肌力药物有时会有害无利,加重心肌缺氧缺血而使心力衰竭恶化。

在心力衰竭病理状态下,β_1受体减少,这时β_2受体密度不变或变化不明显;此时,β_2受体可能发挥重要的代偿作用。使用RT-PCR技术研究证明,心力衰竭时,左心室β_2受体mRNA水平无变化,β_1受体mRNA水平下降,且下降程度和心力衰竭的严重程度呈正相关。研究还证明,β_1受体RNA水平的下降和受体蛋白的下降密切相关,说明β受体改变主要是其mRNA水平变化引起的β受体的改变,通过G蛋白(GS)下降——腺苷酸环化酶活性下降的途径,使水解蛋白激酶不激活或少激活,从而减弱正性肌力作用。

激动剂与受体结合引起信号传导与产生生物效应的同时,往往会发生对激动剂敏感性下降。这种负反馈机制在精确调节受体及自我保护中具有重要意义。β受体对激动剂的反应敏感性降低,心肌收缩力减弱,这种改变叫β受体减敏。β受体对儿茶酚胺的减敏,可维持应激情况下心肌细胞活力,减轻高浓度去甲肾上腺素引起钙超载后对心肌的损伤。但心力储备能力因此下降,使心力衰竭进一步恶化。

导致β受体敏感性下调的原因有两种:①受体数量下调;②受体功能受损。

受体数量下降发生得较慢,常发生在激动剂刺激数小时到数天,一般24小时后才能达到高峰。引起β受体数量下降的主要原因:受体生成减少减慢,是因为基因转录成mRNA减少,且受体mRNA的半衰期也缩短,导致合成减少;受体降解增多、增快。至于为什么只有β_1受体mRNA水平下降,而β_2受体改变不明显,这主要是由于在对内源性激动剂的亲和力方面,β_1受体对肾上腺素的亲和力远远小于对去甲肾上腺素的亲和力,而β_2受体则相反。心力衰竭时,交感神经兴奋,β_1受体受到交感神经末梢释放的去甲肾上腺素的强烈刺激,使β_1受体数目显著减少,而β_2受体仅受到血循环中肾上腺素的轻微刺激,数目减少不明显,故仅表现为轻微功能受损。β受体功能受损主要因为与G蛋白分离,使受体快速减敏,通过这种机制可使受体功能下降70%。另一种途径是通过蛋白激酶A使受体磷酸化,从而直接引起受体脱联与减敏。在受体快速减敏中上述二种酶的活性作用各占60%和40%。

β_1受体数量下降和功能抑制,导致β受体反应性下降,尽管这种下降会保护心肌避免过度刺激,但同时会使心脏对活动的耐受性降低,使心力衰竭进一步恶化。

学者据此提出心力衰竭用β受体阻滞剂治疗的理论:①上调心肌细胞膜的β受体数目,增加对儿茶酚胺的敏感性。Heilbram报告14例原发性心肌病并重度心力衰竭患者,使用美托洛尔治疗6个月后β受体上调到105%,对β受体激动剂的反应性明显提高,使心肌收缩力加强。②降低肾素、血管紧张素Ⅱ和儿茶酚胺的水平。③增加心肌修复中的能量,防止心肌细胞内Ca^{2+}超负荷。④改善心肌舒张期弛张、充盈和顺应性。⑤有抗缺血和抗心律失常作用,还可能有通过部分交感神经作用调节免疫功能。近年来许多学者认为,β受体阻滞剂,特别是具有额外心脏作用的第三代β受体阻滞剂(如卡维地洛、拉贝洛尔),可能使心力衰竭患者的血流动力学和左心室功能改善。卡维地洛治疗心力衰竭的机制除了与β受体阻滞剂作用有关以外,还与其α阻断剂效应及抗氧化作用和保护心肌作用有关。目前,至少已有20个较大系列临床试验证明,β受体阻滞剂治疗慢性充血性心力衰竭,可降低病死率,延长患者的寿命,改善患者的生活质量,减少住院率。临床上经常使用的β受体阻滞剂有康克、倍他乐克和卡维地洛等。β受体阻滞剂适用于缺血性和非缺血性心力衰竭患者,但纽约心脏病协会(NYHA)Ⅳ级严重心力衰竭患者暂不适用于本品,应待心功能达Ⅱ、Ⅲ级后再加用本品。使用时,应自小剂量开始(如康可1.25 mg/d,倍他乐克每次6.25 mg),逐渐增加剂量(每1~2周增加1次剂量),发挥最好疗效时需3个月,故短期内无效者不宜轻易停药。若用药过程中病情恶化则可减量或暂停β受体阻滞剂,待心功能好转后,再恢复用药。现主张,慢性心力衰竭患者应坚持长期甚至终身服用β受体阻滞剂,洋地黄、利尿剂、ACEI及β受体阻滞剂是目前治疗慢性充血性心力衰竭的常规四联疗法。

β受体阻滞剂治疗心力衰竭的作用机制:①减慢心室率;②减少心肌耗氧和左心室做功;③使循环中儿茶酚胺浓度不致过度升高,并能对抗其毒性作用;④有一定抗心律失常作用;⑤膜稳定作用;⑥上调心肌β肾上腺素能受体,使受体密度及反应性增加。

β受体阻滞剂治疗收缩性和舒张性心力衰竭均有一定疗效,可试用于下列疾病:①瓣膜性心脏病,特别是合并心室率明显增快者;②冠心病或急、慢性心肌梗死合并轻、中度心功能不全者;③原发性心肌病,包括扩张型、肥厚型和限制型;④高血压性心脏病;⑤甲状腺功能亢进性心脏病等。合并下列疾病者不宜使用:①支气管哮喘;②明显的心动过缓;③慢性阻塞性肺疾病;④周围血管疾病;⑤心功能Ⅳ级症状极严重者。

1999年8月在巴塞罗那召开的第21届欧洲心脏病学会会议及1999年6月在瑞典哥登伯格举行的欧洲心脏病学会心力衰竭组第三届国际会议上,学者均充分肯定了β受体阻滞剂治疗充血性心力衰竭的疗效。会议主要围绕以下几个问题进行了讨论。

(1)β受体阻滞剂治疗心力衰竭的疗效如下。与对照组相比,β受体阻滞剂治疗组:①全因死亡率降低34%;②猝死率下降44%;③全因住院率下降20%;④因心力衰竭恶化住院下降36%。

(2)β受体阻滞剂治疗心力衰竭的适应证:①各种原因(包括缺血性和非缺血性)引起的充血性心力衰竭;②无年龄限制(各种年龄组,最高年龄达80岁);③无性别差异;④不论是否合并糖尿病或高脂血症;⑤各种级别的心功能(NYHA分级),但严重的Ⅳ级心功能患者除外。

(3)作用机制:①对抗交感神经及儿茶酚胺类物质的不良作用;②减慢心率作用;③减轻心肌缺血;④抗心律失常作用,尤其是减少猝死的发生率;⑤心肌保护作用;⑥降低肾素分泌;⑦改善外周阻力。

(4)用药方法:在具体用药过程中应注意以下几点。①首先使用洋地黄、利尿剂和/或ACEI作为基础治疗,待患者症状及体征改善后,再使用β受体阻滞剂;②对β受体阻滞剂应从小剂量开始用药,例如,康可1.25 mg/d,倍他乐克每次6.25 mg,阿替洛尔每次6.25 mg,逐渐增加剂量。经过15周加大至最大剂量,康可10 mg/d,倍他乐克每次25~50 mg;③β受体阻滞剂治疗心力衰竭发挥疗效较慢,常需3~6个月,故短时期内无效或病情轻微加重时,不宜贸然停药;④部分心力衰竭患者用药过程中,病情明显加重,此时应减少β受体阻滞剂的用量或停药,待心力衰竭症状改善后再使用β受体阻滞剂;⑤β受体阻滞剂需长期甚至终身服用;⑥β受体阻滞剂与ACEI均可降低心力衰竭患者的死亡率,但β受体阻滞剂优于ACEI;若合用两种药则优于单用任意一种药物。

值得注意的是,一种无内源性拟交感活性的非选择性β受体阻滞剂——卡维地洛,近年来在心力衰竭的治疗中倍受重视。目前,至少已有四组临床试验,都在使用洋地黄、ACEI 和利尿剂的基础上加用卡维地尔,剂量为 3.125～6.250 mg,每天 2 次开始,逐渐加量至 25～50 mg,每天 2 次,用 6～12 个月,结果卡维地尔组的死亡危险性较对照组降低 65%,住院危险性降低 27%,显示了良好的临床效果。卡维地尔治疗充血性心力衰竭的主要机制:①β 受体阻断作用;②α 受体阻断作用;③抗氧化作用。卡维地尔主要适用于慢性充血性心力衰竭 NYHA Ⅱ～Ⅲ级患者;忌用于严重或需住院治疗的心力衰竭患者,高度房室传导阻滞、严重心动过缓者,休克患者,哮喘患者,慢性阻塞性肺病患者,肝功能减退患者。目前医师认为,使用卡维地尔治疗充血性心力衰竭应在使用洋地黄、利尿剂和 ACEI 的基础上进行,剂量大小应以患者能耐受为准。不宜合用卡维地尔与硝苯地平,以防引起血压突然下降;卡维地尔还能掩盖低血糖症状,故糖尿病患者使用卡维地尔时应监测血糖。

7.其他心脏病

(1)二尖瓣狭窄并心动过速:β 受体阻滞剂在休息及活动时都使心率减慢,从而使舒张期充盈时间延长,改善工作耐量。但对合并心房颤动的患者,有时需加用地高辛来控制心室率。

(2)二尖瓣脱垂综合征:β 受体阻滞剂已成为治疗此病伴随的室性心律失常的特效药。

(3)夹层动脉瘤:夹层动脉瘤高度紧急状态时,静脉注射 β 受体阻滞剂,可降低高儿茶酚胺状态、降低血压、减慢心率,阻止夹层扩展,减少临床死亡率。

(4)法洛四联症:应用普萘洛尔,每天 2 次,每次 2 mg/kg,往往可有效地控制发绀的发作,可能是抑制了右心室的收缩力。

(5)Q-T 间期延长综合征:神经节间失调是 Q-T 间期延长的重要原因,而普萘洛尔预防性治疗可使病死率由 71% 降至 6%,通常应从小剂量开始,无效时逐渐加量,直至有效或不能耐受。

8.非心脏作用

(1)甲状腺毒症:β 受体阻滞剂与抗甲状腺药物或放射性碘合用或单独应用,可作为手术前的重要用药。β 受体阻滞剂已成为手术前治疗甲状腺毒症的常用药物。因它能控制心动过速、心悸、震颤和神经紧张,减轻甲状腺内的多血管性,故有利于手术治疗。

(2)偏头痛:偏头痛的机制目前尚不清楚,原发性血小板、5-HT 异常学说在偏头痛理论中占据重要位置,广谱的 β 受体阻滞剂普萘洛尔作为防治偏头痛的一代药已使用多年。而血小板膜表面是 β_2 受体,故近年来又有学者提出用 β_2 受体阻断剂和美托洛尔 β_1 受体阻断剂治疗偏头痛同样获得良好的临床效果。

(3)门静脉高压及食道静脉曲张出血:是肝硬化患者的重要死亡原因之一,死亡率高达 28%～80%。既往曾应用普萘洛尔治疗以降低门静脉压力,减少食道静脉曲张再次破裂出血的危险性,但有一定的不良反应,例如,它可使血氨水平升高,诱发或加重肝性脑病。近年来,临床使用纳多洛尔的治疗效果较普萘洛尔好,不良反应少。

9.抗精神病作用

β 受体阻滞剂能与去甲肾上腺素或拟交感药物竞争 β 受体,可抑制交感神经兴奋引起的脂肪和糖原分解,从而能促进胰岛素降血糖的作用。普萘洛尔脂溶性高,故易通过血-脑屏障,因而在中枢能发挥 β 受体阻断作用,它不仅作用于突触后膜,还可作用于突触前膜的 β 受体,故可减少中枢神经系统去甲肾上腺素的释放。

(1)配合胰岛素治疗精神病:可减少精神患者的心动过速、多汗、焦虑、躁动不安、震颤和癫痫样发作等症状。

（2）躁狂性精神病的冲动行为：普萘洛尔可使行为障碍明显减轻，因而可试用于难治性精神分裂症的患者，与氯丙嗪有协同作用。

（3）慢性焦虑症：患者不但伴有自主神经功能紊乱的精神症状，而且往往伴有明显的躯体症状，两者可相互促进构成恶性循环。普萘洛尔对缓解躯体症状（如肌紧张、心律失常、震颤）及精神症状（如易怒、伤感和恐惧）均有一定效果。

（4）震颤综合征：普萘洛尔对各种震颤均有治疗效果，包括药源性震颤（尤其是锂盐和异丙肾上腺素所致的震颤）、静止性震颤、老年性及家族性震颤、脑外伤及酒精中毒戒断后震颤。

（5）可卡因吸收过量：可卡因是表面麻醉剂，吸收过量主要表现为心血管及精神方面的症状，普萘洛尔可起到挽救患者生命的作用。

10.蛛网膜下腔出血

在蛛网膜下腔出血早期用普萘洛尔治疗的长期随访显示有益的疗效，近几年钙通道阻滞剂有取代 β 受体阻滞剂的趋势。

11.青光眼

青光眼表现为眼内压升高，视神经萎缩，视盘变化及视野丧失。对原发性开角型青光眼及高眼压症，静脉注射 β 受体阻滞剂或滴眼可降低眼内压，但滴眼作用更明显。目前临床常用药物有噻吗洛尔、倍他洛尔和左布洛尔等。

二、β 受体阻滞剂的不良反应

（一）心功能不全

心功能不全初期，交感神经兴奋以维持心排血量，但与此同时，也开始了神经内分泌激素等对心肌的损害过程；因此当心功能不全时，须首先用正性肌力的药物或利尿剂、扩血管药初步纠正心功能不全，然后尽早使用 β 受体阻滞剂；如果心功能不全严重，则慎用 β 受体阻滞剂；当心功能为 NYHAⅡ～Ⅲ级时，可自小剂量开始使用 β 受体阻滞剂，以后逐渐加量，达到最大耐受量或靶剂量后，继续维持治疗。严重心脏反应常在治疗开始时发生，这可能由于维持心脏正常功能的 β 受体机制突然被阻断，即使开始用小剂量 β 受体阻滞剂，有时也会发生。但近年来新的阻断剂（如具有 β 受体和 α 受体双重阻断作用的第三代 β 受体阻滞剂）更适用于心功能不全的患者，其特点：①选择性 β 受体阻断；②通过阻断 α_1 肾上腺素能作用，扩张血管平滑肌；③抗氧化和保护心肌作用。

（二）哮喘

无选择性 β 受体阻滞剂禁用于哮喘患者，即使应用 β_1 选择性药和具有 ISA 的吲哚洛尔也应慎用。正在发作和近期发作的哮喘患者禁用任何 β 受体阻滞剂。

（三）停药反应

长期应用 β 受体阻滞剂，突然停药，可使心绞痛加剧，甚至诱发心肌梗死。其发病机制可能有各种因素：心绞痛患者长期应用 β 受体阻滞剂特别是无选择性的药物，突然停药导致运动耐受量降低，心血管交感神经阻断作用的终止，引起心肌需氧量的急剧增加；长期应用 β 受体阻滞剂可增加 β 受体数量，突然停药，β 效应升高。因此，心脏缺血患者长期应用 β 受体阻滞剂停药前必须逐渐减量。减药过程以 2 周为宜。

（四）外周血管痉挛

外周血管痉挛主要表现为四肢冰冷、脉细弱或不能触及以及雷诺氏现象等，可能是由心排血量减少和外周血管收缩所致。应用选择性作用于 β_1 受体和具有 ISA 或第三代 β 受体阻滞剂可能会好一些。

(五)低血糖

人的肌糖原分解主要经 β_2 受体调节,而肝糖原分解除 β 受体参与外,尚有 α 受体参与,β 受体阻滞剂可使非糖尿病和糖尿病患者的糖耐量降低,使餐后血糖水平升高 $20\sim30$ mg/L,诱发高渗性高血糖昏迷。停用 β 受体阻滞剂后,其对血糖的影响可持续达 6 个月之久。β 受体阻滞剂影响糖代谢的主要机制是直接抑制胰岛 β 细胞分泌胰岛素,其可能的原因是 β 受体阻滞剂影响微循环血流,从而干扰了 β 细胞的去微粒过程;也可能是由于 β 受体阻滞剂改变了机体细胞膜的稳定性,使其对胰岛素的敏感性降低。β 受体阻滞剂还可以使低血糖持续的时间延长,甚至加重低血糖;这是由于 β 受体阻滞剂可掩盖患者的震颤和心动过速症状。在使用 β 受体阻滞剂过程中若发生低血糖,由于 α 刺激效应缺乏 β 刺激效应的拮抗,患者可发生严重高血压危象。健康人用普萘洛尔对血糖无影响,只有运动所致血糖升高可被普萘洛尔抑制。对于胰岛素所致低血糖以及饥饿或疾病等原因引起的肝糖原降低,普萘洛尔可延缓血糖恢复正常。选择性 β_1 受体和具有 ISA 的阻断剂影响血糖作用可能较轻。

(六)血脂水平的影响

β 受体阻滞剂影响脂代谢的机制,多数学者认为是肾上腺素能机制起的作用。脂蛋白代谢时有几种主要酶参加,其中脂蛋白酯酶(LPL)和卵磷脂-胆固醇酰基转移酶剂(LCAT)被抑制,使脂蛋白代谢产生不利的影响,LPL 能促进血浆蛋白的甘油三酯(TG)分解,LCAT 能够使卵磷脂 β 位的脂酰基转移到胆固醇的分子并分别生成溶血卵磷脂和胆固醇。激活人体内 α 受体时将抑制 LPL 和 LCAT 的活性。使用 β 受体阻滞剂,尤其使用部分激动活性的 β 受体阻滞剂剂量较大时,将使 β 受体明显抑制,而 α 受体的活性相对增强,继而抑制了 LPL 和 LCAT 的活性,产生对脂代谢的不利影响。Day 早在 1982 年对 β 受体阻滞剂影响脂代谢的解释是组织中 LPL 被抑制也许就是 α 受体相对兴奋的结果,因而延长了 TG 的清除时间,使血浆 TG 水平升高,同时降低肝脏产生高密度脂蛋白(HDL)。使用 β 受体阻滞剂还降低胰岛素的分泌,使糖代谢紊乱,间接使脂代谢发生变化。而兼有 α、β 阻断作用的拉贝洛尔对脂代谢无影响,这进一步提示了肾上腺素能机制。

(七)中枢神经系统反应

脂溶性高的 β 受体阻滞剂(如普萘洛尔、丙烯洛尔)可引起神经系统反应,是因为它们较易透过血-脑屏障。长期应用大剂量普萘洛尔可致严重的抑郁症、多梦、幻觉和失眠等。

(八)消化道反应

用 β 受体阻滞剂可致腹泻、恶心、胃痛、便秘和腹胀等不良反应。

(九)骨骼肌反应

普萘洛尔具有神经肌肉阻滞作用,发生长时间的箭毒样反应,可能与阻断骨骼肌 β_2 受体有关。此外吲哚洛尔、普萘洛尔和普拉洛尔都可致肌痛性痉挛,其机制不明。

(十)眼、皮肤综合征

此征主要表现为眼干燥症、结膜炎和角膜溃疡伴有皮肤病变,如牛皮癣样皮疹,少数患者有硬化性腹膜炎。

(十一)心动过缓和房室传导阻滞

β 受体阻滞剂降低窦房结和房室结细胞的自律性,引起窦性心动过缓和心脏传导阻滞。所以心脏传导阻滞(如二度以上传导阻滞、病窦或双结病变)患者应禁忌使用。

(十二)β受体阻滞剂停药综合征

β受体阻滞剂停药综合征是指服用β受体阻滞剂的患者突然停服药物后出现的一组临床症状和体征。

1.产生机制

产生机制可能与下列因素有关:使用β受体阻滞剂后,体内β受体数目增加,即向上调节;一旦停用β受体阻滞剂后,则数目增多的β受体对儿茶酚胺的总反应增加、敏感性增强;突然停用β受体阻滞剂后,心肌耗氧量增加,血小板的黏着性和聚积性增加,血液循环中的儿茶酚胺和甲状腺素水平升高,氧离解曲线移位,血红蛋白向组织内释放氧减少,肾素-血管紧张素-醛固酮系统活性增强。

2.临床表现

患者可表现为焦虑、不安、神经质、失眠、头痛、心悸、心动过速、乏力、震颤、出汗、厌食、恶心、呕吐和腹痛,有的患者还可出现严重的高血压、脑疝、脑血管意外、甲状腺功能亢进、快速性心律失常、急性冠状动脉供血不足和原有的冠心病恶化,例如,心绞痛由稳定型转变为不稳定型,甚至发生急性心肌梗死及猝死。本征可发生在停药后1~2天或延迟到数周。

3.防治方法

(1)避免突然中断使用的β受体阻滞剂。需要停药者应在2周内逐渐减量,最后完全停药。

(2)在减量及停药期间应限制患者活动,避免各种精神刺激。

(3)一旦发生停药综合征,要立即给予原先使用过的β受体阻滞剂,剂量可比停药前的剂量要小一些,并根据临床表现给予相应处理。

(十三)中毒

服用过量的β受体阻滞剂可引起心动过缓、血压下降、室性心律失常、眩晕、思睡及意识丧失等。中毒症状一般是在服药后半小时开始出现,12小时最为严重,可持续72小时。

(十四)其他

少数患者出现乏力、血肌酸磷酸激酶(CPK)水平升高、谷丙转氨酶(SGOT)水平升高、白细胞总数下降、感觉异常、皮疹和血尿素氮(BUN)水平升高等。妊娠期使用β受体阻滞剂,可使胎儿生长迟缓、呼吸窘迫、心动过缓、和低血糖。

三、β受体阻滞剂与其他药物的相互作用

(一)洋地黄

洋地黄为正性肌力药物,β受体阻滞剂为负性肌力药物,合用两种药对心肌收缩力有拮抗作用。

合用地高辛与艾司洛尔可使地高辛血清浓度增加9.6%,因此合并用药时应慎重,以防洋地黄中毒。

合用阿替洛尔与地高辛治疗慢性心房颤动,可以控制快速的心室率,使患者静息及运动心室率平均减少24%,心功能改善,不良反应轻微。

(二)酸酯类

1.异山梨酯

合用β受体阻滞剂与异山梨酯适用于治疗心绞痛。普萘洛尔剂量较大时可减少心绞痛的发

作及异山梨酯用量,并能增加运动耐受量,能对抗异山梨酯引起的反射性心动过速,而异山梨酯能对抗普萘洛尔引起的心室容积增加及心室收缩时间延长。两种药的作用时间相似,合用可提高抗心绞痛的疗效。但合用两种药的剂量不宜过大,否则会使压力感受器的反应、心率和心排血量调节发生障碍,导致血压过度下降,冠脉血流反而减少,从而加剧心绞痛。

2.硝酸甘油

使用β受体阻滞剂的心绞痛患者仍发作心绞痛时,可舌下含化或静脉滴注硝酸甘油,一般可取得满意疗效。合用两种药的应注意发生直立性低血压(初次试用时宜取坐位)。近年来有人报告,合用艾司洛尔与硝酸甘油治疗心绞痛疗效好,不良反应少。

硝酸甘油不宜与具有内源性拟交感活性的β受体阻滞剂合用,以防出现心率明显加速的不良反应。

(三)钙通道阻滞剂

1.硝苯地平

许多临床研究证实,普萘洛尔与硝苯地平是治疗心绞痛的有效药物,合用β受体阻滞剂与硝苯地平为治疗心绞痛患者的有效联合。普萘洛尔可抵消硝苯地平反射性增快心率的作用,硝苯地平可抵消普萘洛尔增加的外周阻力,合用两种药特别适用于劳力性心绞痛;尤其是单用疗效较差时,合用疗效更佳。

2.维拉帕米

有报道称合用β受体阻滞剂与维拉帕米可引起低血压、心动过缓和房室传导阻滞,甚至导致不可逆性房室传导阻滞和猝死,故禁忌合用这两种药。但有的学者仍认为,合用对高血压病、心绞痛有效,且具有安全性,但只限于服用普萘洛尔未引起严重左心功能不全、临界低血压、缓慢心律失常或传导阻滞者。

3.硫氮䓬酮

β受体阻滞剂与硫氮䓬酮均具有负性肌力和负性传导作用,合用两种药可诱发心力衰竭、窦性心动过缓、窦性静止、房室传导阻滞和低血压等。对已有心功能不全、双结病变者不宜合用这两种药物,以防引起严重后果。

(四)抗心律失常药物

1.美西律

合用普萘洛尔与美西律治疗心律失常有明显的协同作用,对美西律治疗无效的室性期前收缩、室性心动过速有协同效果。有学者报道,单用美西律治疗室性期前收缩,其有效率为14%,合用普萘洛尔有效率为30%。

2.利多卡因

β受体阻滞剂可降低心排血量及肝血流,β受体阻滞剂对肝微粒体药物代谢酶有抑制作用,特别是拉贝洛尔、氧烯洛尔、噻吗洛尔和美托洛尔等的抑制作用更为明显;而阿替洛尔、索他洛尔的抑制作用较小。合用β受体阻滞剂与利多卡因后,利多卡因经肝脏代谢减弱,半衰期延长,血药浓度升高,甚至出现毒性反应。合用两者时,应减少利多卡因的剂量。此外,利多卡因又能使β受体阻滞剂减弱心肌收缩力的作用进一步加重,合用两者时,应注意心功能变化。

3.奎尼丁

合用普萘洛尔与奎尼丁常用于心房颤动的复律治疗。普萘洛尔对心肌细胞的电生理作用与奎尼丁有相似之处,故合用两种药可减少奎尼丁的用量,并增加其安全性。普萘洛尔可加快心肌复极、缩短动作电位时程及 Q-T 间期,故可抵消奎尼丁所致的 Q-T 间期延长。普萘洛尔可抑制房室结、减慢房室传导,并延长房室结的不应期,因而可避免单用奎尼丁在复律前由心房颤动变为心房扑动时出现的心室率加快现象。合用两种药治疗预激综合征伴室上性心动过速有明显疗效;治疗室性心动过速亦有协同作用。但两种药均有负性肌力作用,心功能不全者禁用。

4.普鲁卡因胺

临床上合用普鲁卡因胺与普萘洛尔较少。使用奎尼丁转复心房颤动时,如果出现奎尼丁引起的金鸡纳反应(耳鸣、恶心、呕吐和头晕等),可使用普鲁卡因胺代替奎尼丁。有关普鲁卡因胺与普萘洛尔相互作用可参阅奎尼丁与普萘洛尔的相互作用。

5.丙吡胺

合用普萘洛尔和丙吡胺,对心肌的抑制作用增强,可使心率明显减慢,有发生心搏骤停和死亡的危险。有学者报道,使用 10 mg 普萘洛尔和 80 mg 丙吡胺,静脉注射,治疗心动过速,1 例恶化,1 例死亡。故合用两种药应慎重。

6.胺碘酮

合用普萘洛尔与胺碘酮可引起心动过缓、传导阻滞,甚至心搏停搏。Derrida 报告,对 1 例心房扑动患者用胺碘酮＋洋地黄后心室率仍快,服用 1 次剂量普萘洛尔后,心搏骤停。对另 1 例急性心肌梗死患者静脉注射胺碘酮后,使其口服普萘洛尔,2 次发生严重心动过缓迅即转为心室颤动。

7.氟卡尼

索他洛尔为新型 β 受体阻滞剂。单用氟卡尼疗效不佳的复杂性室性期前收缩患者用索他洛尔后室性期前收缩减少 85%。合用普萘洛尔与氟卡尼,两种药的血浆浓度均有增加(低于30%),半衰期无改变,患者的 P-R 间期延长,心率无明显改变,血压有所下降。

8.普罗帕酮

普罗帕酮属于 I 类抗心律失常药物,能抑制动作电位 O 相上升速度,延长动作电位时程,延长 P-R、QRS 和 Q-T 间期,合用其与美托洛尔可防止 I 类药物提高儿茶酚胺的水平和由此而产生不利影响。因此,美托洛尔能增强普罗帕酮抗心律失常作用。

9.妥卡尼

合用普萘洛尔与妥卡尼,治疗室速的疗效满意。Esterbrooks 报告,合用两种药治疗 6 例室性心动过速,5 例急性期得到控制,其中 4 例远期疗效满意。

(五)利尿剂

合用普萘洛尔与氢氯噻嗪治疗高血压病有良好疗效。两种药的作用方式不同,普萘洛尔为弱碱性药物,氢氯噻嗪为弱酸性药物。两种药的药动学及药效学互不相干,从不同的组织部位产生协同降压作用。合用苄氟噻嗪与普萘洛尔治疗高血压病,可互相克服各自限制降压的代偿机制。利尿剂可拮抗普萘洛尔引起的体液潴留,普萘洛尔又可减弱利尿剂引起的血浆肾素水平升高及低血钾症;合用两种药后甚至不必补钾。

噻嗪类利尿剂有使血脂和血糖水平升高的不良反应。合用其与普萘洛尔可使血脂水平升高更为明显,可促进动脉硬化,近年新型 β 受体阻滞剂问世克服了这方面的不良反应。例如,波吲洛尔、美托洛尔、醋丁洛尔和西利洛尔等药对血脂、血糖均无影响,甚至西利洛尔还有降低低密度脂蛋白水平和轻度升高高密度脂蛋白水平的作用。

(六)调节血压药物

1.甲基多巴

有报道称合用普萘洛尔与甲基多巴治疗高血压病,可取得满意疗效。但有人观察,服用甲基多巴的高血压患者静脉注射普萘洛尔后血压升高,并出现脑血管意外。动物实验证明,普萘洛尔能增强甲基多巴的代谢产物 α-甲基去甲肾上腺素的升压作用;故合用两种药应慎重。必须合用时,应适当调整剂量。

2.α-肾上腺素阻断剂

妥拉苏林、酚苄明可分别与普萘洛尔合用治疗嗜铬细胞瘤,以防血压急剧上升。普萘洛尔能减弱妥拉苏林解除外周动脉痉挛的作用,这可能是由于普萘洛尔阻滞了可使外周血管舒张的β_2受体。

哌唑嗪是一种高度选择性突触后膜 α_1-肾上腺素能受体阻断剂,具有良好的降压作用。由于它降低血胆固醇和甘油三酯浓度,使高密度脂蛋白/低密度脂蛋白比例上升,故目前被认为是治疗高血压的理想药物。哌唑嗪与普萘洛尔合用降压效果增强,前者可改变后者对血胆固醇和甘油三酯水平的不良影响。但普萘洛尔可加重哌唑嗪的首剂效应,即引起急性直立性低血压和心动过速等。相互作用的发生机制可能是普萘洛尔抑制哌唑嗪的代谢,故合用两种药时应调整哌唑嗪的首次量。

3.利血平

利血平可使儿茶酚胺耗竭,导致普萘洛尔的 β 阻断作用增加,于是可发生广泛的交感神经阻滞,故合用两种药时应密切注意患者的反应。

4.可乐定

普萘洛尔主要阻断心脏和肾脏的 β 受体,降低心脏泵血速率和肾素水平,因而发挥降压作用。可乐定主要通过兴奋中枢 α 受体、阻断交感胺的释放而降压。合用两种药具有协同降压作用。但一旦停用可乐定可出现血压反跳现象,有时血压可超过治疗前水平。血压反跳的主要原因是普萘洛尔阻断了外周 β 受体扩血管作用,使 α 受体缩血管作用占优势。基于上述理由,目前临床上不主张合用两种药。

5.肼屈嗪

普萘洛尔对抗肼屈嗪增快心率的不良反应。由于肼屈嗪减少肝血流量,故可减少普萘洛尔的经肝代谢,增加其生物利用度。合用两种药时,可先用普萘洛尔,再加用肼屈嗪,以提高抗高血压的疗效。

6.肾上腺素

普萘洛尔能增强肾上腺素的升压作用,引起反射性迟脉和房室传导阻滞。这是由于普萘洛尔阻断 β 受体的扩血管作用后,再注射肾上腺素可兴奋 α 受体,引起血压上升、血流量减少、血管阻力增加,因而出现反射性心动过缓,有致命的危险。已使用普萘洛尔的非选择性 β 受体阻滞剂的患者再使用肾上腺素时,必须注意血压的变化。

7.二氮嗪

二氮嗪是治疗高血压危象的有效和安全药物,但本品可引起心率加快,导致心肌缺血,使血浆肾素活性升高。加用普萘洛尔可使心率减慢、血浆肾素活性下降,减少心肌耗氧量及减轻心肌缺血。合用两种药不会引起严重低血压,并能有效地控制心率,对伴有心绞痛或心肌梗死的患者尤为有利。

8.氯丙嗪

合用普萘洛尔与氯丙嗪可同时阻断 α 和 β 受体,故降压作用增强。合用两种药对彼此的药物代谢均有抑制作用,故合用两种药时,剂量都要相应减少。有报道称普萘洛尔可逆转氯丙嗪所致的心电图异常。

9.卡托普利

卡托普利治疗高血压的机制是通过抑制血管紧张素 I 转变为血管紧张素 II,从而使外周血管的 α 受体兴奋性降低而实现的。普萘洛尔为非选择性 β 受体阻滞剂,在阻滞心脏 $β_1$ 受体而使心肌收缩力降低的同时,又阻断外周血管的 $β_2$ 受体,这样就会使 α 受体兴奋占相对优势。因此,合用卡托普利与普萘洛尔治疗高血压疗效不佳。在使用卡托普利治疗高血压病过程中,若加用普萘洛尔后,有时可使降低的血压升高。而合用卡托普利与选择性 β 受体阻滞剂,则可使降压效果增强。这是由于选择性 β 受体阻滞剂对外周血管的 $β_2$ 受体阻断作用很轻微。

10.异丙肾上腺素

异丙肾上腺素为 β 受体激动剂,β 受体阻滞剂可抑制异丙肾上腺素的作用,故两药不宜同时使用。对需要使用 β 受体阻滞剂的支气管哮喘患者,可选用选择性 $β_1$ 受体阻断剂。

(七)内分泌有关的药物

1.胰高血糖素

β 受体阻滞剂有抑制胰高血糖素分泌和对抗胰高血糖素升高血糖水平的作用,故合用两种药对低血糖者的血糖水平恢复正常不利。

胰高血糖素具有促进心肌收缩力和提高心率的作用,能对抗普萘洛尔的抑制心肌作用,故对普萘洛尔引起的心力衰竭具有良好的治疗效果。

2.口服降糖药

普萘洛尔能增加低血糖的发生率和严重程度;并且,β 受体阻滞剂的作用使低血糖的有关症状(如心悸、焦虑)表现不明显,从而使低血糖恢复时间延长、血压升高和心率减慢。故有人建议,正在使用磺脲类降糖药的患者不应再使用非选择性 β 受体阻滞剂;必须使用 β 受体阻滞剂时,可考虑使用选择性 β 受体阻滞剂。

3.胰岛素

糖尿病患者使用胰岛素过量可发生低血糖反应,严重者可危及生命。低血糖时,反射性肾上腺素释放增多,从而使血糖水平升高、血压升高及心率增快。非选择性 β 受体阻滞剂可抑制肾上腺素的升高血糖水平作用,阻断 $β_2$ 受体作用及减弱 $β_1$ 受体对心脏的兴奋,因而可掩盖低血糖症状和延缓低血糖的恢复。长期服用普萘洛尔,特别是与噻嗪类利尿剂合用时,可致糖耐量降低,加重糖尿病的病情,使胰岛素的治疗效果不佳。β 受体阻滞剂可抑制胰岛素分泌,不仅使血糖水平升高,还可加重糖尿病患者的外周循环障碍,偶尔可引起肢体坏疽。对于必须使用 β 受体阻滞剂的糖尿病患者,可选用 $β_1$ 受体阻断剂,因其对胰腺分泌和外周血管的不良影响减小。

4.抗甲状腺药物

合用普萘洛尔与甲巯咪唑等抗甲状腺药物治疗原发性甲亢和甲状腺毒症时疗效增强,不仅可使心悸多汗、神经过敏等症状改善,震颤和心动过速得到控制,还可使血清 T_3 和 T_4 水平下降较快而明显。对甲状腺毒症患者进行甲状腺部分切除时,可以合用普萘洛尔与卢戈液以做术前准备。

(八)中枢性药物

1.二氮䓬类

普萘洛尔减少肝血流量,抑制肝微粒体药物氧化酶的活性,从而降低地西泮等苯二氮䓬类的代谢清除率,延长其半衰期,普萘洛尔对劳拉西泮和阿普唑仑的药动学过程影响较小,只是减慢其胃肠道的吸收率。普萘洛尔与地西泮合用治疗焦虑症的疗效优于单用地西泮。

2.三环类抗抑郁药及氯丙嗪

合用普萘洛尔与三环类抗抑郁药,抗焦虑作用增强。合用普萘洛尔与氯丙嗪,互相促进血药浓度升高,引起低血压。

3.左旋多巴

普萘洛尔可对抗多巴胺β肾上腺素能作用,从而产生左旋多巴样作用。对伴有震颤的帕金森氏综合征,普萘洛尔可提高左旋多巴的疗效。普萘洛尔还可使左旋多巴诱导的生长激素分泌增多,长期合用者应定期监测血浆生长激素水平。

4.吗啡

合用吗啡与艾司洛尔,特别是在心肌梗死时并发心律失常时联合用药,吗啡可增强艾司洛尔的稳态血浆浓度。所以艾司洛尔的静脉输注速度应当减慢。因艾司洛尔的半衰期极短,故安全性可以得到保证。

普萘洛尔能增强吗啡对中枢神经系统的抑制作用,甚至引起死亡。

5.奋乃静

合用普萘洛尔与奋乃静,普萘洛尔的代谢受到损失。

6.苯妥英钠

合用普萘洛尔与苯妥英钠,心脏抑制作用增强。如需合用,特别是静脉注射苯妥英钠时,应特别慎重。

7.巴比妥类

巴比妥类可使β受体阻滞剂代谢加快。已服用普萘洛尔的患者开始服或停用巴比妥类药物时,应注意其对β受体阻滞剂经肝代谢的影响,而相应调整β受体阻滞剂的用量。巴比妥类对于以原形经肾脏排泄的β受体阻滞剂(如索他洛尔)的影响不大,故可以合用。

8.麻醉剂

合用β受体阻滞剂与箭毒碱,神经肌肉阻断作用增强;特别是应用较大剂量的普萘洛尔时,应注意临床反应。

长期应用β受体阻滞剂患者,使用丁卡因、丁哌卡因做脊椎麻醉时,不应在麻醉前停用β受体阻滞剂,否则可引起心动过速、心律不齐和心绞痛。

对已使用普萘洛尔等β受体阻滞剂患者使用麻醉剂时,最好不要使用含有肾上腺的局麻药物。

β受体阻滞剂不宜用于治疗那些由抑制心肌的麻醉剂(如氯仿和乙醚)所致的心律失常。非心肌抑制麻醉剂产生的心律失常可用普萘洛尔治疗,但要注意可能发生低血压。

(九)非类固醇解热镇痛药

1.阿司匹林

据报道,普萘洛尔每次 20 mg,阿司匹林每次 0.5～1.0 g,均每天 3 次口服,治疗偏头痛的有效率达 100%。合用两种药治疗偏头痛有协同作用。方法安全有效,服用时间越长,效果越好,连服6个月疗效更显著。心率低于 60 次/分者应停药。

2.吲哚美辛

β受体阻滞剂的抗高血压作用与前列腺素有关,吲哚美辛是前列腺素抑制剂。所以,合用两种药时,在开始使用或停用吲哚美辛时,应注意β受体阻滞剂降压作用的改变,并相应调整β受体阻滞剂的用量。

3.其他抗炎药

普萘洛尔能使氨基比林、水杨酸类、保泰松和肾上腺皮质激素等的抗炎作用减弱或消失。

(十)胃肠道药物

1.H$_2$受体阻断剂

西咪替丁可使肝微粒体酶系对普萘洛尔等β受体阻滞剂的代谢减慢,减弱肝脏对普萘洛尔的首过效应。故合用两种药时普萘洛尔的半衰期延长,血药浓度升高。西咪替丁还能增加β受体阻滞剂降低心率的作用,结果产生严重的心动过缓、低血压等。因此,使用普萘洛尔、拉贝洛尔等β受体阻滞剂者,使用及停用西咪替丁时,应注意患者的反应。

合用雷尼替丁与普萘洛尔,雷尼替丁对普萘洛尔的代谢和药物影响很小。故必须合用普萘洛尔与 H$_2$受体阻断剂合用时,为减少药物相互作用,可选用雷尼替丁。

2.氢氧化铝凝胶

合用氢氧化铝凝胶与β受体阻滞剂,可使β受体阻滞剂吸收减少,从而影响β受体阻滞剂的疗效,故不宜同时服用这两种药。

(十一)其他药物

1.氨茶碱

β受体阻滞剂可抑制肝微粒体药物代谢酶系,故合用氨茶碱与普萘洛尔或美托洛尔时,氨茶碱的清除率下降。但氨茶碱的药理作用为抑制磷酸二酯酶、影响环磷酸腺苷的灭活、兴奋β肾上腺素能受体,故可对抗普萘洛尔的作用。同时,普萘洛尔可因阻滞β受体而引起支气管平滑肌痉挛,加剧哮喘,合用两种药发生药理拮抗。若必须合用氨茶碱类药与β受体阻滞剂,可选用β$_1$受体阻断剂。

2.抗组胺药

普萘洛尔与抗组胺药有拮抗作用。氯苯那敏对抗普萘洛尔有阻断作用,这是因为氯苯那敏可阻断肾上腺素神经摄取递质。但氯苯那敏可加强普萘洛尔的奎尼丁样作用,合用两种药对心肌的抑制作用增强。

3.呋喃唑酮

呋喃唑酮与普萘洛尔不宜同时服用,应在停服呋喃唑酮 2 周后再服用普萘洛尔。

4.麦角生物碱

麦角生物碱具有收缩动脉的作用,临床上经常用于治疗偏头痛,而β受体阻滞剂亦用于预防和治疗偏头痛,不良反应是抑制血管扩张,引起肢体寒冷。合用两种药可致协同效应,故合用这类药物应谨慎。

5.降脂酰胺

合用降脂酰胺与普萘洛尔后,普萘洛尔的β阻断作用减弱;而停用普萘洛尔时,又易发生普萘洛尔停药综合征,表现为心绞痛加重,患者可发生心肌梗死。

6.利福平

利福平可促进美托洛尔的经肝代谢,已使用美托洛尔的患者再使用或停用利福平时,应注意其对美托洛尔的影响,并适当调整美托洛尔的剂量。

7.乙醇

乙醇对普萘洛尔的血浆浓度无显著影响。合用两种药对心率的抑制作用并不比单用普萘洛尔时更强,对血压也无明显影响,有报道称β受体阻滞剂可用于治疗醉酒所引起的谵妄和震颤。

四、剂量与用法

(一)剂量

使用任何一种β受体阻滞剂均应从小剂量开始,然后逐渐增加剂量,直到取得满意疗效或出现较明显的不良反应。每一种β受体阻滞剂的常规剂量至今仍无统一的规定,而且每例患者的个体反应不同,也不可能规定统一的用药剂量。例如,国内报道普萘洛尔的用药剂量范围为30～240 mg/d,国外有报告高达 400～800 mg/d。使用阿替洛尔治疗心绞痛的剂量达 37.5～75.0 mg/d时,有的患者即可出现心动过缓;而治疗肥厚型心肌病时,用药剂量达 300 mg/d 时,患者未出现不适表现。无论使用多大剂量,都要密切观察治疗反应。逐渐加量和逐渐减量停药是使用β受体阻滞剂的一个重要原则。

(二)疗程

疗程应视治疗目的而定,例如,治疗心肌梗死的疗程为数月至数年,而治疗肥厚型心肌病和原发性 Q-T 间期综合征则可能需终生服药。

(尹　肖)

第三节　钙通道阻滞剂

钙通道阻滞剂是一类选择性作用于慢通道、抑制 Ca^{2+} 跨膜内流,进而影响 Ca^{2+} 在细胞内作用而使整个细胞功能发生改变的药物。该类药物自 20 世纪 60 年代问世以来,其作用机制、药理及临床应用取得了重大进展,现钙通道阻滞剂已广泛用于高血压、冠心病、心绞痛、心律失常及肥厚型心肌病等心血管疾病的治疗。此外,人们在临床实践中还发现钙通道阻滞剂对多种器官均可产生效应,提示钙通道阻滞剂具有潜在广泛的治疗作用。尽管近年来某些临床资料提出了一些不利于钙通道阻滞剂的观点和证据,从而引发了对钙通道阻滞剂临床应用的争议和再评价,但此类药物仍是心血管疾病治疗中常用的药物之一。

一、分类

钙通道阻滞剂种类繁多,具有共同的钙拮抗作用而被归列在一起,但其化学结构、与慢通道结合程度、相对选择性及对组织器官的药理效应等方面均有所不同甚或差异极大,因而目前尚缺乏令人满意的分类方法。现在较常用的分类法如下。

(一)按化学结构分类

1.苯烷胺类

苯烷胺类如维拉帕米、盖洛帕米、泰尔帕米。

2.二氢吡啶类

二氢吡啶类如硝苯地平、尼群地平、尼卡地平、非洛地平、伊拉地平、达罗地平、尼鲁地平、尼莫地平、尼索地平、尼伐地平、马尼地平、贝尼地平、拉西地平、巴尼地平。

3.苯噻氮唑类

苯噻氮唑类如地尔硫䓬、Fostedil。

4.其他

如氟桂利嗪、桂利嗪、Lidoflazine、哌克昔林、苄普地尔、普尼拉明、特罗地林、芬地林、Caronerine、匹莫齐特、五氟利多和氟斯匹灵。

(二)按有无电生理作用分类

按有无电生理作用分类分为有电生理作用与无电生理作用两大类。前者具有负性变时、负性变力以及负性变传导作用,可减轻心肌收缩力和降低氧耗量,主要药物有维拉帕米、盖洛帕米、硫氮草酮和苄普地尔等,常用于快速性心律失常及伴有心率增快的高血压或冠心病患者;后者无或有轻微电生理作用,对心脏传导系统和心肌收缩力无明显影响,其中某些药物可因扩血管作用而反射性地引起心率增快,主要药物有硝苯地平及其二氢吡啶类药物、氟桂利嗪和哌克昔林等,可用于高血压及血管痉挛性疾病的治疗。此种分类法虽然过于笼统和简单,但对于临床选择用药尚有一定指导意义。

(三)按作用部位及用途分类

(1)主要作用于心肌细胞:如维拉帕米。

(2)主要作用于窦房结和房室结:如维拉帕米、硫氮草酮。

(3)主要作用于血管平滑肌:①主要作用于冠状动脉,如硝苯地平、硫氮草酮;②主要作用于脑血管,如尼卡地平、尼莫地平;③主要作用于周围血管,如利多氟嗪、氟桂利嗪。

(四)按生化及电生理特点分类

Fleckenstein 提议分为两类,之后又增补为 3 类。

A 类:药效及特异性高,对电压依赖性通道选择性强,可抑制 90% 的 Ca^{2+} 内流而不影响 Na^+ 及 Mg^{2+} 内流,包括维拉帕米、甲氧帕米、硫氮草酮、硝苯地平及其他二氢吡啶类衍生物。

B 类:选择性稍差,可抑制 50%～70% 的 Ca^{2+} 内流,同时可抑制 Na^+、Mg^{2+} 内流,包括普尼拉明、哌克昔林、异搏静、芬地林、氟桂利嗪、桂利嗪、特罗地林、双苯丁胺。

C 类:有轻度钙拮抗作用的某些局麻、除颤及抗心律失常药物,如氯丙嗪及某些 β 受体阻滞剂。

(五)世界卫生组织(WHO)分类法

WHO 专家委员会按钙通道阻滞剂的结合部位及选择性、精确的细胞与药理学作用机制分为两组 6 个亚类,包括以下几种。

(1)对慢通道有选择性作用者,Ⅰ类为维拉帕米及其衍生物,Ⅱ类为硝苯地平及其他二氢吡啶衍生物,Ⅲ类为硫氮草酮类。

(2)对慢通道呈非选择性作用者,Ⅳ类如氟桂利嗪、桂利嗪等二苯哌嗪类,Ⅴ类如普尼拉明类,Ⅵ类如哌克昔林、苄普地尔和卡罗维林。

（六）其他分类法

Spedding 和 Paoletti 又提出如下分类法，将钙通道阻滞剂分为 5 大类。

Ⅰ类：选择性作用于 L 型通道上明确位点的药物，又细分为以下几种。①1,4-二氢吡啶类结合点（受体）：硝苯地平、尼群地平和尼卡地平等；②苯噻氮䓬类结合位点：硫氮䓬酮等；③苯烷胺类结合位点：维拉帕米、盖洛帕米和泰尔帕米等。

Ⅱ类：作用于 L 型通道上未知位点的化合物，如 SR33557、HOE166 和 McN6186。

Ⅲ类：选择性作用于其他亚型电压依赖性通道（voltage dependent Ca^{2+} channel，VDC）的药物（迄今未发现对此类通道具有高选择性的药物）：①T 型通道：氟桂利嗪、粉防己碱等；②N 型通道：ω-芋螺毒素；③P 型通道：漏斗网型蜘蛛毒素。

Ⅳ类：非选择性通道调节药物，如芬地林、普尼拉明和苄普地尔等。

Ⅴ类：作用于其他类型钙离子通道的药物如下。①肌浆网 Ca^{2+} 释放通道：兰诺丁。②受体控制性钙离子通道（receptor operated Ca^{2+} channel，ROC），可被相应受体拮抗剂阻断：兴奋性氨基酸通道；α 受体偶联通道；血管紧张素偶联通道；核苷酸/核苷酸偶联通道。

二、作用机制与药理效应

（一）作用机制

钙通道阻滞剂作用的精确部位及机制尚不十分清楚，但它们的化学结构各不相同，立体构型也不一样，提示钙通道阻滞剂之间不可能以任何相同机制或简单的构效关系作用于单一受体部位。钙通道阻滞剂可能对 Ca^{2+} 转运与结合的所有环节与调控机制均有抑制和影响。目前已知细胞内外 Ca^{2+} 的平衡与调节（离子转运）有以下几种方式。

（1）经慢通道发生慢内向离子流（SIC）。慢通道对 Ca^{2+} 的通透性除受 Ca^{2+} 浓度的控制外，还受神经介质的调控，因而慢通道又分为 VDC 和 ROC。VDC 有两个闸门，外闸门受电位控制，内闸门则受环磷酸腺苷（cAMP）的调节。当细胞膜去极到一定水平（如在心肌为 $-40 \sim +10$ mV）时此通道即被激活开放，产生 SIC 形成动作电位平台，激活后由于内向 Ca^{2+} 电流的增加与膜电位降低，随即开始较激活速率更慢的失活过程，即该通道存在"开""关"和"静息"3 种状态。VDC 至少存在 4 个亚型：L、T、N、P，它们的电生理与药理学特征有所不同，其中 L 亚型最受重视，因为该通道是主要对 Ca^{2+} 兴奋或阻滞剂敏感的钙离子通道亚型，其活化阈值高（-10 mV）、灭活慢，与心血管系统、平滑肌、内分泌细胞及某些神经元的兴奋——收缩偶联有关，L 亚型通道又有 α_1、α_2、β、γ 和 δ 5 个亚单位组成，α_1 亚单位具有钙离子通道及受体结合功能，α_2 及 β 亚单位具通道阻滞作用；ROC 存在于多种细胞尤其是血管平滑肌的胞质膜上，能对去甲肾上腺素、组胺和 5-羟色胺等发生反应，产生 Ca^{2+} 内流及细胞内贮存 Ca^{2+} 的释放，ROC 激活后对后者作用更大。

（2）Ca^{2+} 渗入：当胞外 Ca^{2+} 浓度低时，可使胞质膜通透性改变，发生"渗漏"，增加 Ca^{2+} 流入，此可能与某些血清 Ca^{2+} 不足所并发的高血压有关。

（3）Na^+/Ca^{2+} 交换：具有双向性，取决于细胞内外两种离子浓度梯度，当胞内 Na^+ 浓度高而胞外 Ca^{2+} 浓度高时两者可发生交换，此机制与心肌糖苷的正性肌力作用有关。

（4）胞质膜上 Ca^{2+}-ATPase，可利用 ATP 分解的能量将 Ca^{2+} 逆离子梯度由胞内泵到胞外。

（5）肌浆网系膜上的 Ca^{2+}，Mg^{2+}-ATPase 将 Ca^{2+} 泵入肌浆网，而跨膜 Ca^{2+} 内流可触发肌浆网（SR）按离子浓度释放 Ca^{2+}（SR 内 Ca^{2+} 10^{-4}M，胞质内为 10^{-7}M），这一个过程与心肌纤维的兴奋-收缩偶联有关。

(6)线粒体可吸收胞质内 Ca^{2+},而通过 Na^+、Ca^{2+} 交换释放 Ca^{2+}。

以上为 Ca^{2+} 的平衡与调控机制,其中(1)(2)(3)(4)为 Ca^{2+} 细胞内外的跨膜转运,(5)(6)为细胞内转运过程;对不同类型的组织,这些机制有不同的重要性。心肌和内脏平滑肌肌浆内 Ca^{2+} 的浓度被上述转运系统的精确调控,心脏血管效应才得以发挥正常。钙通道阻滞剂也正是通过对 Ca^{2+} 运转的影响,使细胞内 Ca^{2+} 减少,可使细胞电位发生改变或钙与心肌内收缩蛋白、血管平滑肌内钙调蛋白等钙敏蛋白的结合受抑或 Ca^{2+}-蛋白复合物的调节作用减弱,从而发挥一系列的药理学效应。

尽管理论上推测钙通道阻滞剂的作用部位绝非一处,但绝大部分钙通道阻滞剂是通过阻滞慢钙离子通道和慢钙-钠通道而减少 Ca^{2+} 进入胞内的,事实上,只有对钙离子通道有阻滞作用的药物才真正具有治疗价值。现已有足够的证据表明,钙通道阻滞剂实际上具有药理学与治疗学的抑制部位仅是 VDC 中的 L 通道。不同钙通道阻滞剂对通道蛋白的结合位点可能不同,有学者认为硝苯地平等二氢吡啶类衍生物作用于通道外侧的膜孔蛋白,维拉帕米作用于通道内侧的膜孔蛋白而与外侧膜孔蛋白受体的亲和力极低,硫氮䓬酮则主司通道的变构部位,从而改变钙离子通道的构象等。当然这一学说有待于更进一步证实。

不同组织及相同组织的不同部位(如心肌、冠状动脉、脑血管及外周血管)Ca^{2+} 转运途径不同,钙离子通道被活化的途径不一(VDC 或 ROC),活化机制迥异(有的以 Ca^{2+} 内流为主,有的以胞内贮存 Ca^{2+} 释放为主),膜稳定性不同(钙离子通道存在"静息""开放"和"灭活"3 种状态),钙通道阻滞剂与药物的亲和力、离散度有差异,构成了钙通道阻滞剂对不同组织敏感性及临床适应证不同的基础,也是钙通道阻滞剂理效应不一的重要原因。

(二)药理作用

钙不仅为人体生理功能所必需,还参与或介导许多病理过程。细胞内 Ca^{2+} 过多(亦称钙"超载"),在高血压起病、心律失常形成、动脉粥样硬化发病以及血管与心肌的脂氧化损伤等病理过程中起着重要作用。虽然钙通道阻滞剂的作用不尽相同,作用机制未完全明了,但多种钙通道阻滞剂在不同程度上具有下述作用。

(1)抑制心肌 Ca^{2+} 跨膜 SIC,使胞质内游离 Ca^{2+} 浓度下降、心肌收缩力减弱呈负性肌力作用,降低心肌耗能及耗氧。应当指出,不同的钙通道阻滞剂在整体动物实验中表现出来的负性肌力作用差异甚大,例如,硝苯地平由于舒张血管作用较强甚至出现反射性增强心肌收缩力。

(2)抑制窦房结自律性及减慢房室传导,呈现负性变时及负性变传导作用。

(3)防止心肌细胞内 Ca^{2+} "超负荷",保护心肌免遭脂氧化损伤,对缺血心肌有保护作用。

(4)扩张冠状动脉、脑血管及肾动脉,促进冠状动脉侧支循环形成,改善心、脑和肾等重要器官供血。

(5)扩张肺及周围血管,降低总外周阻力,使血压、肺动脉压降低及心脏前、后负荷减轻;总体来讲,钙通道阻滞剂舒张动脉血管作用强于舒张静脉血管作用。

(6)在某种程度上可减轻血管及心脏的重塑作用,使管壁顺应性增加、靶器官结构改变及功能损害减小。

(7)抑制支气管、肠道及泌尿生殖道平滑肌,缓解平滑肌痉挛。

(8)抑制血小板聚集,改进低氧血症时血流变异常,改善红细胞的变性。

(9)对血脂代谢无不良影响,某些钙通道阻滞剂可升高高密度脂蛋白胆固醇(HDL-ch)或降低低密度脂蛋白胆固醇(LDL-ch)。

(10)改善胰岛素抵抗,增加组织对胰岛素的敏感性。

(11)可抑制血管平滑肌细胞增殖及向内膜下迁移,此与抑制动脉粥样硬化有关,二氢吡啶类药物有抑制和延缓粥样硬化进程的作用。

(12)抑制兴奋-分泌偶联,影响多种腺体的分泌。

(13)抑制内皮素分泌,减少前嘌呤物质丧失,维持细胞 Ca^{2+}、Na^+ 和 K^+ 平衡,减轻血管切应力损伤。

(14)逆转心室肥厚及有轻度利钠、利尿作用。

(15)硝苯地平、硫氮䓬酮、氨氯地平和维拉帕米对高血压患者的肾功能有短期良好作用。硫氮䓬酮对胰岛素依赖型和非依赖型糖尿病、肾病患者有减少尿蛋白分泌的作用。

需要指出的是,钙通道阻滞剂的上述作用除因药物不同而表现各异外,其在体内的净效应还取决于各种作用的相对强度以及用药途径、剂量、体内反射机制等影响因素。

三、临床应用

近年来,随着临床与基础研究的不断深入,钙通道阻滞剂的应用范围越来越广,已由最初单纯治疗心血管疾病发展到应用于多个系统的多种疾病。

(一)高血压病

目前,钙通道阻滞剂已广泛用于高血压病的治疗,尤其是二氢吡啶类药物,由于其显效快、效果明显,使血压下降平稳,长期使用有效,且对血脂、血糖、尿酸、肌酐及电解质等无不良影响,已被列为高血压治疗的一线药物。与其他降压药相比,钙通道阻滞剂更适合于年龄大、基础血压高、低肾素型及外周血管阻力高者,一般 $50\%\sim70\%$ 的单用钙通道阻滞剂患者可获得满意效果。钙通道阻滞剂与 β 受体阻滞剂、ACEI 及利尿剂配伍应用时其降压效果更好,可根据病情选用。对高血压合并冠心病、心绞痛、心律失常、脑血管疾病及外周血管病者,选用相应的钙通道阻滞剂不但能降低血压,而且对其并发症治疗也十分有效,但钙通道阻滞剂远期应用能否降低心血管并发症的发生率与死亡率,国际上尚未取得一致意见,仍有待于前瞻性大规模长效钙通道阻滞剂抗高血压临床试验加以验证。国内近期已结束的一项临床多中心研究观察了尼群地平对老年单纯收缩期高血压的影响,初步表明钙通道阻滞剂对高血压病脑血管并发症有降低发生率作用,但对心血管并发症的发生的影响似乎不明显。

近来,有人认为在预防高血压患者主要心血管事件中,钙通道阻滞剂的作用不及 β 受体阻滞剂或小剂量噻嗪类利尿剂。美国一份权威性荟萃资料分析了 9 个临床试验共 27 743 例患者,结果发现在降低血压方面,钙通道阻滞剂与 β 受体阻滞剂、ACEI 及噻嗪类利尿剂没有明显差异;但服用钙通道阻滞剂组的患者中,急性心肌梗死和心力衰竭发生的危险性分别增加了 26%,主要心血管事件危险增加了 11%。因此,Furberger 等认为,β 受体阻滞剂、ACEI 及小剂量噻嗪类利尿剂仍然是治疗高血压的首选药物,只有在这些药物治疗失败或患者不能耐受时,才考虑换用钙通道阻滞剂。然而,2000 年公布的 NORDIL 试验否定了此说。NORDIL 试验证实,硫氮䓬酮在治疗高血压时与利尿剂、β 受体阻滞剂比较,不但同样具有显著减少心血管事件发生和死亡的效果,而且比利尿剂、β 受体阻滞剂减少了 20% 的脑卒中发生率。硫氮䓬酮的良好疗效可能与其逆转左室肥厚、交感神经激活作用小及抑制心律失常等发生有关。针对伴有至少一项心血管高危因素的高血压患者进行治疗的 INSIGHT 试验更进一步证实,拜新同(一种长效的硝苯地平制剂)组和利尿剂(氢氯噻嗪和米吡嗪联用)组的终点事件(包括心肌梗死、中风、心血管病死亡和心力衰竭等)的发生率没有差别,总的事件的发生率均为12%,且拜新同单药治疗即可有效控制血压,长期用药无增加癌症和严重出血的危险性,从而确立了钙通道阻滞剂用药的安全性。上述资料充分说明,钙通道阻滞剂仍是可供选用的一线抗高血压药物,特别是其价格低廉、疗效可靠,更适合于国内治疗高血压病的应用。

目前,对钙通道阻滞剂降压应用的新趋势如下:第三代二氢吡啶类药物(如氨氯地平、非洛地平)降压有效而作用时间长;非二氢吡啶类药物(如维拉帕米),尤其是其缓释型制剂,虽然对心脏的选择性强,但能降低血浆去甲肾上腺素水平,因此,对应激状态及扩张周围血管,降压有独特作用;用短效的硝苯地平降压治疗,对无明显并发症的老年人疗效较好,由于其具有交感激活作用,对大多数中青年患者不适用,已有两项前瞻性的临床试验对短效硝苯地平及利尿剂与ACEI的降压效果进行比较,发现三类药物的降压作用相同,但前者防止心血管事件的发生明显较后两者减少。此外,人们在临床实践中还发现,若二氢吡啶类药物降压无效,通常加服利尿剂不能增强其疗效;相反,高Na$^+$饮食可加强其疗效,可能与钙通道阻滞剂有内源性钠利尿作用有关,摄取Na$^+$增加、体内Na$^+$水平升高也可调节钙通道阻滞剂受体的结合率。

降压谷峰值比(T:P)是由美国食品药品监督管理局(FDA)提出的一项评价降压药优劣的指标,近年来已被作为降压药筛选与审批新药的标准。T:P亦即降压药最小与最大疗效之比,提出此概念的目的在于强调稳态给药结束后血压应控制满意且降压作用须平稳维持24小时之久,以避免血压的过大波动。FDA认为,理想的降压药谷值效应至少应为峰值效应的50%,即T:P≥50%。据报道缓释硝苯地平10～30 mg,每天1次,T:P为50%;氨氯地平5～10 mg,每天1次,T:P为66%;拉西地平的T:P≥60%,提示钙通道阻滞剂是一类较为理想的降压药物。

(二)快速型心律失常

目前,用于治疗心律失常的钙通道阻滞剂均为有电生理效应的药物,如维拉帕米、盖洛帕米、硫氮䓬酮及哌克昔林。其中,维拉帕米可抑制慢反应细胞的V_{max},延缓房室结慢径路的传导,从而终止房室结双径路的折返激动,已成为目前治疗房室结内折返性心动过速的首选药物。对于房性心动过速、心房扑动和心房颤动患者,钙通道阻滞剂可通过抑制房室传导而减慢其心室率,一部分患者可转复为窦性心律。此外,钙通道阻滞剂尚可减轻延迟后除极的细胞内Ca^{2+}超负荷,阻断早期后除极的除极电流,抑制触发活动性心律失常,对部分室性心律失常有效。近年来,屡有报道,维拉帕米或硫氮䓬酮对缺血性再灌注心律失常有预防作用,对左室肥厚所合并的恶性室性心律失常也有潜在的治疗价值,可防止患者猝死。

(三)缺血性心绞痛及动脉粥样硬化

大多数钙通道阻滞剂具有扩张冠状动脉、解除冠状动脉痉挛、增加冠脉血流作用,并能降低心脏前、后负荷及减弱心肌收缩力,从而减少心肌氧耗量、恢复氧供需平衡,因此可用于各种类型的心绞痛治疗,尤其对变异性心绞痛效果较好。目前,多数学者更趋向于选择维拉帕米、硫氮䓬酮及长效二氢吡啶类制剂,短效的硝苯地平已较少应用,因有报道称部分患者用硝苯地平后心绞痛症状加重,这可能与用药后血压下降太大,冠状动脉血流灌注减少或反射性心率加快,不利于氧供求平衡有关,也可能是冠状动脉侧支循环再分布产生"窃血现象"所致。近年来,某些实验及临床研究提示,钙通道阻滞剂有"心血管保护作用",可抑制氧自由基所致的脂质过氧化作用,减轻缺血与再灌注损伤。已有资料证实,钙通道阻滞剂用于经皮冠脉腔内血管成形术(PTCA)及溶栓后的缺血再灌注治疗取得较好效果。

自国外学者 Henry 和 Bentley 首次报道硝苯地平对实验性动脉粥样硬化的抑制作用以来，10 余年间钙通道阻滞剂的抗动脉粥样硬化作用日益受到关注。动脉粥样硬化是缓慢的发病过程，其病理改变主要为动脉管壁的 Ca^{2+} 沉积（钙化）及由 Ca^{2+} 作为信息物质所介导的内皮细胞损害、脂质沉积、动脉中层平滑肌细胞增殖及迁移、血小板聚集，甚或血栓形成为其特征。钙通道阻滞剂通过减少 Ca^{2+} 沉积及细胞内 Ca^{2+} 超负荷，可有效地保护血管内皮细胞、维持胞膜的完整性与通透性，抑制血栓烷素 A_2（TXA_2）及内皮素（ET）形成、刺激前列环素（PGI_2）的释放，以此延缓或削弱动脉粥样硬化的发病。维拉帕米、硫氮䓬酮及大多数二氢吡啶类钙通道阻滞剂的抗动脉粥样硬化作用均曾有报道。国际硝苯地平抗动脉粥样硬化研究（INTACT）发现，与安慰剂组比较，治疗 3 年时冠状动脉粥样硬化新生病灶的危险性降低 28%，继续治疗 3 年则新生病灶的危险性进一步减少 78%，证实硝苯地平可有效抑制冠状动脉粥样硬化的进程。

（四）心肌肥厚

钙通道阻滞剂应用于高血压性型脏病或肥厚型心肌病，不但能增加心肌活动的顺应性、改善心脏舒张功能，而且可减轻甚或逆转心肌肥厚，目前已证实对心肌纤维增殖有抑制作用的药物中，钙通道阻滞剂较大多数药物作用强而仅次于 ACEI 类。对于肥厚性梗阻型心肌病，用钙通道阻滞剂治疗并不增加其收缩期流出道的压力阶差。

（五）脑血管及中枢神经系统疾病

正常情况下大脑具有稳定的较高的氧代谢，维持人体中枢机能必须有充足的脑血流，否则，脑灌注不足经一定时间可迅速产生乳酸，酸中毒又使脑血流调节功能丧失，进而引起脑细胞代谢衰竭甚至导致坏死。已知，休息时神经元细胞内 Ca^{2+} 浓度较胞外低，胞内 Ca^{2+} 浓度常在脑缺血损伤时增加，而胞内 Ca^{2+} 超负荷则又加剧脑细胞损伤死亡，从而形成恶性循环。近年来大量研究证实，钙通道阻滞剂可抑制这个过程，并通过脑血管扩张作用改善脑血流供应，因而用于脑缺血、蛛网膜下腔出血、脑复苏及偏头痛，取得一定效果，几组大型临床试验已就尼莫地平对缺血性脑卒中的作用得出肯定结论；最近，ASCZEPIOS 试验及 FIST 试验正分别对伊拉地平和氟桂利嗪的作用进行观察，希望不久即可得出结论。

（六）肺与肺动脉疾病

许多呼吸道疾病、肺循环障碍及急性微血管性肺损伤的病理生理均与 Ca^{2+} 有关，例如，发生过敏性哮喘时 IgE 介导的肥大细胞释放化学物质及炎症介质（兴奋-分泌偶联）、气管平滑肌痉挛与收缩（兴奋-收缩偶联）、某些血管活性介质的合成及神经冲动的传导等均受细胞内、外 Ca^{2+} 的调节，Ca^{2+} 还影响某些趋化作用物质（如白细胞介素）的合成与释放，因而，钙通道阻滞剂对呼吸系统疾病的治疗及预防价值受到广泛重视。实验研究及临床观察发现，钙通道阻滞剂可抑制化学递质及气管平滑肌组胺的释放、TXA_2 和 PGF_2 等所诱发的气道平滑肌痉挛，并能抑制冷空气及运动诱导的支气管痉挛，从而减轻支气管哮喘发作。但总的说来，钙通道阻滞剂对呼吸道平滑肌的舒张效应较小，仍不能作为一线药物应用。不过，其新一代制剂尤其是气雾剂可能有更大作用。

目前，钙通道阻滞剂对原发性或继发性肺动脉高压的作用的报道虽然不多，对病程及预后的影响尚缺乏长期对照研究，但钙通道阻滞剂（尤其是硝苯地平）对慢性阻塞性肺病的肺动脉高压可降低肺血管阻力，在选择性病例中可改善症状及血流动力学效应，其次研究得较多的药物为硫氮䓬酮，但药物的选用剂量及投药方式的报道不一，尚有待于进一步探讨。

（七）其他

钙通道阻滞剂对肾脏的保护作用、在胃肠道及泌尿生殖系统疾病中的应用等也受到广泛重视并取得重大进展，但仍需不断完善资料及进行长期的对照观察。

四、钙通道阻滞剂在某些心脏疾病应用中的争议与评价

（一）心肌梗死

钙通道阻滞剂能否用于急性心肌梗死（AMI），目前意见不一。部分学者认为，钙通道阻滞剂用于 AMI 早期可限制或缩小梗死面积。1990 年的丹麦维拉帕米二次心肌梗死试验（DAVIT Ⅱ）表明维拉帕米可减少再梗死；DAVIT Ⅰ 及 DAVIT Ⅱ 的汇集资料证实了维拉帕米治疗组患者的心血管事件发生率、死亡率及再梗死率均降低，其疗效类似于多数 β 受体阻滞剂。对于心电图显示的无 Q 波性心肌梗死，早期（24～72 小时）应用硫氮䓬酮可显著减少再次心肌梗死及梗死后难治性心绞痛的发生率，目前已引起临床广泛注意。有人观察了维拉帕米与非洛地平对 AMI 后心率变异性的影响，提示维拉帕米能增加副交感神经活性、恢复交感神经与副交感神经的平衡，对 AMI 早期心率变异性有较好的影响，而非洛地平则无此作用，这可能是维拉帕米改善 AMI 患者预后的重要原因之一。但也有相反报道认为，钙通道阻滞剂非但不能减少心肌梗死患者死亡与再梗死危险，反而能增加其死亡率，Psaty 等在美国第 35 届心血管病流行病学与预防年会上提出，使用硝苯地平者与用利尿剂、β 受体阻滞剂比较，心肌梗死的危险增加 60％；Furberger 等也收集了 16 个硝苯地平用于冠心病治疗的随机二级预防试验资料，随后再次报告中等到大剂量的短效钙通道阻滞剂硝苯地平能增加冠心病的死亡率，有学者并由此推及其他钙通道阻滞剂（特别是二氢吡啶类）也有类似的不良作用，曾一度引起学者们的关注。Braun 等曾于次年在世界著名的《美国学院心脏病杂志》上撰文不支持所谓钙通道阻滞剂在治疗各类慢性冠心病时将会增加其死亡危险比例或对心肌梗死患者的存活有不利影响的观点，但对于心肌梗死患者应用钙通道阻滞剂，医药界目前持审慎态度。多数学者认为，AMI 早期除非有适应证，否则不应常规使用钙通道阻滞剂，如需选用时当充分估计所选药物的负性肌力以及对心率、血压及传导系统的影响。

（二）心功能不全

一般应避免将维拉帕米、硫氮䓬酮等有负性肌力的药物应用于收缩功能障碍的充血性心力衰竭（CHF）患者，这早已成为医师的共识。已有研究证实维拉帕米可使 CHF 恶化，MDPIT 试验也表明硫氮䓬酮可增加心肌梗死后伴有左室功能不全患者的病死率。然而，二氢吡啶类钙通道阻滞剂能否应用于 CHF 仍存有较大争议。医师曾认为，钙通道阻滞剂可使血管扩张、降低心脏前、后负荷以利于心脏做功，且可改善心肌缺血、防止心肌病变时的心肌细胞内 Ca^{2+} 积聚及局部微血管痉挛而出现的心肌局灶性坏死，因而钙通道阻滞剂可能有助于 CHF 的治疗。钙通道阻滞剂曾被推荐为治疗轻、中度 CHF 的首选药物，被希望应用于 CHF 早期阻止原发病的进一步发展恶化，在晚期则可降低心脏后负荷、改善心脏做功能力，使 CHF 缓解。有学者观察到氨氯地平、非洛地平等可改善 CHF 患者的血流动力学效应，不过，随后的进一步观察却发现硝苯地平及某些二氢吡啶类药物使心功能恶化，究其原因时许多学者把钙通道阻滞剂对 CHF 的不利影响归咎于其负性肌力作用及反射性兴奋交感神经和激活肾素-血管紧张素系统的作用。

目前尚无大规模的临床试验评价硝苯地平对 CHF 的远期影响。初步研究表明，新一代的血管选择性钙通道阻滞剂可缓解症状、提高运动耐量，其神经内分泌激活不明显。前瞻性随机氨

氯地平存活评价(prospective randomized amlodipine survival evaluation,PRAISE)及 PRAISE2 分别对氨氯地平在严重充血性心力衰竭中的作用及氨氯地平用于治疗心力衰竭患者的高血压或心绞痛的安全性进行了评价,试验结果提示人们:尽管氨氯地平未加重患者的心力衰竭及增加心肌梗死、致命性心律失常或因严重心血管事件的住院率,但该药亦未能进一步改善心力衰竭患者预后,因而,在充分使用治疗心力衰竭药物的基础上,不宜将氨氯地平作为针对心力衰竭的常规治疗药物。心力衰竭患者常合并控制不满意的高血压或心绞痛,此时,应首选 ACEI、利尿剂、β受体阻滞剂等进行治疗。如果这些药物仍不能控制心力衰竭患者的高血压或心绞痛,或患者不能耐受这些药物,使用长效钙通道阻滞剂氨氯地平是安全的。它与传统的短效钙通道阻滞剂不同,它并不恶化心力衰竭患者的心功能或预后。

　　近些年来,随着对心脏功能研究的不断深入,对心功能不全的认识水平也有了较大提高,心脏舒张功能障碍及无症状心功能不全逐渐受到重视。肥厚型心肌病或高血压、冠心病的早期,心脏收缩功能可能正常,而心脏舒张功能已有损害,此时洋地黄等正性肌力药物的应用受到限制,越来越多的研究表明,维拉帕米、硫氮䓬酮及氨氯地平等可改善患者的舒张功能,显示了钙通道阻滞剂在改善心脏舒张功能方面的良好应用前景。

五、药物介绍

(一)维拉帕米及其同系物

本品为人工合成的罂粟碱衍化物,系最早被研究应用的钙通道阻滞剂,1962 年由 Hass 首先合成并用于临床。

1.化学结构

盐酸维拉帕米化学结构见图 5-1。

$$CH_3O\text{-}\underset{CH_3O}{\overset{}{\bigcirc}}\text{-}\overset{\overset{H_3C}{\overset{}{\underset{CH}{|}}}CH_3}{\underset{CN}{\overset{|}{C}}}\text{-}CH_2CH_2CH_2\text{-}\overset{CH_3}{\underset{}{N}}\text{-}CH_2CH_2\text{-}\underset{OCH_3}{\overset{OCH_3}{\bigcirc}}\cdot HCl$$

图 5-1　盐酸维拉帕米化学结构

2.理化性质

本品为白色或类白色结晶性粉末,无臭、味苦,熔点为 141～145 ℃。本品溶于水、乙醇或丙酮,易溶于甲醇、氯仿,不溶于乙醚。5%水溶液的 pH 为 4.5～6.5。

3.药动学

静脉给予维拉帕米后 1～2 分钟即可测出血流动力学效应(血压降低)和电生理效应(P-R 间期延长),但前者效应时间短暂,5 分钟时低血压效应即达高峰,10～20 分钟作用消失;后者作用时间较长,其负性传导作用在 10～20 分钟达顶峰,6 小时时仍可测出,提示房室结组织对该药有明显的亲和力。维拉帕米血浆浓度>75 ng/mL 时,阵发性室上性心动过速即可转复为窦性心律,一次静脉给药 0.10～0.15 mg/kg 即可达此浓度,然后按每分钟 0.005 mg/kg 静脉滴注,能较长时间地维持血浆治疗浓度。

口服维拉帕米几乎从胃肠道完全吸收,但由于通过肝脏时的首过效应,其生物利用度已降至 10%～35%,因此,欲得到与静脉注射给药相等的药理效果,口服剂量与静脉注射剂量应有明显差别,即口服剂量为静脉注射剂量的 8～10 倍才能达到相应的血液浓度。血清中 90% 的维拉帕米与蛋白质结合,半衰期为 3～7 小时。口服或静脉注射药物,70% 以代谢产物的形式由肾脏排泄,15% 经胃肠道排出,只有 3%～4% 以原形在尿中出现。维拉帕米经肝脏通过 N-脱甲基作用和 N-脱羟基作用产生多种代谢产物,其主要代谢物去甲基维拉帕米的血流动力学效应和冠状动脉扩张作用强度较弱,活性仅为母体成分的 20%。此外,服用相同剂量的维拉帕米时,患者之间血浆中的浓度可有差异,但血浆浓度＞100 ng/mL 时,血浆浓度与疗效之间的相关性已甚小。

4.治疗学

(1)室上性快速型心律失常:维拉帕米阻抑心肌细胞膜钙慢通道,使钙内流受阻,可抑制窦房结和房室结慢反应细胞动作电位 4 位相自动除极化速率,降低其自律性并抑制动作电位 0 相除极速度和振幅,减慢冲动传导、延长房室传导时间,尤其是使房室结有效不应期显著延长,使单向阻滞变为双向阻滞,从而消除折返,临床上用于阵发性室上性心动过速(PSVT),能有效地使其转复为窦性心律(有效率达 80%～90%),尤其是对房室结折返性 PSVT 更为有效,是紧急治疗PSVT 患者的首选药物。对心房扑动或心房颤动患者,维拉帕米可减慢其心室率,个别患者可转复为窦性心律(心房颤动转复率仅 2%～3%)。

用法及用量:维拉帕米一般于 PSVT 发作时,首次静脉给予维拉帕米 3～5 mg(小儿)和 5～10 mg(成人),将其稀释于 10～20 mL 葡萄糖注射液中缓慢静脉推注,如无效,20～30 分钟可重复注射,总量不宜超过 20 mg。频繁发作 PSVT 的患者,每天口服 320～480 mg,可有效地预防复发;对心房颤动或心房扑动患者,初始注射 5～10 mg 后通常能减慢心室率至 80～110 次/分,此后可继续静脉滴注或口服维持此心率。

Fleckenstein 曾观察过 18 例心房扑动患者静脉注射 10 mg 维拉帕米的治疗效果,发现用药后 15 例心室率减慢(其中 4 例转为窦性心律),有效率为 83.3%,心房扑动转复率为 22.2%(4/18)。注意静脉注射给药期间应严密监测血压与心电图。对预激综合征合并的快速心律失常应根据电生理检查结果决定是否选用,维拉帕米对预激综合征并发 PSVT 而 QRS 波群不增宽者(心房激动经房室结正向传入心室)的疗效较好,可中止发作,否则应避免使用;对心房颤动或心房扑动合并预激综合征时,由于维拉帕米可使更多的心房激动经旁路传入心室,以致心室率增快甚或诱发心室颤动,故应忌用。维拉帕米对房性期前收缩有一定效果,对室性心律失常的效果较差。

(2)缺血性心脏病:维拉帕米通过 Ca^{2+} 拮抗作用松弛血管平滑肌,能有效地降低血管阻力、减轻心脏射血负荷及预防冠状动脉痉挛;另外,该药的负性变时及负性变力作用有利于降低心肌氧耗及增加舒张期冠状动脉血流灌注,对缺血性心脏病治疗有效,所以该药在临床上可用于劳力性心绞痛、变异性心绞痛及不稳定型心绞痛。劳力性心绞痛患者,平均每天剂量为 240～480 mg,可有效地缓解劳力性心绞痛,其用量每天 320～480 mg 的疗效类似于或优于 β 受体阻滞剂,对变异性心绞痛(平均口服剂量每天 450 mg)及不稳定型心绞痛(口服剂量每天 320～480 mg)也收到良好效果,心绞痛发作次数和硝酸甘油用量减少,暂时性 ST 段偏移得以改善。一般应用方法:维拉帕米开始口服 40～80 mg,每 8 小时 1 次,以后递增至每天 240～360 mg 或更大耐受剂量。

(3)肥厚型心肌病:临床研究证实,维拉帕米不但降低心脏后负荷、左心室与流出道间压力阶差及直接抑制心肌收缩力,而且能减轻甚或逆转心肌肥厚。近期一项研究观察了 7 例肥厚型心肌病患者每天口服 360 mg 维拉帕米,连服 1 年、1 年半及 2 年时的治疗效果,发现患者不但临床症状(心前区疼痛、劳力性呼吸困难、晕厥)减轻,左心室顺应性改善,而且经电镜检查显示治疗后心肌细胞结构较之前清晰,肌束走向紊乱变轻,肌原纤维排列仅轻度异常。还有研究报告维拉帕米在减轻左心室肥厚的同时可减少74%的室性心律失常,并降低其严重性。

(4)轻、中度高血压:维拉帕米尤其适合于老年高血压患者的治疗。一般,治疗剂量为每天80～320 mg。治疗初期可口服40 mg维拉帕米,每天3次,若1周后无效渐增至80 mg,每天4次,一般于用药4周后血压趋于稳定,处于正常水平,其总有效率可达92.5%,心率由治疗前平均86次/分降至72次/分。血压稳定4周后可逐渐减至最小有效剂量维持治疗。

(5)应激状态或窦性心动过速:心率增加是处于应激状态的重要指标之一,心率增快常与高血压、TC及TG水平升高、体重指数升高、胰岛素抵抗、血糖升高及HDL-ch水平降低等密切相关,故心率增快是心血管病和死亡的一个独立危险因素。人心率的快慢与寿命的长短呈反比,故控制心率、祛除应激状态十分必要。目前医师认为,使用维拉帕米控制心率较使用β受体阻滞剂可能更好,因维拉帕米不会引起继发性血儿茶酚胺或去甲肾上腺素水平升高。用药方法:口服维拉帕米,使心率控制在50～60次/分。

(6)特发性室性心动过速:特发性室性心动过速(简称室速)主要指无器质性心脏病基础的分支性室性心动过速,室速发作时常表现为左束支阻滞合并电轴左偏或右偏。该类室速有时对其他抗心律失常药物反应不佳,而对维拉帕米的治疗反应良好,故有人又称之为"维拉帕米敏感性室速"。

5.药物相互作用

(1)与地高辛合用:维拉帕米可使地高辛的肾脏和非肾脏清除减少,它虽不影响肾小球滤过率,但可使地高辛的肾小管分泌量明显下降,合用两种药时,地高辛总清除率平均减低35%,血药浓度增加40%。有人指出,地高辛的血药浓度增加发生在合用两种药的7～14天。血清地高辛浓度的增加易导致洋地黄中毒,故有人主张应避免联合用药。若必须合用时应减少两种药的用量,或减少35%的地高辛。

(2)与普萘洛尔合用:维拉帕米和普萘洛尔均有Ca^{2+}拮抗作用,前者可阻碍Ca^{2+}通过细胞膜,后者能抑制Ca^{2+}在肌浆网内被摄取和释放,故合用两种药时可产生相加的负性肌力、负性频率及负性传导作用,易诱发低血压、呼吸困难、心动过缓、心力衰竭甚或心脏停搏。一般于维拉帕米停药2周后方可应用普萘洛尔。

(3)与硝酸酯类合用:维拉帕米与硝酸甘油合用,后者增加心率的不良反应可为前者所抵消,而治疗作用相加,故两者合用对治疗难治性心绞痛效果较好,但合并用药可引起血压轻度下降,应用时宜注意。

(4)与某些抗心律失常药合用:合用维拉帕米和奎尼丁时可发生直立性低血压,合用两者治疗肥厚型心肌病时更是如此,这种不良反应可能是奎尼丁、α肾上腺素的阻滞效应和维拉帕米周围血管扩张联合作用的结果;同理合用丙吡胺与维拉帕米时也应小心;合用维拉帕米与胺碘酮,由于两者均可抑制窦房结自律性、房室传导和心肌收缩力,故可诱发心率减慢、房室传导阻滞、低血压和心力衰竭。

(5)与其他药物合用:维拉帕米增加血清卡马西平浓度,对血清卡马西平浓度稳态患者应避免长期使用;长期口服锂剂治疗者应用维拉帕米后血清锂浓度常可降低;维拉帕米还可增加异氟烷的心肌抑制作用及神经肌肉阻滞剂的作用,亦增加茶碱的血浓度;转氨酶诱导剂(如利福平、巴比妥类、苯妥英钠、扑痫酮和卡马西平)可使维拉帕米的血浓度降低;磺唑酮明显增加维拉帕米的清除率,口服维拉帕米的生物利用度可从27%降低至10%;合用抗癌药物COPD(环磷酰胺、长春新碱、丙卡巴肼和泼尼松)或 VAC(长春地辛、阿霉素和顺铂)化学治疗(简称化疗)方案与维拉帕米时,维拉帕米的浓度-时间曲线下面积(AUC)降低 35%。

6.不良反应与防治

不良反应发生率为 9%～10%,严重反应需停药者仅占 1%。口服维拉帕米耐受良好,不良反应轻微,较常见的不良反应为胃部不适、便秘、眩晕、面部潮红、头痛、神经过敏和瘙痒,其中便秘和无症状的一度房室传导阻滞常超过半数,出现这两种不良反应,无须改变用药,对便秘可用缓泻剂(如麻仁丸)加以控制,其余不良反应大多较轻,可稍减量或加用其他药物。个别患者可伴发踝部水肿,通常并非充血性心力衰竭的表现,可用缓和的利尿剂治疗。

静脉注射维拉帕米时,血压常有一过性轻度下降,偶尔可发生严重的低血压和房室传导障碍。对有窦房结功能不良、传导系统疾病或已给予 β 受体阻滞剂的患者,静脉注射给药可引起严重的窦性心动过缓、心脏传导阻滞甚或心脏停搏。此外,对充血性心力衰竭患者,维拉帕米可引起血流动力学恶化。上述情况一旦发生,应立即进行抢救。在大多数情况下,静脉注射阿托品(1 mg)可改善房室传导,静脉注射 1～2 g 葡萄糖酸钙(以等量 25% 的葡萄糖注射液稀释至 10～20 mL,以小于每分钟 2 mL 的速度注射),然后以 5 mmol/h 静脉滴注维持,有助于改善心力衰竭。可给血压低者静脉滴注多巴胺,发生严重心动过缓时可肌内注射或静脉滴注异丙肾上腺素。药物治疗无效时应采用胸外心脏按压及心脏起搏暂时维持,直到维拉帕米短时间的作用消失为止。

充血性心力衰竭、病窦综合征、二度至三度房室传导阻滞、洋地黄中毒和低血压患者应忌用。曾有维拉帕米引起肝脏毒性的报道,因此肝功能不良者应慎用。

7.制剂

片剂:40 mg。

注射剂(粉):5 mg。

(二)硝苯地平及其他二氢吡啶衍生物

1.化学结构

硝苯地平化学结构见图 5-2。

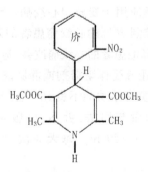

图 5-2 硝苯地平化学结构

2.理化性质

本品为黄色针状结晶或结晶粉末,无臭、无味,熔点为 171.5～173.5 ℃。本品不溶于水,微溶于甲醇、乙醇和乙醚,易溶于丙酮、氯仿和醋酸乙酯,遇光不稳定。

3.药动学

口服或舌下含服硝苯地平后几乎完全被吸收（＞90％），仅20％～30％经门静脉为肝脏所摄取代谢，生物可用度达65％以上。口服给药15分钟起效，1.0～1.5小时血药浓度达高峰，作用时间可持续4～8小时；舌下给药2～3分钟起效，15～20分钟达高峰。大部分硝苯地平与蛋白结合，转变为无活性的极性形式，其中绝大部分经氧化而成为一种"游离酸"，小部分被转变为内环酯。80％的代谢产物经肾排泄（其中90％在24小时内排出）；也有一部分经肠肝循环而被吸收，经胃肠道排泄的代谢产物占15％；只有微量的原形硝苯地平在尿中出现。生物半衰期为4～5小时，需多次给药才能达到有效血浓度。长期服用期间该药或其代谢产物无蓄积作用，对其他药物血浆浓度也不构成明显影响，故可合用该药与硝酸盐、β受体阻滞剂、地高辛、呋塞米、抗凝剂、抗高血压药及降血糖药。

拜新同控释片具有推拉渗透泵系统，可使药物恒定释放16～18小时，口服吸收好，一次给药后6小时达血药峰值并可使血药浓度平稳地维持24小时，生物利用度达75％～85％。由于药物缓慢释放，血药浓度恒定而无普通制剂给药后的波峰效应，所以更适于临床应用。

4.治疗学

（1）药理作用：与维拉帕米不同，硝苯地平对心肌电生理特别是对传导系统没有明显的抑制作用，所以缺乏抗心律失常作用。它在整体条件下也不抑制心脏，其直接负性肌力作用可为交感神经系统反射性兴奋所完全抵消甚或表现为正性肌力作用。硝苯地平的突出效应在于松弛血管平滑肌、降低周围血管阻力，使动脉压下降，减轻左心室工作负荷及心室壁张力，从而降低心肌氧耗；同时使冠状动脉扩张、增加冠状动脉血流和改善对心肌的供氧。此外，硝苯地平尚有促进冠状动脉侧支循环及抗血小板聚集作用。

（2）临床应用如下。

轻、中度高血压及急症高血压：降压作用强大、迅速而完全，一般在给药后30～60分钟见效，维持时间达3小时。一般高血压患者，每天20～60 mg，分3～4次口服，控释片30～60 mg，每天1次；高血压危象或高血压伴有急性左心衰竭者，可立即舌下含服10～20 mg，待血压下降并平稳后改为口服维持。

各种类型的心绞痛：硝苯地平广泛应用于变异型心绞痛，疗效好，能显著减少心绞痛的发作次数和硝酸甘油用量，长期口服治疗可控制50％的心绞痛患者的发作，90％的患者症状得以减轻；对慢性稳定型心绞痛效果亦佳，可使70％的患者的心绞痛改善，运动耐量增加30％；不稳定型心绞痛（冠状动脉阻塞兼痉挛）患者，当住院用β受体阻滞剂或静脉滴注硝酸甘油无效时，选用硝苯地平通常可获得良好效果。此外，对伴有窦房结功能不良、房室传导障碍的心绞痛患者等不适于维拉帕米治疗者仍可选用硝苯地平。剂量与用法：舌下、口服及静脉给药均可。舌下含服每次10 mg，10分钟即可起效；口服每次10～20 mg，每天3次；静脉注射每次1 mg。控释片每天1次，给药30～90 mg。

肺动脉高压：适于伴左至右分流的先心病肺动脉高压及原发性肺动脉高压，患者舌下含服硝苯地平1小时后，肺动脉压、肺总阻力指数及肺血管阻力指数明显下降，心排血量、心排血指数及氧输送量明显增加，血流动力学指标有所改善。推荐用药剂量为：体重＜30 kg者一次10 mg，体重30～60 kg者一次20 mg，体重＞60 kg者一次30 mg，碾碎舌下含化或口服，若耐受良好可长期服用，每天120～240 mg，分次口服。

雷诺病：口服硝苯地平，每次10～20 mg，每天3次，有效率为60％～88％。

5.不良反应与防治

不良反应主要由其扩张周围动脉所致。5%的长期用药的患者出现头痛,其他不良反应尚有头晕、面色潮红、低血压、肢端麻木、恶心、呕吐、乏力、精神不振、牙龈肿胀及踝部水肿,因反应轻微,一般无须停药。对硝苯地平所致的钠潴留,加服利尿剂大多可以防止。只有4.7%的长期用药患者因不良反应严重而停药。少数患者服用硝苯地平30分钟后心绞痛或心肌缺血加重,可能是严重的冠状动脉固定性狭窄再加上血压下降或心率加快,使冠状动脉灌注不足致心肌氧供求失衡,也可能是冠状动脉"窃血"所致。偶尔有硝苯地平引起红斑性肢痛和粒细胞缺乏症的报道。硝苯地平唯一的绝对禁忌证是低血压。

6.药物相互作用

(1)与β受体阻滞剂合用:合用两种药时,由于β受体阻滞剂减弱了硝苯地平的反射性心动过速作用,常有良好效果且不良反应减少,适用于高血压或缺血性心脏病的治疗。

(2)与硝酸酯类合用:两种药均可引起头痛、面红、心率加快及血压下降,当合用治疗心绞痛时虽然正性作用相加,但是不良反应加重,故一般不提倡合用两种药。

(3)与阿司匹林合用:合用该药与阿司匹林能明显增强阿司匹林的抗血小板聚集和抗血栓形成作用,并减少其用量和不良反应。合用两者的体内效果优于体外效果,这可能与硝苯地平促使PGI_2生成、抑制Ca^{2+}内流及扩张血管作用有关,但亦应注意,合用两者易诱发出血倾向。

(4)与其他药物:可使血清奎尼丁的浓度明显降低,从而减弱奎尼丁的抗心律失常作用,但停用硝苯地平后,血清奎尼丁的浓度会反跳性增加;动物试验中,硝苯地平与氟烷对离体大鼠心肌有相加的负性变力作用;西咪替丁可降低肝血流量,是肝细胞微粒体药物代谢氧化酶的强力抑制剂,与硝苯地平联用时可降低硝苯地平的清除率,合用时硝苯地平的剂量应减少40%。

7.制剂

片剂:10 mg。控释片:20 mg;30 mg。胶囊剂:5 mg。

(付瑞丽)

第四节 调血脂及抗动脉粥样硬化药

一、概述

动脉粥样硬化的发生和发展是一个复杂的动态过程,其始动步骤可能与动脉内皮功能障碍有关,涉及因素有血脂异常、高血压、吸烟及糖尿病等。其中,血脂异常最为重要。流行病学调查研究表明,不同国家或地区人群中的TC水平与冠心病的发病率和死亡率呈正相关。例如,芬兰人的TC水平最高,则冠心病的发病率也最高;而日本人的TC水平最低,则冠心病发病率也最低。大系列临床研究和长时间随访观察表明,高胆固醇血症在动脉粥样硬化发生和发展过程中,所起的危害性作用明显大于高血压和糖尿病,如果高胆固醇血症合并高血压和/或糖尿病,则其危害性增加。动脉内皮功能障碍导致其分泌一氧化氮、选择性通透、抗白细胞黏附、抑制平滑肌细胞增殖以及抗凝与纤溶等功能受损,致使血浆中脂质与单核细胞积聚于内皮下间隙,低密度脂蛋白胆固醇氧化为氧化低密度脂蛋白(OX-LDL),单核细胞变为巨细胞,经清道夫受体成为泡沫细胞,形成脂质核心,而血管平滑肌细胞迁移到内膜而增殖形成纤维帽。脂质核心有很强的致血栓作用,纤维帽含致密的细胞外基质,它能使质核与循环血液分隔,从而保持斑块的稳定。

粥样斑块可分为两类:一类为稳定斑块,其特点是纤维帽厚、血管平滑肌细胞含量多,脂质核心小,炎症细胞少,不易破裂;另一类为脂质含量多(占斑块总体积的40%以上),纤维薄、胶原与血管平滑肌细胞少,炎症细胞多,故易于破裂。1995年公布的Falk等的4项研究分析表明,急性冠状动脉综合征(包括心肌梗死、不稳定型心绞痛)的主要原因是粥样斑块破裂或糜烂引起血栓形成,并最终导致冠脉血流阻断。在急性冠脉综合征的患者中。其血管病变狭窄<50%者占68%,而狭窄>70%者仅占14%,这说明,稳定斑块可以减少心血管病事件。此外,多项临床试验证明,调脂治疗可使一部分冠状动脉粥样斑块进展减慢或回缩。因此,调脂治疗是防治动脉粥样硬化的重要措施之一。

血脂是指血浆或血清中的中性脂肪或类脂。中性脂肪主要是甘油三酯,而类脂主要是磷脂、非酯化胆固醇、胆固醇酯及酯化脂肪酸。

脂质必须与蛋白质结合成脂蛋白才能在血液循环中运转,脂蛋白是由蛋白质、胆固醇、甘油三酯和磷脂组成的复合体。脂蛋白中的球蛋白称为载脂蛋白(Apo)。正常血浆利用超速离心法可分出4种主要脂蛋白,即乳糜微粒(CM)、极低密度脂蛋白(VLDL)、低密度脂蛋白(LDL)和高密度脂蛋白(HDL),载脂蛋白的成分为ApoA、ApoB、ApoC、ApoD、ApoE。每一型又可分若干亚型,例如,ApoA可分AⅠ、AⅡ、AⅥ;ApoB可分B48、B100;ApoC可分CⅠ、CⅡ、CⅢ;ApoE可分EⅠ、EⅢ等。用区带电泳法可将脂蛋白分为CM、前β(pre-β)、β及α脂蛋白。

脂蛋白代谢需要酶的参与,主要的酶有脂蛋白脂酶(LPL)和卵磷脂胆固醇转酰酶(LCAT)。如果这些酶缺乏,就会产生脂代谢紊乱。血脂水平过高是由于血浆脂蛋白移除障碍或内源性产生过多,或两者同时存在。

血脂异常一般是指血中总胆固醇(TC)、低密度脂蛋白胆固醇(LDL-C)、甘油三酯(TG)水平超过正常范围和/或高密度脂蛋白胆固醇(HDL-C)水平降低,也常称高脂血症,主要是指TC水平和/或LDL-C和/或TG水平升高以及HDL-C水平降低。

血脂异常是脂蛋白代谢异常的结果。研究表明,高胆固醇血症、低密度脂蛋白血症、ApoB水平升高和高密度脂蛋白水平降低、TG水平升高是冠心病的重要危险因素。血脂水平长期异常,冠心病事件的发生率增加。长期控制血脂于合适的水平,可以预防动脉粥样硬化,而控制血脂水平可以减轻动脉粥样硬化斑块,减少心血管病事件。北欧辛伐他汀生存研究(4S)表明,心肌梗死后和心绞痛患者接受为期6年的辛伐他汀治疗,与安慰组相比较,治疗组主要冠状动脉性事件发作的危险性降低34%,死亡危险性降低30%,需要接受冠脉搭桥手术的患者减少37%。Hebert等分析他汀类使LDL-C水平下降30%,非致死性和致死性冠心病的发生率下降33%,脑卒中的发生率下降29%,心血管疾病死亡率下降28%,总死亡率下降22%。

近年来,学者对高甘油三酯(TG)血症在动脉粥样硬化中的意义的认识正在加深,目前学者认为,单纯高甘油三酯血症也是心血管病的独立危险因素,降低血甘油三酯水平,可降低心血管病临床事件的发生率及死亡率。但当高甘油三酯血症伴有高胆固醇血症或低高密度脂蛋白血症时,则冠心病事件的发生率和死亡率显著增加。研究发现富含TG的脂蛋白(TRL)与富含胆固醇的脂蛋白(CRL)之间通过脂质交换机制取得平衡,每一种脂蛋白都有很大的变异。LDL-C为致动脉粥样硬化最强的脂蛋白,但其危害性因其颗粒大小而不同。LDL-C可分为三个亚型,LDL-C$_3$即为小而密LDL(SLDL),对LDL受体亲和力低于大而松的LDL-C$_1$和LDL-C$_2$,在血浆中停留时间长,不易从血液中清除,半衰期较其他亚型长,且易进入动脉内膜,易被氧化,被巨噬细胞吞噬,成为动脉粥样硬化的脂肪,有高度的致动脉粥样硬化作用。而通过脂质交换机制,LDL-C 的大小及分型比例受 TG 水平的控制。当 TG 水平升高时,LDL-C 亚型分布有变化,SLDL 增加而 HDL-C 减少,形成 TG 水平高、HDL-C 水平低及 SLDL 水平升高三联症。这种三联症有极强的致动脉粥样硬化作用。目前学者已普遍认为甘油三酯水平升高是独立的心血管疾病危险因素。人们在以往使用他汀类或贝特类调血脂药物治疗血脂异常以及冠心病一、二级预防中所获得的益处,很可能也是得益于这些药物在降低水平 TC 水平的同时,也降低了 TG 水平。

我们已经认识到 HDL-C 是一种"好的胆固醇",这是因为 HDL-C 具有逆转运胆固醇的作用,它可以将动脉壁中多余的胆固醇直接或间接地转运给肝脏,使胆固醇经相应受体途径进行分解代谢。因此升高 HDL-C 水平不仅有降低 TC 水平的作用,还具有防治动脉粥样硬化的作用。VAHIT 试验表明,吉非贝齐可使 HDL-C 水平上升,TG 水平下降,使冠心病死亡率及心肌梗死的发生率下降 22%。

二、血脂异常的分型

血脂异常可分为原发性和继发性。

继发性血脂异常的基础疾病主要有甲状腺机能过低、糖尿病、慢性肾病和肾病综合征、阻塞性肝胆疾病、肝糖原贮存疾病、胰腺炎、酒精中毒、特发性高血钙、退行球蛋白血症(多发性骨髓瘤、巨球蛋白血症及红斑狼疮)、神经性厌食症等。另外,还有一些药物(如噻嗪类利尿剂、含女性激素的口服避孕药、甲状腺素、促进合成代谢的类固醇激素、黄体内分泌素以及某些 β 受体阻滞剂),也能引起继发性脂质代谢异常。妊娠血脂代谢的变化属生理性。

(一)世界卫生组织(WHO)分型

将高脂血症分为以下五型,各型的实验室检查、特点及其与临床的联系见表 5-1。

表 5-1　高脂蛋白血症分型

表型	试管内血清 4 ℃冰箱过夜	区带脂蛋白电泳谱	血脂	备注
Ⅰ	血清透明,顶端有"奶油层"	CM↑	TC↑,TG↑	不发或少发冠心病,易发胰腺炎
Ⅱa	血清透明,顶端无"奶油层"	LDL-C↑	TC↑↑	易发冠心病
Ⅱb	血清透明,顶端无"奶油层"	LDL-C↑,VLDL-C↑	TC↑↑,TG↑	易发冠心病
Ⅲ	血清透明,顶端有"奶油层"	介于 LDL-C 与 VLDL-C 间的 β-VLDL-C↑	TC↑↑,TG↑	易发冠心病,需超速离心后才能确诊
Ⅳ	血清透明,顶端无"奶油层"	VLDL-C↑	TC↑,TG↑↑	易发生冠心病
Ⅴ	血清透明,顶端有"奶油层"	CM↑,VLDL-C↑	TC↑,TG↑	少发冠心病

(二)血脂异常简易分型

惯用的高脂蛋白血症分型并不是病因学诊断,它常可因膳食、药物或其他环境因素的改变而变化。同时,它所需检测的项目繁多,个别类型的确诊还需复杂的技术和昂贵的设备。因此,除少数特别难治性顽固性血脂异常患者外,一般性临床治疗中,可不必进行高脂蛋白血症的分型,也无须烦琐地进行其他分类,仅作血脂异常简易分型即可。实际上,血脂异常简易分型已包括常见的与冠心病发病关系较大的高脂蛋白血症类型。血脂异常简易分型的主要目的在于指导临床医师有针对性地选用各种血脂调节药物。

三、血脂异常的治疗

高脂血症的治疗包括非药物治疗和药物治疗。非药物治疗包括饮食和其他生活方式的调节，如保持合适的体重；减少脂肪（尤其是胆固醇和饱和脂肪酸）的摄入量，适当增加蛋白质和碳水化合物的比例，控制总热量；减少饮酒和戒烈性酒，运动锻炼和戒烟；注意抗高血压药物对血脂的影响；此外，血液净化亦用于高脂血症的治疗。

高脂血症的药物治疗包括一级预防和二级预防以及已有动脉硬化疾病患者的血脂水平控制。

继发性血脂异常的治疗应以治疗基础疾病为主，当这些疾病被治愈或控制后，或停用某些有关药物后，血脂异常未改善或不满意时，应按原发性血脂异常进一步处理。另外，若血脂异常继发于某种一时难以治愈或控制的疾病，可在治疗基础疾病的同时，进行调脂治疗。

（一）病因治疗

凡是能找到高脂血症病因的患者，均应积极对病因进行治疗。由于高血压病患者、吸烟者的血管内皮受损，LDL-C 更容易进入血管壁内；而由于糖尿病患者的 LDL-C 被糖化，故容易黏附于血管壁上而进入血管壁内；肥胖和缺乏体力活动也是高脂血症的重要促发因素。

（二）一般治疗

非药物治疗是所有血脂异常患者治疗的基础。不论是冠心病的一级预防还是二级预防都需要非药物治疗。

1.饮食治疗

饮食治疗是治疗高脂血症的首选措施，目前是降低已升高的血清胆固醇水平，同时维持营养的合理要求。饮食治疗方案：脂肪酸的热量＜总热量的 30%，饱和脂肪酸的热量占总热量的 7% 以下，每天摄入的胆固醇＜200 mg。应减少食谱中的全脂奶、奶油、动物脂肪、动物内脏、饱和植物油和棕榈油及椰子油，少吃或不吃蛋黄。限制食盐的摄入量，减少饮酒和戒烈性酒。超重或肥胖症患者的饮食应按治疗要求安排。

2.戒烟

吸烟可损伤血管内皮的天然屏障作用，降低血浆 HDL-C 水平，降低其自然抗氧化能力。

3.增加体力活动

体力活动可增加能量物质的消耗，促使血浆 LDL-C 及甘油三酯水平降低，同时升高 HDL-C 水平。每周步行 13 km，可提高 HDL-C 水平 10%。

4.减轻体重

体重超过标准的患者应减轻体重。减轻体重可降低 LDL-C 水平和提高 HDL-C 水平，降低高血压、糖尿病和冠心病的发病率。

（三）药物治疗

调血脂和抗动脉硬化药物可分为五大类，分别是胆酸螯合剂、贝特类、他汀类、烟酸类及其他。

药物治疗适用于不能进行饮食调节及非药物治疗后疗效不满意的患者。对于冠心病二级预防尤其是急性冠脉综合征的患者，应以他汀类调脂药物治疗，越早开始治疗越好。原发性血脂异常常常与遗传因素及环境因素有关，治疗应该是长期的，尤其是冠心病的二级预防，应根据患者的经济情况选择用药种类、剂量及时间,首要目标是要达到靶目标。达到靶目标后,有条件者减量长期服用,无条件者应监测血脂水平,血脂水平异常后重新开始治疗。

联合应用两种或三种调血脂药物,较单一药物疗效更佳,而且由于联合用药时剂量减少,不良反应减轻。故目前主张,对于较为明显的血脂异常,应尽早联合用药。下列联合用药方式可供参考。

(1)合用胆酸螯合剂与烟酸类:适用于 LDL-C 水平升高伴或不伴有 TG 水平升高者。

(2)合用贝特类与胆酸螯合剂:适用于 LDL-C 水平升高、HDL-C 降低伴或不伴有 TG 水平升高者。

(3)合用胆酸螯合剂与他汀类:适用于 LDL-C 水平升高者。

(4)联合应用胆酸螯合剂、烟酸类、他汀类:适用严重家族性高胆固醇血症,可使 LDL-C 水平降低,HDL-C 水平显著升高。

(5)合用诺衡与美调脂:有增加发生肌炎的危险,故应慎用。

某些抗高血压药物可使血脂成分发生异常改变,故使用抗高血压药物过程中应注意其对脂代谢的不良影响。

四、调血脂药的临床应用

(一)胆酸螯合剂

该类药物包括考来烯胺、考来替泊和地维烯胺。

1.作用机制

该类药物为胆汁酸结合树脂,通过阻断胆酸肝肠循环,干扰胆汁重吸收,减少胆汁酸重返肝脏,刺激肝细胞内的胆固醇降解合成新的胆汁酸,从而降低肝细胞中胆固醇浓度。而肠道内的胆酸与药物结合后由大便排出,使血中胆酸量减少,促使肝细胞表面 LDL 受体从血液中摄取胆固醇以合成胆酸,因而降低血浆 LDL 水平,平均下降 15%～30%,同时升高 HDL-C 水平(升高 5%)。

2.临床应用

该类药物主要用于治疗单独 LDL-C 水平升高者(Ⅱa 型),以 LDL-C 水平轻、中度升高疗效较好;LDL-C 水平严重升高者需合用该类药物与其他类调血脂药物。还可合用该类药物与其他类调血脂药物治疗混合型高脂血症。

3.不良反应及注意事项

不良反应有恶心、腹胀、食欲缺乏及便秘等。多进食纤维素可缓解便秘。罕见的不良反应有腹泻、脂肪泻、严重腹痛及肠梗阻、高氯性酸中毒等。还有升高甘油三酯水平的作用,严重高甘油三酯水平血症禁用此类药物,因此时有诱发急性胰腺炎的可能。

4.药物相互作用

(1)可减少地高辛、噻嗪类利尿剂、四环素、甲状腺素、普萘洛尔及华法林的吸收。上述药物应在服用胆酸螯合剂前 1～4 小时或服用胆酸螯合剂后 4 小时服用。

(2)可干扰普罗布考、贝特类调血脂药物的吸收,服用两类药物应有 4 小时间隔。

(3)影响叶酸的吸收,故处于生长期的患者服用该类药物时,每天应补充 5 mg 叶酸。孕妇及哺乳期妇女需补充更多一些;应于服药前 1～2 小时服叶酸。

(4)该类药物减少脂溶性维生素的吸收,长期服用该类药物者应适当补充维生素 A、维生素 D、维生素 K 及钙剂。

(二)他汀类调血脂药物

该类药物包括洛伐他汀、辛伐他汀、普伐他汀、氟伐他汀、阿伐他汀、西伐他汀等。

1.作用机制

通过对胆固醇生物合成早期限速酶 β-羟基-β-甲基戊二酰辅酶 A（HMG-CoA）还原酶的抑制作用而起作用，在 HMG-CoA 还原酶的作用下，HMG-CoA 转变为甲基二羟戊酸，此为胆固醇生物合成的重要中间环节，从而减少了内源性胆固醇合成，使血浆总胆固醇水平下降，刺激 LDL 的肝摄取，降低 LDL-C 及 VLDL 的浓度。该类药物一般可降低 LDL30%～40%，是目前已知最强的降低胆固醇药物；还可轻度升高 HDL-C 2%～10%。此外，某些他汀类药物显示抑制巨噬细胞中胆固醇的积聚。现已明确，他汀类药物有多向性效应。他汀类药物的非调脂作用主要包括改善血管内皮功能和细胞功能（平滑肌细胞的迁移、增生、分化），抗氧化过程，缩小富含脂质的核心，减轻炎症反应、抑制促凝活性、抑制血小板功能，从而防止斑块破裂、出血及血栓形成，终使斑块稳定，减少冠状动脉事件和减少心血管病死亡率。

2.临床应用

该类药物可用于治疗严重的原发性高胆固醇血症、有冠心病或其他心血管病危险因素的中等度高胆固醇血症者，禁用于活动性肝病、妊娠及哺乳期妇女、对该类药物过敏者。

3.不良反应及注意事项

主要不良反应为肝脏损害和横纹肌溶解，后者随拜尔公司宣布在全球范围内暂停销售西立伐他汀钠（拜斯停）再度引起人们的重视。近年来已多有篇报道指出他汀类药物（简称 HMG-CoA 还原酶抑制剂）中的洛伐他汀、辛伐他汀、普伐他汀及西立伐他汀单用或与烟酸、贝特类降脂药（如吉非贝齐）、大环内酯类抗生素（如红霉素、克拉霉素）、环孢菌素 A、左甲状腺素、米贝地尔等合用时均引起危及生命的横纹肌溶解症。尤其是他汀类药物与贝特类药物联用，可使横纹肌溶解的危险性增加已是公认的事实，故在美国已禁止将这两类药物合用。据报道，全球有600 万人服用过拜斯停，其中有 34 人怀疑因剂量过大或与吉非贝齐合用导致横纹肌溶解而死亡。一旦疑及由他汀类药物引起的横纹肌溶解症应立即停药，停药后肌痛等症状多在 3 天至 3 个月消失，CK 多在短期内恢复正常。肌无力可持续至 1 年后消失。有人每天口服 250 mg CoQ_{10}，可较快减缓症状。国内有西立伐他汀引起肝功能损害的报道，但未见引起横纹肌溶解症的报道，可能与西立伐他汀在国内上市晚，使用例数少，剂量小有关。影响细胞存活的潜在试验表明，同等剂量的他汀类药物中，普伐他汀的毒性最小，其次为辛伐他汀，而洛伐他汀的肌毒性最大。当使用此类药物时，应尽量不与其他药物合用，并嘱患者注意乏力、肌无力、肌痛等症状，并应定期监测血清 CK，一旦有横纹肌溶解症状或血清 CK 水平明显升高（横纹肌溶解症，血清 CK 水平可升高至正常值 10 倍以上），应即停药，预后多较好。

4.药物相互作用

(1)该类药物与免疫抑制剂（如环孢霉素）、吉非贝齐、烟酸合用，可引起肌病。

(2)该类药物与红霉素合用可致肾损害。

(3)可中度提高香豆素类药物的抗凝效果，故合用两类药时应适当减少香豆素类药物的用量。

(三)贝特类调血脂药物

该类药物包括氯贝丁酯、苯扎贝特、益多酯、非诺贝特、吉非贝齐等。

1.作用机制

（1）该类药物增强肌肉、脂肪、肝脏的 LPL 活性，加速 VLDL 中 TG 的分解代谢，使 VLDL 形成减少，降低血浆 TG 浓度。

（2）该类药物降低脂肪组织释放游离脂肪酸数量，并抑制 HMG-CoA 还原酶，减少细胞内胆固醇合成。

（3）该类药物增加肝细胞膜上 LDL 受体数量，加速 LDL 由血液中转移到肝细胞内，从而促进血液中胆固醇的清除。

（4）该类药物改善葡萄糖耐量。

（5）该类药物诱导 HDL-C 产生，使胆固醇进入 HDL-C。

（6）该类药物降低血浆纤维蛋白原含量和血小板黏附性。

临床试验表明，诺衡能明显降低血浆甘油三酯（降低 40%～50%）、总胆固醇及 LDL-C 水平，并可升高 HDL-C 水平（升高 20%），使冠心病的发病率减少 34%，死亡率减少 26%，对癌症的发生没有影响。力平脂口服吸收良好，若与胆酸螯合剂合用，降低总胆固醇及 LDL-Cv 水平的作用比他汀类的辛伐他汀强，降低 VLDL 和甘油三酯水平的作用更突出。

2.临床应用

该类药物降低 TG 水平的作用较降低 TC 水平的作用强。该类药物临床上主要用于降低 TG 水平，如用于治疗严重高甘油三酯血症（如 Ⅲ、Ⅳ、Ⅴ 型高脂血症）以及复合性高脂血症。此外，该类药物还能减少血小板聚积，抑制血小板源生长因子，预防和延缓动脉粥样硬化进程。

3.不良反应及注意事项

患者可有恶心、呕吐、食欲缺乏、一过性肝功能异常、肌炎、阳痿、中性粒细胞减少、皮疹等。该类药物可使胆石症的发病率增加，可通过胎盘，故孕妇禁用。有报道指出，氯贝丁酯可使非冠心病的各种疾病的死亡率明显增加，故氯贝丁酯已不适用于临床应用，一些国家已禁用此药。目前主要应用诺衡和力平脂。

4.药物相互作用

该类药物有降低凝血作用，与抗凝剂合用时要调整后者的剂量；与他汀类合用可发生横纹肌溶解甚至死亡，美国禁止合用这两类药。

（四）烟酸类调血脂药物

该类药物包括烟酸、烟酸肌醇和阿昔莫司（乐脂平）。

1.作用机制

其主要作用是增加脂肪细胞磷酸二酯酶活性，使 cAMP 减少，脂酶活性降低，脂肪分解减少，血浆游离脂肪酸浓度下降，肝脏合成及释放 VLDL 随之减少。同时，抑制肝脏酶活性，减少 HDL 异化作用，提高血 HDL 的浓度。该类药物对 VLDL、IDL 及 LDL 水平过高的患者均有效。此外，烟酸还有较强的外周血管扩张作用。乐脂平调脂作用平缓，还有抑制血小板聚集及改善葡萄糖代谢等功能，故适用于糖尿病性血脂异常。常用剂量的烟酸类药物可使 LDL 水平降低 15%～30%，TG 水平下降 20%，HDL-C 水平升高 30%。

2.临床应用

该类药物可用于大多数类型的血脂异常，如 Ⅱa、Ⅱb、Ⅲ、Ⅳ、Ⅴ 型高脂血症，既可降低LDL-C 及 TG 水平，又能升高 HDL-C 水平。该类药物与其他调脂药物合用，效果更明显。

3.不良反应及注意事项

该类药物中以烟酸的不良反应较多见。

(1)出现皮肤潮红、皮疹、瘙痒及胃肠道反应,如呕吐、腹泻及消化不良。

(2)心悸,肝功能减退,视觉异常。

(3)该类药物可能刺激溃疡病发作,溃疡病患者禁用。

(4)该类药物可升高血糖水平及引起糖耐量异常,肝病、糖尿病及痛风患者慎用。

(5)长期治疗可出现色素过度沉着、黑色棘皮症及皮肤干燥。

(6)该类药物可能加强降压药引起的血管扩张作用,有可能引起直立性低血压。

(7)肾功能不全者慎用阿昔莫司。

(付瑞丽)

第五节 硝酸酯类药

硝酸酯类药是临床上应用得非常早的心血管药物之一,问世 100 多年以来广泛应用于临床。英国爱丁堡的一名医师 Lauder Brunton 发现亚硝酸戊酯有扩张小血管的作用,建议将其用于抗心肌缺血的治疗。William Murrell 首次将硝酸甘油用于缓解心绞痛发作,并首先在 *Lancet* 上发表了硝酸酯类药物缓解心绞痛的文章,这一年也因此被确立为硝酸酯的首次临床应用年。随着时间的推移,人们对硝酸酯类药物的作用机制有了新的认识,如扩张冠状动脉血管的作用、扩张静脉血管的作用和抑制血小板聚集作用。近年来随着内皮源性舒张因子(EDRF)的研究进展,一氧化氮(NO)的形成在硝酸酯类作用机制中的地位日益受到重视,从而使硝酸酯成为与其他抗心绞痛药物有不同作用机制的一类药物。

随着对其作用机制的逐步认识,硝酸酯类药物的临床应用也越来越广泛。该类药物最初仅用于心绞痛的防治,后来扩大到心力衰竭和高血压的治疗。现在临床上硝酸酯类药物主要应用于心肌缺血综合征——心绞痛、冠状动脉痉挛、无痛性心肌缺血、急性心肌梗死等,充血性心力衰竭——急性或慢性,高血压——高血压急症、围术期高血压、老年收缩期高血压等。迄今为止,硝酸酯类药物仍是治疗冠心病中应用最广泛、疗效最可靠的一线药物。

硝酸酯类药物的常用剂型包括口服剂、舌下含化剂、吸入剂、静脉注射剂、经皮贴膜及贴膏等。目前国内外仍不断有新的不同的硝酸酯剂型的研制,硝酸酯在临床上的应用仍大有前途。

目前将一氧化氮(NO)和不含酯键的硝普钠称为无机硝酸盐,而将含有酯键的硝酸酯类药物称为有机硝酸盐。

一、硝酸酯的作用机制

(一)血管扩张作用

硝酸酯能扩张心外膜狭窄的冠状动脉和侧支循环血管,使冠脉血流重新分布,增加缺血区域尤其是心内膜下的血流供应。在临床上常用剂量范围内,不引起微动脉扩张,可避免“冠脉窃血”现象的发生。硝酸酯能降低肺静脉压力和肺毛细血管楔压,增加左心衰竭患者的每搏输出量和心排血量,改善心功能。

不同剂量的硝酸酯类药物作用于血管可产生不同的效应。

1.小剂量

小剂量扩张容量血管(静脉),使静脉回流减少,左心室舒张末压(LVEDP)下降。

2.中等剂量

中等剂量扩张传输动脉(如心外膜下的冠状动脉)。

3.大剂量

大剂量扩张阻力小动脉,可降低血压。

(二)血管受体作用

硝酸酯是非内皮依赖性的血管扩张剂,无论内皮细胞功能是否正常,均可发挥明确的血管平滑肌舒张效应。因此,"硝酸酯受体"可能位于平滑肌细胞而不是在内皮细胞。硝酸酯进入血液循环后,通过特异性的代谢酶转化为活性的一氧化氮分子(NO),与血管平滑肌细胞膜上 NO 受体结合后,激活细胞内鸟苷酸环化酶(sGC),使环磷酸鸟苷(cGMP)浓度增加,Ca^{2+} 水平下降,引起血管平滑肌舒张。

(三)降低心肌氧耗量

硝酸酯扩张静脉血管,使血液贮存于外周静脉血管床,从而减少回心血量,降低心脏前负荷和室壁张力;扩张外周阻力小动脉,使动脉血压和心脏后负荷下降,从而降低心肌氧耗量。

(四)抗血小板作用

硝酸酯具有抗血小板聚集、抗栓、抗增殖、改善冠脉内皮功能和主动脉顺应性、降低主动脉收缩压等机制,亦可能在硝酸酯的抗缺血和改善心功能等作用中发挥协同效应。

新近研究表明,以治疗剂量静脉滴注硝酸甘油可在健康志愿者、不稳定型心绞痛及急性心肌梗死中抑制血小板聚集,但临床并未能证实其改善了心肌梗死患者的预后,说明硝酸酯这种抗血栓的作用临床意义十分有限。除静脉滴注给药途径外,硝酸甘油贴片亦可有效抑制血小板聚集,但口服硝酸甘油给药途径未能被证实有抑制血小板聚集的作用。

二、硝酸酯类药物的分类与特点

(一)硝酸酯的生物利用度和半衰期

不同的硝酸酯剂型有不同的特点,因区别很大必须区别对待。作为一类药物,硝酸酯可以从黏膜、皮肤和胃肠道吸收。其基本剂型硝酸甘油的药代动力学特点很独特,半衰期仅几分钟,其可迅速从血液中消失,大部分在肝脏外转化为更长效的活性二硝基硝酸酯——二硝基异山梨醇酯。但是后者必须首先在肝脏转化为单硝基硝酸酯(其半衰期变为 4~6 小时),最终经肾脏排泄。因此单硝基硝酸酯制剂没有肝脏首过效应,生物利用度完全,目前被临床广泛应用。

(二)硝酸酯的分类与药代动力学特点

1.硝酸甘油

硝酸甘油经皮肤和口腔黏膜吸收,较少从消化道吸收。有舌下含片、静脉、口腔喷剂和透皮贴片等多种剂型。口服硝酸甘油,药物在肝脏内迅速代谢("首过效应"),生物利用度极低,约为10%,因此口服硝酸甘油无效。舌下含服该药吸收迅速完全,生物利用度可达80%,2~3分钟起效,5分钟达最大效应,作用持续 20~30 分钟,半衰期仅数分钟。硝酸甘油在肝脏迅速代谢为几乎无活性的两个中间产物——1,2-二硝酸甘油和 1,3-二硝酸甘油,经肾脏排出,血液透析清除率低。

硝酸甘油含片性质不稳定,有效期约3个月,需避光保存于密闭的棕色小玻璃瓶中,每3个月更换一瓶新药。如果舌下黏膜明显干燥需用水或盐水湿润,否则含化无效。含服时应尽可能取坐位,以免加重低血压反应。心绞痛发作频繁者,应在大便或用力劳动前5~10分钟预防性含服。

硝酸甘油注射液须用5%的葡萄糖注射液或生理盐水稀释混匀后静脉滴注,不得直接静脉注射,且不能与其他药物混合。由于普通的聚氯乙烯输液器可大量吸附硝酸甘油溶液,使药物浓度损失达40%~50%,所以需适当增大药物剂量以达到其血药浓度,或选用玻璃瓶及其他非吸附型的特殊输液器,静脉给药时尽量避光。静脉滴注硝酸甘油起效迅速,清除代谢快,剂量易于控制和调整,加之直接进入血液循环,避免了肝脏首过效应等优点,因此在急性心肌缺血发作、急性心力衰竭和肺水肿等的治疗中占据重要地位,但大量或连续使用可导致耐药,因而需小剂量、间断给药。长期使用后需停药时,应逐渐减量,以免发生反跳性心绞痛等。药物过量而导致低血压时,应抬高双下肢,增加静脉回流,必要时可补充血容量及加用升高血压药物。

硝酸甘油贴膏是将硝酸甘油储存在容器或膜片中经皮肤吸收向血中释放,给药60~90分钟达最大血药浓度,有效血药浓度可持续2~24小时。尽管贴膏中硝酸甘油含量不一样,但24小时内释放的硝酸甘油量取决于贴膏覆盖的面积而不是硝酸甘油的含量。无论其含量如何,在24小时内所释放的硝酸甘油总量是0.5 mg/cm^2。

硝酸甘油喷雾剂的释放量为每次0.4 mg,每瓶含200次用量。

2.硝酸异山梨酯

硝酸异山梨酯的常用剂型包括口服平片、缓释片,舌下含片以及静脉制剂等。口服吸收完全,肝脏的首过效应明显,生物利用度为20%~25%,平片15~40分钟起效,作用持续2~6小时;缓释片为60分钟起效,作用可持续12小时。舌下含服生物利用度约60%,2~5分钟起效,15分钟达最大效应,作用持续1~2小时。硝酸异山梨酯母药分子的半衰期约1小时,活性弱,主要的药理学作用源于肝脏的活性代谢产物5-单硝酸异山梨酯,半衰期为4~5小时,而另一个代谢产物2-单硝酸异山梨酯几乎无临床意义。代谢产物经肾排出,不能经血液透析清除。其静脉注射、舌下含服和口服的半衰期分别为20分钟、1小时和4小时。

3.5-单硝基异山梨醇酯

5-单硝酸异山梨酯是晚近研制的新一代硝酸酯药物,临床剂型有口服平片和缓释片,在胃肠道吸收完全,无肝脏首过效应,生物利用度近乎100%。母药无须经肝脏代谢,直接发挥药理学作用,平片30~60分钟起效,作用持续3~6小时,缓释片60~90分钟起效,作用可持续约12小时,半衰期为4~5小时。在肝脏经脱硝基为无活性产物,主要经肾脏排出,其次为胆汁排泄。肝病患者无药物蓄积现象,肾功能受损对本药清除亦无影响,可由血液透析清除。

5-单硝酸异山梨酯口服无肝脏首过效应,静脉滴注的起效、达峰和达稳态的时间亦与同等剂量的口服片相似,因此5-单硝酸异山梨酯静脉剂型缺乏临床应用前景,欧美国家亦无该剂型用于临床。

三、硝酸酯的应用范围与选用原则

(一)冠状动脉粥样硬化性心脏病

1.急性冠状动脉综合征

硝酸酯在急性ST段抬高型、非ST段抬高型心肌梗死以及不稳定型心绞痛的治疗中的使用方法相似。对无禁忌证者应立即让其舌下含服0.3~0.6 mg硝酸甘油,每5分钟重复一次,总量不超过1.5 mg,同时评估静脉用药的必要性。在最初 24～48 小时,若有进行性缺血、高血压和肺水肿,可静脉滴注硝酸甘油,非吸附性输液器起始剂量 5～10 μg/min(普通聚氯乙烯输液器 25 μg/min),每 3～5 分钟以 5～10 μg/min 递增剂量,剂量上限一般为 200 μg/min。剂量调整主要依据缺血症状和体征的改善以及是否达到血压效应。缺血症状或体征一旦减轻,则无须增加剂量,否则逐渐递增剂量至血压效应,既往血压正常者收缩压不应降至 14.7 kPa(110 mmHg)以下,基础为高血压者,平均动脉压的下降幅度不应超过 25%。连续静脉滴注 24 小时,即可产生耐药,临床若需长时间用药,应小剂量间断给药,缺血一旦缓解,即应逐渐减量,并向口服药过渡。在应用硝酸酯抗缺血治疗的同时,应尽可能加用改善预后的 β 受体阻滞剂和/或 ACEI。当出现血压下降等限制上述药物合用的情况时,应首先减量停用硝酸酯,为 β 受体阻滞剂或 ACEI 的使用提供空间。

在溶栓未成为急性心肌梗死常规治疗前的 10 个随机临床试验结果显示,硝酸酯可使急性心肌梗死的病死率降低 35%。而 GISSI-3 和 ISIS-4 两项大规模溶栓临床研究结果显示,在溶栓的基础上,加用硝酸酯没有进一步显著降低急性心肌梗死的病死率。PCI 围术期应用硝酸酯能否降低心肌梗死的病死率尚需更多临床研究证实。但硝酸酯抗缺血、缓解心绞痛症状、改善心功能等作用明确,因此仍是目前对急性心肌梗死患者抗缺血治疗不可或缺的药物之一。

2.慢性稳定性心绞痛

在慢性稳定性心绞痛的抗缺血治疗中,应首选 β 受体阻滞剂,当其存在禁忌证或单药疗效欠佳时,可使用硝酸酯及或钙通道阻滞剂。临床实践中,通常采用联合用药进行抗心绞痛治疗。β 受体阻滞剂与硝酸酯联合可相互取长补短。硝酸酯降低血压和心脏后负荷后,可反射性增加交感活性,使心肌收缩力增强、心率增快,削弱其降低心肌耗氧量的作用,而 β 受体阻滞剂可抵消这一不良反应;β 受体阻滞剂通过抑制心肌收缩力、减慢心室率等,可显著降低心肌做功和耗氧量,但心率减慢,伴随舒张期延长,回心血量增加,使左室舒张末期容积和室壁张力增加,部分抵消了其降低心肌氧耗的作用,硝酸酯扩张静脉血管,使回心血量减少,可克服 β 受体阻滞剂的这一不利因素。因此,合用两者较单独使用其中的任何一种可发挥更大的抗缺血效应。表5-2 列出了用于治疗心绞痛的常用硝酸酯类药物及剂量。

表 5-2　常用硝酸酯的抗心绞痛剂量

药物名称	用药途径	常用剂量/mg	起效时间/min	作用持续时间
硝酸甘油	舌下含服	0.3～0.6 mg	2～3	20～30 分钟
	喷剂	0.4 mg	2～3	20～30 分钟
	透皮贴片	5～10 mg	30～60	8～12 小时
硝酸异山梨酯	舌下含服	2.5～15.0 mg	2～5	1～2 小时
	口服平片	5～40 mg,2～3 次/天	15～40	4～6 小时
	口服缓释制剂	40～80 mg,1～2 次/天	60～90	10～14 小时
5-单硝酸异山梨酯	口服平片	10～20 mg,2 次/天	30～60	3～6 小时
	口服缓释制剂	60～120 mg,1 次/天	60～90	10～14 小时
		或 50～100 mg,1 次/天	60～90	10～14 小时

3.无症状性心肌缺血

无症状性心肌缺血亦称隐匿性心肌缺血,多见于指患者存在明确的缺血客观依据而无相应的临床症状,广泛存在于各类冠心病中。有典型心绞痛症状的心肌缺血仅是临床缺血事件的一小部分,大部分缺血事件均为隐匿性的,多见于老年人、糖尿病患者、女性患者和合并心力衰竭时。大量研究证明,频繁发作的一过性缺血(大部分为隐匿性)是急性冠脉综合征近期和远期不良预后的一个显著独立预测因素,可使死亡、再次梗死和再次血管重建术的危险增加。因而,在临床实践中,尤其针对高危患者制定诊断和治疗策略时,只要缺血存在,无论是有症状的,还是隐匿性的,都应使用β受体阻滞剂、硝酸酯和/或钙通道阻滞剂等进行长期的抗缺血治疗。

预防和控制缺血发作是治疗各类冠心病的重要目标,硝酸酯是其中的重要组成部分,与改善生活方式,积极控制危险因素,合并使用抗血小板药、他汀类、β受体阻滞剂和 ACEI 或 ARB 等药物,以及在高危患者中实施血管重建手术等综合措施联合应用,可明确改善冠心病患者的生活质量和预后。

(二)心力衰竭

1.慢性心力衰竭

在使用β受体阻滞剂、ACEI 或 ARB 及利尿剂等标准治疗的基础上,对仍有明显充血性症状的慢性收缩性心力衰竭患者可加用硝酸酯,以减轻静息或活动时的呼吸困难症状,改善运动耐量。临床研究证实肼屈嗪与硝酸异山梨酯联合应用(H-ISDN)可降低非洲裔美国人中慢性收缩性心力衰竭患者的病死率。因而目前指南推荐,左心室射血分数≤40%的中重度非洲裔美国人中心力衰竭患者,在使用β受体阻滞剂、ACEI 或 ARB 和利尿剂等标准治疗的基础上,如果仍然存在明显临床症状,可加用 H-ISDN 改善预后。对于因低血压或肾功能不全无法耐受 ACEI 或 ARB 的有症状性心力衰竭患者,可选用 H-ISDN 作为替代治疗。但对于未使用过 ACEI 或 ARB 或对其可良好耐受者,不应以 H-ISDN 取而代之。硝酸酯亦可减轻左心室射血分数正常的舒张性心功能不全患者的呼吸困难等症状。

2.急性心力衰竭

硝酸甘油对不同原因(包括 AMI)引起的急性肺水肿有显著的疗效,但也有加重血压下降及引起心动过速或过缓的危险。静脉应用硝酸甘油主要通过扩张静脉血管,降低心脏前负荷而迅速减轻肺淤血,所以硝酸甘油是治疗急性心力衰竭的血管扩张药物之一,尤其适宜于合并高血压、冠状动脉缺血和重度二尖瓣关闭不全者。静脉应用硝酸甘油可以迅速根据临床和血流动力学反应增加或减少滴入量,常以 $10\sim20~\mu g/min$ 作为起始剂量,最高可增至 $200~\mu g/min$。硝酸酯与常规方法联合应用治疗急性肺水肿已经成为临床常规疗法。

(三)高血压危象和围术期高血压

硝酸甘油是指南推荐的为数不多的治疗高血压危象的静脉制剂之一,从 $5~\mu g/min$ 起始,用药过程中持续严密监测血压,逐渐递增剂量,上限一般为 $100~\mu g/min$,尤其适用于冠状动脉缺血伴高血压危象者,但切忌使血压急剧过度下降。硝酸甘油亦常用于围术期的急性高血压的治疗,尤其是实施冠状动脉旁路移植者。

(四)不良反应与硝酸酯耐药性

1.不良反应及硝酸酯治疗无效

无效的原因很多:心绞痛的严重性增加;患者对硝酸酯治疗心肌缺血产生耐药性;药片失效;用法不当,有些含化剂不能口服,有些口服剂不能含化;有动脉低氧血症,特别是在慢性肺部疾病(由静脉血混入增加引起);不能耐受(通常由于头痛);可能因口腔黏膜干燥影响药物吸收。若能在预计心绞痛发作前给予硝酸酯则更有效。当心动过速而影响硝酸酯的疗效时,加用β受体阻滞剂结果更佳。在预防性应用长效作用硝酸酯时,耐受性往往是失效的原因。硝酸酯的常见不良反应见表 5-3。

表 5-3　硝酸酯应用中的不良反应与禁忌证

项目	分类	内容
不良反应	严重不良反应	前、后负荷减少可引起晕厥和低血压;若饮酒或与其他血管扩张剂合用尤甚,须平卧治疗。心动过速常见,但偶尔在 AMI 时见到意外的心动过缓。低血压可引起脑缺血。长期大剂量应用可引起罕见正铁血红蛋白血症,须静脉用亚甲蓝治疗。静脉应用大剂量硝酸酯,可引起对肝素的耐药性
	其他不良反应	头痛、面潮红等,舌下用药可引起口臭,有少见的皮疹
	产生耐受性	使用连续性疗法及大剂量频繁疗法可导致耐受性,低剂量间断疗法可避免,不同类型的硝酸酯之间存在交叉耐受性
	减药综合征	已见于军火工人,减去硝酸酯后可加重症状及猝死,临床也可见到类似证据,因此长期以硝酸酯治疗必须逐渐停药。用偏心剂量法时,停药间期心绞痛复发率很低
禁忌证	绝对禁忌证	对硝酸酯过敏,急性下壁合并右心室心肌梗死,呈收缩压<12.0 kPa(90 mmHg)的严重低血压状态,肥厚性梗阻型心肌病伴左心室流出道重度固定梗阻,重度主动脉瓣和二尖瓣狭窄,心脏压塞或缩窄性心包,已使用磷酸二酯酶抑制剂,颅内压增高
	相对禁忌证	循环低灌注状态,心室率<50 次/分或心室率>110 次/分,青光眼,肺心病合并动脉低氧血症,重度贫血

使用长效硝酸酯失效的两个主要原因如下。

(1)出现耐药性:处理办法是逐渐减少给药剂量和次数直到造成没有硝酸甘油的间期。

(2)病情加重:处理办法是在去除诱因(如高血压、心房颤动或贫血)的同时联合用药,考虑介入或手术治疗。

2.硝酸酯耐药性

硝酸酯的耐药性是指连续使用硝酸酯后血流动力学和抗缺血效应的迅速减弱乃至消失的现象,可分为假性耐药、真性耐药(亦称血管性耐药)以及交叉性耐药。假性耐药发生于短期(1 天)连续使用后,可能与交感-肾素-血管紧张素-醛固酮系统等神经激素的反向调节和血管容量增加有关。血管性耐药最为普遍,发生于长期(3 天以上)连续使用后引起血管结构和功能的改变。交叉性耐药是指使用一种硝酸酯后,抑制或削弱其他硝酸酯或 NO 供体性血管扩张剂及内源性 NO 等的作用,两者发生机制相似,可能与血管内过氧化物生成过多以及生物活化/转化过程异常等有关。一旦硝酸酯发生耐药不但影响临床疗效,而且可能加剧内皮功能损害,对预后产生不利影响,因此长期使用硝酸酯时必须采用非耐药方法给药。

对任何剂型的硝酸酯使用不正确均可导致耐药,如连续 24 小时静脉滴注硝酸甘油,或不撤除透皮贴剂,以非耐药方式口服几个剂量的硝酸异山梨酯或 5-单硝酸异山梨酯。早在 1888 年这一现象即被报告,随着硝酸酯的广泛应用,这一问题日益突出,但确切机制目前仍未明确。已有大量的证据说明,如果持续维持血液中高浓度硝酸酯则必定出现对硝酸酯的耐药性,因此偏心剂量法间歇治疗已成为标准治疗法。

3.硝酸酯耐药性的预防

预防硝酸酯耐药性的常用方法如下。

(1)小剂量、间断使用静脉硝酸甘油及硝酸异山梨酯,每天提供 10～12 小时的无药期。

(2)每天使用 12 小时硝酸甘油透皮贴剂后及时撤除。

(3)偏心方法口服硝酸酯,保证 10～12 小时的无硝酸酯浓度期或低硝酸酯浓度期,给药方法可参考表 5-4。上述方法疗效确切,在临床中使用广泛。

表 5-4　避免硝酸酯耐药性的偏心给药方法

药物名称	用药途径	给药方法
硝酸甘油	静脉滴注	连续点滴 10～12 小时停药,空出 10～12 小时的无药期
	透皮贴片	贴敷 10～12 小时撤除,空出 10～12 小时的无药期
硝酸异山梨酯	静脉滴注	连续点滴 10～12 小时后停药,空出 10～12 小时的无药期
	口服平片	每天 3 次给药,每次给药间隔 5 小时:如 8:00、13:00、18:00
		每天 4 次给药,每次给药间隔 4 小时:如 8:00、12:00、16:00、20:00
	口服缓释制剂	每天 2 次给药:8:00、14:00、
5-单硝酸异山梨酯	口服平片	每天 2 次给药,间隔 7～8 小时:如 8:00、15:00、
	口服缓释制剂	每天 1 次给药:如 8:00

(4)有研究表明,巯基供体类药物、β 受体阻滞剂、他汀类、ACEI 或 ARB 以及肼屈嗪等药物可能对预防硝酸酯的耐药性有益,这些又多是改善冠心病和心力衰竭预后的重要药物,因此提倡合并使用。在无硝酸酯覆盖的时段可加用 β 受体阻滞剂、钙通道阻滞剂等预防心绞痛和血管效应,一旦心绞痛发作可临时舌下含服硝酸甘油等终止发作。

四、药物间的相互作用

(一)药代动力学相互作用引起低血压

硝酸酯的药物相互作用主要是药代动力学方面的,例如,使用心绞痛三联疗法(硝酸酯、β 受体阻滞剂和钙通道阻滞剂),可能因降压作用相加导致低血压而造成疗效减弱,这种反应的个体差异很大。有时仅用两种抗心绞痛药(如地尔硫䓬和硝酸酯)就可以引起中度低血压。另外常见的低血压反应是在急性心肌梗死(如发病早期合用 ACEI 与硝酸酯)时,在下壁心肌梗死或合用硝酸酯类药物与 β 受体阻滞剂或溶栓剂时。

(二)与西地那非(伟哥)相互作用

合用硝酸酯与西地那非可引起严重的低血压,以至于西地那非的药物说明书中将其合用列为禁忌证。西地那非的降低血压作用平均可以达到 1.1/0.8 kPa(8/6 mmHg),当与硝酸酯合用时血压下降得更多。性交的过程本身使心血管系统增加负荷,若同时应用两种药导致低血压时,偶尔可引起急性心肌梗死。慎用西地那非的患者包括有心梗史、卒中史、低血压、高血压[22.7/14.7 kPa(170/110 mmHg)]以及心力衰竭或有不稳定心绞痛史者。当合用硝酸酯与西地那非发生低血压反应时,α 受体阻滞剂或肾上腺素的应用都有必要。近期服用西地那非的患者发生急性冠脉综合征(包括不稳定型心绞痛)时,24 小时内最好不要用硝酸酯以防止低血压的发生。

（三）大剂量时与肝素相互作用

治疗不稳定心绞痛，合用硝酸酯与肝素时，肝素的用量有可能会加大，原因是静脉用硝酸酯制剂常含有丙二醇，大剂量应用可引起肝素抵抗。静脉用硝酸甘油＞350 $\mu g/min$ 时，会见到上述反应，而使用低剂量（如 50～60 $\mu g/min$）或用二硝酸异山梨酯时，均未见到肝素抵抗现象。

（四）与 tPA 的相互作用

有报告应用 tPA 溶栓的过程中，如果静脉应用较大剂量硝酸甘油（高于 100 $\mu g/min$）时，tPA 疗效下降，再灌注率降低，临床事件增多，但尚需要更多的临床资料证实。

（付瑞丽）

第六节　抗心律失常药

心律失常的治疗目的是减轻症状或延长生命，只有症状明显时心律失常才需要治疗。而对心律失常的有效治疗则来源于对心律失常的发生机制以及抗心律失常药物的电生理特性之了解。

一、心脏电生理特性及其离子流基础

根据生物电特性，心肌细胞可分为快反应细胞和慢反应细胞，前者包括浦肯野纤维、束支、希氏束、心房肌、心室肌以及房室间异常传导纤维，后者包括窦房结、房室结、房室环的心肌纤维、二尖瓣和三尖瓣的瓣叶。心肌细胞的电生理特性包括自律性、兴奋性和传导性，其基础都是细胞膜的离子运动。静息状态下心肌细胞内电位比膜外电位要小（窦房结－60 mV，房室结－90 mV），称静息电位（resting membrane potential，RMP），主要是 K^+ 跨膜运动达到膜内外电位平衡形成。当心肌受到刺激引起兴奋便可出现动作电位（action potential，AP），通常按时间顺序分为 0、1、2、3、4 五相。

0 相：为除极化期。快钠通道开放，大量 Na^+ 由细胞外快速进入细胞内（快钠内流，I_{Na}），膜内电位由负值迅速变为＋20～＋30 mV。慢反应细胞的 0 相除极则依赖于 Ca^{2+} 为主的缓慢内向电流。

1 相：为快速复极初期。钠通道关闭，K^+ 外流，Cl^- 内流，使膜内电位迅速降至 0 mV。

2 相：为缓慢复极期、平台期。慢通道开放，Ca^{2+} 及少量 Na^+ 内流，与外流的 K^+ 外处于平衡状态，使膜内电位停滞于 0 mV。

3 相：为快速复极期。Ca^{2+} 内流停止，K^+ 外流增强，膜内电位较快的恢复到静息水平。

4 相：静息期。细胞膜通过离子泵 Na^+、Ca^{2+} 主动转运机制排出 Na^+、Ca^{2+}，摄回 K^+，使细胞内外各种离子浓度恢复到兴奋前状态。非自律细胞的膜电位维持一个相对稳定的水平；而自律细胞在复极达到最大舒张电位（MDP）后开始逐渐递增的缓慢自动除极，直至膜电位达到阈电位形成一次动作电位。这种舒张期自动除极的形成，在慢反应细胞以 K^+ 外向电流的衰减为基础，有超极化激活的非特异性 Na^+ 内向离子流（If）及 Na^+、Ca^{2+} 交换引起的缓慢内向电流（$I_{Na/ca}$）参与形成；在快反应细胞则主要是 Na^+ 内向离子流（If）引起。

心肌细胞传导性的重要决定因素是 0 相上升速度与幅度（V_{max}），快反应细胞取决于 Na^+ 的内流速度。0 相上升速度快,振幅大,除极扩布的速度(即激动传导速度)也快。

心肌细胞的自律性取决于舒张期自动除极化速度,常以 4 相坡度表示。快反应细胞主要是 Na^+ 内向离子流引起的,慢反应细胞则以 K^+ 外向电流的衰减及 Ca^{2+} 内流为基础。

心肌细胞的兴奋性呈周期性变化,动作电位时程(APD)代表了心肌除极后膜电位的恢复时间,可分为以下各期:从 0 相开始到复极达 -60 mV 的期间刺激心肌细胞不能引起可以扩布的动作电位,称为有效不应期(ERP),ERP 代表了心肌激动后兴奋性的恢复时间。ERP 延长,ERP 与 APD 的比值增大,折返兴奋到达时不应期尚未完毕,利于折返激动消除。从 ERP 完毕至复极基本完成(-80 mV)为相对不应期(RRP),强化刺激可引起扩布性期前兴奋,但其传导慢,不应期短。RRP 开始的较短时间内心肌各细胞群的应激性恢复有先后,故易形成折返而引起心肌颤动,称易损期。RRP 延长,易损期亦延长,是导致心律失常的因素。$-80\sim-90\text{ mV}$ 对应的时期为超常期,表现为兴奋性增强。

临床心律失常的产生可由激动起源和/或传导异常引起,不管其机制如何,最终均与心肌细胞膜上离子转运过程的异常有关,而绝大多数的抗心律失常药也是通过对不同的离子通道的不同作用达到治疗目的。

根据电生理特性和功能的不同,国际药理联合会对钠离子、钾离子、钙离子通道进行了最新命名。其中钠离子通道分为 Ⅰ、Ⅱ、Ⅲ、μ_1 和 h_1 型,除 h_1 型外,均对河豚毒素敏感,当细胞电位为 $-80\sim-90\text{ mV}$ 时很容易激活,而高于 -50 mV 时则迅速灭活。在一定的刺激下表现为较大的快速内向电流,与动作电位 0 相除极的产生和传导密切相关。

细胞膜钙离子通道分为 L、N、T、P 型,N 型和 P 型主要存在于神经系统组织中,在心血管系统中意义不大。T 型通道是低电压(通常为 $-100\sim-60\text{ mV}$)时 Ca^{2+} 进入细胞的通道,与细胞的自律性和起搏有关。L 型通道是高电压激活的通道,当膜电位处于 -40 mV 时很容易激活,是细胞 Ca^{2+} 内流的主要通道,也是迄今为止研究最多的 Ca^{2+} 通道。

细胞膜钾离子的通道种类很多,已命名的功能明确的亚型有十余个,其活性也多受膜电位影响,例如,延迟整流钾离子通道(RV)的主要功能是启动复极化过程,在膜电位高于 -50 mV 时方能激活;快速延迟整流性钾流(I_{Kr})是心动过缓时主要复极电流,而缓慢延迟整流性钾流(I_{Ks})则在心动过速时加大;再如内向整流钾电流(I_R),随着超极化程度的增加,内向电流的幅度增加,而除极化时,则变为外向电流,这对保持稳定的膜电位水平至关重要。另外,除了瞬间外向钾离子通道(K_A)外,多数钾离子通道不能自动失活,必须使膜电位复极化导致通道失活。

每种离子通道均具有激活、灭活和静息三种状态,与此相对应,心肌细胞也经历应激、绝对不应期和相对不应期的周期性改变。药物可选择性地作用于一种或多种状态的离子通道,并表现其阻断特性。这种阻断作用可随离子通道的开、关频率而改变,称为频率依赖性或使用依赖性。一般来说,钠离子通道阻滞剂对舒张期时处于静息状态的钠通道亲和力低,而对激活或灭活状态下(相当于动作电位的平台期)的通道亲和力高。每次激动可使药物与通道受体结合,而静息时从结合中解离。不同的药物对钠离子通道受体的结合和解离速率亦不一样,以利多卡因为代表的 I_b 类药物的动力学速率最快,1 秒;以氟卡尼为代表的 Ⅰc 类药的动力学速率最慢,16 秒;以奎尼丁为代表的 Ⅰa 类药物的动力学速率处于中间为 $5\sim10$ 秒。因此心率越快可使越多的药物与通道结合,而没有足够的时间解离,从而使 V_{max} 下降,兴奋性和传导性降低,使心律失常终止。钙通道阻滞剂维拉帕米与 L 型通道的结合部位位于 L 型通道细胞膜的内侧,在除极化刺激引起通道开放时,维拉帕米经通道进入细胞膜,与通道蛋白结合并阻塞通道,因此心率增快,钙离子通道开放频率增加,药物的通道阻断作用增加。

二、抗心律失常药物的分类

目前国际上应用最为广泛的抗心律失常药物的分类方法是 1970 年由 Vaughan Williams 提出,1983 年经 Harrison 改良的,主要根据药物对心肌细胞的电生理效应特点,将众多药物划分为 4 大类:膜稳定剂、β 受体阻滞剂、延长动作电位时程药以及钙通道阻滞剂。需要指出的是,许多抗心律失常药物的作用不是单一的,例如,奎尼丁是 Ⅰ 类药的代表性药物,又有 Ⅲ 类药物作用;索他洛尔既是 β 受体阻滞剂(Ⅱ类),同时兼具延长 Q-T 间期作用(Ⅲ类)。

三、抗心律失常的药物治疗选择

(一)心律失常的处理原则

心律失常的治疗目的是减轻症状或延长生命,因此治疗时必须做到以下几点。

(1)对极快或极慢的严重心律失常,应尽快明确其性质、发生机制,选择有效治疗措施尽快终止发作。选择何种药物进行治疗,应根据医师自己对心律失常的认识水平及对使用药物的掌握情况而定。

(2)寻找病因和诱发因素,给予及时的治疗,并避免再发。

(3)及时纠正心律失常引起的循环障碍和心肌供血不足,减少危害,避免发生严重后果。

(4)对有些心律失常需选用非药物治疗,如射频消融术(适用于阵发性室上性心动过速、室上性心动过速伴预激综合征、室性心动过速、心房扑动、心房颤动),改良窦房结术、电复律术(心室颤动、心室扑动、心房颤动、心房扑动、室性心动过速、室上性心动过速等),人工心脏起搏术(缓慢心律失常)以及带有自动除颤功能的起搏器(AICD)。

(二)抗心律失常的药物选择

1.窦性心动过速

窦性心动过速可用镇静剂、β 受体阻滞剂、维拉帕米、地尔硫草。对心功能不全者,首选洋地黄制剂。

2.期前收缩

(1)对无自觉症状,无心脏病者的良性、偶发期前收缩,可不予治疗。必要时可服用镇静剂、小檗碱、β 受体阻滞剂、普罗帕酮、安他唑啉(每次 0.10～0.25 mg,每天 3 次)等。

(2)对伴有心力衰竭患者的期前收缩,首选洋地黄制剂。

(3)风湿性心脏病二尖瓣病变后期发生的频发房性期前收缩,可能是心房颤动的先兆,如有心功能不全,首选洋地黄制剂。如心功能尚好,可选用维拉帕米、胺碘酮、β 受体阻滞剂、丙吡胺、奎尼丁,亦可选用妥卡尼、安他唑啉、普罗帕酮等。

(4)有频发、连发、多形、多源、R-on-T 形室性期前收缩,明确不伴有器质性心脏病,不主张常规抗心律失常药物治疗,可使用镇静剂或小剂量 β 受体阻滞剂。个别需要者可短时间选用美西律、阿普替林、丙吡胺、安他唑啉、普罗帕酮等。伴有器质性心脏病的患者应首先治疗原发病,消除诱发因素,在此基础上可选用 β 受体阻滞剂、胺碘酮,非心肌梗死的器质性心脏病患者可选用普罗帕酮、美心律。

(5)对急性心肌梗死急性期伴发的室性期前收缩,首选 β 受体阻滞剂、利多卡因。以后可选用胺碘酮、索他洛尔等;不宜选用 Ⅰc 类药物,如普罗帕酮。

(6)对洋地黄中毒引起的室性期前收缩,首选苯妥英钠,亦可选用利多卡因、美西律等。

3.阵发性室上性心动过速

终止发作应首选非药物治疗方法。抗心律失常药物首选维拉帕米、普罗帕酮。亦可选用ATP、β受体阻滞剂、阿普替林、丙吡胺、普鲁卡因胺和毛花苷 C 等。上述药物无效者,可选用胺碘酮,还可联合用药。预激综合征合并室上性心动过速时,不宜使用洋地黄制剂及维拉帕米。

4.心房颤动

控制心室率时,可选用洋地黄制剂(如静脉注射毛花苷 C)、β受体阻滞剂、维拉帕米、地尔硫䓬等。合用洋地黄与维拉帕米或地尔硫䓬时,洋地黄的剂量应减少 1/3。药物转复心房颤动时,有器质性心脏病的患者可首选胺碘酮,不伴有器质性心脏病的患者可首选 I 类药。

5.心房扑动

药物治疗原则与心房颤动相同。洋地黄制剂转复成功率为 40%～60%,奎尼丁转复成功率为 30%～60%。减慢心室率可选用洋地黄制剂、β受体阻滞剂或维拉帕米等。

6.室性心动过速

室速伴明显血流动力学障碍,对抗心律失常药物治疗反应不佳者,应及时行同步直流电转复。药物复律胺碘酮安全有效,心功能正常者可选用利多卡因、普罗帕酮、普鲁卡因胺。无器质性心脏病的患者可选用维拉帕米、普罗帕酮、β受体阻滞剂、利多卡因。尖端扭转型室性心动过速的病因各异,治疗方法各不相同,发作时首先寻找并处理诱发因素,药物转律首选硫酸镁,其次为利多卡因、美心律或苯妥英,若无效行心脏起搏。获得性 Q-T 延长综合征、心动过缓所致扭转型室性心动过速无心脏起搏条件者可慎用异丙肾上腺素。

7.心室颤动

首选溴苄胺。亦可选用胺碘酮、利多卡因,但心室颤动波纤细者可选用肾上腺素,使其转变为粗颤波。对心室颤动最有效的治疗方法是非同步电除颤。

8.缓慢心律失常

缓慢心律失常可选用阿托品、山莨菪碱、异丙肾上腺素。病窦综合征患者还可选用烟酰胺、氨茶碱、硝苯吡啶、肼屈嗪等。

四、抗心律失常药物的致心律失常作用

早在 20 世纪 60 年代学者已认识到奎尼丁所致晕厥是由尖端扭转型室速、心室颤动引起的,多发生于用药早期。20 世纪 80 年代初期,临床及电生理检查证实,应用抗心律失常药物后患者可出现新的心律失常,或原有的心律失常恶化,并可危及生命。1987 年,ACC 会议将其命名为致心律失常作用,但以往认为发生率低而忽视。1989 年心律失常抑制试验(cardiac arrhythmia suppression trial,CAST)结果发表,使心脏病学界产生了强烈震动,使传统的药物治疗观念发生了明显改变。CAST 的目的是评价心肌梗死后抗心律失常药物的治疗效果及对预后的影响,美国 10 个心血管病研究中心研究用恩卡尼、氟卡尼和莫雷西嗪治疗心肌梗死后 6 个月至 2 年伴有室性心律失常的患者,经过长期、随机、双盲对照观察,结论是用药组室性心律失常能被有效控制,但死亡率为对照组的 3 倍。这种结果提示致心律失常作用并非只发生在用药初期,某些短期应用疗效很好的药物却在长期治疗中室性期前收缩明显减少时诱发致命性心律失常,并引起死亡率增加。

迄今为止,还没有一种药物只有抗心律失常作用而没有致心律失常作用,致心律失常作用的

发生率为5％～15％,并且药物促发的心律失常可以表现为所有的心律失常的临床类型,如缓慢性心律失常(窦性心动过缓、窦性停搏、窦房传导阻滞、房室传导阻滞等)和快速性心律失常(室上性和室性)。大多数的抗心律失常药物均可以引起缓慢性心律失常,如β受体阻滞剂、钙离子阻滞剂。Ⅰ类及Ⅲ类药物,洋地黄常引起在传导障碍基础上的快速心律失常,最具有代表性的是房性心动过速伴房室传导阻滞、非阵发性交界性心动过速伴房室分离及多形性室性期前收缩二联律。引起室性心律失常的药物多为延长Q-T间期药物(如Ⅰa类和Ⅲ类以及强力快钠通道抑制剂,如Ⅰc类),室性心动过速是最常见的表现,特别是尖端扭转型室性心动过速,常常有致命的危险。Dhein等实验观察常用抗心律失常药物低、中、高治疗浓度的致心律失常作用,证实致心律失常作用的排列顺序如下:氟卡尼＞普罗帕酮＞奎尼丁＞阿吗灵＞丙吡胺＞美西律＞利多卡因＞索他洛尔,并发现普萘洛尔可降低氟卡尼的致心律失常作用。近年来加拿大及欧洲相继应用胺碘酮治疗心肌梗死后伴室性期前收缩患者,观察结果令人鼓舞,结果是可显著抑制室性期前收缩,并可降低死亡率。

致心律失常作用的发生机制涉及心律失常产生的所有机制,如冲动的产生异常和/或传导异常。主要机制有两种:①Q-T间期延长(Ⅰa类药物及Ⅲ类药物),Q-T间期延长本身是药物有效治疗作用的一个组成部分,但若Q-T间期＞500毫秒或Q-Tc＞440毫秒,尤其是合并电解质紊乱(如低血钾、低血镁)或与其他延长Q-T间期的药物合用时,可引起早期后除极触发尖端扭转型室速。②传导减慢促使折返发生,Ⅰc类药物可强有力地抑制快钠通道,导致心肌电生理效应的不均一性增加,产生折返活动,形成单向宽大畸形的室性心动过速。

致心律失常作用的诱发因素:①心功能状态,心力衰竭时抗心律失常药物的疗效减弱,而致心律失常作用的发生率明显增加,可能与组织器官灌注不足,药物在体内分布、代谢与排泄受阻有关。因此心力衰竭合并心律失常时治疗的重点是改善患者的心功能,纠正缺氧、感染、低钾、低镁以及冠脉供血不足等诱发因素,确实需要使用抗心律失常药物时,应在严密观察下选用有关药物。②电解质紊乱:低钾、低镁等可引起Q-T间期延长、增强异位节律点的自律性,诱发包括扭转型室性心动过速、心室颤动在内的恶性心律失常。低钾也可引起房室传导阻滞。低钾、低镁患者服用Ⅰa类药物、胺碘酮或洋地黄时,致心律失常作用明显增加。③药物的相互作用:联合应用抗心律失常药物时,致心律失常作用明显增加。已知奎尼丁、维拉帕米、胺碘酮等与地高辛合用,可明显增高地高辛的血浓度,诱发洋地黄中毒。合用维拉帕米与胺碘酮、合用维拉帕米与普萘洛尔、合用硫氮䓬酮与地高辛或美西律,都有诱发窦性停搏等严重心律失常的报告。合用Ⅰa类与Ⅰc类,合用Ⅰa类与Ⅲ类药,合用洋地黄与钙通道阻滞剂以及合用抗心律失常药与强利尿剂时都有可能发生致心律失常作用。④血药浓度过高:包括药物剂量过大或加量过速,或虽按常规剂量给药,但患者存在药物代谢及排泄障碍。例如,肝、肾功能不全时,易发生药物蓄积作用。⑤急性心肌缺血、缺氧:例如,急性心肌梗死早期,由于存在心肌电不稳定性,易发生药物致心律失常作用。发生肺心病时由于明显低氧血症,抗心律失常药也极易出现致心律失常作用。⑥其他:包括心脏自主神经功能紊乱及药物的心脏致敏作用。

致心律失常作用的诊断主要根据临床表现进行判断。在应用某种药物的过程中,出现新的心律失常或原有的心律失常加重或恶化,特别是其发生与消失同药物剂量的改变、药代动力学密切相关时,应高度怀疑是药物的致心律失常作用。当出现以下情况时,则大致可以肯定为致心律失常作用:室性期前收缩为原来的3～10倍,室性心动过速的周期缩短10％,出现多形性室性心动过速或扭转型室性心动过速,非持续性室性心动过速变为持续性室性心动过速,用药过程中出现病窦综合征,房室传导阻滞等。

为预防药物致心律失常作用的发生应严格掌握抗心律失常药物的适应证,对无器质性的心脏病的室性心律失常,经长期观察无血流动力学症状者不应抗心律失常治疗。对潜在致命性或致命性室性心律失常应积极治疗,包括纠正心力衰竭、心肌缺血和电解质紊乱等,但预后不良。对有可能发生致心律失常作用和心律失常猝死的患者,应最大限度地限制使用抗心律失常药物。由于β受体阻滞剂是目前唯一被证实对心肌梗死后室性心律失常和死亡率有积极作用的抗心律失常药,有人建议心肌梗死患者应首选β受体阻滞剂,其次为胺碘酮,若无效可分别依次试用Ⅰa、Ⅰc或仍无效可以联合应用Ⅰb类药物与上述药物或考虑非药物治疗。用药"个体化",根据病情慎重选择药物及剂量,防止不恰当的联合用药。用药过程中应密切监测血钾、血镁、血钙及血药浓度,常规监测心电图Q-T间期、QRS间期、P-R间期及心率与心律的改变。

一旦确定致心律失常作用,应立即停用有关药物,注意纠正可能的诱发因素,如心肌缺血、低氧血症、心功能不全等,应迅速纠正低钾、低镁。对症处理,对缓慢心律失常可给予阿托品或异丙基肾上腺素,若无效应考虑安置人工心脏起搏器。尖端扭转型室速应用缩短Q-T间期的药物,如异丙肾上腺素和硫酸镁,但注意异丙肾上腺素对缺血性心脏病和先天性Q-T间期综合征属于禁用药,临时心脏起搏器对尖端扭转型室性心动过速的效果肯定、安全。快速性室性心律失常如伴有明显血流动力学障碍应尽快电复律,并坚持持续人工心肺复苏,才可能挽救患者的生命。

五、妊娠期间抗心律失常药物的选择

(一)妊娠期间药代动力学变化

妊娠期间影响药物浓度的主要因素如下。

(1)孕妇的血容量增加,要达到治疗水平的药物血浆浓度就必须增加药物的负荷剂量。

(2)血浆浓度下降可减少药物与蛋白的结合,导致药物总浓度下降,而其游离的药物浓度不变。

(3)妊娠期间,随着心排血量的增加,伴随肾血流量增加,肾脏的药物清除率上升。

(4)孕酮的激活使肝脏的代谢增加,故也增加了某些药物的清除率。

(5)胃肠吸收发生变化,从而导致药物血浆浓度升高或降低。

妊娠期间没有任何药物是绝对安全的,所以应尽量避免药物给药。但是,若药物治疗是必须的,则最好静脉给药,这样可使药物迅速达到有效治疗浓度。妊娠期间使用抗心律失常药物的最大顾虑是药物的致畸作用。胚胎期(即受精后的前8周)药物的致畸危险性最大,以后因胎儿的器官已基本形成,对胎儿的危险性也就降低了。

(二)妊娠期间抗心律失常药物的选择

1.Ⅰ类抗心律失常药物

奎尼丁、普鲁卡因胺、利多卡因、氟卡尼、普罗帕酮比较安全,苯妥英钠有致畸作用,故禁止在妊娠期间使用。

2.Ⅱ类抗心律失常药物

β受体阻滞剂可用于妊娠妇女,β1阻断剂(美托洛尔和阿替洛尔)更适合于妊娠期间使用。但有报告称普萘洛尔可引起胎儿宫内生长迟缓、心动过缓、低血糖、呼吸暂停、高胆红素血症,并能增加子宫活力,有引起早产的可能,但与对照组比较差异无显著性。

3.Ⅲ类抗心律失常药物

索他洛尔比较安全;关于溴苄胺对胎儿的影响的了解甚少;胺碘酮可引起胎儿甲低、生长迟缓和早产,故不宜使用。

4.Ⅳ类抗心律失常药物

维拉帕米已用于治疗母子室上性心动过速,但可引起母体或胎儿心动过缓、心脏传导阻滞、心肌收缩抑制和低血压,并可使子宫的血流量减少,故妊娠期间应尽量避免使用,尤其是在使用过腺苷的情况下。

5.其他药物

地高辛相当安全,腺苷也常用于母子室上性心动过速,其剂量为 6~18 mg,于半分钟内静脉注射。

六、各类抗快速性心律失常药物

(一)膜稳定剂

膜稳定剂亦称钠离子通道阻滞剂。主要作用是抑制钠离子通道的开放,降低细胞膜对钠离子的通透性,使动作电位 V_{max} 降低,传导延缓,应激阈值升高,心房和心室肌的兴奋性降低,延长有效不应期,使 ERP 与 APD 的比值增大,使舒张末期膜电位的负值更大,有利于折返激动的消除。通过阻滞 Na^+ 的 4 相回流,减慢几乎所有自律细胞的舒张期自动除极化速度,抑制细胞自律性而消除异位心律。

由于窦房结的正常起搏活动主要通过缓慢的内向钙离子流完成,所以大多不受Ⅰ类药物影响。

1.药理作用

膜稳定剂对钠、钾离子通道同时具有较强的抑制作用。其抑制钠离子通道开放的作用,可使快反应纤维的动作电位 V_{max} 减慢,异位起搏点细胞动作电位 4 相坡度减小;而由于钾离子通道的阻滞,细胞复极化减慢,同时延长 ERP 和 APD,但在延长程度上 APD<ERP,ERP 与 APD 的比值增大,变单向阻滞为双向阻滞。对受损的或快反应心肌细胞部分除极引起的缓慢传导,Ⅰa 类药物的抑制作用更为明显,因而可使发生于缺血部位心肌的折返活动得到终止。另外,此类药物还可使房室附加通路(旁路)的不应期延长,传导速度减慢,抑制预激综合征合并的室上性心动过速,在预激综合征伴房扑或心房颤动时可减慢心室率。

由于钾离子通道的阻滞作用可使 APD 延长,导致 Q-T 间期延长,T 波增宽、低平,在某些敏感患者可能诱发尖端扭转型室性心动过速或多形性室性心动过速,最为严重的反应为"奎尼丁晕厥"。

Ⅰa 类药物均可竞争性抑制毒蕈碱型胆碱受体,具有抗迷走神经和轻度的 α 受体阻滞作用,其电生理效应明显受其受体阻断作用影响。对于慢反应纤维,电生理作用微弱,抗胆碱作用较明显,尤其是在血药浓度较低时,可以引起窦性心动过速,促进房室传导,在心房扑动或心房颤动时增加心室率。当血药浓度达到稳态后,其对快反应纤维的电生理作用趋于优势,但其抗胆碱效应常成为临床不良反应的主要原因。

Ⅰa 类药物可抑制心肌收缩力,丙吡胺的抑制心肌收缩作用最强,奎尼丁的抑制心肌收缩作用次之,普鲁卡因胺只有轻度的抑制作用。这类药物对心功能损害的患者可引起左室舒张末压的明显升高和心排血量的降低,而导致严重的心力衰竭。只有 N-乙酰卡尼作用相反,它具有正性肌力作用。

Ⅰa类药物对外周血管的作用并不一致,奎尼丁与普鲁卡因胺可抑制血管平滑肌,引起外周血管阻力降低,这种外周血管的扩张作用部分是由于α-肾上腺素受体的阻断。外周血管阻力降低伴心排血量减少可使动脉压降低。丙吡胺对外周血管有直接收缩作用,可使外周血管阻力增加,尽管同样的心脏抑制作用使心排血量降低,但动脉血压仍可得到良好的维持。

2.临床应用

Ⅰa类药物具有广谱的抗心律失常作用,可用于消除房性、交界性和室性期前收缩,转复和预防心房扑动、心房颤动,对许多包括预激综合征在内产生的室上性心动过速有效,在产生预激综合征并心房扑动或心房颤动时可减慢心室率,还可用于预防和终止室性心动过速。

根据 Hondeghem 的调节受体理论,Ⅰa类药物与钠离子通道的结合与解离速率相对较小,因此药物与受体结合的动力状态的不同,决定了临床效应亦有所不同。奎尼丁主要阻滞激活状态的钠通道,结合于动作电位0位相,常作为转复心房扑动和心房颤动的药物,并用于复律后维持正常窦律。普鲁卡因胺、丙吡胺等对失活钠离子通道的亲和力最大,对房性心律失常作用较弱,而主要用于治疗各种室性期前收缩和室性心动过速(在美国丙吡胺仅被允许用于室性心律失常),可预防室性心动过速/心室颤动的发生,对急性心肌梗死患者的疗效不亚于利多卡因,也可用于治疗预激综合征合并的心律失常,预防复发性房性心律失常,包括心房颤动电转复后的复发。

Ⅰa类药物的禁忌证:Q-T间期延长引起的室性心律失常,严重窦房结病变,房室传导阻滞,双束支或三束支室内传导阻滞,充血性心力衰竭和低血压,洋地黄中毒,高血钾,重症肌无力及妊娠期妇女。

3.不良反应与防治

Ⅰa类药物的心脏毒性作用主要包括抑制心血管以及促心律失常作用。其负性肌力作用对于已有心功能损害的患者可能诱发或加重心力衰竭。外周血管舒张引起低血压常发生于静脉用药时,主要是由于过量和/或给药速度过快所致。对心肌传导的抑制可引起室内传导阻滞、心室复极明显延迟、室性心律失常,严重者出现尖端扭转型室性心动过速,可发展为心室颤动或心脏停搏,而导致患者晕厥或心律失常性猝死。其发生可能与低血钾、心功能不全或对药物敏感等因素有关,与剂量关系不明确。预防的方法是用药期间连续测定心电图的 QRS 时间和 Q-T 间期,若前者超过140毫秒或较用药前延长25%,Q-T 间期或 QTC 超过 500 毫秒或较用药前延长35%~50%时应停药。注意补钾、补镁。一旦发生尖端扭转型室性心动过速应立即进行心肺复苏,静脉应用异丙基肾上腺素、阿托品、硫酸镁、氯化钾治疗,对持续发作者可临时心脏起搏或电复律治疗。

使用治疗剂量时最常见的不良反应是胃肠道反应(腹泻、恶心、呕吐等)和神经系统症状(头晕、头痛等),个别患者可有皮疹、血小板计数减少、白细胞计数减少、低血糖、肝功能损害等。

(二)β受体阻滞剂

β受体阻滞剂的出现是药理学的一大进展。迄今已有20余种β受体阻滞剂,且新品还在不断研制成功。此类药物通过竞争性阻断心脏β肾上腺素受体,抑制外源性及内源性交感胺(儿茶酚胺)对心脏的影响而间接发挥抗心律失常作用。其共同的药理特征是通过抑制腺苷酸环化酶的激活,抑制了钙离子通道的开放,使心肌细胞(尤其是慢反应细胞)4相自动除极化速率降低,V_{max}减慢,激动的传导减慢,缩短或不改变 APD,相应延长 ERP(尤其是房室结),使 ERP 与 APD

的比值增大,所以能消除自律性增高和折返激动所致的室上性及室性心律失常,抑制窦性节律和房室结传导。此作用是通过竞争性阻滞出现的,因此用药期间安静状态下窦性心律无明显减慢,只有当交感神经明显兴奋(如运动和紧张时),窦性心律的加快才被抑制。β受体阻滞剂对希浦系统及心室肌的不应期及传导性影响不大,但在长期用药、大剂量或缺血缺氧状态下可使之有意义地延长及减慢,明显提高心室致颤阈值。其中的某些药物尚具有直接膜抑制性,但需要较高的浓度才可出现,在抗心律失常作用中可能具有一定的临床意义。心脏选择性、内源性拟交感活性对抗心律失常作用的意义不大。唯一的一个例外是索他洛尔,它具有抑制复极化、延长动作电位时程的作用,已归于Ⅲ类抗心律失常药物范围。

　　β受体阻滞剂还具有抑制心肌收缩力,降低心肌耗氧量作用,常用于治疗心绞痛和高血压。

　　作为抗心律失常药物,β受体阻滞剂适用于下列情况:①不适当的窦性心动过速;②情绪激动或运动引起的阵发性房性心动过速;③运动诱发的室性心律失常;④甲状腺功能亢进和嗜铬细胞瘤引起的心律失常;⑤遗传性 Q-T 间期延长综合征;⑥二尖瓣脱垂或肥厚型心肌病引起的快速性心律失常;⑦心房扑动、心房颤动时用以减慢心室率。另外,β受体阻滞剂特别适用于高血压、劳累性心绞痛和心肌梗死后患者的心律失常。虽然β受体阻滞剂抑制心室异位活动的作用较弱,近期效果不如其他抗心律失常药,但经过几个大系列的临床试验,被发现其不良反应少,几乎没有致心律失常作用,特别是它可明确减少心肌梗死后心律失常,事件、缺血事件的发生率和死亡率,是目前确认的可降低急性心肌梗死存活者猝死率的抗心律失常药,因此若无禁忌证,可广泛应用。但需注意长期用药不可突然停药以避免发生突然停药综合征。

　　β受体阻滞剂禁用于:①缓慢性心律失常,如严重窦性心动过缓、窦房传导阻滞、窦性静止、慢快综合征、高度房室传导阻滞;②心源性休克;③非选择性药物如普萘洛尔禁用于支气管哮喘;④重度糖尿病、肾功能不全患者应慎用;⑤慢性充血性心力衰竭与低血压不是β受体阻滞剂的禁忌证,但应用宜谨慎。

　　常用β受体阻滞剂的用法用量如下。①普萘洛尔 10～20 mg,每天 3～4 次。②美托洛尔 12.5～100.0 mg,每天 2 次,静脉注射总量 0.15 mg/kg,分次注射。③阿替洛尔 12.5～200.0 mg,每天1 次。静脉注射每次 2.5 mg,总量＜10 mg。④比索洛尔 2.5～20.0 mg,每天 1 次。⑤醋丁洛尔 100～600 mg,每天 2 次。⑥噻吗洛尔 5～10 mg,每天 2 次,可增至 40 mg/d。⑦吲哚洛尔 5～10 mg,每天 2～3 次,最大量 60 mg/d。⑧氧烯洛尔 40～80 mg,每天 2～3 次,最大量 480 mg/d。⑨阿普洛尔 25～50 mg,每天 3 次。最大量 400 mg/d。静脉注射每次 5 mg,注射速度＜1 mg/min。⑩艾司洛尔:负荷量 0.5 mg/kg,1 分钟内静脉注射,继以每分钟 50 μg/kg 滴注维持,若无效 5 分钟后重复负荷量,并将维持量增加 50 μg。最大维持量 200 μg/(kg·min),连续应用不超过 48 小时。⑪氟司洛尔:静脉注射,每分钟 5～10 μg/kg。

(三)延长动作电位时程药物

1.药理作用

延长动作电位时程药又称复极化抑制药,对钾、钠、钙离子通道均有一定抑制作用,对电压依赖性钾离子通道的抑制作用最强。该类药物主要通过对整流钾离子流 I_{k+}(平台期外向钾流)的阻滞作用,使 2 相平台期延长,动作电位时程延长,同时 ERP 也随心肌复极过程受抑制而延长,尤其是原来 APD 较短的组织延长更为明显,从而使心肌细胞间的不应期差异缩小,动作电位趋于一致,有利于消除折返性心律失常。该类药物对房室旁路组织的作用更强,使前传逆、传都受到抑制,临床上常作为预激综合征的治疗用药。该类药物还可提高心室致颤阈值,预防恶性室性心律失常转为心室颤动或猝死。另外,该类药物往往兼有其他的作用效应,例如,胺碘酮同时具有Ⅰ、Ⅱ、Ⅲ、Ⅳ类药物作用特点,索他洛尔兼有Ⅱ、Ⅲ类抗心律失常药作用特点。而溴苄胺的突出特点是提高心室致颤阈而具有化学性除颤作用,它对交感神经具有双重作用。

Ⅲ类药物对血流动力学的影响不尽一致。胺碘酮对血管平滑肌有特异性松弛作用,大剂量静脉注射时有负性肌力作用,口服剂量对心功能无明显影响。索他洛尔兼有β受体阻滞剂的作用,但有轻度的正性肌力作用,可能由动作电位延长、钙内流时间增加,胞质内钙浓度升高所致。溴苄胺亦可增加心肌收缩力,但对心肌梗死患者可导致心肌耗氧增加而加重心肌缺血,其对交感神经的双重作用可能导致暂时的血压升高,但以延迟出现的低血压更为常见,该类药物对心排血量及肺毛细管楔压并无明显影响。

2.临床应用

Ⅲ类药物属于广谱抗心律失常药物,是迄今被认为最有效的抗心律失常药,对预防致命性室速、室颤、复发性心房扑动、心房颤动、阵发性室上性心动过速以及预激综合征伴发的心律失常均高度有效。CAST试验显示Ⅰ类药物用于心肌梗死后患者,非但没有降低死亡率,还增加了死亡的危险性。多项临床药物研究均显示Ⅲ类药物可使心肌梗死后猝死率降低。

显著心动过缓、心脏传导阻滞、Q-T延长综合征、低血压、心源性休克患者禁用Ⅲ类药物。另外,甲状腺功能障碍及碘过敏患者禁用胺碘酮。

3.不良反应与防治

Ⅲ类药物的不良反应与剂量及用药时间成正比。窦性心动过缓很常见,窦房传导阻滞、房室传导阻滞亦有发生。索他洛尔具有相反的频率依赖性,当心动过缓时,APD的延长更明显,因此索他洛尔比较容易引起尖端扭转型室速。静脉注射Ⅲ类药物过快可导致低血压,加重心力衰竭相对罕见。

Ⅲ类药物的主要心外不良反应为消化道症状(恶心、便秘、口干、腹胀、食欲缺乏、肝损害、肝大等)和中枢神经系统反应(头痛、头晕、乏力等)。

(四)钙通道阻滞剂

该类药物品种繁多,达几十种,主要用于抗高血压等。用于抗心律失常的钙通道阻滞剂主要包括苯烷基胺类(如维拉帕米)、苯噻氮䓬类(如地尔硫䓬)以及苄普地尔,它们能选择性阻滞细胞膜L型通道,防止细胞外Ca^{2+}进入细胞内,阻止细胞内储存的Ca^{2+}释放。因为慢反应细胞的电生理活动主要依赖缓慢内向的Ca^{2+}流,所以它们的电生理作用表现为抑制窦房结、房室结,降低4相自动除极斜率,升高除极阈值,使窦房结的自律性下降,心率减慢(这一作用可因外围血管扩张,血压下降,交感神经张力反射性升高而抵消)。抑制V_{max},减慢冲动的传导,延长房室结有效不应期,变单向阻滞为双向阻滞,从而终止折返激动,但对房室旁路无明显抑制作用。抑制触发激动,阻断早期后除极的除极电流,减轻延迟后除极的细胞内钙超负荷,对部分由于触发激动而产生的室性心律失常有效。当心房肌因缺血等致膜电位降低而转变为慢反应细胞时,钙通道阻滞剂亦有一定疗效。苄普地尔对房室旁路有抑制作用,同时具有膜稳定作用,尚可抑制钾外流而延长动作电位时程及不应期,因而抗心律失常作用较强。

钙通道阻滞剂还具有扩张外周血管及冠状动脉、抑制心肌收缩力的作用,可用于降血压及冠心病心绞痛(尤其是变异性心绞痛)的治疗,但可能会使心力衰竭加重。

钙通道阻滞剂主要用于室上性心律失常,终止房室结折返所致的阵发性室上性心动过速极为有效,对预激综合征合并的无QRS波群增宽的室上性心动过速亦有较好疗效。对房性和交界性期前收缩有一定效果。对心房扑动和心房颤动可减慢心室率,但复律的可能性较小。对触发活动导致的室性心律失常,如急性心肌梗死、运动诱发的室性心律失常,分支型室性心动过速(无心脏病证据,发作时心电图呈右束支传导阻滞合并电轴左偏图形,或呈左束支传导阻滞伴电轴右偏或左偏),静脉注射维拉帕米可取得理想效果。地尔硫草对迟发后除极引起的室性心律失常(尤其是心肌缺血引起者)有效。对大多数折返机制引起的室性心律失常,钙通道阻滞剂无效甚至有害(苄普地尔除外)。

钙通道阻滞剂的禁忌证:病态窦房结综合征、二度或三度房室传导阻滞、心力衰竭、心源性休克。预激综合征合并心房扑动、心房颤动时,由于钙通道阻滞剂仅抑制房室结传导而不影响旁路的传导,从而使更多的心房激动经旁路传入心室导致心室率增加,患者的血流动力学状态恶化,甚至诱发心室颤动,因此预激综合征、合并心房扑动、心房颤动应属于禁忌证。

常用钙通道阻滞剂的用法用量如下。

维拉帕米:40~120 mg,每天 3 次,可增至 240~320 mg/d。缓释剂 240 mg,每天 1~2 次。最大剂量 480 mg/d。静脉注射每次 5~10 mg,缓慢注射,必要时 15 分钟后可重复 5 mg,静脉注射。

地尔硫草:每次 30~90 mg,每天 3 次。静脉注射 0.25~0.35 mg/kg,稀释后缓慢注射,随后 5~15 mg/h 静脉滴注维持,静脉应用过程中应监测血压。

(五)其他治疗快速性心律失常药物

1.洋地黄类

洋地黄类药物的品种繁多,历史久远,其药理作用与临床应用见强心苷的相关内容,对心律失常的治疗作用主要源自其电生理效应和拟自主神经作用。治疗剂量的洋地黄可增强迷走神经张力和心肌对乙酰胆碱的敏感性,降低窦房结自律性,降低心房肌应激性,缩短心房肌的不应期,而延长房室结细胞的有效不应期,减慢房室传导(延长 A-H 间期);缩短房室旁路的有效不应期增加其传导;降低浦肯野细胞和心室肌细胞膜钾离子通透性,延长复极时间。大剂量可刺激交感神经、释放心源性儿茶酚胺使窦房结以下起搏点自律性明显增强,浦肯野纤维及心室肌细胞膜钾离子通透性增加,复极加快,舒张期除极坡度变陡,后电位振荡幅度增大,而诱发异位性心律失常。

洋地黄适用于阵发性室上性心动过速、快速心室率的心房颤动或扑动以及心力衰竭所致的各种快速性心律失常。

洋地黄可使房室旁路的传导增快,因此禁用于预激综合征伴发的室上性心动过速、心房颤动或心房扑动。洋地黄还禁用于病窦综合征、二度至三度房室传导阻滞、室性心动过速、肥厚型梗阻性心肌病等。

常用洋地黄的用法用量如下。

毛花苷 C:0.4~0.8 mg,静脉注射,必要时 2~4 小时后重复注射 0.2~0.4 mg。24 小时不超过1.2 mg。

地高辛:0.25 mg,每天 1~2 次,维持量 0.125~0.25 mg/d。

甲基地高辛:负荷量 0.9 mg,分 2~3 天服用,维持量 0.1~0.2 mg/d。

2.硫酸镁

镁是人体中重要性仅次于钾、钠、钙,位居第 4 位的阳离子,是细胞内仅次于钾的重要阳离子。可激活各种酶系,参与体内多种代谢过程,是心肌细胞膜上 Na^+,K^+-ATP 酶的激活剂,具有阻断钾、钙离子通道,保持细胞内钾含量、减少钙流的作用。对心肌细胞的直接电生理作用是抑制窦房结的自律性和传导性,抑制心房内、心室内及房室结的传导性,抑制折返和触发活动引起的心律失常。镁对交感神经有阻滞作用,可提高心室颤动、室性期前收缩阈值,有利于控制异位心律。

镁制剂对洋地黄中毒引起的快速性心律失常及尖端扭转型室性心动过速疗效甚好,有人认为尖端扭转型室速可首选硫酸镁。硫酸镁对心房扑动和心房颤动可部分转复,对各种抗心律失常药物疗效不佳的顽固性室早可能有效,对原有低镁血症者的疗效更佳。

镁制剂禁用于肾功能不全、高镁血症、昏迷和呼吸循环中枢抑制的患者。

临床常用的镁制剂为硫酸镁,一般采用 20 mL 10%～20% 的硫酸镁,将其稀释为原来的 2 倍后缓慢注射,然后以 2～3 g/d 静脉滴注,连用几天。

镁盐使用过量可致中毒,引起血压下降,严重者导致呼吸抑制、麻痹甚至死亡。钙剂是镁中毒的拮抗剂,可对抗镁引起的呼吸、循环抑制。用法:用 10 mL 10% 的葡萄糖酸钙或氯化钙,稀释后静脉注射。

七、治疗缓慢心律失常药物

(一)抗胆碱能药物

抗胆碱能药物阻断 M 型胆碱反应,消除迷走神经对心脏的抑制作用,缩短窦房结恢复时间,改善心房内和房室间传导,从而使心率增加,适用于迷走神经兴奋性增强所致的窦性心动过缓、窦性静止、窦房传导阻滞和房室传导阻滞以及 Q-T 间期延长所伴随的室性心律失常。

用药方法:阿托品 0.3～0.6 mg,口服,每天 3 次;1 mg,皮下或静脉注射。山莨菪碱 5～10 mg,口服,每天 3 次;10～20 mg,静脉注射或静脉滴注。溴丙胺太林 10～30 mg,口服,每天 3 次。

(二)β 受体激动剂

β 受体激动剂增强心肌收缩力,加快心率和房室传导,增加心排血量,降低周围血管阻力,此外尚有扩张支气管平滑肌的作用。β 受体激动剂适用于窦房结功能低下所致的缓慢心律失常,如窦性心动过缓、窦性静止、窦房传导阻滞及房室传导阻滞。其中异丙肾上腺素兴奋心脏的作用强烈,可消除复极不匀,促使延长的 Q-T 间期恢复,还可用于治疗缓慢室性心律失常和 Q-T 间期延长引起的尖端扭转性室性心动过速。沙丁胺醇的心脏兴奋作用较弱,仅为异丙肾上腺素的 1/7～1/10,而作用时间较长,宜口服。

用药方法:将 1～2 mg 异丙肾上腺素加入液体中静脉滴注,滴速为 1～3 μg/min;将 10 mg 该药含化,每天 3～4 次。沙丁胺醇 2.4 mg,口服,每天 3～4 次。

(三)糖皮质激素

糖皮质激素具有抑制炎症反应、减轻局部炎症水肿的作用,故临床上常用于治疗急性病窦综合征、急性房室传导阻滞等。常用药物有地塞米松,将 10～20 mg 加入液体中静脉注射,每天 1～2 次。首次最大剂量可用至 80 mg。连用不应超过 7 天,否则应逐渐减量,缓慢停药。亦可静脉滴注相当剂量的氢化可的松或口服泼尼松。

(尹利顺)

第七节　抗休克药

一、概述

休克是由各种有害因素的强烈侵袭作用于机体内而导致的急性循环功能不全综合征,临床主要表现为微循环障碍、组织和脏器灌注不足以及由此而引起的细胞和器官缺血、缺氧、代谢障碍和功能损害。如果不及时、恰当地进行抢救,休克可逐渐发展到不可逆阶段甚至引发死亡。因此,临床必须采取紧急措施进行处理。近年来,随着研究的逐渐深入,对休克复杂的病理生理过程的认识不断提高,尤其是休克病程中众多的体液因子(包括神经递质和体内活性物质、炎症介质及细胞因子等)在休克发生发展中作用的确立,使休克的治疗水平提高。如今,对休克的治疗已不再单纯局限于改善血流动力学的处理,而是以稳定血压为主、全面兼顾的综合治疗措施。

(一)休克的病理生理与发病机制

休克的发生机制较为复杂,不同原因引起的休克的病理生理变化也不尽一致。然而,无论休克的病因如何,在休克初期均可因心排血量减少、循环血量不足或血管扩张而出现血压降低。于是,机体迅速启动交感肾上腺素能神经系统的应激反应,使体内儿茶酚胺分泌急剧增加而引起动脉、小静脉和毛细血管前、后括肌痉挛,周围血管阻力增加并促进动静脉短路开放。此外,肾素-血管紧张素-醛固酮系统兴奋、抗利尿激素分泌增多以及局部缩血管物质产生,均有助于血压和循环血量的维持以及血流在体内的重新分配,以保证重要脏器供血(此阶段常被称为微循环痉挛期或休克代偿期)。若初期情况未能及时纠治,则微循环处于严重低灌注状态,此时,组织中糖的无氧酵解增强,乳酸等酸性代谢产物堆积而引起酸中毒。微动脉和毛细血管前括肌对酸性代谢产物刺激较为敏感,呈舒张效应,而微静脉和毛细血管后括肌则对酸性环境耐受性强而仍呈持续性收缩状态,因而毛细血管网开放增加,大量体液淤滞在微循环内,使有效循环血量锐减。随着组织细胞缺血、缺氧的加重,微血管周围的肥大细胞释放更多组胺,ATP 分解产物腺苷以及从细胞内释放出的 K^+ 也增加,机体应激时尚可产生内源性阿片样物质(如内啡肽),这些物质均有血管扩张作用,可使毛细血管的通透性增大,加之毛细血管内静水压显著升高,大量体液可渗入组织间隙,由此引起血液流变性能改变;此外,革兰阴性杆菌感染释放内毒素以及机体各种代谢产物也加剧细胞和组织损伤,加重器官功能障碍(此阶段常被称为“微循环淤滞期或休克进展期)。若此时休克仍未获得治疗则继续发展进入晚期,由于持续组织缺氧和体液渗出,血液浓缩和黏滞性增大;酸性代谢产物和体液因素(如各种血小板因子激活、血栓素 A_2 释放),均可使血小板和红细胞易于聚集形成微血栓;肠、胰及肝脏的严重缺血可导致休克因子(如 MDF)的释放,进而加剧组织和器官结构及功能的损伤。此外,损伤的血管内皮细胞使内皮下胶原纤维暴露,进而可激活内源性凝血系统而引起弥散性血管内凝血(DIC),使休克更趋恶化、进入不可逆阶段(此期被称为微循环衰竭期或休克难治期)。

总之,休克是致病因子侵袭与机体内在反应相互作用的结果,机体在抵御这些侵害因素并作出调整、代偿和应激反应的过程中,常常伴发一系列的病理生理变化,同时,在这些病理生理过程中产生和释放的许多血管活性物质、炎症介质、休克因子等又反过来作用于机体,进一步加剧循环障碍及组织、器官功能损害,使休克进入恶性循环,这就是休克的发生机制。

(二)休克的治疗原则

1.一般治疗

(1)应把患者安排在光线充足、温度适宜的房间,尤其在冬季病房内必须温暖,或在患者两腋下及足部放置热水袋,但要注意避免烫伤。对急性心肌梗死患者应尽可能在冠心病监护病房(CCU)内监测,保持安静并避免搬动。

(2)除气喘或不能平卧者外,应使患者处于平卧位并去掉枕头,以有利于脑部供血。

(3)给氧,可低流量鼻导管给氧,或酌情采用面罩吸氧。

(4)镇痛,尤其是急性心肌梗死或严重创伤等并发剧烈疼痛引起休克时应注意止痛,一般可肌内注射5～10 mg吗啡或50～100 mg哌替啶,必要时可给予冬眠疗法。

(5)对昏迷、病情持续时间较长或不能进食的重症患者最好尽早插入胃管,给予清淡饮食或混合奶,对能由胃管给的药尽量从胃管给。为防止呕吐,可给予甲氧氯普胺、多潘立酮或西沙必利。这样,不仅能使患者自然吸收代谢,有利于水电解质平衡,增加患者营养,降低因大量静脉输液而给心脏带来的过度负荷,以防心力衰竭,还对保持肺部清晰、预防肺部感染、防止呼吸衰竭也有一定好处。另外,通过胃管给清淡饮食将胃酸或胃肠道消化液冲淡或稀释,对预防消化道应激性溃疡或消化道糜烂以及消化道大出血也不无裨益。

2.特殊治疗

某些重要脏器的功能障碍或衰竭,往往成为休克的始动因素或其发展过程中的关键环节,在休克的治疗中,借助于某些特殊方法或在药物治疗难以奏效时将应用这些方法,可能会起到令人满意的治疗效果。这些特殊治疗如下。

(1)机械辅助通气:机械通气给氧并不适于一般的休克患者,因使用机械通气,尤其是应用呼气末正压(PEEP)及持续气道正压(CPAP)时,由于胸腔压力增加,可明显减少回心血量及肺循环血量,从而可能加剧休克和缺氧。但若二氧化碳潴留及缺氧明显,出现顽固性低氧血症以及由于中毒或药物作用出现呼吸抑制,则应果断建立人工气道,进行机械通气。应用人工气道时要注意清洁口腔、固定插管、防止管道及气囊压迫造成黏膜损伤,合理选择通气模式及正确调控参数,并做好呼吸道湿化,及时吸除呼吸道分泌物,定时更换或给机器管道、插管、气管套管、雾化器等消毒,以防止交叉感染。

(2)机械性辅助循环:对心源性休克或严重休克继发心功能衰竭者,可应用主动脉内球囊反向搏动术(intra-aortic ballon counterpulsation therapy,IABP)以及左心室或双室辅助循环,以帮助患者渡过难关、赢得时间纠治病因。

(3)溶栓及心脏介入性治疗:对急性心肌梗死并心源性休克者尽早行溶栓或经皮冠脉腔内成形术(PTCA)开通闭塞血管,挽救濒死心肌,改善心脏功能,新近应用证明已取得显著效果。单纯二尖瓣狭窄导致急性肺水肿、心源性休克时,可急诊行经皮球囊二尖瓣扩张术(PBMV)。若明确心源性休克由心脏压塞引起,应立即行心包穿刺抽液。

(4)血液净化疗法:休克并发肾衰竭时,除药物治疗外,可采用腹膜透析来纠正肾衰竭。

(5)手术治疗:对外科疾病导致的感染性休克(如化脓性胆管炎、肠梗阻、急性胃肠穿孔所致的腹膜炎、深部脓肿),必须争取尽早手术。对出血性休克患者,在经药物治疗难以止血时也应尽快手术。对心源性休克由急性心肌梗死、心脏压塞或二尖瓣狭窄引起者,一旦介入性治疗失败或不能介入治疗解决时,宜迅速行冠脉搭桥术(CABG)、心包切开术或二尖瓣闭式分离术。

3.药物治疗

药物治疗是休克处理中关键的措施之一,针对不同的休克类型及具体情况选择用药,及时消除病因,维持适宜的血压水平,在提高血压水平的同时维持好末梢循环,注意保持水、电解质及酸碱平衡,保证心、脑、肾等重要器官的供血并预防DIC和多器官功能衰竭,是各型休克药物治疗的共同原则,具体治疗措施有以下几项。

(1)消除病因和预防感染:休克发生后,针对病因及时用药可以阻止休克发展甚或使休克逆转,如失血性休克的止血、止痛,感染性休克的抗感染治疗,过敏性休克的抗过敏。应该指出,抗生素适用于感染性休克,对其他休克患者也应选用适当的抗生素预防感染,尤其是对病情较重或病程较长者,在选药过程中必须注意选择不良反应小、对肾脏无明显影响的抗生素,一般可选用哌拉西林2~4 g,静脉滴注,每天2次,也可选用其他抗生素。对感染性休克,则应根据不同的感染原进行抗感染治疗。

(2)提高组织灌流量、改善微循环。

补充血容量:低血容量性休克存在严重的循环血量减少问题,其他型休克也程度不同地存在血容量不足问题,这是因为休克患者不仅向体外丢失液体,毛细血管内淤滞和向组织间隙渗出也使体液在体内大量分流,若不在短期内输液,则循环血量难以维持。因而,各型休克患者均需补充循环血量,给心源性休克患者补充液体虽有加重心脏负荷的可能,但也不能列为补液的禁忌。有条件者最好监测中心静脉压(CVP)和肺毛细血管楔压(PCWP)指导补液。一般说来,CVP<3.9 kPa或PCWP<1.1 kPa(8 mmHg)时,表明液量不足;CVP在0.3~0.9 kPa时可大胆补液,PCWP<2.0 kPa(15 mmHg)时补液较为安全;但当PCWP达2.0~2.4 kPa(15~18 mmHg)时补液宜慎重,若CVP>1.5 kPa、PCWP>2.7 kPa(20 mmHg)时应禁忌补液。无条件监测血流动力学指标时,可根据患者的临床表现酌情补液,若患者感到口渴或口唇干燥,皮肤无弹性,尿量少,两下肢不肿,说明液体量不足,应给予等渗液;若上述情况好转,且肺部出现湿啰音和/或两小腿水肿,表明患者体内水过多,宜及时给予利尿剂或高渗液,或暂停补液观察,切忌输入等渗或低渗液体。

合理应用血管活性药物:血管活性药物有稳定血压、提高组织灌注、改善微循环血流及增加重要脏器供血的作用,包括缩血管药和扩血管药。在实际应用过程中,应注意以下两点:①血管活性药物的浓度不同,作用迥异,应密切监测,并适时适度调整。例如,静脉滴注高浓度血管收缩药去甲肾上腺素及多巴胺时常引起血管强烈收缩,而浓度低时则可使心排血量增加、外周血管阻力降低。根据多年的临床经验,去甲肾上腺素应以低浓度静脉滴注,以防血管剧烈收缩、加剧微循环障碍和肾脏缺血、诱发或加剧心肾功能不全。②血管收缩药与血管扩张药的作用相反,但在一定条件下又可能是相辅相成的,适度联用两者已广泛用于休克的治疗。多年的临床实践经验证明,单用血管收缩药或血管扩张药疗效不佳以及短时难以明确休克类型和微循环状况,先后或同时应用两类药物往往能取得较好效果。

纠正酸中毒、维持水和电解质平衡:酸中毒是微循环障碍恶化的重要原因之一,纠正酸中毒可保护细胞、防止DIC的发生和发展。碱性药物可增强心肌收缩力、提高血管壁张力及增加机体对血管活性药物的反应。扩容时应一并纠正酸中毒。常用碱性药物为5%的碳酸氢钠,一般每次静脉滴注150~250 mL,或根据二氧化碳结合力和碱剩余(BE)计算用量,先给1/3~1/2,其余留待机体自身调整,过量则损害细胞供氧、对机体有害无益。此外,尚应注意水和电解质平衡,防止电解质紊乱。

应用细胞保护剂:除糖皮质激素外,细胞保护剂尚包括自由基清除剂、能量合剂、莨菪碱等。

其中,莨菪类药物(尤其是山莨菪碱)对感染性休克具有多方面保护作用,可提高细胞对缺氧的耐受性,稳定溶酶体膜,抑制血栓素 A_2 生成及血小板、白细胞聚集等,宜早期足量应用。辅酶 A、细胞色素 C、极化液等可为组织和细胞代谢提供能量,对休克有一定疗效。自由基清除剂也已用于休克治疗,其疗效尚待评价。

纠正 DIC:DIC 一旦确立,应及早给予肝素治疗。肝素用量为 0.5～1.0 mg/kg,静脉滴注,每4～6 小时 1 次,保持凝血酶原时间延长至对照的 1.5～2.0 倍,DIC 完全控制后可停药。感染性休克患者早期应用山莨菪碱有助于防治 DIC。此外,预防性治疗 DIC 可给予 25 mg 双嘧达莫,每天3 次;或 300 mg 阿司匹林肠溶片,每天 1 次;或 2.5 mg 华法林,每天 2 次;或 250 mg 噻氯匹定,每天 1～2 次。如果出现纤溶亢进,应加用抗纤溶药物治疗。

(3)防治多器官功能衰竭:休克时如果出现器官功能衰竭,除了采取一般治疗措施外,尚应针对不同的器官衰竭采取相应措施,如果出现心力衰竭,除停止或减慢补液外,尚应给予强心、利尿和扩血管药物治疗;如果发生急性肾功能不全,则可采用利尿甚或透析治疗;如果出现呼吸衰竭,则应给氧或呼吸兴奋剂,必要时使用呼吸机,以改善肺通气功能;休克合并脑水肿时,则应给予脱水剂、激素及脑细胞保护剂等。

二、抗休克药物分类

抗休克药物是指对休克具有防治作用的许多药物的共称,过去常单纯指血管活性药物。所谓血管活性药物,可概括地分为收缩血管抗休克药(血管收缩剂)和舒张血管抗休克药(血管扩张剂)。目前,休克治疗中除选择性使用上述两类药物外,还常应用强心药物、糖皮质激素、阿片受体阻断剂等,此外,还有一些药物已试用于临床,初步结果表明效果良好,有的尚处于试验阶段或疗效不能肯定,距离临床仍有一段距离。

三、舒张血管抗休克药

(一)血管扩张药的抗休克作用

(1)扩张阻力血管和容量血管,使血管总外围阻力及升高的中心静脉压下降,心肌功能改善,每搏输出量及心排血指数增加,血压回升。

(2)可扩张微动脉,解除微循环痉挛,使血液重新流入真毛细血管,增加组织血流供应,减轻细胞缺氧,改善细胞功能,使细胞代谢障碍及酸血症的情况好转。

(3)促进外渗的血浆逆转至血管内,有助于恢复血容量,改善肺水肿、脑水肿及肾脏功能。

(4)使毛细血管内血流灌注量增加,流速增快,血液淤滞解除,血浆外渗减少,代谢及酸血症状改善,使休克时血液浓缩,红细胞凝聚的现象得以纠正,有助于防治 DIC。

(二)血管扩张药的应用指征

(1)冷休克或休克的微血管痉挛期,常有交感神经过度兴奋,体内儿茶酚胺释放过多,毛细血管中的血流减少,组织缺血缺氧。临床表现为皮肤苍白、四肢厥冷、发绀、脉压低、脉细、眼底小动脉痉挛、少尿甚至无尿。

(2)补充血容量后,中心静脉压已达到正常值或升高至 1.47 kPa,无心功能不全的临床表现,且动脉血压仍持续低下,提示有微血管痉挛。

(3)休克并发心力衰竭、肺水肿、脑水肿、急性肾功能不全或发生 DIC。

(三)血管扩张药的应用注意事项

(1)用药前必须补足血容量,用药后血管扩张,血容量不足可能再现,此时应再补液。

(2)血管扩张后淤积于毛细血管床的酸性代谢物可较大量地进入体循环,导致 pH 明显下降,应补碱,适当静脉滴注碳酸氢钠注射液。

(3)用药过程中,应密切注意药物的不良反应,并注意纠正电解质紊乱。

(4)用药过程中如果出现心力衰竭,可给予 0.4 mg 毛花苷 C,以 20 mL 的 25% 葡萄糖注射液稀释后缓慢静脉注射。

(5)如果用药后疗效不明显或病情恶化,应及时换用其他药物治疗。

四、血管收缩药

(一)血管收缩药的应用指征

(1)休克早期,限于条件无法补足血容量,而又需维持一定的血压,以提高心、脑血管灌注压力,增加其血流量。

(2)已用过血管扩张药,并采取了其他治疗措施而休克未见好转。

(3)由于广泛的血管扩张,血管容积和血容量间不相适应,全身有效循环血量急剧降低,血压下降,如神经源性休克和过敏性休克。

(二)血管收缩药在各类休克中的选择应用

(1)低血容量休克早期,一般不宜应用血管收缩药。但在一些紧急情况下,由于血压急剧下降,而有明显的心、脑动脉血流量不足或伴有心、脑动脉硬化时,在尚未确立有效的纠正休克的措施之前,可应用小剂量血管收缩药(如间羟胺或去甲肾上腺素),以提高冠状动脉和脑动脉灌注压,防止因严重供血不足而危及生命。但此仅为一种临时紧急措施,不能依靠其维持血压,否则弊多利少。

(2)心源性休克时,心肌收缩力减弱,心排血量下降,全身有效循环血量减少。用小剂量血管收缩药(间羟胺或去甲肾上腺素)治疗低阻抗型心源性休克,可避免外周阻力过度下降,且能使心排血量升高。但收缩压升至 12.0 kPa 以上,心排血量将降低。因此,收缩压必须控制在 12.0 kPa。对高阻抗型的心源性休克,可并用酚妥拉明治疗。

(3)对感染性休克使用血管收缩药,应注意以下几点:①应在积极控制感染、补充血容量、纠正酸中毒及维持心、脑、肾、肺等主要器官功能的综合治疗基础上适当选用;②对早期轻度休克或高排低阻型休克可单独应用,对中、晚期休克或低排高阻型休克,宜采用血管扩张药或将血管收缩药与血管扩张药并用;③单独应用血管收缩药时宜首选间羟胺,但也可以用去甲肾上腺素,两者的剂量均不宜大,以既能维持一定的血压又不使外周阻力过度上升并能保持一定尿量的最低剂量为宜;④血压升高不宜过度,宜将收缩压维持在 12.0~13.3 kPa(指原无高血压者),脉压维持在 2.7~4.0 kPa;⑤当病情明显改善,血压稳定在满意水平持续 6 小时以上,应逐渐减量(可逐渐减慢滴速或逐渐降低药物浓度),不可骤停。

(4)神经源性休克与过敏性休克时,由于小动脉扩张,外周阻力降低,血压下降。给予血管收缩药可得到很好的疗效。神经源性休克可选用间羟胺或去甲肾上腺素,过敏性休克应首选肾上腺素。由于这两类休克均有相对血容量不足,所以同时补充血容量是十分必要的。

五、阿片受体阻断剂

随着神经内分泌学的发展及对休克病理生理研究的不断深入,内源性阿片样物质在休克发病过程中的作用越来越受到重视。内源性阿片样物质包括内啡肽和脑啡肽等,前者广泛存在于脑、交感神经节、肾上腺髓质和消化道,休克时其在脑组织及血液内含量迅速增多,作用于 u、k 受体,可产生心血管抑制作用,表现为心肌收缩力减弱、心率减慢、血管扩张和血压下降,进而使微循环淤血加剧,因此,内啡肽已被列为一类新的休克因子。Holoday 和 Faden 首次报道阿片受体阻断剂——纳洛酮治疗内毒素性休克取得较好疗效,其后,Gullo 等将纳洛酮应用于经输液、拟交感胺药物及激素治疗无效的过敏性休克患者也获得显著效果,使纳洛酮已成为休克治疗中重要而应用广泛的药物之一。

(一)治疗学

1.药理作用

阻断内源性阿片肽与中枢和外周组织阿片受体的结合,抑制脑垂体释放前阿皮素和外周组织释放阿片肽。

拮抗内源性阿片肽与心脏阿片受体的直接结合,逆转内阿片肽对心脏的抑制作用,加强心肌收缩力,增加心排血量,提高动脉压及组织灌注,改善休克的血流动力学。

明显改善休克时的细胞代谢,预防代谢性酸中毒,对休克伴发的电解质紊乱(如高血钾)有调节作用,纠正细胞缺血缺氧。

通过稳定组织细胞的溶酶体膜、抑制中性粒细胞释放的超氧自由基对组织的脂氧化损伤,从细胞水平上发挥抗休克作用。

纠正微循环紊乱,降低血液黏度,改善休克时细胞内低氧和膜电位,促进胞内 cAMP 增多,有利于心肌细胞的能量代谢。

纳洛酮通过上述机制逆转了 β-内啡肽大量释放产生的低血压效应,并防止低血容量和休克所致的肾功能衰退,增加重要器官的血流量,缩短休克病程,迅速改善休克症状并降低死亡率。

2.临床应用

纳洛酮对各种原因所致的休克均有效,尤其适用于感染中毒性休克,对经其他治疗措施无效的心源性、过敏性、低血容量性、创伤性及神经源性休克也有较好疗效。有研究认为早期、大剂量、重复使用,在休克出现 3 小时内使用效果最好。

3.用法及用量

首剂用 0.4～0.8 mg,稀释后静脉注射,然后可以将 4 mg 该药加入 5% 的葡萄糖注射液中持续维持静脉滴注,滴速为每小时 0.25～0.30 μg/kg。

(二)不良反应与防治

治疗剂量无明显的毒性作用,应用超大剂量时尚可阻断 δ 受体,对呼吸和循环系统产生轻微影响。偶尔见恶心、呕吐、血压升高、心动过速甚或肺水肿等。对于需要麻醉性镇痛药控制疼痛、缓解呼吸困难的病例,不宜使用本品,因为止痛效果可为本品对抗。

(三)药物相互作用

(1)儿茶酚胺类药物(如肾上腺素、异丙肾上腺素)及 ACEI(如卡托普利)对纳洛酮有协同效应。布洛芬干扰机体前列腺素合成,可加强纳洛酮的药理作用。

(2)胍乙啶(交感神经节阻断剂)、普萘洛尔(β 受体阻滞剂)可降低交感神经兴奋性和肾上腺素的作用,拮抗纳洛酮的药理效应;维拉帕米可阻滞细胞膜的钙离子通道而干扰纳洛酮的作用。

(四)制剂

注射剂:0.4 mg(1 mL)。

(付瑞丽)

第六章

消化系统疾病临床用药

第一节　促胃肠动力药

一、多潘立酮

(一)剂型规格

片剂:10 mg。分散片:10 mg。栓剂:10 mg;30 mg;60 mg。注射液:2 mL,10 mg。滴剂:1 mL,10 mg。混悬液:1 mL,1 mg。

(二)适应证

本品适用于由胃排空延缓、胃-食管反流、慢性胃炎、食管炎引起的消化不良,外科、妇科手术后的恶心、呕吐,抗帕金森综合征药物引起的胃肠道症状和多巴胺受体激动药所致的不良反应,抗癌药引起的呕吐,但对氮芥等强效致吐药引起的呕吐疗效较差,胃炎、肝炎、胰腺炎等引起的呕吐及其他疾病,如偏头痛、痛经、颅脑外伤、尿毒症、胃镜检查和血液透析、放射治疗(简称放疗)引起的恶心、呕吐,儿童的各种原因(如感染)引起的急性和持续性呕吐。

(三)用法用量

肌内注射:每次 10 mg,必要时可重复给药。口服:每次 10～20 mg,每天 3 次,饭前服。直肠给药:每次 60 mg,每天 2～3 次。

(四)注意事项

1 岁以下小儿慎用,哺乳期妇女慎用。

(五)不良反应

不良反应偶尔见头痛、头晕、嗜睡、倦怠、神经过敏等。使用较大剂量可能引起非哺乳期泌乳,并且在一些更年期后妇女及男性患者中出现乳房胀痛现象,也可致月经失调。消化系统偶尔有口干、便秘、腹泻、短时的腹部痉挛性疼痛现象。皮肤偶尔见一过性皮疹或瘙痒症状。

(六)禁忌证

禁忌证为对本药过敏者、嗜铬细胞瘤、乳腺癌、机械性肠梗阻、胃肠道出血、孕妇。

(七)药物相互作用

本品增加对乙酰氨基酚、氨苄西林、左旋多巴、四环素等药物的吸收速度。对服用对乙酰氨基酚的患者,不影响其血药浓度。合用胃肠解痉药与本品,可能发生药理拮抗作用,减弱本品的治疗作用,不宜联用两者。合用本品与 H_2 受体拮抗药,由于 H_2 受体拮抗药改变了胃内 pH,减少本品在胃肠道的吸收,故不宜合用两者。维生素 B_6 可抑制催乳素的分泌,减轻本品泌乳反应。制酸药可以降低本品的口服生物利用度,不宜合用。口服含铝盐或铋盐的药物(如硫糖铝、胶体枸橼酸铋钾、复方碳酸铋)后该类药物能与胃黏膜蛋白结合,形成络合物以保护胃壁,本品能增强胃部蠕动,促进胃内排空,缩短该类药物在胃内的作用时间,降低药物的疗效。

(八)药物过量

用药过量可出现困倦、嗜睡、心律失常、方向感丧失、锥体外系反应以及低血压等症状,但以上反应多数是自限性的,通常在 24 小时内消失。本品过量时无特殊的解药或特效药。应予对症支持治疗,并密切监测。给患者洗胃和/或使用药用炭,可加速药物清除。使用抗胆碱药、抗帕金森病药以及具有抗副交感神经生理作用的抗组胺药,有助于控制与本品毒性有关的锥体外系反应。

二、西沙必利

(一)剂型规格

片剂:5 mg;10 mg。胶囊:5 mg。干混悬剂:100 mg。

(二)适应证

本品可用于由神经损伤、神经性食欲缺乏、迷走神经切断术或部分胃切除引起的胃轻瘫;也用于X线、内镜检查呈阴性的上消化道不适;对胃-食管反流和食管炎也有良好作用,其疗效与雷尼替丁相同,与后者合用时其疗效可能得到加强;还可用于假性肠梗阻导致的推进性蠕动不足和胃肠内容物滞留及慢性便秘;对于采取体位和饮食措施仍不能控制的幼儿慢性、过多性反胃及呕吐也可试用本品治疗。

(三)注意事项

由于本品促进胃肠活动,可能发生瞬时性腹部痉挛、腹鸣或腹泻,此时可考虑酌情减少剂量。当幼儿或婴儿发生腹泻时应酌情减少剂量。本品对胃肠道功能增强的患者可能有害,使用时应注意观察。本品可能引起心电图 Q-T 间期延长、昏厥和严重的心律失常。当过量服用或与酮康唑同服时可引起严重的尖端扭转型室性心动过速。本品无胚胎毒性,也无致畸作用,但对小于34 周的早产儿应慎重用药。对于老年人,由于半衰期延长,故治疗剂量应减少。对肝、肾功能不全患者开始剂量可减半,以后可根据治疗结果及可能发生的不良反应及时调整剂量。本品虽不影响精神运动功能,不引起镇静和嗜睡,但加速中枢抑制剂(如巴比妥类和乙醇)的吸收,因此使用时应注意。

(四)不良反应

曾有过敏、轻度短暂头痛或头晕的报道。偶尔见可逆性肝功能异常,并可能伴有胆汁淤积。罕见惊厥性癫痫、锥体外系反应及尿频等。

(五)禁忌证

对本品过敏者禁用,哺乳期妇女勿用本品。

(六)药物相互作用

本品是通过促进肠肌层节后神经释放乙酰胆碱而发挥胃肠动力作用,因此抗胆碱药可降低本品的效应。服用本品后,胃排空速率加快,如果同服经胃吸收的药物,其吸收速率可能降低,而经小肠吸收药物的吸收速率可能会增加,这类药物如苯二氮䓬类、抗凝剂、对乙酰氨基酚及 H_2 受体阻滞药。对于个别与本品相关的药物需确定其剂量时,最好监测其血药浓度。

三、伊托必利

(一)剂型规格

片剂:50 mg。

(二)适应证

本品主要适用于功能性消化不良引起的各种症状,如上腹部不适、餐后饱胀、早饱、食欲缺乏、恶心、呕吐。

(三)用法用量

口服,成人每天 3 次,每次 1 片,饭前服用。可根据年龄、症状适当增减或遵医嘱。

(四)注意事项

高龄患者用药时易出现不良反应,用时注意。严重肝肾功能不全者、孕妇及哺乳期妇女慎用,儿童不宜使用。

(五)不良反应

主要不良反应:有过敏症状,如出皮疹、发热、瘙痒感;出现消化道症状,如腹泻、腹痛、便秘、唾液增加;出现神经系统症状,如头痛、刺痛感、睡眠障碍;出现血液系统症状,如白细胞计数减少,当确认异常时应停药。偶尔见 BUN 或肌酐水平升高、胸背部疼痛、疲劳、手指发麻和手抖等。

(六)禁忌证

禁忌证为对本药过敏者。胃肠道出血穿孔、机械性梗阻、的患者禁用。

(七)药物相互作用

抗胆碱药可能会对抗伊托必利的作用,故不宜合用两者。本品可能增强乙酰胆碱的作用,使用时应注意。

(八)药物过量

药物过量表现为出现乙酰胆碱作用亢进症状,应采取对症治疗,可采用阿托品解救。

四、莫沙必利

(一)剂型规格

片剂:5 mg。

(二)适应证

适应证为慢性胃炎或功能性消化不良引起的消化道症状,如上腹部胀满感、腹胀、上腹部疼痛、嗳气、恶心、呕吐、有胃烧灼感。

(三)用法用量

常用剂量每次 5 mg,每天 3 次,饭前或饭后服用。

(四)注意事项

服用本品 2 周后,如消化道症状无变化,应停止服用。孕妇和哺乳期妇女、儿童及青少年、有肝肾功能障碍的老年患者慎用。

(五)不良反应

不良反应的发生率约为 4%。主要表现为腹泻、腹痛、口干、皮疹、倦怠、头晕、不适、心悸等。另有约 3.8% 的患者出现检验指标异常变化,表现为嗜酸性粒细胞数增多、甘油三酯水平升高、ALT 水平升高等。

(六)禁忌证

禁忌证为对本药过敏者、胃肠道出血者或肠梗阻患者。

(七)药物相互作用

合用本品与抗胆碱药物可能减弱本品的作用。

(王慧延)

第二节　抗酸及治疗消化性溃疡药

一、复方氢氧化铝

(一)别名

别名为达胃宁、胃舒平。

(二)作用与特点

本品有抗酸、吸附、局部止血、保护溃疡面等作用,效力较弱、缓慢而持久。

(三)适应证

本品主要用于胃酸过多、胃及十二指肠溃疡、反流性食管炎及上消化道出血等。由于铝离子在肠内与磷酸盐结合成不溶解的磷酸铝自粪便排出,故尿毒症患者服用大剂量氢氧化铝后可减少磷酸盐的吸收,减轻酸血症。鸟粪石型尿结石患者服用本品,可因磷酸盐吸收减少而减缓结石的生长或防止其复发。本品也可用于治疗甲状旁腺功能减退症和肾病型骨软化症患者,以调节钙磷平衡。

(四)用法与用量

口服:每次 2~4 片,每天 3 次,饭前 30 分钟或胃痛发作时嚼碎后服。

(五)不良反应与注意事项

本品可致便秘。因本品能妨碍磷的吸收,故不宜长期大剂量使用。便秘者、肾功能不全者慎用。

(六)药物相互作用

本品含多价铝离子,可与四环素类形成络合物而影响其吸收,故不宜合用。本品可通过多种机制干扰地高辛、华法林、双香豆素、奎宁、奎尼丁、氯丙嗪、普萘洛尔、吲哚美辛、异烟肼、维生素及巴比妥类的吸收或消除,使上述药物的疗效受到影响,应尽量避免同时使用。

(七)制剂与规格

片剂:每片含氢氧化铝 0.245 g、三硅酸镁 0.105 g、颠茄流浸膏 0.002 6 mL。

(八)医保类型及剂型

医保类型为甲类。剂型为口服常释剂。

二、碳酸氢钠

(一)别名

别名为重碳酸钠、酸式碳酸钠、重曹、小苏打。

(二)作用与特点

本品口服后能迅速中和胃中过剩的胃酸,减轻疼痛,但作用持续时间较短。口服易吸收,能碱化尿液,与某些磺胺药同服,可防止磺胺在尿中结晶析出。

(三)适应证

适应证为胃痛、苯巴比妥、阿司匹林等的中毒解救、代谢性酸血症、高钾血症及各种原因引起的伴有酸中毒症状的休克、早期脑栓塞以及严重哮喘持续状态经其他药物治疗无效者、真菌性阴道炎。

(四)用法与用量

口服:每次 0.5～2.0 g,每天 3 次,饭前服用。静脉滴注:5%的溶液,成人每次 100～200 mL,小儿 5 mL/kg。以 4%的溶液冲洗阴道或坐浴:每晚 1 次,每次 500～1 000 mL,连用 7 天。

(五)不良反应与注意事项

不良反应是可引起继发性胃酸分泌增加,长期大量服用可能引起碱血症。静脉滴注本品时,低钙血症患者可能产生阵发性抽搐,而缺钾患者可能产生低钾血症的症状。严重胃溃疡患者慎用,充血性心力衰竭、水肿和肾衰竭的酸中毒患者使用本品应慎重。

(六)药物相互作用

本品不宜与胃蛋白酶合剂、维生素 C 等酸性药物合用,不宜与重酒石酸间羟胺、庆大霉素、四环素、肾上腺素、多巴酚丁胺、苯妥英钠、钙盐等同瓶静脉滴注。

(七)制剂与规格

(1)片剂:每片 0.3 g;0.5 g。

(2)注射液:0.5 g/10 mL;12.5 g/250 mL。

(八)医保类型及剂型

医保类型为甲类。剂型为口服常释剂。

三、硫糖铝

(一)别名

别名为胃溃宁、素得。

(二)作用与特点

其能与胃蛋白酶络合,抑制该酶分解蛋白质;并能与胃黏膜的蛋白质(主要为清蛋白及纤维蛋白)络合形成保护膜,覆盖溃疡面,阻止胃酸、胃蛋白酶和胆汁酸的渗透、侵蚀,从而利于黏膜再生和溃疡愈合。本品在溃疡区的沉积能诱导表皮生长因子积聚,促进溃疡愈合。同时本品还能刺激胃黏膜合成前列腺素,改善黏液质量,加速组织修复。服用本品后,仅 2%～5%的硫酸二糖被吸收,并由尿排出。

(三)适应证

适应症为胃及十二指肠溃疡。

（四）用法与用量

口服：每次 1 g，每天 3～4 次，饭前 1 小时及睡前服用。

（五）不良反应与注意事项

不良反应主要为便秘。个别患者可出现口干、恶心、胃痛等。治疗收效后，应继续服药数月，以免复发。

（六）药物相互作用

本品不宜与多酶片合用，否则两者的疗效均降低。本品与西咪替丁合用时可能使本品的疗效降低。

（七）制剂与规格

（1）片剂：0.25 g；0.5 g。

（2）分散片：0.5 g。

（3）胶囊剂：0.25 g。

（4）悬胶剂：5 mL（含硫糖铝 1 g）。

（八）医保类型及剂型

医保类型为乙类。剂型为口服常释剂、口服液体剂。

四、铝碳酸镁

（一）别名

别名为铝碳酸镁。

（二）作用与特点

本品为抗酸药。抗酸作用迅速且作用温和，可避免 pH 过高引起的胃酸分泌加剧。作用持久是本品的另一个特点。

（三）适应证

适应证为胃及十二指肠溃疡。

（四）用法与用量

一般每次 1 g，每天 3 次，饭后 1 小时服用。治疗十二指肠壶腹部溃疡 6 周为 1 个疗程，治疗胃溃疡 8 周为 1 个疗程。

（五）不良反应与注意事项

本品的不良反应轻微，但个别患者可能出现腹泻。

（六）药物相互作用

本品含有铝、镁等多价金属离子，与四环素类合用时应错开服药时间。

（七）制剂与规格

片剂：0.5 g。

（八）医保类型及剂型

医保类型为乙类。剂型为口服常释剂。

五、奥美拉唑

（一）别名

别名为洛赛克。

(二)作用与特点

本品高度选择性地抑制壁细胞中的 H^+-K^+-ATP 酶(质子泵),使胃酸分泌减少。其作用依赖于剂量。本品对乙酰胆碱或组胺受体均无影响。除了本品对酸分泌的作用之外,临床上未观察到明显的药效学作用。本品起效迅速,每天服 1 次即能可逆地控制胃酸分泌,持续约 24 小时。本品口服后 3 小时达血药浓度峰值。血浆蛋白结合率为 95%,分布容积 0.34~0.37 L/kg。本品主要由肝脏代谢后由尿及粪中排出。其血药浓度与胃酸抑制作用无明显相关性。每天服用 1 次即能可逆地控制胃酸分泌,持续约 24 小时。

(三)适应证

适应证为十二指肠溃疡、胃溃疡、反流性食管炎、胃泌素瘤。

(四)用法与用量

口服:每次 20 mg,每天 1 次。十二指肠溃疡患者的症状能迅速缓解,大多数病例的溃疡在 2 周内愈合。第 1 疗程未能完全愈合者,再治疗 2 周通常能愈合。胃溃疡和反流性食管炎患者的症状能迅速缓解,多数病例的溃疡在 4 周内愈合。第 1 疗程后未完全愈合者,再治疗 4 周通常可愈合。对一般剂量无效者,改每天服用本品 1 次,40 mg,可能愈合。对胃泌素瘤:建议的初始剂量为 60 mg,每天 1 次。应个别调整剂量。每天剂量超过 80 mg 时,应分 2 次服用。

(五)不良反应与注意事项

本品耐受性良好,罕见恶心、头痛、腹泻、便秘和肠胃胀气,少数患者出现皮疹。这些作用均较短暂且轻微,并与治疗无关。因酸分泌明显减少,理论上可增加肠道感染的危险。本品尚无已知的禁忌证。孕妇及儿童用药安全性未确立,本品能延长地西泮和苯妥英的消除。本品可能与经 P_{450} 酶系代谢的其他药物(如华法林)有相互作用。

(六)制剂与规格

胶囊剂:20 mg。

(七)医保类型及剂型

医保类型为乙类。剂型为口服常释剂、注射剂。

六、泮托拉唑

(一)别名

别名为潘妥洛克、泰美尼克。

(二)作用与特点

泮托拉唑是第 3 个能与 H^+-K^+-ATP 酶产生共价结合并发挥作用的质子泵抑制药,它与奥美拉唑和兰索拉唑都属于苯并咪唑的衍生物,与奥美拉唑和兰索拉唑相比,泮托拉唑与质子泵的结合选择性更高,而且更为稳定。泮托拉唑的口服生物利用度为 77%,达峰时间为 2.5 小时,半衰期为 0.9~1.9 小时,但抑制胃酸的作用一旦出现,即使药物已经从循环中被清除,仍可维持较长时间。泮托拉唑无论单次、多次口服或静脉给药,药动学均呈剂量依赖性关系。

(三)适应证

本品主要用于胃及十二指肠溃疡、胃-食管反流性疾病、胃泌素瘤等。

(四)用法与用量

常用量每次 40 mg,每天 1 次,早餐时间服用,不可嚼碎;个别对其他药物无反应的病例可每天服用 2 次。老年患者及肝功能受损者每天剂量不得超过 40 mg。治疗十二指肠溃疡,疗程

2周,必要时再服2周;治疗胃溃疡及反流性食管炎,疗程4周,必要时再服4周。总疗程不超过8周。

(五)不良反应与注意事项

偶尔可引起头痛和腹泻,极少引起恶心、上腹痛、腹胀、皮疹、瘙痒及头晕等。个别病例出现水肿、发热和一过性视力障碍。不建议神经性消化不良等轻微胃肠疾病患者不建议使用本品。用药前必须排除胃与食管恶性病变。肝功能不良患者慎用。妊娠头3个月和哺乳期妇女禁用本品。

(六)制剂与规格

肠溶片:40 mg。

(七)医保类型及剂型

医保类型为乙类。剂型为口服常释剂、注射剂。

七、法莫替丁

(一)作用与特点

本品拮抗胃黏膜壁细胞的组胺 H_2 受体而显示强大而持久的胃酸分泌抑制作用。本品的安全范围广,又无抗雄激素作用及抑制药物代谢的作用。本品的 H_2 受体拮抗作用比西咪替丁强,对组胺刺激胃酸分泌的抑制作用约为西咪替丁的40倍,持续时间长。本品能显著抑制应激所致大鼠胃黏膜中糖蛋白含量的减少。对大鼠试验性胃溃疡或十二指肠溃疡的发生,其抑制作用比西咪替丁强,连续给药能促进愈合,效力比西咪替丁强。对失血及给予组胺所致大鼠胃出血具有抑制作用。本品口服后2~3小时达血浓度峰值,口服及静脉给药的半衰期均约3小时。尿中仅见原形及其氧化物,口服时,后者占尿中总排量的5%~15%,静脉给药时占80%。治疗给药后24小时内原形药物的尿排泄率:口服时为35%~44%,静脉给药为88%~91%。

(二)适应证

口服用于治疗胃溃疡、十二指肠溃疡、吻合口溃疡、反流性食管炎。口服或静脉注射用于上消化道出血(消化性溃疡、急性应激性溃疡、出血性胃炎所致)及胃泌素瘤。

(三)用法与用量

口服:每次20 mg,每天2次(早餐后、晚餐后或临睡前)。静脉注射或滴注:每次20 mg,溶于生理盐水或20 mL葡萄糖注射液中缓慢静脉注射或滴注,每天2次,通常1周内起效,患者可口服时改口服。

(四)不良反应与注意事项

不良反应较少。最常见的有头痛、头晕、便秘和腹泻,发生率分别为4.7%、1.3%、1.2%、1.7%。偶尔见皮疹、荨麻疹(应停药)、白细胞减少、氨基转移酶水平升高等。罕见腹部胀满感、食欲缺乏及心率增加、血压上升、颜面潮红、月经不调等。本品慎用于有药物过敏史、肾衰竭或肝病患者。孕妇慎用。哺乳期妇女使用时应停止哺乳。对小儿的安全性尚未确立。应在排除恶性肿瘤后再给药。

(五)制剂与规格

(1)片剂:10 mg;20 mg。

(2)注射剂:20 mg/2 mL。

(3)胶囊剂:20 mg。

（六）医保类型及剂型

医保类型为乙类。剂型为口服常释剂、注射剂。

八、西咪替丁

（一）别名

别名为西咪替丁。

（二）作用与特点

本品属于组胺 H_2 受体拮抗剂的代表性药品，能抑制基础胃酸及各种刺激引起的胃酸分泌，并能减少胃蛋白酶的分泌。本品的口服生物利用度约为 70%，口服后吸收迅速，1.5 小时血药浓度达峰值，半衰期约为 2 小时，小部分在肝脏氧化为亚砜化合物或 5-羟甲基化合物，50%～70% 以原形从尿中排出，可排出口服量的 80%～90%。

（三）适应证

本品适用于治疗十二指肠溃疡、胃溃疡、反流性食管炎、复发性溃疡病等。本品对皮肤瘙痒症也有一定疗效。

（四）用法与用量

口服：每次 200 mg，每天 3 次，睡前加用 400 mg；注射：用葡萄糖注射液或葡萄糖氯化钠注射液稀释后静脉滴注，每次 200～600 mg；或用 20 mL 上述溶液稀释后缓慢静脉注射，每次 200 mg，4～6 小时1 次。每天剂量不宜超过 2 g。也可直接肌内注射。

（五）不良反应与注意事项

少数患者可能有轻度腹泻、眩晕、嗜睡、面部潮红、出汗等。停药后可恢复。极少数患者有白细胞计数减少或全血细胞计数减少等。少数肾功能不全或患有脑病的老年患者可有轻微精神障碍。少数患者可出现中毒性肝炎，转氨酶水平一过性升高，血肌酐水平轻度升高或蛋白尿等，一般停药后可恢复正常。肝、肾功能不全者慎用，应根据肌酐清除率指标调整给药剂量。肌酐清除率为0～15 mL/min者忌用。

（六）药物相互作用

本品为一种强效肝微粒体酶抑制药，可降低华法林、苯妥英钠、普萘洛尔、地西泮、茶碱、卡马西平、美托洛尔、地高辛、奎尼丁、咖啡因等药物在肝内的代谢，延迟这些药物的排泄，导致其血药浓度明显升高，合并用药时需减少上述药物的剂量。

（七）制剂与规格

（1）片剂：每片 200 mg。

（2）注射剂：每支 200 mg。

（八）医保类型及剂型

医保类型为甲类。剂型为口服常释剂、注射剂。

九、大黄碳酸氢钠

（一）作用与特点

本品可以抗酸、健胃。

（二）适应证

本品可用于胃酸过多、消化不良、食欲缺乏等。

（三）用法与用量

口服，每次 1~3 片，每天 3 次，饭前服。

（四）制剂与规格

片剂：每片含碳酸氢钠、大黄粉各 0.15 g，薄荷油适量。

（五）医保类型及剂型

医保类型为甲类。剂型为口服常释剂。

十、碳酸钙

（一）别名

别名为兰达。

（二）作用与特点

本品为中和胃酸药，可中和或缓冲胃酸，作用缓和而持久，但对胃酸分泌无直接抑制作用，并可因提高胃酸 pH 而消除胃酸对壁细胞分泌的反馈性抑制。本品与胃酸作用产生二氧化碳与氯化钙，前者可引起嗳气，后者在碱性液中再形成碳酸钙、磷酸钙而引起便秘。本品在胃酸中转化为氯化钙，小肠吸收部分钙，由尿排泄，其中大部分由肾小管重吸收。本品口服后约 85% 转化为不溶性钙盐（如磷酸钙、碳酸钙），由粪便排出。

（三）适应证

适应证为胃酸过多引起的上腹痛、反酸、胃部烧灼感和上腹不适。

（四）用法与用量

2~5 岁儿童（11.0~21.9 kg）每次 59.2 mg，6~11 岁儿童（22.0~43.9 kg）每次 118.4 mg，饭后1 小时或需要时口服 1 次，每天不超过 3 次，连续服用最大推荐剂量不超过 14 天。

（五）不良反应与注意事项

偶尔见嗳气、便秘。大剂量服用可发生高钙血症。心、肾功能不全者慎用。长期大量服用本品应定期测血钙浓度。

（六）药物相互作用

本品与噻嗪类利尿药合用，可增加肾小管对钙的重吸收。慎与洋地黄类药物联合使用。

（七）制剂与规格

(1)混悬剂：11.84 g/148 mL。

(2)片剂：0.5 g。

十一、盐酸雷尼替丁

（一）别名

别名为西斯塔、兰百幸、欧化达、善卫得。

（二）作用与特点

本品为选择性的 H 受体拮抗剂，能有效地抑制组胺、五肽胃泌素及食物刺激引起的胃酸分泌，降低胃酸和胃酶的活性，但对胃泌素的分泌无影响。作用比西咪替丁强，对胃及十二指肠溃疡的疗效高，具有速效和长效的特点。本品的口服生物利用度约 50%，半衰期为 2.0~2.7 小时，静脉注射1 mg/kg，瞬间血药浓度为 3 000 ng/mL，维持在 100 ng/mL 以上可达 4 小时。大部分以原形药物从肾排泄。

（三）适应证

本品临床上主要用于治疗十二指肠溃疡、良性溃疡病、术后溃疡、反流性食管炎及胃泌素瘤等。

（四）用法与用量

口服：每天 2 次，每次 150 mg，早、晚饭时服。

（五）不良反应与注意事项

不良反应较轻，偶尔见头痛、皮疹和腹泻。个别患者有白细胞或血小板减少。有过敏史者禁用。除必要外，妊娠哺乳妇女不用本品。8 岁以下儿童禁用。本品肝、肾功能不全者慎用。本品对肝有一定毒性，个别患者转氨酶水平升高，但停药后即可恢复。

（六）药物相互作用

本品与普鲁卡因、N-乙酰普鲁卡因合用，可减慢后者从肾的清除速率。本品还能减少肝血流，使经肝代谢的普萘洛尔、利多卡因、美托洛尔的代谢减慢，作用增强。

（七）制剂与规格

(1)片剂：0.15 g。

(2)胶囊剂：0.15 g。

（八）医保类型及剂型

医保类型为甲类。剂型为口服常释剂、注射剂。

十二、尼扎替定

（一）别名

别名为爱希。

（二）作用与特点

本品是一种组胺 H_2 受体拮抗剂，竞争性地与组胺 H_2 受体相结合，可逆性地抑制其功能，特别是对胃壁细胞上的 H_2 受体，可显著抑制夜间胃酸分泌达 12 小时，亦显著抑制食物、咖啡因、倍他唑（氨乙吡唑）和五肽胃泌素刺激的胃酸分泌。口服后并不影响胃分泌液中胃蛋白酶的活性，但总的胃蛋白酶分泌量随胃液分泌量减少而相应地减少，此外可增加他挫巴坦刺激的内因子分泌，本品不影响基础胃泌素分泌。口服生物利用度为 70％以上。口服 150 mg，0.5～3 小时后达到血药浓度峰值，为 700～1 800 μg/L，与血浆蛋白结合率约为 35％，半衰期为 1～2 小时。90％以上口服剂量的尼扎替定在 12 小时内从尿中排出，其中约 60％以原形排出。

（三）适应证

适应证为活动性十二指肠溃疡、胃食管反流性疾病（包括糜烂或溃疡性食管炎）、良性活动性胃溃疡。

（四）用法与用量

(1)治疗活动性十二指肠溃疡及良性活动性胃溃疡：300 mg/d，分 1～2 次服用；维持治疗时 150 mg，每天 1 次。

(2)治疗胃食管反流性疾病：150 mg，每天 2 次。对中、重度肾功能损害者减少剂量。

（五）不良反应与注意事项

患者可有头痛、腹痛、肌痛、无力、背痛、胸痛、感染和发热以及消化系统、神经系统、呼吸系统不良反应，偶尔有皮疹及瘙痒。罕见肝功能异常、贫血、血小板减少症及变态反应。治疗前应先排除恶性溃疡的可能性。对本品过敏者及对其他 H_2 受体拮抗剂有过敏史者禁用。

（六）药物相互作用

本品不抑制细胞色素 P_{450} 关联的药物代谢酶系统。本品与大剂量阿司匹林合用会增加水杨酸盐的血浓度。

（七）制剂与规格

胶囊剂：150 mg。

十三、雷贝拉唑钠

（一）别名

别名为波利特。

（二）作用与特点

本品具有很强的 H^+-K^+-ATP 酶抑制作用、胃酸分泌抑制作用以及抗溃疡作用。健康成年男子在禁食情况下口服本剂 20 mg，3.6 小时后达血药浓度峰值 437 ng/mL，半衰期为1.49 小时。

（三）适应证

适应证为胃溃疡、十二指肠溃疡、吻合口溃疡、反流性食管炎、胃泌素瘤。

（四）用法与用量

成人推荐剂量为每次 10～20 mg，每天 1 次。胃溃疡、吻合口溃疡、反流性食管炎的疗程一般以 8 周为限，十二指肠溃疡的疗程以 6 周为限。

（五）不良反应与注意事项

严重的不良反应有休克、血常规检查异常、视力障碍。其他不良反应有过敏症、血液系统异常、肝功能异常、循环系统和神经系统异常。此外有水肿，总胆固醇、中性脂肪、BUN 水平升高，蛋白尿。

（六）药物相互作用

本品与地高辛合用时，可升高其血中浓度。本品与含氢氧化铝凝胶、氢氧化镁的制酸剂同时服用和在其后1 小时服用，本品的平均血药浓度和药时曲线下面积分别下降 8％和 6％。

（七）制剂与规格

薄膜衣片：10 mg；20 mg。

十四、枸橼酸铋钾

（一）别名

别名为胶体次枸橼酸铋、德诺、丽珠得乐、得乐、可维加。

（二）作用与特点

本品在胃酸条件下，以极微沉淀覆盖在溃疡表面形成一层保护膜，从而隔绝了胃酸、酶及食物对溃疡黏膜的侵蚀，促进黏膜再生，使溃疡愈合。本品还有良好的抗幽门螺杆菌作用。因而本品具有明显的抗溃疡作用，给药后在胃底、胃窦部、十二指肠、空肠及回肠均有铋的吸收，其中以小肠吸收为多。血药浓度与给药剂量呈相关性，一般于给药后 4 周血药浓度达稳态。血浆浓度通常小于 50 μg/L。分布主要聚集在肾脏（占吸收的 60％）。有关本品吸收后的代谢与排泄资料较少。一些铋剂中毒患者血与尿的排泄半衰期分别为 4.5 天和 5.2 天，脑脊液的排泄半衰期可达13.9 天。

(三)适应证

本品适用于治疗胃溃疡、十二指肠壶腹部溃疡、多发溃疡及吻合口溃疡等多种消化性溃疡。

(四)用法与用量

480 mg/d,分 2~4 次服用。除特殊情况外,疗程不得超过 2 个月。若需继续用药,在开始下1 个疗程前 2 个月须禁服任何含铋制剂。

(五)不良反应与注意事项

不良反应主要表现为胃肠道症状,如恶心、呕吐、便秘和腹泻。偶尔见一些轻度变态反应。服药期间舌及大便可呈灰黑色。肾功能不全者禁用。

(六)药物相互作用

其与四环素同时服用会影响四环素的吸收,不得与其他含铋制剂同服,不宜与制酸药及牛奶合用,因牛奶及制酸药可干扰其作用。

(七)制剂与规格

(1)片剂:120 mg。

(2)胶囊剂:120 mg。

(3)颗粒剂:每小包 1.2 g(含本品 300 mg)。

(八)医保类型及剂型

医保类型为乙类。剂型为口服常释剂、颗粒剂。

十五、米索前列醇

(一)作用与特点

本品为最早进入临床的合成前列腺素 E_1 的衍生物。本品能抑制基础胃酸分泌和由组胺、五肽胃泌素、食物或咖啡所引起的胃酸分泌。有局部和全身相结合的作用,其局部作用是主要的。其抑制胃酸分泌的机制是直接抑制了壁细胞。本品还有细胞保护作用。本品口服吸收良好,由于本品口服后迅速代谢为有药理活性的游离酸,所以不能测定原药的血药浓度。本品分布以大肠、胃和小肠组织及血浆中最多。其游离酸在血浆半衰期为(20.6±0.9)min。本品主要经肾途径排泄,给药后 24 小时内,约 80% 从尿和粪便中排出,尿中的排泄量为粪便中的 2 倍。本品在临床应用中未被观察到有药物相互作用。

(二)适应证

适应证为十二指肠溃疡和胃溃疡。

(三)用法与用量

口服:每次 200 μg,在餐前或睡前服用,每天 1 次,4~8 周为 1 个疗程。

(四)不良反应与注意事项

不良反应有轻度而短暂地腹泻、恶心、头痛、眩晕和腹部不适。本品禁用于已知对前列腺素类药物过敏者及孕妇;如果患者在服用时怀孕,应立即停药。脑血管或冠状动脉疾病的患者应慎用。

(五)制剂与规格

片剂:200 μg。

十六、替普瑞酮

（一）别名

别名为戊四烯酮、施维舒、E0671。

（二）作用与特点

本品能促进胃黏膜及胃黏液层中主要的黏膜修复因子（即高分子糖蛋白）的合成,提高黏液中的磷脂质浓度,提高黏膜的防御能力。本品还能防止胃黏膜病变时黏膜增殖区细胞增殖能力的下降。本品已被证明对难治的溃疡也有良好效果,使已修复的黏膜壁显示正常迹象,也有防止复发的作用。本品不影响胃液分泌等胃的生理功能,但对各种实验性溃疡（寒冷应激性、阿司匹林、利血平、乙酸、烧灼所致）均具有较强的抗溃疡作用。

（三）适应证

适应证为胃溃疡。

（四）用法与用量

口服:饭后 30 分钟以内口服,每次 50 mg,每天 3 次。

（五）不良反应与注意事项

不良反应为头痛、便秘、腹胀及肝转氨酶水平轻度上升、总胆固醇值升高、皮疹等,但停药后均迅速消失。妊娠期用药的安全性尚未确立,故孕妇应权衡利弊,慎重用药。小儿用药的安全性也尚未确立。

（六）制剂与规格

(1)胶囊剂:50 mg。

(2)细粒剂:100 mg。

（王慧延）

第三节　助　消　化　药

一、胃蛋白酶

（一）制剂

片剂:每片 0.1 g。

（二）适应证

本品常用于食用高蛋白食物过多所致消化不良、病后恢复期消化功能减退及慢性萎缩性胃炎、胃癌、恶性贫血所致的胃蛋白酶缺乏。

（三）用法用量

饭时或饭前服 0.3～0.6 g,同时服 0.5～2.0 mL 稀盐酸。

（四）注意事项

(1)本品不宜与抗酸药同服,因胃内 pH 升高而使其活力降低。

(2)本品的药理作用与硫糖铝相拮抗,不宜合用两者。

二、胰酶

(一)制剂
肠溶片:每片 0.3 g;0.5 g。

(二)适应证
本品可用于各种原因引起的胰腺外分泌功能不足的替代治疗,以缓解消化不良或食欲减退等症状。

(三)用法用量
每次 0.3～0.6 g,每天 3 次,饭前服。

(四)注意事项
本品不宜与酸性药同服,与等量碳酸氢钠同服可增加疗效。急性胰腺炎早期患者禁用。

（王慧延）

第四节　胃肠解痉药

胃肠解痉药又称抑制胃肠动力药,主要是一些抗胆碱药。其主要作用机制是减弱胃肠道的蠕动功能,松弛食管及胃肠道括约肌,从而减慢胃的排空和小肠转运,减弱胆囊收缩和降低胆囊压力,减弱结肠的蠕动,减慢结肠内容物的转运。

一、溴丙胺太林(普鲁本辛)

(一)制剂
片剂:每片 15 mg。

(二)适应证
本品适用于胃溃疡及十二指肠溃疡的辅助治疗,也用于胃炎、胰腺炎、胆汁排泄障碍、遗尿和多汗症的治疗。

(三)用法用量
每次 15 mg,每天 3～4 次,饭前服,睡前 30 mg;治疗遗尿可于睡前口服 15～45 mg。

(四)注意事项
(1)主要不良反应有口干、视物模糊、尿潴留、便秘、头痛、心悸等,减量或停药后可消失。

(2)手术前和青光眼患者禁用,心脏病患者慎用。

二、甲溴阿托品(胃疡平)

(一)制剂
片剂:每片 1 mg;2 mg。纸片:每小格 1 mg。

(二)适应证
本品主要用于胃及十二指肠溃疡、胃炎、胃酸过多症、胃肠道痉挛等。

（三）用法用量

口服：每次 1～2 mg，每天 4 次，饭后半小时及睡前半小时服用。必要时每天剂量可增至 12 mg。

（四）注意事项

青光眼及泌尿系统疾病患者忌用。

三、丁溴东莨菪碱（解痉灵）

（一）制剂

注射剂：20 mg/1 mL。胶囊剂：每胶囊 10 mg。

（二）适应证

本品可用于胃、十二指肠、结肠纤维内镜检查的术前准备，经内镜逆行胰胆管造影和胃、十二指肠、结肠的气钡低张造影或计算机腹部体层扫描的术前准备，可有效地减少或抑制胃肠道蠕动，还可用于治疗各种病因引起的胃肠道痉挛、胆绞痛、肾绞痛或胃肠道蠕动亢进等。

（三）用法用量

（1）口服：每次 10 mg，每天 3 次。

（2）肌内注射、静脉注射或溶于葡萄糖注射液、0.9％的氯化钠注射液中静脉滴注：每次 20～40 mg，或每次 20 mg，间隔 20～30 分钟再用 20 mg。静脉注射时速度不宜过快。

（四）注意事项

（1）青光眼、前列腺肥大所致排尿困难、严重心脏病、器质性幽门狭窄或麻痹性肠梗阻患者禁用。

（2）如果出现过敏应及时停药。

（3）小儿慎用。

四、辛戊胺（戊胺庚烷、新握克丁）

（一）制剂

复方辛戊胺注射液：每支 1 mL，内含异美汀氨基磺酸盐 0.06 g，辛戊胺氨基磺酸盐 0.08 g。复方辛戊胺滴剂：成分与复方辛戊胺注射液相同。

（二）适应证

本品可用于消化道、尿路及其括约肌痉挛、偏头痛、呃逆以及尿路、胃肠道器械检查。本品用于溃疡病、胆囊炎、胆石症等引起的腹痛。

（三）用法用量

每次肌内注射本品与异美汀的复方注射液 1～2 mL，或口服复方滴剂 25～40 滴，每天 3～4 次。

（四）注意事项

偶尔有恶心、神经过敏、头痛等不良反应，注射可引起血压升高，不宜用于高血压患者。

（王慧延）

第五节 止吐及催吐药

一、甲氧氯普胺

(一)剂型规格

片剂:5 mg。注射液:1 mL,10 mg。

(二)适应证

本品可用于脑部肿瘤手术、肿瘤的放疗及化疗、脑外伤后遗症、急性颅脑损伤以及药物所引起的呕吐。本品对于胃胀气性消化不良、食欲缺乏、嗳气、恶心、呕吐有较好疗效,也可用于海空作业引起的呕吐及晕车症状。本品增加食管括约肌压力,从而减少全身麻醉时胃肠道反流所致吸入性肺炎的发生率;可减轻钡餐检查时的恶心、呕吐反应现象,促进钡剂通过;十二指肠插管前服用,有助于顺利插管。本品对糖尿病性胃轻瘫、胃下垂等有一定疗效,也用于幽门梗阻及对常规治疗无效的十二指肠溃疡。本品可减轻偏头痛引起的恶心,并可能由于提高胃通过率而促进麦角胺的吸收。本品有催乳作用,可试用于乳量严重不足的产妇。本品可用于胆管疾病和慢性胰腺炎的辅助治疗。

(三)用法用量

口服:一次 5~10 mg,每天 10~30 mg。饭前半小时服用。肌内注射:一次 10~20 mg。每天剂量一般不宜超过 0.5 mg/kg,否则易引起锥体外系反应。

(四)注意事项

注射给药可能引起直立位低血压。大剂量或长期应用本品可能因阻断多巴胺受体,使胆碱能受体相对亢进而导致锥体外系反应(特别是年轻人)。主要表现为帕金森综合征,可出现肌震颤、头向后倾、斜颈、阵发性双眼向上注视、发声困难、共济失调等。可用苯海索等抗胆碱药治疗。本品遇光变成黄色或黄棕色后,毒性强。

(五)不良反应

主要不良反应为镇静作用,可有倦怠、嗜睡、头晕等。其他不良反应为便秘、腹泻、出皮疹、溢乳、男子乳房发育等,但较为少见。

(六)禁忌证

孕妇禁用。本品禁用于嗜铬细胞瘤、癫痫、进行放疗或化疗的乳腺癌患者,也禁用于胃肠道活动增强,可导致危险的病例。

(七)药物相互作用

吩噻嗪类药物能增强本品的锥体外系不良反应,不宜合用。抗胆碱药(阿托品、丙胺太林、颠茄等)能减弱本品增强胃肠运动功能的效应,合用两药时应注意。本品可降低西咪替丁的口服生物利用度,若必须合用两种药,服药时间应至少间隔 1 小时。本品能增加对乙酰氨基酚、氨苄西林、左旋多巴、四环素等的吸收速率,地高辛的吸收因合用本品而减少。

(八)药物过量

药物过量的表现:深昏睡状态,神志不清,肌肉痉挛,如颈部及背部肌肉痉挛、拖曳步态、头部及面部抽搐样动作以及双手颤抖摆动等锥体外系症状。处理：用药过量时，使用抗胆碱药物（如盐酸苯海索）、治疗帕金森病药物或抗组胺药（如苯海拉明），可有助于锥体外系反应的制止。

二、盐酸昂丹司琼

(一)剂型规格

片剂：4 mg；8 mg。胶囊：8 mg。注射剂：1 mL，4 mg；2 mL，4 mg；2 mL，8 mg。

(二)适应证

本品适用于治疗由化疗和放疗引起的恶心呕吐，也可用于预防和治疗手术后引起的恶心呕吐。

(三)用法用量

1.治疗由化疗和放疗引起的恶心、呕吐

(1)成人：给药途径和剂量应视患者的情况而异。剂量一般为 8～32 mg；对可引起中度呕吐的化疗和放疗，应在患者接受治疗前，缓慢静脉注射 8 mg；或在治疗前 1～2 小时口服 8 mg，之后间隔 12 小时口服 8 mg。对可引起严重呕吐的化疗和放疗，可于治疗前缓慢静脉注射本品 8 mg，之后间隔 2～4 小时再缓慢静脉注射 8 mg，共 2 次；也可将本品加入 50～100 mL 生理盐水中于化疗前静脉滴注，滴注时间为 15 分钟。对可能引起严重呕吐的化疗，也可于治疗前将本品与 20 mg 地塞米松磷酸钠合用，静脉滴注，以增强本品的疗效。对于上述疗法，为避免治疗后 24 小时出现恶心呕吐，均应持续让患者服药，每次 8 mg，每天 2 次，连服 5 天。

(2)儿童：化疗前按体表面积计算，每平方米静脉注射 5 mg，12 小时后再口服 4 mg，化疗后应持续让患儿口服 4 mg，每天 2 次，连服 5 天。

(3)老年人：可依成年人给药法给药，一般不需调整。

2.预防或治疗手术后呕吐

(1)成人：一般可于麻醉诱导时静脉滴注 4 mg，或于麻醉前 1 小时口服 8 mg，之后每隔 8 小时口服 8 mg，共 2 次。出现术后恶心、呕吐时，可缓慢滴注 4 mg 进行治疗。

(2)肾衰竭患者：不需调整剂量、用药次数或用药途径。

(3)肝衰竭患者：由于本品主要自肝脏代谢，对中度或严重肝衰竭的患者每天用药剂量不应超过 8 mg。静脉滴注时，本品在下述溶液中是稳定的（在室温或冰箱中可保持稳定 1 周）：0.9% 的氯化钠注射液、5% 的葡萄糖注射液、复方氯化钠注射液和 10% 的甘露醇注射液，但本品仍应于临用前配制。

(四)注意事项

怀孕期间（尤其妊娠早期）不宜使用本品。哺乳期妇女服用本品时应停止哺乳。

(五)不良反应

常见不良反应有头痛、头部和上腹部有发热感、静坐不能、腹泻、皮疹、急性张力障碍性反应、便秘等。部分患者可有短暂性氨基转移酶水平升高。少见的不良反应有支气管痉挛、心动过速、胸痛、低钾血症、心电图改变和癫痫大发作。

(六)禁忌证

有过敏史或对本品过敏者不得使用。胃肠道梗阻患者禁用。

(七)药物相互作用

其与地塞米松或甲氧氯普胺合用，可以显著增强止吐效果。

(八)药物过量

过量可引起幻视、血压升高,此时适当给予对症和支持治疗。

三、托烷司琼

(一)剂型规格

注射剂:1 mL,5 mg。胶囊剂:5 mg。

(二)适应证

本品主要用于治疗对癌症化疗引起的恶心、呕吐。

(三)用法用量

每天 5 mg,总疗程 6 天。静脉给药,在化疗前将本品 5 mg 溶于 100 mL 生理盐水、林格液或 5% 的葡萄糖注射液中静脉滴注或缓慢静脉推注。口服给药,每天 1 次,每次 1 粒胶囊(5 mg),于进食前至少 1 小时服用或于早上起床后立即用水送服。疗程 2～6 天,轻症者可适当缩短疗程。

(四)注意事项

哺乳期妇女不宜应用,对儿童暂不推荐使用。本品可能对血压有一定影响,因此高血压未控制的患者每天剂量不宜超过 10 mg。

(五)不良反应

常规剂量下的不良反应多为一过性的,常见有头痛、便秘、头晕、疲劳及胃肠功能紊乱,如腹痛和腹泻。

(六)禁忌证

对本品过敏者及妊娠妇女禁用。

(七)药物相互作用

本品与食物同服可使吸收略延迟。本品与利福平或其他转氨酶诱导剂合用可使本品的血浆浓度降低,因此代谢正常者需增加剂量。

四、阿扎司琼

(一)剂型规格

注射剂:2 mL,10 mg。片剂:10 mg。

(二)适应证

本品主要用于抗恶性肿瘤药引起的消化系统症状,如恶心、呕吐。

(三)用法用量

成人一般用量为 10 mg,每天 1 次,静脉注射。

(四)注意事项

严重肝、肾功能不全者慎用。本品有引起过敏性休克的可能,所以需要注意观察,一旦出现异常应马上停药并给予适当处理。

(五)不良反应

神经系统方面有时出现头痛、头重或烦躁感;消化系统方面出现口渴,ALT、AST 和总胆红素水平上升;循环系统有时出现颜面苍白、冷感或心悸;其他方面有时出现皮疹、全身瘙痒、发热、乏力、双腿痉挛、颜面潮红及血管痛等。

(六)禁忌证

对本品及 5-HT$_3$ 受体阻滞药过敏者禁用。胃肠道梗阻患者禁用。

(七)药物相互作用

本品与碱性药物(如呋塞米、甲氨蝶呤、氟尿嘧啶、吡咯他尼或依托泊苷)配伍时,有可能出现混浊或析出结晶,也可能降低本品的含量,因此本品应先与生理盐水混合后方可配伍,配伍后应在 6 小时内使用。

五、阿扑吗啡

(一)剂型规格

注射剂:1 mL,5 mg。

(二)适应证

本品用于抢救意外中毒及不能洗胃的患者。

(三)用法用量

皮下注射:一次 2～5 mg,一次最大剂量 5 mg。

(四)注意事项

儿童、老年人、过度疲劳者及有恶心、呕吐的患者慎用。

(五)不良反应

患者可出现持续的呕吐、呼吸抑制、急促、急性循环衰竭等表现。

(六)禁忌证

(1)本品与吗啡及其衍生物有交叉过敏。

(2)心力衰竭或有心衰先兆的患者、醉酒状态明显者、阿片及巴比妥类中枢神经抑制药所导致的麻痹状态患者禁用。

(七)药物相互作用

如果先期服用止吐药,可降低本品的催吐作用。

(尹利顺)

第六节 泻 药

泻药是促进排便反射或使排便顺利的药物。按其作用原理可分为溶剂性泻药、刺激性泻药、滑润性泻药、软化性泻药。

一、硫酸镁(硫苦、泻盐)

(一)制剂

注射剂:1 g/10 mL;2.5 g/10 mL。溶液剂:33 g/100 mL。

(二)适应证

(1)导泻,肠内异常发酵,也可与驱虫药并用;与活性炭合用,可治疗食物或药物中毒。

(2)本品可用于治疗阻塞性黄疸及慢性胆囊炎。

(3)本品可用于治疗惊厥、子痫、尿毒症、破伤风、高血压脑病及急性肾性高血压危象等。

(4)外用热敷消炎去肿。

(三)用法用量

(1)导泻:每次口服 5～20 g,清晨空腹服,同时饮水 100～400 mL,也可用水溶解后服用。

(2)利胆:每次 2～5 g,每天 3 次,饭前或两餐间服。也可服用 33％的溶液,每次 10 mL。

(3)抗惊厥、降血压:肌内注射,每次 1 g,10％的溶液每次 10 mL。静脉滴注,每次 1.0～2.5 g。

(四)注意事项

(1)缓慢注射,并注意患者的呼吸与血压。静脉滴注过快可引起血压降低及呼吸暂停。

(2)肠道出血患者、急腹症患者及孕妇、经期妇女禁用本品导泻。

(3)中枢抑制药(如苯巴比妥)中毒患者不宜使用本品导泻排除毒物,以防加重中枢抑制。

二、酚酞(果导)

(一)制剂

片剂:每片 50 mg;100 mg。

(二)适应证

本品适用于习惯性顽固便秘,也可在各种肠道检查前用作肠道清洁剂。

(三)用法用量

睡前口服 0.05～0.20 g,经 8～10 小时排便。

(四)注意事项

(1)本品如果与碳酸氢钠及氧化镁等碱性药并用,能引起变色。

(2)婴儿禁用,幼儿及孕妇慎用。

三、甘油(丙三醇)

(一)制剂

栓剂:大号每个约重 3 g,小号每个约重 1.5 g。甘油溶液:50％的甘油盐水溶液。

(二)适应证

本品用于便秘,也可用于降低眼压和颅内压。

(三)用法用量

(1)便秘:使用栓剂,每次 1 个塞入肛门(成人用大号栓,小儿用小号栓),对小儿及年老体弱者较为适宜。也可用本品 50％的溶液灌肠。

(2)降眼压和降颅内压:口服 50％的甘油溶液(含 0.9％的氯化钠),每次 200 mL,每天 1 次,必要时每天2 次,但要间隔 6～8 小时。

(四)注意事项

口服有轻微不良反应,如头痛、咽部不适、口渴、恶心、呕吐、腹泻及血压轻微下降。空腹服用不良反应较明显。

四、开塞露

(一)制剂

开塞露(含山梨醇、硫酸镁):含山梨醇 45％～50％(g/g)、硫酸镁 10％(g/mL)、羟苯乙酯

0.05％、苯甲酸钠0.1％。开塞露(含甘油)：本品含甘油55％(mL/mL)。

（二）适应证

本品主要用于便秘。

（三）用法用量

成人用量每次20 mL(1支)，对小儿酌情减量。

（四）注意事项

本品为治疗便秘的直肠用溶液剂。用时将容器顶端刺破，外面涂油脂少许，徐徐插入肛门，然后将药液挤入直肠内，引起排便。

（尹利顺）

第七节 止 泻 药

止泻药是通过减少肠道蠕动或使肠道免受刺激而达到止泻作用，适用于剧烈腹泻或长期慢性腹泻，以防止机体过度脱水、电解质紊乱、消化及营养障碍。

一、地芬诺酯(苯乙哌啶、氰苯哌酯、止泻宁)

（一）制剂

复方地芬诺酯片：每片含盐酸地芬诺酯2.5 mg，硫酸阿托品0.025 mg。

（二）适应证

本品适用于急、慢性功能性腹泻及慢性肠炎等。

（三）用法用量

口服：每次2.5～5.0 mg，每天2～4次。腹泻被控制时，应立即减少剂量。

（四）注意事项

(1)服药后偶尔见口干、腹部不适、恶心、呕吐、思睡、烦躁、失眠等，减量或停药后即消失。

(2)肝功能不全患者及正在服用成瘾性药物患者宜慎用。

(3)哺乳期妇女慎用。

二、洛哌丁胺(氯苯哌酰胺、苯丁哌胺、易蒙停)

（一）制剂

胶囊：每胶囊2 mg。

（二）适应证

本品适用于急性腹泻及各种病因引起的慢性腹泻。本品尤其适用于临床上应用其他止泻药效果不显著的慢性功能性腹泻。

（三）用法用量

成人首次口服4 mg，以后每腹泻一次服2 mg，直到腹泻停止或用量达每天16～20 mg，连续5天，若无效则停服。儿童首次服2 mg，以后每腹泻一次服2 mg，至腹泻停止，用量为每天8～12 mg。空腹或饭前半小时服药可提高疗效。对慢性腹泻显效后每天给予4～8 mg(成人)，长期维持。

(四)注意事项

(1)严重中毒性或感染性腹泻者慎用。重症肝损害者慎用。因用抗生素而导致假膜性大肠炎患者不宜用。

(2)1岁以下婴儿和肠梗阻、亚肠梗阻或便秘患者禁用。发生胃肠胀气或严重脱水的小儿禁用。孕妇和哺乳妇女慎用。

(3)本品不能单独用于伴有发热和便血的细菌性痢疾患者。

三、双八面体蒙脱石(思密达)

(一)制剂

散剂:每小袋内含双八面体蒙脱石 3 g、葡萄糖 0.749 g、糖精钠 0.007 g、香兰素 0.004 g。

(二)适应证

本品主要用于急、慢性腹泻,尤其对儿童急慢性腹泻疗效佳,也用于食管炎及胃、十二指肠、结肠疾病有关的疼痛的对症治疗。

(三)用法用量

成人每天 3 次,每次 1 袋;2 岁以上幼儿每天 2～3 次,每次 1 袋;1～2 岁幼儿每天 1～2 次,每次 1 袋;1 岁以下幼儿每天 1 袋,分 2 次服用。治疗急性腹泻首剂量应加倍。食管炎患者宜于饭后服用,其他患者于饭前服用。将本品溶于半杯温水中送服。

(四)注意事项

(1)本品可能影响其他药物的吸收,必须合用时应在服用本品之前 1 小时服用其他药物。

(2)少数患者如果出现轻微便秘,可减少剂量继续服用。

(尹利顺)

第七章

泌尿系统疾病临床用药

第一节 呋塞米

一、药物名称

中文通用名称:呋塞米。

英文通用名称:Furosemide。

二、作用机制

本品为强效的髓袢利尿药,能增加水和电解质(如钠、氯、钾、钙、镁、磷)的排泄。它主要通过抑制肾小管髓袢厚壁段对 NaCl 的主动重吸收,使管腔液 Na^+、Cl^- 浓度升高,而髓质间液 Na^+、Cl^- 浓度降低,从而渗透压梯度差降低,肾小管浓缩功能下降,导致水、Na^+、Cl^- 排泄增多。由于 Na^+ 重吸收减少,远端小管 Na^+ 浓度升高,促进 Na^+-K^+、Na^+-H^+ 交换增加,K^+、H^+ 排出增多。本品抑制肾小管髓袢升支粗段重吸收 Cl^- 的机制:该部位基底膜外侧存在与 Na^+-K^+-ATP 酶有关的 Na^+、Cl^- 配对转运系统,呋塞米通过抑制该系统功能而减少 Na^+、Cl^- 的重吸收。另外,本品还可能抑制近曲小管和远曲小管对 Na^+、Cl^- 的重吸收,促进远曲小管分泌 K^+。本品通过抑制亨氏袢对 Ca^{2+}、Mg^{2+} 的重吸收而增加 Ca^{2+}、Mg^{2+} 排泄。短期使用本品可增加尿酸排泄,但长期用药可引起高尿酸血症。

本品对血流动力学的影响表现在抑制前列腺素分解酶的活性,使前列腺素含量升高,从而扩张肾血管,降低肾血管阻力,使肾血流量(尤其是肾皮质深部血流量)增加,这在其利尿作用中具有重要意义,也是本品用于预防急性肾衰竭的理论基础。另外,与其他利尿药不同,本品在使肾小管液流量增加的同时而不降低肾小球滤过率,可能原因是流经致密斑的 Cl^- 减少,从而减弱或阻断球-管平衡。本品能扩张肺部容量静脉,降低肺毛细血管的通透性,结合其利尿作用,使回心血量减少,左心室舒张末期压力降低,有助于治疗急性左心衰竭。由于本品可降低肺毛细血管的通透性,为其治疗成人呼吸窘迫综合征提供了理论依据。

三、临床应用

(1)用于水肿性疾病,包括充血性心力衰竭、肝硬化、肾脏疾病(肾炎、肾病及各种原因所致的急、慢性肾衰竭），尤其是在其他利尿药效果不佳时，应用本品可能有效。本品也可与其他药物合用于治疗急性肺水肿和急性脑水肿等。

（2）治疗高血压。本品不作为治疗原发性高血压的首选药物，但当噻嗪类药物疗效不佳，尤其当伴有肾功能不全或出现高血压危象时，本品尤为适用。

（3）预防急性肾衰竭。用于各种原因（失水、休克、中毒、麻醉意外及循环功能不全等）导致肾血流灌注不足时，在纠正血容量不足的同时及时应用本品，可减少急性肾小管坏死的机会。

（4）用于高钾血症及高钙血症。

（5）用于稀释性低钠血症，尤其是当血钠浓度低于 120 mmol/L 时。

（6）用于抗利尿激素分泌失调综合征。

（7）用于急性药物、毒物中毒，如巴比妥类药物中毒。

四、注意事项

（一）交叉过敏
对磺胺药或噻嗪类利尿药过敏者，对本品也可能过敏。

（二）适应证
适应证有低钾血症、肝性脑病，超量服用洋地黄。

（三）慎用
（1）无尿或严重肾功能损害者慎用本品。

（2）糖尿病患者慎用本品。

（3）高尿酸血症或有痛风病史者慎用本品。

（4）严重肝功能损害者慎用本品，因水、电解质紊乱可诱发肝性脑病。

（5）急性心肌梗死者（过度利尿可促发休克）慎用本品。

（6）胰腺炎或有此病史者慎用本品。

（7）有低钾血症倾向者（尤其是应用洋地黄类药物或有室性心律失常者）慎用本品。

（8）红斑狼疮患者慎用本品，因本品可加重病情或诱发狼疮活动。

（9）前列腺增生者慎用本品。

（四）药物对儿童的影响
本品在新生儿体内半衰期明显延长，故新生儿用药间期应延长。

（五）药物对老年人的影响
老年人应用本品时发生低血压、电解质紊乱，致血栓形成和肾功能损害的机会增多。

（六）药物对妊娠的影响
本品可通过胎盘屏障，孕妇（尤其是妊娠早期）应尽量避免使用。且本品对妊娠高血压综合征无预防作用。动物实验表明本品可致流产、胎仔肾盂积水，使胎仔死亡率升高。美国食品药品监督管理局（FDA）对本品的妊娠安全性分级为 C 级。

（七）药物对哺乳期妇女的影响
本品可经乳汁分泌，哺乳妇女应慎用。

（八）用药前后及用药时应当检查或监测
用药期间随访检查：①血电解质，尤其是合用洋地黄类药物或皮质激素类药物、肝和肾功能损害者；②血压，尤其是用于降压、大剂量应用或用于老年人时；③肾功能；④肝功能；⑤血糖；

⑥血尿酸；⑦酸碱平衡情况；⑧听力。

五、不良反应

(一)代谢/内分泌系统

水、电解质紊乱(尤其是大剂量或长期应用时)较常见，如低钾血症、低氯血症、低氯性碱中毒、低钠血症、低钙血症以及与此有关的口渴、乏力、肌肉酸痛、心律失常等。高血糖症较少见，可致血糖水平升高、尿糖阳性，尤其是糖尿病或糖尿病前期患者，可使原有糖尿病加重。

(二)心血管系统

大剂量或长期应用时可见直立性低血压、休克。

(三)消化系统

食欲减退、恶心、呕吐、腹痛、腹泻、胰腺炎等较少见。长期应用还可致胃及十二指肠溃疡。

(四)肝脏

肝功能损害较少见。

(五)泌尿生殖系统

高尿酸血症较少见，过度脱水可使血尿酸和尿素氮水平暂时性升高。在高钙血症时用本品，可引起肾结石。

(六)血液系统

本品可使骨髓抑制而导致粒细胞减少、血小板减少性紫癜和再生障碍性贫血，但较少见。

(七)中枢神经系统

少见头晕、头痛、指趾感觉异常。

(八)眼

少见视物模糊、黄视症、光敏感。

(九)耳

耳鸣、听力障碍多见于大剂量静脉快速注射本品时(注射速度在 $4\sim15$ mg/min)，多为暂时性，少数为不可逆性(尤其是与其他有耳毒性的药物合用时)。

(十)肌肉骨骼

肌肉强直较少见。

(十一)变态反应

变态反应较少见。可出现皮疹、间质性肾炎，重者可致心脏停搏。

(十二)其他

有报道称本品可加重特发性水肿。

六、药物相互作用

(一)药物-药物相互作用

(1)与多巴胺合用，本品的利尿作用加强。

(2)与氯贝丁酯(安妥明)合用，两种药的作用均增强，并可出现肌肉酸痛、强直。

(3)本品能增强降压药的作用，合用时，降压药的用量应适当减少。

(4)本品可加强非去极化肌松药的作用(如氯化筒箭毒碱)，这与血钾浓度下降有关。手术中如果以筒箭毒碱作为肌松药，则应于术前1周停用本品。

(5)与两性霉素、氨基糖苷类合用,肾毒性和耳毒性增加,尤其是原有肾功能损害时。

(6)与锂剂合用时肾毒性明显增加,应尽量避免合用。

(7)与抗组胺药物合用时耳毒性增加,易出现耳鸣、头晕、眩晕。

(8)与碳酸氢钠合用,发生低氯性碱中毒机会增加。

(9)本品可增强头孢噻啶、头孢噻吩和头孢乙腈的肾脏毒性。

(10)与巴比妥类药物、麻醉药合用,易引起直立性低血压。

(11)本品易引起电解质紊乱(如低钾血症),故与洋地黄类强心苷合用易致心律失常。两者合用时应补钾。

(12)服用水合氯醛后静脉注射本品,可致出汗、面色潮红和血压升高,这与甲状腺素由结合状态转为游离状态增多,从而导致分解代谢加强有关。

(13)本品与阿司匹林相互竞争肾小管分泌,故合用两种药可使后者排泄减少。

(14)与卡托普利合用偶尔可致肾功能恶化。

(15)肾上腺皮质激素、促皮质素及雌激素能降低本品的利尿作用,并增加电解质紊乱(尤其是低钾血症)的发生率。

(16)非甾体类解热镇痛药能降低本品的利尿作用,增加肾损害机会,这与前者抑制前列腺素合成、减少肾血流量有关。合用本品与吲哚美辛,可影响后者在肠道的吸收并对抗后者的升血压作用。

(17)与拟交感神经药物及抗惊厥药物合用,本品的利尿作用减弱。

(18)与苯妥英钠合用,可降低本品的利尿效应达50%。

(19)丙磺舒可减弱本品的利尿作用。

(20)本品可使尿酸排泄减少、血尿酸升高,故与治疗痛风的药物合用时,后者的剂量应适当调整。

(21)本品可降低降血糖药的疗效。

(22)本品可降低抗凝药和抗纤溶药的作用。这主要与利尿后血容量下降、血中凝血因子浓度升高以及肝脏血液供应改善、肝脏合成凝血因子增多有关。

(二)药物-酒精/尼古丁相互作用

饮酒及含酒精制剂能增强本品的利尿和降压作用。

(三)药物-食物相互作用

使用本品时摄入味精可协同排钾,导致低钾血症、低钠血症。

七、用法与用量

(一)成人

1.口服给药

(1)水肿性疾病:起始剂量为一次20～40 mg,一天1次,必要时6～8小时后追加20～40 mg,直至出现满意利尿效果。一天最大剂量可达600 mg,但一般应控制在100 mg以内,分2～3次服用。部分患者可减少至一次20～40 mg,隔天1次(或一天20～40 mg,每周连续服药2～4天)。

(2)高血压:起始剂量为一天40～80 mg,分2次服用,并酌情调整剂量。

(3)高钙血症:一天80～120 mg,分1～3次服用。

2.静脉注射

(1)水肿性疾病。①一般剂量:开始剂量为 20～40 mg,必要时每 2 小时追加剂量,直至出现满意疗效。维持用药阶段可分次给药。②急性左心衰竭:起始剂量为 40 mg,必要时每 1 小时追加80 mg,直至出现满意疗效。③慢性肾功能不全:一天剂量一般为 40～120 mg。

(2)高血压危象:起始剂量为 40～80 mg,伴急性左心衰竭或急性肾衰竭时,可酌情增加用量。

(3)高钙血症:一次 20～80 mg。

3.静脉滴注

急性肾衰竭:将 200～400 mg 本品加入 100 mL 氯化钠注射液中,滴注速度不超过 4 mg/min。对有效者可按原剂量重复应用或酌情调整剂量,一天总量不超过 1 g。利尿效果差时不宜再增加剂量,以免出现肾毒性,对急性肾衰竭功能恢复不利。

(二)儿童

(1)口服给药:对水肿性疾病的起始剂量为 2 mg/kg,必要时每 4～6 小时追加 1～2 mg/kg。

(2)静脉注射:对水肿性疾病的起始剂量为 1 mg/kg,必要时每 2 小时追加 1 mg/kg。一天最大剂量可达 6 mg/kg。

八、制剂与规格

呋塞米片:①20 mg。②40 mg。

贮法:避光,密闭,干燥处保存。

呋塞米注射液 2 mL:20 mg。

贮法:避光,密闭,干燥处保存。

(刘玉静)

第二节 螺 内 酯

一、药物名称

中文通用名称:螺内酯。

英文通用名称:Spironolactone。

二、作用机制

本品为低效利尿药。结构与醛固酮相似,本品为醛固酮的竞争性抑制剂。本品作用于远曲小管和集合管的皮质段部位,阻断 Na^+-K^+ 和 Na^+-H^+ 交换,使 Na^+、Cl^- 和水排泄增多,K^+、Mg^{2+} 和 H^+ 排泄减少,但对 Ca^{2+} 和 P^{3+} 的作用不定。由于本品仅作用于远曲小管和集合管,对肾小管其他段无作用,故利尿作用较弱。此外,本品对肾小管以外的醛固酮靶器官也有作用,对血液中醛固酮水平升高的水肿患者作用较好,反之,醛固酮浓度不高时则作用较弱。

三、临床应用

(1)与其他利尿药合用,治疗心源性水肿、肝硬化腹水、肾性水肿等(其目的在于纠正上述疾病伴发的继发性醛固酮分泌增多),也用于特发性水肿的治疗。

(2)用于原发性醛固酮增多症的诊断和治疗。

(3)用于高血压的辅助治疗。

(4)与噻嗪类利尿药合用,增强利尿效应,预防低钾血症。

四、注意事项

(一)适应证

适应证为高钾血症、肾衰竭。

(二)慎用

无尿或肾功能不全者慎用本品。肝功能不全者慎用本品,因本品引起电解质紊乱,可诱发肝性脑病。低钠血症者慎用本品。酸中毒者慎用本品,一方面酸中毒可加重或促发本品所致的高钾血症,另一方面本品可加重酸中毒。乳房增大或月经失调者慎用本品。

(三)药物对老年人的影响

老年人用本品较易发生高钾血症和利尿过度,应慎用。

(四)药物对妊娠的影响

本品可通过胎盘,但对胎儿的影响尚不清楚,孕妇慎用,且用药时间宜短。美国食品药品监督管理局(FDA)对本品的妊娠安全性分级为 C 级。

(五)药物对哺乳的影响

本品的代谢物坎利酮可从乳汁分泌,哺乳妇女慎用。

(六)药物对检验值或诊断的影响

本品可使荧光法测定血浆皮质醇浓度升高,故取血前 4～7 天应停用本品或改用其他测定方法。

(七)用药前、后及用药时应当检查或监测

用药前应检查患者的血钾浓度(但在某些情况血钾浓度并不能代表机体内钾含量,例如,酸中毒时钾从细胞内转移至细胞外而易出现高钾血症,酸中毒纠正后血钾水平即可下降)。用药期间也必须密切随访血钾浓度和心电图。

五、不良反应

(1)常见的不良反应:①高钾血症最为常见,尤其是单独用药、进食高钾饮食、与钾剂或含钾药物(如青霉素钾)合用以及存在肾功能损害、少尿、无尿时。②胃肠道反应,如恶心、呕吐、胃痉挛和腹泻,尚有报道称本品可致消化性溃疡。

(2)少见的不良反应以下几项。①低钠血症:单用时少见,与其他利尿药合用时发生率升高。②产生抗雄激素样作用或对其他内分泌系统的影响,例如,长期服用本品可致男性乳房发育、阳痿、性功能低下,可致女性乳房胀痛、声音变粗、毛发增多、月经失调、性功能下降。

(3)中枢神经系统:长期或大剂量服用本品可发生行走不协调、头痛等。

(4)罕见的不良反应:①变态反应,出现皮疹、呼吸困难。②暂时性血清肌酸酐、尿素氮水平升高,主要与过度利尿、有效血容量不足、肾小球滤过率下降有关。③轻度高氯性酸中毒。④有长期服用本品和氢氯噻嗪后发生乳腺癌的报道。

(5)此外,本品尚可使血浆肾素、血镁、血钾水平升高,尿钙排泄可能增多,而尿钠排泄减少。

六、药物相互作用

药物相互作用如下。

(1)多巴胺能增强本品的利尿作用。

(2)与引起血压下降的药物合用,可增强利尿和降压作用。

(3)与噻嗪类利尿药或汞剂利尿药合用可增强利尿作用,并可抵消噻嗪类利尿药的排钾作用。

(4)与一些药物合用时,高钾血症的发生率增加,这些药物有含钾药物、库存血(至少含钾30 mmol/L)、血管紧张素转换酶抑制剂、血管紧张素Ⅱ受体拮抗剂、环孢素等。

(5)本品可使地高辛等强心苷的半衰期延长而引起中毒。

(6)与氯化铵、考来烯胺合用易发生代谢性酸中毒。

(7)与锂盐合用时,由于近端小管对 Na^+ 和 Li^+ 的重吸收。可使血锂浓度升高,应避免合用。

(8)与肾毒性药物合用,可增加肾毒性。

(9)非甾体类解热镇痛药(尤其是吲哚美辛)能降低本品的利尿作用,两者合用时肾毒性增加。

(10)与葡萄糖胰岛素液、碱剂、钠型降钾交换树脂合用,可减少高钾血症的发生。

(11)肾上腺皮质激素(尤其是具有较强盐皮质激素作用者)、促皮质素能减弱本品的利尿作用,而拮抗本品的潴钾作用。

(12)雌激素可引起水钠潴留,合用时会减弱本品的利尿作用。

(13)甘珀酸钠、甘草类制剂具有醛固酮样作用,可降低本品的利尿作用。

(14)拟交感神经药物可降低本品的降压作用。

(15)本品可使血糖水平升高,不宜与抗糖尿病药合用。

(16)本品能明显降低口服双香豆素的抗凝血作用,应避免同时使用。

(17)与右丙氧芬合用,可出现男性乳房女性化和皮疹。

七、用法与用量

(一)成人

口服给药。

1.水肿性疾病

开始时,一天 40~120 mg,分 2~4 次服用,至少连服 5 天,以后酌情调整剂量。

2.高血压

开始时,一天 40~80 mg,分次服用,至少用药 2 周,以后酌情调整剂量(但不宜与血管紧张素转换酶抑制剂合用,以免增加高钾血症的发生率)。

3.原发性醛固酮增多症

手术前患者,一天 100~400 mg,分 2~4 次服用。不宜手术的患者,则选用较小剂量维持。

4.诊断原发性醛固酮增多症

长期试验,一天 400 mg,分 2～4 次服用,连用 3～4 周。短期试验,一天 400 mg,分 2～4 次服用,连用 4 天。

(二)老年人

老年人对本品较敏感,开始用量宜偏小。

(三)儿童

口服给药:治疗水肿性疾病:开始时,一天 1～3 mg/kg 或 30～90 mg/m²,单次或分 2～4 次服用,连用 5 天后酌情调整剂量。一天剂量为 3～9 mg/kg 或 90～270 mg/m²。

八、制剂与规格

螺内酯片 20 mg。

贮法:密封,置于干燥处保存。

螺内酯胶囊 20 mg。

贮法:遮光、密封保存。

(刘玉静)

第三节 氢 氯 噻 嗪

一、药物名称

中文通用名称:氢氯噻嗪。

英文通用名称:Hydrochlorothiazide。

二、作用机制

(1)对水、电解质排泄的影响,表现在本品可增加肾脏对尿钠、钾、氯、磷和镁等离子的排泄,减少对尿钙的排泄。本品主要抑制远曲小管前段和近曲小管(作用较轻)对氯化钠的重吸收,从而增加远曲小管和集合管的 Na^+-K^+ 交换,使 K^+ 分泌增多。其对近曲小管的作用可能与抑制碳酸酐酶的活性有关。本品还能抑制磷酸二酯酶的活性,减少肾小管对脂肪酸的摄取和线粒体氧耗,从而抑制肾小管对 Na^+、Cl^- 的主动重吸收。除利尿排钠作用外,可能还有肾外作用机制参与降压,可能是增加胃肠道对 Na^+ 的排泄。

(2)本品对肾血流动力学和肾小球滤过功能也有影响。由于肾小管对水、Na^+ 的重吸收减少,肾小管内压力升高,流经远曲小管的水和 Na^+ 增多,刺激致密斑通过管-球反射,使肾内肾素、血管紧张素分泌增加,引起肾血管收缩,肾血流量下降,肾小球入球小动脉和出球小动脉收缩,肾小球滤过率也随之下降。

三、临床应用

(1)用于水肿性疾病(如充血性心力衰竭、肝硬化腹水、肾病综合征、急性和慢性肾炎水肿、慢性肾衰竭早期、肾上腺皮质激素和雌激素治疗所致的水钠潴留),可排泄体内过多的 Na^+ 和水,减少细胞外液容量,消除水肿。

(2)用于原发性高血压,可单独应用于轻度高血压,或作为基础降压药与其他降压药配合使用。

(3)用于中枢性或肾性尿崩症。

(4)用于肾结石,主要是预防钙盐形成的结石。

四、注意事项

(一)交叉过敏

本品与磺胺类药物、呋塞米、布美他尼、碳酸酐酶抑制剂等存在交叉过敏。

(二)适应证

适应证对本品、磺胺类药物过敏者(国外资料)。

(三)慎用

无尿或严重肾功能减退者慎用本品,本品大剂量应用时可致药物蓄积,毒性增加;糖尿病患者慎用本品;高尿酸血症或有痛风病史者慎用本品;严重肝功能损害者慎用本品,因本品可导致水、电解质紊乱,从而诱发肝性脑病;高钙血症患者慎用本品;低钠血症患者慎用本品;红斑狼疮患者慎用本品,因本品可加重病情或诱发狼疮活动;胰腺炎患者慎用本品;交感神经切除者慎用本品因本品可致降压作用加强。

(四)药物对儿童的影响

儿童用药无特殊注意事项,但对患有黄疸的婴儿慎用本品,因本品可使血胆红素水平升高。

(五)药物对老年人的影响

老年人应用本品较易发生低血压、电解质紊乱和肾功能损害。

(六)药物对妊娠的影响

本品能通过胎盘屏障,对高血压综合征无预防作用,且有可能使胎儿及新生儿产生黄疸、血小板减少等。虽然动物实验发现几倍于人类的剂量对胎仔尚未产生不良反应,但孕妇仍应慎用。美国食品药品监督管理局(FDA)对本品的妊娠安全性分级为 B 级或 D 级。

(七)药物对哺乳的影响

本品可自乳汁分泌,故哺乳妇女不宜服用。

(八)药物对检验值或诊断的影响

可干扰蛋白结合碘的测定。

(九)用药前后及用药时应当检查或监测

用药期间应随访检查血电解质、血糖、血尿酸、血肌酸酐、血尿素氮、血压。

五、不良反应

本品的大多数不良反应与剂量和疗程有关。

(一)代谢/内分泌系统

(1)低钾血症:是最常见的不良反应,与噻嗪类利尿药排钾作用有关,长期缺钾可损伤肾小管,严重失钾可引起肾小管上皮的空泡变性,以及引起严重快速性心律失常等异位心律。为预防应采取间歇疗法或与保钾利尿药合用或及时补充钾盐。

（2）低氯性碱中毒或低氯、低钾性碱中毒：噻嗪类（特别是氢氯噻嗪）常明显增加氯化物的排泄。

（3）低钠血症：亦不罕见，导致中枢神经系统症状及加重肾损害。

（4）氮质血症：本品可降低肾小球滤过率，减少血容量，可加重氮质血症，对于肾功能严重损害者，可诱发肾衰竭。

（5）升高血氨：本品有弱的抑制碳酸酐酶的作用，长期应用时，H^+分泌减少，尿液偏碱性。在碱性环境中，肾小管腔内的 NH_3 不能转变为 NH_4^+ 排到体外，血氨水平随之升高。对于肝脏功能严重损害者，有诱发肝性脑病的危险。

（6）脱水，可造成血容量和肾血流量减少，也可使肾小球滤过率降低。

（7）本品可使糖耐量降低、血糖和尿糖水平升高，可能与抑制胰岛素释放有关。一般患者停药即可恢复，但糖尿病患者的病情可加重。

（8）本品可干扰肾小管排泄尿酸，引起高尿酸血症，对一般患者为可逆性，临床意义不大；对有痛风史者可致痛风发作，由于通常无关节疼痛，高尿酸血症易被忽视。

（9）长期用药可致血胆固醇、甘油三酯、低密度脂蛋白和极低密度脂蛋白水平升高，高密度脂蛋白水平降低，有促进动脉粥样硬化的可能。

（10）其他：可见血钙浓度升高，血磷、镁及尿钙浓度降低。

（二）变态反应

变态反应有出皮疹、荨麻疹等，但较为少见。

（三）血液

中性粒细胞减少、血小板减少性紫癜少见。

（四）其他

可见胆囊炎、胰腺炎、性功能减退、光敏性皮炎、色觉障碍等，但较罕见。曾有发生肝内阻塞性黄疸而致死的报道。长期应用可出现乏力、倦怠、眩晕、食欲缺乏、恶心、呕吐、腹泻及血压降低等症状，减量或调节电解质失衡后症状即可消失。

六、药物相互作用

（一）药物-药物相互作用

（1）与降压药（如利舍平、胍乙啶、可乐定）合用，利尿、降压作用均加强。

（2）与多巴胺合用，利尿作用加强。

（3）与单胺氧化酶抑制剂合用，可加强降压效果。

（4）与阿替洛尔有协同降压作用，两种药联用控制心率的效果优于单独应用阿替洛尔。

（5）溴丙胺太林可明显增加本品的胃肠道吸收。

（6）与非去极化肌松药（如氯化筒箭毒碱）合用，可增强后者的作用。其机制与本品使血钾水平降低有关。

（7）与维生素 D 合用，可升高血钙浓度。

（8）与二氮嗪合用，可加重血糖水平升高。

（9）与 β 受体阻滞剂合用，可增强对血脂、尿酸和血糖的影响。

（10）与锂制剂合用，可减少肾脏对锂的清除，升高血清锂浓度，加重锂的肾毒性。

（11）与碳酸氢钠合用，可增加发生低氯性碱中毒的危险。

（12）与金刚烷胺合用，可产生肾毒性。

（13）与酮色林合用，可发生室性心律不齐。

（14）与吩噻嗪类药物合用，可导致严重的低血压或休克。

（15）与巴比妥类药、血管紧张素转换酶抑制剂合用，可引起直立性低血压。

（16）肾上腺皮质激素、促皮质素、雌激素、两性霉素 B（静脉用药）等药物能降低本品的利尿作用，增加发生电解质紊乱（尤其是低钾血症）的危险。

（17）非甾体类解热镇痛药（尤其是吲哚美辛）能降低本品的利尿作用，其作用机制可能与前者抑制前列腺素合成有关。本品与吲哚美辛合用时，可引起急性肾衰竭。本品与阿司匹林合用，可引起或加重痛风。

（18）考来烯胺（消胆胺）能减少胃肠道对本品的吸收，故应在口服考来烯胺 1 小时前或 4 小时后服用本品。

（19）与拟交感胺类药合用，利尿作用减弱。

（20）与氯磺丙脲合用，可降低血钠浓度。

（21）本品可降低抗凝药的抗凝作用，主要是因为利尿后机体血容量下降，血中凝血因子浓度升高，利尿使肝脏血液供应改善，合成凝血因子增多。

（22）本品可升高血糖水平，同用降血糖药时应注意调整剂量。

（23）与乌洛托品合用，乌洛托品转化为甲醛受抑制，疗效下降。

（24）因本品可干扰肾小管排泄尿酸，使血尿酸浓度升高，故本品与抗痛风药合用时，应调整后者剂量。

（25）在用本品期间给予静脉麻醉药羟丁酸钠，或与利托君、洋地黄类药物、胺碘酮等合用可导致严重的低钾血症。本品引起的低血钾可增强洋地黄类药物、胺碘酮等的毒性。

（26）与甲氧苄啶合用，易发生低钠血症。

（27）本品可降低丙磺舒的作用，合用两种药时应加大丙磺舒的用量。

（28）过多输入氯化钠溶液可消除本品的降压利尿作用。

（二）药物-酒精和/或尼古丁相互作用

酒精与本品合用，因扩张血管降低循环血流量，易发生直立性低血压。

（三）药物-食物相互作用

（1）食物能增加本品的吸收量，这可能与药物在小肠的滞留时间延长有关。

（2）摄入含盐量高的食物可拮抗本品的降压利尿作用。

七、用法与用量

（一）成人

口服给药。

1.水肿性疾病

（1）一般用量：一天 25～100 mg，分 1～3 次服用，需要时可增至一天 100～200 mg，分 2～3 次服用。为预防电解质紊乱及血容量骤降，宜从小剂量（一天 12.5～25.0 mg）用起，以后根据利尿情况逐步加量。近年多主张间歇用药，即隔天用药或每周 1～2 次用药，或连续服药 3～4 天，停药 3～4 天，以减少不良反应。

（2）心源性水肿：开始用小剂量，一天 12.5～25.0 mg，以免因盐及水分排泄过快而引起循环障碍或其他症状;同时注意调整洋地黄的用量,以免因钾的丢失而导致洋地黄中毒。

2.高血压病

单用本品时,一天 25～100 mg,分 1～2 次服用,并按降压效果调整剂量;与其他抗高血压药合用时,一次 10 mg,一天 1～2 次。

(二)老年人

老年人可从一次 12.5 mg,一天 1 次开始,并按降压效果调整剂量。

(三)儿童

口服给药:一天 1～2 mg/kg 或 30～60 mg/m²,分 1～2 次服用,并按疗效调整剂量。小于 6 个月的婴儿剂量可按一天 3 mg/kg。

八、制剂与规格

氢氯噻嗪片:①10 mg。②25 mg。③50 mg。

贮法:遮光、密闭保存。

(刘玉静)

第四节 氨苯蝶啶

一、药物名称

中文通用名称:氨苯蝶啶。

英文通用名称:Triamterene。

二、作用机制

本品为保钾利尿药,其作用部位及保钾排钠作用与螺内酯相同,但作用机制与后者不同。本品不是醛固酮拮抗剂,而是直接抑制肾脏远端小管和集合管的 Na^+-K^+ 交换,从而使 Na^+、Cl^-、水排泄增多,而 K^+ 排泄减少。

三、临床应用

(1)氨苯蝶啶主要治疗水肿性疾病,包括充血性心力衰竭、肝硬化腹水、肾病综合征等,以及肾上腺皮质激素治疗过程中发生的水钠潴留。主要目的在于纠正上述情况下的继发性醛固酮分泌增多,并拮抗其他利尿药的排钾作用。常因患者对氢氯噻嗪疗效不明显时加用本品。

(2)氨苯蝶啶也可用于治疗特发性水肿。

四、注意事项

(1)适应证:①高钾血症;②严重或进行性加重的肾脏疾病;③严重肝脏疾病。

(2)慎用于下列情况:①肝、肾功能不全;②有糖尿病;③有低钠血症;④酸中毒;⑤有高尿酸血症或有痛风病史;⑥有肾结石或有此病史。

（3）药物对老年人的影响：老年人应用本品较易发生高钾血症和肾损害。

（4）药物对妊娠的影响：动物实验显示本品能透过胎盘，但在孕妇体内的情况尚不清楚，孕妇应慎用。美国食品药品监督管理局（FDA）对本品的妊娠安全性分级为 B 级。

（5）药物对哺乳的影响：母牛实验显示本品可由乳汁分泌，但在人类体内的情况尚不清楚，哺乳妇女应慎用。

（6）药物对检验值或诊断的影响：①可干扰血奎尼丁浓度的荧光法测定结果。②使下列测定值升高：血糖（尤其是糖尿病患者）、血肌酸酐和尿素氮（尤其是肾功能损害时）、血浆肾素、血钾、血镁、血尿酸及尿中尿酸排泄量。③血钠下降。

（7）用药前后及用药时应当检查或监测：①用药前应监测血钾浓度（但在某些情况下血钾浓度并不能真正反映体内钾潴量，例如，酸中毒时钾从细胞内转移至细胞外而易出现高钾血症，酸中毒纠正后血钾浓度即可下降）。②长期应用时，应定期检查血尿素氮。

五、不良反应

（一）常见
高钾血症常见。

（二）少见
胃肠道反应（如恶心、呕吐、腹泻和胃痉挛）少见。低钠血症少见。头晕、头痛少见。光敏感少见。

（三）罕见
1.变态反应
变态反应有皮疹、呼吸困难等。

2.血液系统反应
血液系统反应如粒细胞减少甚至粒细胞缺乏、血小板减少性紫癜、巨幼细胞贫血（干扰叶酸代谢）。

3.肾结石
有报道称长期服用本品者肾结石的发生率为 1/1 500。其作用机制可能是本品及其代谢产物在尿中浓度过饱和，析出结晶并与蛋白基质结合，从而形成肾结石。

六、药物相互作用

（一）药物相互作用
（1）本品可使血尿酸升高，与噻嗪类和袢利尿药合用，可使血尿酸水平进一步升高，故必要时应加用治疗痛风的药物。

（2）与 β 受体阻滞剂合用，可增强对血脂、尿酸和血糖浓度的影响。

（3）与完全胃肠道外营养合用可致代谢性酸中毒。

（4）与锂剂合用，可加强锂的肾毒性作用。

（5）与甲氨蝶呤合用，可增强后者的毒性。

（6）本品可使血糖水平升高，与降糖药合用时，应适当加大后者的剂量。

（7）与洋地黄毒苷合用，可使其生物转化增加，疗效降低。且合用时禁止补钾，以防血钾浓度过高。

（8）雷尼替丁可减少本品在肠道的吸收，抑制其在肝脏的代谢，并降低肾清除率。

（9）其他参见螺内酯的药物相互作用内容。

（二）药物-食物相互作用

同时摄入本品和富含钾的食物会增加高钾血症的发生率（特别是在已有肾功能不全时）。

七、用法与用量

（一）成人

口服给药：开始时，一天 25～100 mg，分 2 次服。与其他利尿药合用时，剂量应减少。维持阶段可改为隔天疗法。一天最大剂量为 300 mg。

（二）儿童

口服给药：一天 2～4 mg/kg 或 120 mg/m^2，分 2 次服，每天或隔天服用，以后酌情调整剂量。一天最大剂量为 6 mg/kg 或 300 mg/m^2。

八、制剂与规格

氨苯蝶啶片 50 mg。

贮法：密闭保存。

（尹利顺）

第八章

血液系统疾病临床用药

第一节　抗血小板药

血小板在血栓栓塞性疾病,特别是在动脉血栓疾病的形成过程中具有重要病理生理学意义。抗血小板药是指对血小板功能有抑制作用的药物,临床较常用的是阿司匹林和氯吡格雷。

一、血小板代谢酶抑制剂

(一)阿司匹林

阿司匹林是花生四烯酸代谢过程中的环氧化酶抑制剂。$75\sim150$ mg 阿司匹林可使血小板中环氧化酶活性中心丝氨酸残基乙酰化而灭活,从而抑制血栓素 A_2(TXA_2)的生成。一次服药,对该酶抑制达 90%,且不可逆。但是,阿司匹林对血管内皮细胞中环氧化酶的抑制作用弱而可逆,故对 PGI_2 的形成影响小。因此,此剂量阿司匹林防治血栓性疾病收效较佳,不良反应较少。

1.药理作用

抑制血小板聚集,阻止血栓形成。生理情况下,血小板产生的血栓素 TXA_2 是强大的血小板释放及聚集的诱导物,它可直接诱发血小板释放 ADP,加速血小板的聚集过程。阿司匹林可抑制 TXA_2 的合成,抑制血小板聚集引起的血液凝固,延长出血时间。

2.临床应用

阿司匹林常用于冠状动脉硬化性疾病、心肌梗死、脑梗死、深静脉血栓形成和肺梗死等。作为溶栓疗法的辅助抗栓治疗,能减少缺血性心脏病发作和复发的风险,也可使一过性脑缺血发作患者的脑卒中发生率和病死率降低。

(二)利多格雷

利多格雷是强大的 TXA_2 合成酶抑制剂兼中度 TXA_2 受体阻滞剂。本品可直接抑制 TXA_2 的合成,拮抗 TXA_2 的作用。对血小板血栓和冠状动脉血栓的作用较水蛭素及阿司匹林更有效。据临床试验报道,本品在急性心肌梗死、心绞痛及缺血性脑卒中的治疗中,在血栓发生率和再栓塞率方面均较阿司匹林明显降低,且预防新的缺血性病变更为有效。有轻度胃肠反应,不良反应较轻。

同类药物尚有吡考他胺,其作用比利多格雷弱,不良反应轻。

(三)依前列醇

依前列醇(PGI_2)为人工合成的前列腺素类 PGI_2,是迄今为止发现的活性最强的血小板聚集内源性抑制剂。内源性 PGI_2 由血管内皮细胞合成,具有强大的抗血小板聚集及松弛血管平滑肌作用。依前列醇能抑制 ADP、胶原纤维和花生四烯酸等诱导的血小板聚集和释放。对体外旁路循环中形成的血小板聚集体具有解聚作用,还能抑制血小板在血管内皮细胞上的黏附。PGI_2 的作用机制是通过激活血小板腺苷酸环化酶,使血小板内 cAMP 水平升高,促进胞质内 Ca^{2+} 再摄取进入 Ca^{2+} 库,降低胞质内游离 Ca^{2+} 浓度,使血小板处于静止状态,失去对各种刺激物的反应。

本品的 $t_{1/2}$ 很短,仅 3 分钟,作用短暂,性质不稳定。在体内迅速转为稳定的代谢产物6-酮-PGF_1。在肺内不被灭活是 PGI_2 的特点。PGI_2 性质不稳定,作用短暂。

依前列醇用于心肺分流术、血液透析等体外循环时,防止高凝状态和微血栓形成,也用于严重外周血管性疾病,如雷诺病、缺血性心脏病、原发性肺动脉高压和血小板消耗性疾病。

本品静脉滴注过程中常见血压下降、心率加速、头痛、眩晕和潮红等现象,减少剂量或暂停给药可以缓解;此外,对消化道刺激症状也较常见。本品禁用于有出血倾向、严重左心室收缩功能障碍所致的充血性心力衰竭患者。

(四)双嘧达莫

双嘧达莫为环核苷酸磷酸二酯酶抑制剂,主要抑制血小板的聚集,发挥抗栓作用。

1.药理作用与机制

(1)抑制血小板黏附,防止其黏附于血管壁的损伤部位。

(2)通过以下途径增加 cAMP 含量,抑制血小板聚集:①抑制磷酸二酯酶的活性,减少 cAMP 水解为 5-AMP;②抑制血液中的腺苷脱氢酶,减少腺苷的分解;③抑制腺苷再摄取,增加血浆中腺苷含量,通过腺苷,再激活腺苷酸环化酶,增加血小板中 cAMP 浓度,而协同抗血小板聚集作用。

(3)抑制血小板生成 TXA_2,降低其促进血小板聚集的作用,并可直接刺激血管内皮细胞产生 PGI_2,增强其活性。

此外,本品尚有扩张冠状动脉阻力血管、增加冠状动脉血流量的作用,但不能增加缺血区的血液供应。

2.体内过程

双嘧达莫口服吸收缓慢,个体差异大,生物利用度为 $27\%\sim59\%$。口服后 $1\sim3$ 小时血药浓度达峰值,与蛋白结合率高($91\%\sim99\%$)。双嘧达莫主要在肝脏转化为葡糖醛酸耦联物,自胆汁排泄,可因肝肠循环而延缓消除,少量自尿排出。$t_{1/2}$ 为 $10\sim12$ 小时。

3.临床应用

其与阿司匹林相似,但不常应用。一般与口服抗凝血药香豆素合用,治疗血栓栓塞性疾病,可增强疗效。可用于安装人工瓣膜者、口服香豆素类仍有血栓栓塞者或同服阿司匹林不能耐受者等。

4.不良反应

较常见的不良反应为胃肠道刺激。由于血管扩张,血压下降,导致头痛、眩晕、潮红和晕厥等。少数心绞痛患者用药后可出现"窃血"现象,诱发心绞痛发作,应慎用。

二、氯吡格雷

氯吡格雷为一种前体药物,通过氧化作用形成 2-氧基-氯吡格雷,然后经过水解形成活性代谢物(一种硫醇衍生物)发挥作用。与阿司匹林相比,氯吡格雷可显著降低新的缺血性事件(包括心肌梗死,缺血性脑卒中和其他血管疾病死亡)的发生率。

(一)药理作用与机制

氯吡格雷是血小板聚集抑制剂,选择性地抑制 ADP 与血小板受体的结合及抑制 ADP 介导的糖蛋白 GPⅡ_b/Ⅲ_a复合物的活化,发挥抑制血小板的聚集的功能。氯吡格雷也可以抑制非 ADP 引起的血小板聚集,并不可逆抑制 ADP 受体的功能。

(二)体内过程

氯吡格雷吸收迅速,母体化合物的血浆浓度很低。血浆蛋白结合率为 98%。氯吡格雷进入肝脏后在细胞色素 P450 同工酶 2B6 和 3A4 调节的调节下生成无抗血小板作用的羧酸盐衍生物。约 50% 由尿液排出,46% 由粪便排出。一次和重复给药后,血浆中主要代谢产物的消除半衰期为 8 小时。

(三)临床应用

本品可用于预防和治疗因血小板高聚集引起的心、脑及其他动脉循环障碍疾病,例如,防治心肌梗死、缺血性脑血栓、闭塞性脉管炎和动脉粥样硬化及血栓栓塞引起的并发症。本品应用于有过近期发生的脑卒中、心肌梗死或确诊外周动脉疾病的患者,治疗后可减少动脉粥样硬化事件的发生(心肌梗死、脑卒中和血管性死亡)。

(四)不良反应及注意事项

常见不良反应为消化道出血、中性粒细胞减少、腹痛、食欲缺乏、胃炎、便秘和皮疹。对患有急性心肌梗死的患者,在急性心肌梗死最初几天不推荐进行氯吡格雷治疗。对于有伤口(特别是在胃肠道和眼内)、易出血的患者应慎用。对肝、肾功能不好的患者慎用。

三、血小板 GPⅡ_b/Ⅲ_a受体阻断药

(一)阿昔单抗

阿昔单抗是血小板 GPⅡ_b/Ⅲ_a的人/鼠嵌合单克隆抗体,可竞争性、特异性地阻断纤维蛋白原与 GPⅡ_b/Ⅲ_a结合,产生抗血小板聚集作用。本品在临床上试用于不稳定型心绞痛的治疗,可降低心肌梗死发生率。有出血危险,应严格控制剂量。

(二)精氨酸-甘氨酸-天冬氨酸多肽

血小板 GPⅡ_b/Ⅲ_a受体含有能与精氨酸-甘氨酸-天冬氨酸(RGD)三肽结合的位点。用天然或化学合成含有 RGD 三肽序列的多肽,均能抑制纤维蛋白原与 GPⅡ_b/Ⅲ_a受体结合,而具有抗血小板聚集作用。本品现已试用于血栓栓塞性疾病的治疗。

(三)依替巴肽

依替巴肽属于环状多肽,是 RGD 三肽在 αⅡbβ_3 结合位点的阻断剂。静脉注射可在体内阻止血小板聚集。本品在临床上用于不稳定型心绞痛和冠状动脉成形术。

随后相继开发出非肽类的 GPⅡ_b/Ⅲ_a受体阻断药拉米非班、替罗非班和可供口服的珍米洛非班、夫雷非班和西拉非班等。这些药物抑制血小板聚集的作用强,应用方便,不良反应较少,适用于急性心肌梗死、溶栓治疗、不稳定型心绞痛和血管成形术后再梗死。

(赵盼盼)

第二节 纤维蛋白溶解药

在生理情况下,各种因素引起小血管内形成血凝块时,将激活纤溶系统,使之溶解,阻止血栓形成,保证血流畅通。当某些病理因素导致机体形成血栓时,可以给予外源性的纤溶酶原激活剂,大量激活纤溶系统,使纤溶酶原转为纤溶酶,将已形成的血栓溶解。因此,将此类药物称为纤维蛋白溶解剂,又名溶栓药。

一、链激酶

链激酶(SK)为第一代天然溶栓药,是从 β-溶血性链球菌培养液中提取的一种非酶性单链蛋白,分子量为 47 kD,链激酶 1 U 相当于 0.01 g 蛋白质。现用基因工程技术制成重组链激酶(rSK)。

(一)药理作用

链激酶激活纤溶酶原为纤溶酶的作用是间接的,即链激酶先与纤溶酶原形成 SK-纤溶酶原复合物,使其中的纤溶酶原构象发生变化,转为 SK-纤溶酶复合物,后者激活结合或游离于纤维蛋白表面的纤溶酶原为纤溶酶,使血栓溶解。因此,SK 的活性不需要纤维蛋白存在,SK-纤溶酶原复合物也不受血液中 α_2-抗纤溶酶(α_2-AP)的抑制。

(二)临床应用

本品主要用于血栓栓塞性疾病,如急性心肌梗死、静脉血栓形成、肺栓塞、动脉血栓栓塞、透析通道栓塞和人工瓣膜栓塞。在血栓形成不超过 6 小时内用药,其疗效最佳。

(三)不良反应

不良反应为出血,若严重可注射氨甲苯酸(或类似药),也可补充纤维蛋白原或全血。本品具有抗原性,可引起变态反应。

二、尿激酶

尿激酶(UK)是由人尿或肾细胞组织培养液提取的第一代天然溶栓药。尿激酶为体内纤溶系的成员,可直接激活纤溶酶原为纤溶酶。纤溶酶裂解凝血块表面上的纤维蛋白,也可裂解血液中游离的纤维蛋白原,故本品对纤维蛋白无选择性。进入血液中的 UK 可被循环中纤溶酶原激活剂的抑制物(PAI)所中和,但连续用药后,PAI 很快耗竭。产生的纤溶酶可被血液中 α_2-AP灭活,故治疗量效果不佳,需大量 UK 使 PAI 和α_2-AP耗竭,才能发挥溶栓作用。UK 的 $t_{1/2}$ 约为16 分钟,作用短暂。

本品主要用于心肌梗死和其他血栓栓塞性疾病,是目前国内应用最广泛的溶栓药。出血是其主要不良反应,但较链激酶轻,无变态反应。

三、阿尼普酶

阿尼普酶又称茴香酰化纤溶酶原/链激酶激活剂复合物(APSAC),属于第二代溶栓药。本品为链激酶与赖氨酸纤溶酶原以 1 : 1 的比例形成的复合物,分子量为 131 kD。赖氨酸纤溶酶原的活性中心被茴香酰基所封闭。进入血液中的 APSAC 弥散到血栓含纤维蛋白表面,通过复合物的赖氨酸纤溶酶原活性中心与纤维蛋白结合,被封闭的乙酰基缓慢去乙酰基,激活血栓上纤维蛋白表面的纤溶酶原为纤溶酶,溶解血栓。

本品具有以下特点:一次静脉注射即可,不必静脉滴注(缓慢去乙酰基);不受 α_2-AP 抑制(茴香酰化);本品是赖氨酸纤溶酶原的复合物,较易进入血液凝块处与纤维蛋白结合;本品是选择性纤维蛋白溶栓药,很少引起全身性纤溶活性增强,故出血少。本品具有抗原性,可致变态反应。本品血浆 $t_{1/2}$ 为 90～105 分钟。本品的临床应用与尿激酶相同。

属于第二代溶栓药的还有阿替普酶、西替普酶和那替普酶。后两者为基因重组的 t-PA。

四、葡萄球菌激酶

葡萄球菌激酶(SAK)简称葡激酶,是从某些金黄色葡萄球菌菌株的培养液中获得的,现为基因工程重组产品。作用与链激酶相似,无酶活性。SAK 先与纤溶酶原形成复合物,后者裂解纤溶酶原为纤溶酶。葡激酶对纤维蛋白的溶解作用和对富含血小板血栓的溶栓作用均较链激酶强。本品已试用于急性心肌梗死患者,疗效较链激酶佳,出血较少。

五、瑞替普酶

瑞替普酶属于第三代溶栓药,通过基因重组技术改良天然溶栓药的结构,提高选择性溶栓效果,延长 $t_{1/2}$,减少用药剂量和不良反应。瑞替普酶具有以下优点:溶栓疗效高(血栓溶解快,防止血栓再形成,提高血流量),见效快,耐受性较好,不需要按体重调整,只能静脉给药。一般在发病 6 小时内使用治疗效果更好。本品适用于急性心肌梗死的溶栓疗法。常见不良反应为出血、血小板减少症。有出血倾向患者慎用。

(田素青)

第三节　促　凝　血　药

一、维生素 K

维生素 K 广泛存在于自然界,基本结构为甲萘醌。维生素 K_1 存在于绿色植物中,K_2 是人体肠道细菌的代谢产物,以上二者均为脂溶性,其吸收需要胆汁参与。K_3、K_4 均为人工合成,是水溶性的,直接可以吸收。

(一)药理作用

维生素 K 是 γ-羧化酶的辅酶,参与凝血因子Ⅱ、Ⅶ、Ⅸ和Ⅹ前体的功能活化过程,使这些凝血因子前体的第 10 个谷氨酸残基在羧化酶参与下羧化为 γ-羧基谷氨酸,从而使这些因子具有活性,产生凝血作用。羧化酶的活化需要还原的氢醌型维生素 K 氧化为维生素 K 环氧化物,以及环氧化型维生素 K 的再还原才能完成上述羧化反应。

(二)临床应用

本品可用于维生素 K 缺乏引起的出血:①阻塞性黄疸、胆瘘、慢性腹泻和广泛胃肠切除后,继发于吸收或利用障碍所致的低凝血酶原血症;②新生儿出血(缺乏合成维生素 K 的细菌)和预防长期应用广谱抗生素继发的维生素 K 缺乏症(细菌合成维生素 K 减少);③口服过量华法林、香豆素类抗凝药、水杨酸等所致出血。

(三)不良反应

维生素 K_1(甚至大剂量)的不良反应较少,但注射速度过快可出现面部潮红、出汗、胸闷和血压骤降等。一般以肌内注射为宜。较大剂量维生素 K_3 可引发新生儿、早产儿或缺乏葡萄糖-6-磷酸脱氢酶的特异质者发生溶血和高铁血红蛋白血症。

二、凝血因子制剂

凝血因子制剂是从健康人体或动物血液中提取、经分离提纯、冻干后制备的含不同凝血因子的制剂,主要用于凝血因子缺乏时的替代或补充疗法。

凝血酶原复合物是由健康人静脉血分离而得的含有凝血因子 Ⅱ、Ⅶ、Ⅸ 和 Ⅹ 的混合制剂。上述四种凝血因子的凝血作用均依赖维生素 K 的存在。它在临床上主要用于治疗乙型血友病(先天性凝血因子 Ⅸ 缺乏)、严重肝脏疾病、香豆素类抗凝剂过量和维生素 K 依赖性凝血因子缺乏所致的出血。

抗血友病球蛋白含凝血因子Ⅷ及少量纤维蛋白原,在临床上主要用于甲型血友病(先天性因子Ⅷ缺乏症)的治疗,还可用于治疗溶血性血友病、抗因子Ⅷc抗体所致严重出血。静脉滴注过速能引起头痛、发热、荨麻疹等症状。

三、氨甲环酸及氨甲苯酸

氨甲环酸及氨甲苯酸(PAMBA)为抗纤维蛋白溶解药,化学结构与赖氨酸类似。剂量低时它们竞争性阻断纤溶酶原与纤维蛋白结合,防止纤溶酶原的激活,剂量高时能直接抑制纤溶酶的活性,从而抑制纤维蛋白溶解,引起凝血作用。

(一)临床应用

本品可用于纤溶系统亢进引起的各种出血,如前列腺、尿道、肺、肝、胰、脑、子宫、肾上腺和甲状腺等富含纤溶酶原激活物的器官外伤或手术后出血,对一般慢性渗血效果较好。氨甲环酸的疗效较好,其抗纤溶活性为氨甲苯酸的 7~10 倍,为临床最常用的制剂。

(二)不良反应

本品常见的不良反应为胃肠道反应。过量可引起血栓或诱发心肌梗死。合用避孕药或雌激素,妇女更易出现血栓倾向。肾功能不全者慎用。

（刘金荣）

第九章

清 热 药

第一节　清热泻火药

一、石膏

(一)别名

细石、白虎、软石膏、细理石。

(二)处方名

生石膏、熟石膏、煅石膏。

(三)常用量

10～30 g。

(四)常用炮制

1.石膏

取原药材,捣碎或研细即可。

2.煅石膏

取石膏放入砂锅或铁锅内,煅至酥松为度,放冷研细即可。

(五)常用配伍

1.配知母

清热泻火。用于治疗发热口渴、头痛、小便黄赤等症。

2.配熟地黄

滋阴泻火。用于治疗阴虚火旺所致之牙痛、头痛、口渴、舌黄等症。

3.配麻黄

清肺止喘。用于治疗支气管哮喘、慢性支气管炎咳喘、痰黄、口苦、舌黄等症。

4.配黄芩

清肺胃火邪。用于治疗肺胃热盛,痰黄口渴、恶心腹胀等症。

5.配牡丹皮

凉血消疹。用于治疗血热皮肤斑疹之症。

(六)临床应用

1.流行性乙型脑炎

生石膏 40 g(先煎),知母 18 g,生甘草 6 g,粳米 10 g,生大黄 10 g,板蓝根 15 g,水牛角粉 6 g。水煎服,日服 1 剂。

2.牙痛

生石膏 30 g,细辛 5 g。水煎服,日服 1 剂。

3.急性扭伤

生石膏粉 150 g,鲜白萝卜 50 g,捣料成糊,外敷患处。

4.皮肤溃疡不敛

煅石膏 45 g,红花 5 g,共研细粉,外用适量,撒于患处。

5.口舌生疮

口炎颗粒(石膏、知母、生地黄、玄参、青蒿、木通、淡竹叶、板蓝根、儿茶、芦竹根、甘草),口服,一次3~6 g,一日 3 次。

6.淋巴结炎

生石膏 100 g,研细末。与桐油调匀,敷患处,外加纱布包扎,每天换药 1 次(脓肿溃破者勿用)。

(七)不良反应与注意事项

(1)用量过大,可致神呆不语、疲倦乏力、精神不振。

(2)脾胃虚寒者忌用。

二、知母

(一)别名

名母肉、毛知母、光知母。

(二)处方名

知母、盐知母、炒知母、酒知母、知母肉。

(三)常用量

6~15 g。

(四)常用炮制

1.知母

取原药材,去须毛及外皮,用冷水或温水洗净,闷润,切 0.1~0.3 cm 厚之片,晒干。

2.炒知母

取知母片,放热锅中,用微火炒至深黄色,放冷即可。

3.酒知母

知母片 5 kg,黄酒 1 kg。取知母片,加黄酒拌匀,用微火炒至微黄色。

4.盐知母

知母 5 kg,盐 90 g,水适量。先将知母片加盐水拌匀,微火炒至变色或炒干。

(五)常用配伍

1.配黄檗

滋阴降火。舌红苔黄、咳血等症。

2.配麦冬

清肺泻火。用于治疗肺结核午后低热、手足心热、盗汗、口渴、用于治疗肺中燥热,气管炎导致的干咳、咽喉干燥等症。

3.配酸枣仁

清热养阴除烦。用于治疗虚烦失眠之症。

4.配郁李仁

清火通便。用于治疗血虚津少,大便秘结之症。

(六)临床应用

1.外感发热

白虎汤:生石膏 30～50 g(先煎),知母 12 g,粳米 10 g,甘草 4 g。水煎服,日服 1 剂。

2.肺结核低热咳嗽

知母 15 g,川贝母 10 g,苦杏仁 9 g,炒葶苈子 10 g,法半夏 10 g,秦艽 10 g,橘红 10 g,甘草 6 g。水煎服,日服 1 剂。

3.流行性乙型脑炎

白虎加人参汤:石膏 30 g(先煎),知母 10 g,人参 6 g,粳米 10 g,炙甘草 6 g。水煎至米熟汤成。

4.遗精

知母 15 g,熟地黄 24 g,山茱萸 12 g,山药 12 g,牡丹皮 10 g,云苓 10 g,泽泻 8 g,黄檗 12 g。水煎服,日服 1 剂。

5.妊娠反应

知母 12 g,人参 3 g,黄芩 3 g。水煎服,日服 1 剂。

6.胃火牙痛

知母 15 g,紫花地丁 30 g,白芷 10 g。水煎服,13 服 1 剂。

(七)注意事项

脾胃虚寒、腹泻者慎服。

三、芦根

(一)别名

苇根、芦苇根、苇子根、甜梗子。

(二)处方名

芦根、鲜芦根。

(三)常用量

10～30 g。鲜品 30～60 g。

(四)常用炮制

取鲜品洗净,切 1.5～3 cm 段,晒干即可。

(五)常用配伍

1.配白茅根

增强清热利水功效。用于治疗肾炎水肿及泌尿道感染尿频尿急之症。

2.配竹茹

清胃止呕。用于治疗胃肠炎呕吐、口渴心烦之症。

3.配麦冬

配麦冬用于治疗热病伤津、干咳、干哕、口干、烦渴等症。

4.配淡竹叶

配淡竹叶用于治疗小便赤痛不畅、口苦舌干、脉数等症。

5.配茜草

凉血消斑。用于治疗皮肤斑疹、红赤或瘙痒等症。

(六)临床应用

1.肺脓疡

芦根 30 g,薏苡仁 30 g,冬瓜子 10 g,桃仁 10 g。水煎服,日服 1 剂。

2.胃热呕吐

鲜芦根 100 g,煎浓汁频饮。

3.尿道炎

芦根 30 g,木通 6 g,车前子 30 g(另包),滑石 15 g,白茅根 10 g。水煎服,日服 1 剂。

4.河豚中毒

鲜芦根 60 g,生姜 10 g,紫苏叶 10 g。水煎服,日服 1 剂。

5.牙龈出血

芦根 30 g。水煎服,日服 1 剂。

6.疝气

芦根 50 g。水煎服,早晚分服,每天 1 剂。

7.荨麻疹

芦根 30 g,黄芩 15 g,茜草 10 g,苍耳子 10 g。水煎服,日服 1 剂。

(七)注意事项

脾胃虚寒者慎用。

四、天花粉

(一)别名

瓜蒌根。

(二)处方名

天花粉、花粉。

(三)常用量

10～15 g。

(四)常用炮制

取原药材,加水浸泡,淋水润透,切 0.2～0.3 cm 片,晒干。

(五)常用配伍

1.配知母

滋阴生津泻火。用于治疗糖尿病口渴、尿频及汗多,伤津口渴等症。

2.配芦根

清热生津。用于治疗热病伤津,心烦口渴、恶心、干呕等症。

3.配川贝母

清热化痰。用于治疗肺热咳嗽、痰黄等症。

4.配天冬

消痰散结。用于治疗乳腺增生,肿硬疼痛之症。

(六)临床应用

1.乳腺增生

天花粉 15 g,天冬 30 g,小茴香 10 g。水煎服,日服 1 剂。

2.糖尿病

天花粉 20 g,夏枯草 10 g,蒲公英 15 g,五味子 3 g,人参 3 g,黄芩 12 g,山楂 15 g。水煎服,日服 1 剂。

3.胃热呕吐

天花粉 15 g,清半夏 12 g,黄芩 15 g。水煎服,日服 1 剂。

4.肺结核咳嗽

天花粉 15 g,蜈蚣 2 条,桑叶 15 g,甘草 10 g。水煎服,日服 1 剂。

5.黄褐斑

天花粉 18 g,当归 10 g,黄芪 30 g,薏苡仁 30 g。水煎服,日服 1 剂。

6.过期流产及死胎

结晶天花粉蛋白针剂肌内注射,剂量以 0.45 mg 乘以月份计算;可加注射地塞米松 5 mL,以减少不良反应。一日 2 次,连用 3 天。

7.流行性腮腺炎

天花粉、绿豆各等份,共研细粉,冷水润涂患处,每天 3~4 次。

(七)不良反应

1.变态反应

荨麻疹、血管神经性水肿、胸闷、气急、过敏性休克等。

2.毒性反应

腹痛、呕吐、阴道出血、肝大、脾大等。

五、栀子

(一)别名

山栀子、红栀子、黄栀子。

(二)处方名

栀子、炒栀子、姜栀子、焦栀子、栀子炭、盐栀子。

(三)常用量

6~15 g。

(四)常用炮制

1.炒栀子

用微火炒至微黄色或者黄色,放冷即可。

2.焦栀子

取栀子放热锅中炒至焦黄色,炒后略洒水取出。

3.栀子炭

取栀子置180 ℃热锅内,炒至外黑内深褐色,喷水取出,筛去屑末,晒干。

4.姜栀子

栀子500 g,姜50 g。用姜汁拌匀栀子,用微火熔干,或微炒干即可。

5.盐栀子

栀子50 kg,食盐1.5 kg,水适量。取栀子用大火炒至内心半透、喷入盐水取出。

(五)常用配伍

1.配玄参

清热利咽。用于治疗慢性咽炎、咽干不适、咽部异物感及喉炎声音嘶哑、口苦舌黄之症。

2.配淡豆豉

清热除烦。用于治疗阴虚或热病伤津,心烦不安、失眠、头痛等症。

3.配侧柏叶

清热凉血。用于治疗肺结核咯血、胃火吐血、鼻炎出血、痔大便出血等症。

4.配牡丹皮

疏泄肝胆。用于治疗慢性肝炎及胆囊炎腹痛、腹胀;月经腹痛、头痛;神经衰弱之头晕头痛、失眠等症。

5.配白茅根

泻火凉血。用于治疗尿血、尿灼热等症。

6.配大黄

清火通便。用于治疗痔大便出血、疼痛之症。

(六)临床应用

1.咽炎

栀子15 g,玄参15 g,麦冬15 g。水煎服,日服1剂。

2.痰中带血

栀子15 g,侧柏叶15 g,荷叶15 g,黄芩12 g,白茅根20 g。水煎服,日服1剂。

3.痔

栀子18 g,大黄10 g,白芍15 g,甘草3 g。水煎服,日服1剂。

4.胆囊炎

栀子12 g,白芍15 g,牡丹皮12 g,柴胡12 g,生姜6 g,甘草3 g,山楂10 g。水煎服,日服1剂。

5.尿道感染

栀子15 g,白茅根30 g,黄檗10 g,蒲公英30 g。水煎服,日服1剂。

6.肝火头痛

栀子15 g,龙胆草8 g,薄荷6 g,白芷8 g,石膏30 g。水煎服,日服1剂。

7.慢性胃炎

炒栀子10 g,淡豆豉10 g,蒲公英30 g。水煎服,日服1剂。

8.细菌性痢疾

栀子 15 g,黄连 15 g,黄檗 10 g,白芍 15 g,地榆 10 g,木香 6 g,马齿苋 30 g,山楂 30 g。水煎服,日服 1 剂。

9.血小板减少性紫癜

栀子(炒焦)15 g,生地黄 30 g,赤芍 12 g,白茅根 30 g,炙甘草 3 g。水煎服,日服 1 剂。

10.急性黄疸型肝炎

栀子 15 g,茵陈 20 g,鸡骨草 15 g,田基黄 15 g,甘草 3 g,大枣 5 枚。水煎服,日服 1 剂。

11.胎动不安

栀子 6 g,白芍 10 g,黄芩 9 g。水煎服,日服 1 剂。

(七)不良反应与注意事项

(1)胃部不适、恶心、灼烧感。

(2)外敷偶见皮肤红疹、起疱、瘙痒。

(3)中寒便溏者慎用。

六、夏枯草

(一)别名

东风、六月干、广谷草、灯笼头、白花草、大头花、羊肠菜、牛枯草。

(二)处方名

夏枯草、夏枯头。

(三)常用量

6～20 g。

(四)常用炮制

取原药材,摘去花柄,筛去泥土即可。

(五)常用配伍

1.配杜仲

治疗高血压所致之头痛、眩晕、烦躁等症。

2.配黄芩

治疗内热炽盛、肝火上攻所致之目赤、咽痛、牙痛、头痛等症。

3.配菊花

清肝明目。用于治疗目赤肿痛、迎风流泪以及头目眩晕之症。

4.配玄参

治疗阴虚内热、淋巴结核之症。

5.配石决明

治疗高血压头痛、颈项不适、眩晕、失眠等症。

(六)临床应用

1.高血压

夏枯草 30 g,石决明 30 g,杜仲 12 g,菊花 12 g。水煎服,日服 1 剂。

2.淋巴结核

夏枯草 30 g,沙参 20 g,玄参 15 g,牡蛎 30 g。水煎服,日服 1 剂。

3.结膜炎

夏枯草 30 g,黄芩 15 g,赤芍 15 g,生地黄 30 g。水煎服,日服 1 剂。

4.内耳眩晕症

夏枯草 20 g,竹茹 6 g,清半夏 12 g,云苓 20 g,黄芩 12 g,桂枝 3 g,钩藤 20 g(后下)。水煎服,日服 1 剂。

5.急性黄疸型肝炎

夏枯草 30 g,茵陈 15 g,大枣 10 枚。水煎服,日服 1 剂。

6.甲状腺良性结节

夏枯草 25 g,当归 10 g,丹参 15 g,昆布 10 g,珍珠母 20 g,生牡蛎 30 g(先煎)。水煎服,日服 1 剂。

7.滑膜炎

夏枯草 30 g,防己 6 g,泽兰 6 g,豨莶草 10 g,薏苡仁 30 g,丹参 10 g,功劳叶 10 g,土茯苓 20 g,当归 10 g,黄芪 15 g,川牛膝 12 g,丝瓜络 6 g。水煎服,日服 1 剂。

8.糖尿病

夏枯草 30 g,木贼 6 g,生地黄 15 g,黄芪 20 g。水煎服,日服 1 剂。

(七)不良反应与注意事项

(1)变态反应:恶心、呕吐、心悸、头晕、腹痛、腹泻、皮肤红斑、丘疹等。

(2)脾胃虚弱者慎用。

(李　玉)

第二节　清热燥湿药

一、黄芩

(一)别名

黄文、元芩、印头、空肠、空心草、黄金茶。

(二)处方名

黄芩、淡芩、淡芩片、条芩、子芩、枯芩、片芩、酒芩、焦黄芩、黄芩炭、蜜黄芩。

(三)常用量

6～15 g。

(四)常用炮制

1.黄芩

取原药材,加水浸泡,闷润,晒至八成干,切成 0.2～0.3 cm 厚的片,晒干。

2.酒黄芩

黄芩 5 kg,黄酒 1 kg。取黄芩片,加酒拌匀,置热锅内,用微火炒至深黄色,取出晾干即可。

3.黄芩炭

取黄芩片,置 200 ℃ 热锅内,炒至外黑内深黄色,存性,喷水灭火星即可。

4.炒黄芩

取黄芩片,在120℃热锅内炒黄为度。

5.焦黄芩

取黄芩片,用大火炒至全焦。

6.蜜黄芩

黄芩片500 g,蜜150 g。先将蜜熔化过滤,再加热至起泡,加入黄芩片,炒至微黄色至黄色,不黏手为度。

(五)常用配伍

1.配黄连

清热解毒。用于治疗热毒肿痛、湿热痢疾等症。

2.配白芍

清肠止痛。用于治疗肠炎及痢疾泻利腹痛等症。

3.配栀子

用于治疗咽喉肿痛、鼻炎出血、胃火吐血等症。

4.配知母

清肺降火。用于治疗肺热咳嗽,痰黄胸痛等症。

5.配夏枯草

清肝降火。用于治疗高血压肝火上炎,头痛、眩晕等症。

6.配地榆

清热凉血。用于治疗痔出血、大便疼痛之症。

7.配桑白皮

清肺止咳。用于治疗外感风热、咳嗽痰黄之症。

8.配苦参

清热解毒。用于治疗皮肤红斑痒疹、荨麻疹、湿疹等症。

(六)临床应用

1.上呼吸道感染

黄芩15 g,穿心莲10 g,金银花10 g,薄荷6 g,炙甘草6 g。水煎服,日服1剂。

2.痢疾、肠炎

黄芩15 g,诃子10 g,黄檗12 g,秦皮12 g,黄连12 g,马齿苋30 g。水煎服,日服1剂。

3.病毒性肝炎

黄芩12 g,焦栀子10 g,茵陈12 g,薄荷6 g,山楂20 g。水煎服,日服1剂。

4.高血压

黄芩15 g,山楂30 g,决明子10 g,罗布麻叶6 g。水煎服,日服1剂。

5.睑腺炎

黄芩15 g,大黄10 g,金银花30 g,薄荷6 g,菊花15 g。水煎服,日服1剂。

6.牙龈炎

黄芩12 g,黄连10 g,牡丹皮15 g,生地黄30 g,升麻6 g,生石膏30 g(先煎)。水煎服,日服1剂。

7.钩端螺旋体病

黄芩 15 g,金银花 20 g,连翘 15 g。水煎服,日服 1 剂。

8.猩红热

黄芩 15 g,紫参 10 g,板蓝根 20 g。水煎服,日服 1 剂。

9.月经过多

炒黄芩 10 g,焦黄檗 10 g,制香附 9 g,白芍 15 g,炙龟甲 10 g,艾叶炭 3 g。水煎服,日服
1 剂。

10.急性扁桃体炎

黄芩 15 g,蒲公英 30 g,金银花 30 g。水煎服,日服 1 剂。

11.安胎

黄芩 9 g,菟丝子 10 g。水煎服,日服 1 剂。

12.肾盂肾炎

黄芩 15 g,黄檗 12 g,白茅根 30 g,蒲公英 30 g,苦参 15 g,甘草 4 g。水煎服,日服 1 剂。

13.荨麻疹

酒黄芩 15 g,苍耳子 10 g,大枣 10 枚。水煎服,日服 1 剂。

(七)不良反应

(1)变态反应:可见大水疱样药疹、皮肤潮红、瘙痒、结膜充血。

(2)胃部不适、腹泻。

二、黄连

(一)别名

王连、支连、峨嵋野连、云南黄连、味连、雅连。

(二)处方名

黄连、川黄连、酒黄连、鸡爪黄连、姜黄连、黄连炭、云连。

(三)常用量

5~12 g。

(四)常用炮制

1.酒黄连

(1)酒洗黄连 500 g,黄酒 150 g。取黄连置竹篦中,洒入黄酒,边洒边翻,篦下置一木桶盛淋
出之酒,取淋出之酒再洒之,反复数次,使酒全部渗入药料中。取出切 0.2~0.3 cm 厚之片,先晾
至半干,再晒干。

(2)酒炒:黄连 5 kg,黄酒 1 kg。取黄连片加酒拌匀,稍闷,用微火炒至深黄色,放冷即可。

2.姜黄连

黄连 5 kg,姜汁 0.5 kg。用生姜汁将黄连拌匀,微炒至干。

3.黄连炭

取黄连用大火炒至外面呈黑色,喷水灭净火星,晒干。

4.醋黄连

黄连 500 g,醋 100 g。取黄连加水浸透后切片,或直接用整货加醋拌匀,至醋渗入后,晒干,
再微炒。

5.盐黄连

黄连 500 g,盐 6 g,水适量。取黄连加盐水润透,用微火炒干,至色稍深,放冷即可。

(五)常用配伍

1.配苦参

清热止痢。用于治疗痢疾、肠火所致之腹泻腹痛、里急后重、大便脓血等症。

2.配天花粉

清热生津。用于治疗糖尿病口渴多尿之症。

3.配生地黄

凉血消斑。用于治疗热病皮肤斑疹、瘙痒等症。

4.配吴茱萸

清胃和胃止痛。用于治疗溃疡病、胃炎所致之吞酸、胃脘疼痛等症。

5.配肉桂

用于治疗心火旺盛、肾阴不足所致之失眠、心烦之症。

6.配细辛

清胃止痛。用于治疗胃火上攻所致之口舌生疮、牙痛等症。

(六)临床应用

1.细菌性痢疾

黄连 12 g,黄檗 12 g,黄芩 15 g,栀子 10 g,白芍 13 g,云苓 15 g,地榆 10 g,马齿苋 15 g。水煎服,日服 1 剂。

2.心律失常

黄连 10 g,人参 6 g。水煎服,日服 1 剂。

3.流行性乙型脑炎

黄连 10 g,黄芩 10 g,黄檗 9 g,栀子 10 g,白茅根 20 g,云苓 15 g,侧柏叶 10 g,生地黄 15 g,牡丹皮 10 g。水煎服,日服 1 剂。

4.急性尿道炎

黄连 12 g,黄檗 12 g,车前子 30 g(另包),木通 6 g,白茅根 30 g,泽泻 6 g,滑石 10 g,云苓 10 g。水煎服,日服 1 剂。

5.糖尿病

黄连 10 g,天花粉 10 g,泽泻 6 g,知母 10 g,山药 15 g,人参 6 g。水煎服,日服 1 剂。

6.咽喉肿痛

黄连 12 g,麦冬 30 g,玄参 15 g,薄荷 6 g。水煎服,日服 1 剂。

7.百日咳

100%黄连煎剂,1 岁以下每天 1～1.5 mL;1～2 岁每天 1.5～2 mL;2～5 岁每天 2～2.5 mL;5 岁以上每天 2.5～3 mL。每天 3 次,口服。

8.白喉

黄连粉口服,每次 0.6 g,每天 4～6 次。

9.伤寒

取黄连粉装入胶囊口服,每次 2 g,每 4 小时 1 次,直至体温恢复正常后 3～5 天为止。

10.肺结核

小檗碱每次 300 mg,每天 3 次口服。3 个月为 1 个疗程。

11.猩红热

口服黄连干浸膏。儿童剂量为 0.15～0.3 g,成人 0.45 g,每天 3 次。连用 6～7 天。

12.布氏菌病

0.2％黄连素注射液,每天 2 mL,肌内注射,15 天为 1 个疗程。

13.高血压

黄连 10 g,杜仲 15 g,夏枯草 30 g,赤芍 15 g,泽泻 6 g。水煎服,日服 1 剂。

14.结肠炎

黄连 12 g,苦参 15 g,黄檗 10 g,黄芩 10 g,蒲公英 30 g,干姜 3 g,大枣 10 枚。水煎服,日服 1 剂。

15.沙眼

用 10％黄连液滴眼,每天 2 次,21 天为 1 个疗程。

16.扁桃体炎

黄连 15 g,金银花 30 g,蒲公英 30 g,玄参 12 g。水煎服,日服 1 剂。

17.咽峡炎

黄连 15 g,野菊花 12 g,甘草 6 g。水煎服,日服 1 剂。

18.湿疹

将黄连粉与蓖麻油按 1：3 调成混悬液,涂搽患部。

(七)不良反应与注意事项

(1)过量服用,可导致血压下降、呼吸困难。

(2)可出现变应性紫癜、皮肤变应性药疹、荨麻疹,偶见头晕、心慌、血压下降、呼吸困难等过敏性休克反应。

(3)脾胃虚寒者慎用。

三、黄檗

(一)别名

黄波罗、黄伯粟、灰皮柏、檗皮、檗木、华黄檗、东黄檗、关黄檗。

(二)处方名

黄檗、川黄檗、盐黄檗、酒黄檗、黄檗炭。

(三)常用量

6～12 g。

(四)常用炮制

1.炒黄檗

取黄檗片放锅内,用微火炒至微焦。

2.黄檗炭

取黄檗片在锅内炒至焦黑色,存性放冷,喷淋清水,灭净火星,取出即可。

3.酒黄檗

黄檗 5 kg,黄酒 0.5 kg。取黄檗片用黄酒拌匀,用微火炒干。

4.盐黄檗

黄檗 500 g,食盐 10 g。取黄檗片用盐水拌匀,用微火炒至变色为度。

(五)常用配伍

1.配牡蛎

滋肾涩精。用于治疗肾阴虚所致之手足心热、遗精、盗汗之症。

2.配车前子

清热利水。用于治疗泌尿道感染及肾盂肾炎所致尿痛、尿急之症。

3.配赤芍

清热止痢。用于治疗痢疾大便脓血、腹痛下重等症。

4.配木香

清热止泻。用于治疗胃肠炎腹痛、腹泻之症。

5.配泽泻

清火利水。用于治疗慢性肾炎下肢水肿之症。

6.配生地黄

滋阴清热。用于治疗糖尿病口渴舌干,多饮多尿之症。

(六)临床应用

1.黄疸型肝炎

栀子 10 g,黄檗 12 g,炙甘草 6 g,茵陈 10 g。水煎服,日服 1 剂。

2.腰膝酸痛、脚气肿痛

炒黄檗 12 g,炒苍术 12 g。水煎服,日服 1 剂。

3.湿疹

黄檗、苍术、槟榔各等份,研细末,外搽患处。

4.肺结核潮热盗汗

炒黄檗 12 g,酒知母 10 g,熟地黄 15 g,炙龟甲 15 g。水煎服,日服 1 剂。

5.湿热痢疾

黄檗 15 g,苦参 15 g,蒲公英 30 g,白头翁 10 g。水煎服,日服 1 剂。

6.化脓性中耳炎

黄檗浓缩液(150 g/100 mL)滴耳,一日 2～3 次。

7.流行性脑脊髓膜炎

黄檗流浸膏(每毫升相当生药 1 g),3 岁以下每 6 小时服 3 mL;3 岁以上 4～6 mL;成人 6～10 mL。10 天为 1 个疗程。

8.肺炎

0.2%黄檗碱注射液,每次肌内注射 3 mL,8 小时 1 次,体温降至正常后减为每天注射 2 次。

9.急性结膜炎

10%黄檗煎液滴眼,每次 2～3 滴,每天 2～3 次。

(七)不良反应与注意事项

(1)偶见变应性药疹。

(2)脾虚便溏者慎用。

四、龙胆草

(一)别名

胆草、草龙胆、地胆草、山龙胆、四叶胆、水龙胆、苦龙胆草。

(二)处方名

龙胆草、酒龙胆、龙胆炭。

(三)常用量

3～9 g。

(四)常用炮制

1.龙胆

取原药材,切去地上部分,洗净切片。

2.龙胆炭

取龙胆段放锅内,用大火炒至焦黑色。

3.酒龙胆

龙胆段 5 kg,黄酒 0.5 kg。取龙胆段用黄酒拌匀,微火炒干。

(五)常用配伍

1.配黄芩

增强清热泻火功效。用于治疗肝胆热盛、口苦舌赤、目赤肿痛以及尿道感染,尿痛尿急之症。

2.配茵陈

清肝退黄。用于治疗黄疸型肝炎胁痛口苦、小便皮肤黄赤等症。

3.配石决明

平肝泻火。用于治疗肝火旺盛或肝阳上亢、高血压所致之头痛口苦、眩晕耳鸣等症。

(六)临床应用

1.急性黄疸型肝炎

龙胆泻肝汤加减:龙胆草 12 g,茵陈 15 g,郁金 10 g,黄檗 10 g,车前子 15 g(另包),柴胡 12 g,炙甘草 6 g。水煎服,日服 1 剂。

2.急性胆囊炎

龙胆草 12 g,黄芩 10 g,栀子 12 g,车前子 15 g(另包),泽泻 6 g,木通 6 g,生地黄 15 g,苦楝皮 5 g,大黄 6 g,柴胡 12 g,当归 10 g,生甘草 6 g。水煎服,日服 1 剂。

3.化脓性中耳炎

龙胆草 20 g,薏苡仁 20 g,栀子 15 g,生地黄 15 g,柴胡 10 g,黄芩 15 g,车前子 15 g(另包),当归 10 g,淡竹叶 10 g,泽泻 6 g,木通 6 g,生甘草 8 g。水煎服,日服 1 剂。

4.带状疱疹

龙胆草 20 g,丹参 20 g,板蓝根 18 g,川芎 15 g,炙甘草 6 g。水煎服,日服 1 剂。

5.阴囊皮炎

龙胆草 20 g,刘寄奴 10 g,五倍子 6 g。水煎滤渣后,加冰片 1 g,浸洗患处,每天 1 次。

6.急性结膜炎

龙胆草 15 g,石决明 20 g。水煎去渣后加食盐 5 g,冷却后洗眼。一日 2～3 次。

7.鼻衄

龙胆草 30 g。水煎服,日服 1 剂。

8.高血压头痛

龙胆草 15 g,黄芩 15 g,石决明 30 g,槐花 6 g,丹参 10 g,决明子 10 g。水煎服,日服 1 剂。

9.肝火耳鸣

龙胆草 15 g,菊花 15 g,磁石 30 g。水煎服,日服 1 剂。

(七)不良反应与注意事项

(1)大剂量服用,可致头痛,颜面潮红,心率减慢,体温降低,倦怠等。

(2)脾胃虚寒者慎用。

五、苦参

(一)别名

苦骨、川参、牛参、白茎、岭茎、地槐、山槐子、虎麻。

(二)处方名

苦参、炒苦参、苦参炭。

(三)常用量

5～12 g。

(四)常用炮制

1.炒苦参

苦参片 500 g,麦麸 100 g。先炒麦麸,至冒烟时,加入苦参片炒至黄色,筛去麦麸即可。

2.苦参炭

将苦参炒至黑色,晾一夜即可。

(五)常用配伍

1.配蛇床子

杀虫止痒。用于治疗湿疮疥癣、阴痒带下、皮肤瘙痒等症。

2.配丹参

用于治疗冠心病胸闷气短、心悸等症。

3.配木香

清热止痢。用于治疗痢疾腹痛腹泻之症。

4.配苍耳子

祛风止痒。用于治疗皮肤瘙痒、荨麻疹等症。

(六)临床应用

1.急性细菌性痢疾

苦参片口服,一次 3 片,一日 3 次。

2.慢性直肠炎

苦参 30 g,槐花 30 g。水煎 2 次,滤液浓缩至 150 mL,加锡类散 2 支,2%盐酸普鲁卡因 10 mL(需做皮肤药敏试验),保留灌肠,每天 1 次。

3.蛲虫病

苦参 20 g,百部 15 g,明矾 5 g。水煎去渣,保留灌肠,每天 1 次。

4.白细胞减少症

10％苦参总碱注射液 200～400 mg/d,肌内注射。

5.滴虫性阴道炎、外阴瘙痒

20％苦参煎剂灌洗或清洗患部,每天 1 次。

6.烫伤

苦参 30 g,连翘 10 g,共研细粉,用麻油 100 g,调匀后涂患处,每天 2 次。用于一、二度小面积烫伤。

7.带状疱疹

苦参疱疹酊(苦参、蜂胶各 8 g,牡丹皮、灯盏细辛各 5 g,75％乙醇 100 mL),加药液保湿外敷,每天2～4 次。1～2 天换棉垫 1 次,6～8 天为 1 个疗程。

8.盆腔炎、阴道炎、慢性宫颈炎

抗妇炎胶囊(苦参、黄檗、益母草、当归、乌药、杠板归、连翘、艾叶、红豆),口服,一次 4 粒,一日 3 次。

9.急性传染性肝炎

苦参粉(可装入胶囊),每次 1 g,每天 3～4 次。

10.急性扁桃体炎

苦参 15 g,蒲公英 30 g,金银花 20 g,麦冬 20 g,甘草 6 g。水煎服,日服 1 剂。

11.急性胃肠炎

苦参 10 g,黄檗 10 g,清半夏 10 g,陈皮 6 g,车前子 15 g(另包),水煎服,日服 1 剂。

12.小儿肺炎

200％苦参注射液 2 mL,肌内注射,每天 2 次。

13.血吸虫病腹水

苦参 10 g。水煎服,日服 1 剂。

14.人肠滴虫

苦参片,成人每次按生药 1.2～4 g 的剂量,每天 3 次。小儿酌减。10 天为 1 个疗程。

15.神经性皮炎

苦参 200 g,加入 500 mL 陈醋内浸泡 5 天备用。搽患处,每天 2 次。

16.失眠

苦参 12 g,黄芩 10 g。水煎服,日服 1 次。

17.慢性气管炎

苦参 10 g,杏仁 10 g,地龙 10 g,陈皮 10 g,蒲公英 30 g,甘草 6 g。水煎服,日服 1 剂。

18.肝火头痛

苦参 15 g,黄芩 15 g,菊花 10 g,石决明 15 g,川芎 6 g,当归 6 g。水煎服,日服 1 剂。

(七)不良反应与注意事项

(1)过量服用可出现毒性反应,头昏、恶心、呕吐、四肢抽搐、语言不利、呼吸不规则,甚则呼吸衰竭。

(2)变态反应:麻疹样药疹。

(3)与北豆根同用可加重心脏传导阻滞和其他不良反应。

(4)与藜芦配伍,可加重心律失常、血压下降等毒性反应。

245

(5)脾虚、食少、便溏者慎用。

六、秦皮

(一)别名
岑皮。

(二)处方名
秦皮、北秦皮。

(三)常用量
6～12 g。

(四)常用炮制
取原药材,洗净,切 2 cm 长方块。

(五)常用配伍

1.配黄檗

清热止痛。用于治疗湿热痢疾,大便脓血、里急后重等症。

2.配蛇床子

祛风止痒。用于治疗荨麻疹皮肤瘙痒以及阴囊湿疹等病症。

3.配白头翁

清热解毒。用于治疗阿米巴痢疾、湿热痢疾等病症。

(六)临床应用

1.急性细菌性痢疾

秦皮 12 g,苦参 12 g,木香 6 g,山楂 10 g,黄檗 10 g。水煎服,日服 1 剂。

2.结膜炎

秦皮 30 g,黄连 15 g,淡竹叶 10 g,滑石 30 g。水煎,取药液 1 500 mL,趁热熏洗,一日 2 次。

3.慢性气管炎

100％秦皮喷雾液,使患者在气雾室内每次吸 30 分钟,每天 1 次,10 次为 1 个疗程。同时口服秦皮浸膏片,一次 2 片,一日 3 次。

4.筋骨扭伤

秦皮接骨胶囊(秦皮、龙骨、川贝母、川西小黄菊),口服,一次 3 粒,一日 3 次。

5.结肠炎

秦皮 12 g,黄芪 15 g,猪苓 15 g,蒲公英 30 g,薏苡仁 30 g,大枣 10 枚。水煎服,日服 1 剂。

(七)不良反应与注意事项

(1)过量可导致呼吸中枢毒性反应。

(2)脾胃虚寒者慎用。

(李　玉)

第三节　清热解毒药

本类药物性质寒凉,清热之中更长于解毒,具有清解火热毒邪的作用。主要适用于痈肿疮毒、丹毒、瘟毒发斑、痄腮、咽喉肿痛、热毒下痢、虫蛇咬伤、癌肿、水火烫伤以及其他急性热病等。在临床用药时,应根据各种证候的不同表现及兼证,结合具体药物的特点,有针对性地选择应用。并应根据病情的需要给以相应的配伍。如热毒在血分者,可配伍清热凉血药;火热炽盛者,可配伍清热泻火药;夹有湿邪者,可配伍利湿、燥湿、化湿药;疮痈肿毒、咽喉肿痛者,可配伍活血消肿药或软坚散结药;热毒血痢、里急后重者,可配伍活血行气药等。本类药物易伤脾胃,中病即止,不可过服。

一、金银花

(一)来源
金银花为忍冬科植物忍冬的干燥花蕾或带初开的花。我国南北各地均有分布,主产于河南、山东等省。夏初花开放前采摘,阴干。

(二)炮制
生用,炒用或制成露剂使用。

(三)性能
甘,寒。归肺、心、胃经。

(四)功效
清热解毒,疏散风热,凉血止痢。

(五)应用
1.内痈外痈

本品甘寒,清热解毒,散痈消肿,为治一切内痈外痈之要药。

(1)用于温热病的各个阶段。

(2)用于热毒疮痈、咽痛、痢疾。本品清热解毒之力较佳,且不易伤胃,为治疗热毒疮痈、咽喉肿痛的要药。①治疮痈红肿热痛,宜与连翘、紫花地丁、黄连等配伍。②治疗咽喉肿痛,不论热毒内盛或风热外袭者,均宜选用。前者,多与射干、马勃等解毒利咽药同用。后者,宜与薄荷、牛蒡子等疏风热、利咽喉之药同用。③治热毒痢疾,可配伍黄连、白头翁等药以增强作用。

2.外感风热,温病初起

本品甘寒,芳香疏散,善散肺经热邪,透热达表,常与连翘、薄荷、牛蒡子等同用,治疗外感风热或温病初起,身热头痛,咽痛口渴,如银翘散(《温病条辨》);本品善清心、胃热毒,有透营转气之功,配伍水牛角、生地、黄连等药,可治热入营血,舌绛神昏,心烦少寐,如清营汤(《温病条辨》);若与香薷、厚朴、连翘同用,又可治疗暑温,发热烦渴,头痛无汗,如新加香薷饮(《温病条辨》)。

3.热毒血痢

单用浓煎口服即可奏效;亦可与黄芩、黄连、白头翁等药同用,以增强止痢效果。

此外,尚可解暑热,用于暑热证。可与荷叶、西瓜翠衣、扁豆花等同用。

(六)用法用量
煎服,6～15 g。疏散风热、清泄里热以生品为佳;炒炭宜用于热毒血痢;露剂多用于暑热烦渴。

(七)使用注意
脾胃虚寒及气虚疮疡脓清者忌用。

(八)按语

本品甘寒气味清香,甘寒清热而不伤胃,芳香透达而不遏邪;既能宣散风热,又能清热解毒;既能清气分之热,又能解血分热毒;故表热、里热,气分、血分之热均可应用。为风热外感,温热病发热,疮痈肿毒,斑疹,咽痛及热毒血痢等证的常用要药。金银花之茎藤名忍冬藤,作用与金银花相似而力弱,但能清经络中风湿热邪止痛,故常用治风湿热痹,关节红肿热痛,屈伸不利之证。

(九)临床研究

(1)以仙方活命饮加减(白芷 15 g、浙贝母 30 g、白芍 30 g、生甘草 9 g、皂角刺 15 g、天花粉 30 g、乳香 10 g、没药 10 g、金银花 30 g、炒地榆 30 g、槐角 15 g、木香 10 g)45 例,治愈 6 例,显效 10 例,有效 22 例,无效 7 例,总有效率为 84.44%。

(2)以银翘散复方煮散(银花、连翘、薄荷、牛蒡子、桔梗、芦根、荆芥、淡豆豉、竹叶、甘草)随证加减治疗小儿感冒风热证患儿 30 例,显效 19 例,有效 8 例,无效 3 例,总有效率为 94.0%。

(3)新加香薷饮加减(香薷 15 g、桔梗 15 g、厚朴 15 g、连翘 15 g、金银花 15 g、苏叶 15 g、柴胡 15 g、荆芥 15 g、防风 15 g、扁豆花 10 g)治疗夏季发热 180 例,24 小时内治愈 31 例,48 小时内治愈 52 例,72 小时内治愈 50 例,共治愈 133 例,好转 37 例,未愈 10 例,总有效率为 94.4%。

(十)实验研究

1.化学成分

本品含有挥发油、木樨草素、肌醇、黄酮类、皂苷、鞣质等。绿原酸和异绿原酸是抗菌的主要成分。

2.药理作用

本品具有广谱抗菌作用,对金黄色葡萄球菌、痢疾杆菌等致病菌有较强的抑制作用,对钩端螺旋体、流感病毒及致病霉菌等多种病原微生物亦有抑制作用;金银花煎剂能促进白细胞的吞噬作用;有明显的抗炎及解热作用。本品有一定降低胆固醇作用。其水及酒浸液对肉瘤 180 及艾氏腹水瘤有明显的细胞毒作用。此外大量口服对实验性胃溃疡有预防作用。对中枢神经有一定的兴奋作用。

二、连翘

(一)来源

连翘为木樨科植物连翘的干燥果实。产于我国东北、华北、长江流域至云南。秋季果实初熟尚带绿色时采收,除去杂质,蒸熟,晒干,习称"青翘";果实熟透时采收,晒干,除去杂质,习称"老翘"或"黄翘"。青翘采得后即蒸熟晒干,筛取籽实作"连翘心"用。

(二)炮制

生用。

(三)性能

苦,微寒,归肺、心、小肠经。

(四)功效

清热解毒,消肿散结,疏散风热。

(五)应用

1.痈肿疮毒或咽喉肿痛

其消肿散结之力,胜于金银花,故为治疗热毒疮痈及咽痛的要药,被前人誉为"疮家圣药"。

多与金银花相须为用。用治痈肿疮毒,常与金银花、蒲公英、野菊花等解毒消肿之品同用,若疮痈红肿未溃,常与皂角刺配伍,如加减消毒饮(《外科真铨》);若疮疡脓出、红肿溃烂,常与牡丹皮、天花粉同用,如连翘解毒汤(《疡医大全》);用治痰火郁结,瘰疬痰核,常与夏枯草、浙贝母、玄参、牡蛎等同用,共奏清肝散结、化痰消肿之效。

2.温热病的各个阶段

本品苦能清泄,寒能清热,入心、肺二经,长于清心火,散上焦风热,常与金银花、薄荷、牛蒡子等同用,治疗风热外感或温病初起,头痛发热、口渴咽痛,如银翘散(《温病条辨》)。若用连翘心与麦冬、莲子心等配伍,尚可用治温热病热入心包,高热神昏,如清宫汤(《温病条辨》);本品又有透热转气之功,与水牛角、生地、金银花等同用,还可治疗热入营血之舌绛神昏,烦热斑疹,如清营汤(《温病条辨》)。

3.热淋涩痛

本品苦寒通降,兼有清心利尿之功,多与车前子、白茅根、竹叶、木通等药配伍,治疗湿热壅滞所致之小便不利或淋沥涩痛,像如圣散(《杂病源流犀烛》)。

(六)用法用量

煎服,6～15 g。

(七)使用注意

脾胃虚寒及气虚脓清者不宜用。

(八)按语

连翘轻清而浮,能透达表里,长于清心泻火,散上焦风热,又能宣畅气血,以散血结气聚,故用于外感风热或急性热病烦热神昏及血热发斑,疮痈肿毒,瘰疬结核等多种病证。因本品常用于疮痈肿毒,故历代称之为"疮家圣药"。

(九)鉴别用药

连翘与金银花均有清热解毒作用,既能透热达表,又能清里热而解毒。对外感风热、温病初起、热毒疮疡等证常相须为用,并能透达营分热邪由气分而解,有透营转气之功。区别点:连翘清心解毒之力强,并善于消痈散结,为疮家圣药,亦治瘰疬痰核;而金银花气味芳香,疏散表热之效优,且炒炭后善于凉血止痢,用治热毒血痢。

(十)临床研究

(1)以自拟银花连翘解毒汤(银花、连翘各10 g,黄芩、柴胡、板蓝根、山栀子各9 g,竹叶、赤芍、升麻各6 g,甘草3 g),随证加减,治疗急性流行性腮腺炎68例,治愈50例,显效16例,无效2例,总有效率为97.06%。

(2)采用加味银翘散(金银花15 g、连翘15 g、牛蒡子9 g、薄荷9 g、淡豆豉6 g、淡竹叶6 g、荆芥6 g、桔梗9 g、芦根6 g、杏仁10 g、防风10 g、桑叶6 g、鱼腥草10 g、生甘草6 g)治疗小儿风热感冒60例,显效18例,有效36例,无效6例,总有效率为90.00%。

(3)以清营汤(水牛角30 g、生地黄15 g、元参9 g、竹叶心3 g、麦冬9 g、丹参6 g、黄连5 g、银花9 g、连翘6 g)治疗全身炎性反应综合征患者32例,显效27例,有效4例,无效1例,总有效率为96%。

(十一)实验研究

1.化学成分

本品含三萜皂苷,果皮含甾醇、连翘酚、生物碱、皂苷、齐墩果酸、香豆精类。

2.药理作用

连翘有广谱抗菌作用,抗菌主要成分为连翘酚及挥发油,对金黄色葡萄球菌、痢疾杆菌有很强的抑制作用,对其他致病菌、流感病毒以及钩端螺旋体也均有一定的抑制作用;本品有抗炎、解热作用。所含齐墩果酸有强心、利尿及降血压作用;所含维生素P可降低血管通透性及脆性,防止溶血。其煎剂有镇吐和抗肝损伤作用。

三、大青叶

(一)来源

大青叶为十字花科植物菘蓝的干燥叶片。主产于江苏、安徽、河北、河南、浙江等地。冬季栽培,夏、秋二季分 2～3 次采收。

(二)炮制

略洗,切碎。鲜用或晒干生用。

(三)性能

苦、寒。归心、胃经。

(四)功效

清热解毒,凉血消斑。

(五)应用

1.热入营血,温毒发斑

本品苦寒,善解心胃二经实火热毒;又入血分而能凉血消斑,气血两清,故可用治温热病心胃毒盛,热入营血,气血两燔,高热神昏,发斑发疹,常与水牛角、玄参、栀子等同用,如犀角大青汤(《医学心悟》)。本品功善清热解毒,若与葛根、连翘等药同用,便能表里同治,故可用于风热表证或温病初起,发热头痛,口渴咽痛等,如清温解毒丸(《中国药典》)。

2.喉痹口疮,痄腮丹毒

本品苦寒,既能清心胃实火,又善解瘟疫时毒,有解毒利咽,凉血消肿之效。用治心胃火盛,咽喉肿痛,口舌生疮者,常与生地、大黄、升麻同用,如大青汤(《圣济总录》);若瘟毒上攻,发热头痛,痄腮,喉痹者,可与金银花、大黄、拳参同用;用治血热毒盛,丹毒红肿者,可用鲜品捣烂外敷,或与蒲公英、紫花地丁、重楼等药配伍使用。

(六)用法用量

煎服,9～15 g,鲜品 30～60 g。外用适量。

(七)使用注意

脾胃虚寒者忌用。

(八)按语

本品清热凉血,兼行肌表,有较强的清热解毒的作用,为解疫毒的要药。对于温热疫毒所致的高热头痛、痄腮、黄疸、丹毒、咽喉肿痛及邪入营分,血热毒盛之发斑皆有良效。近年用治多种病毒及细菌性传染病疗效颇佳。

(九)临床研究

(1)采用凉血解毒汤加减(野菊花 15 g、蒲公英 15 g、大青叶 20 g、黄芩 15 g、栀子 10 g、丹皮 10 g、赤芍 10 g、生地 15 g、紫花地丁 10 g、竹叶 10 g、金银花 15 g、皂角刺 10 g、夏枯草 15 g)治疗寻常型面部痤疮60 例,痊愈 46 例,显效 9 例,无效 5 例,治愈率达 77%,显效率为 15%,无效病例占 8%,总有效率为 92%。

(2)以清肺解毒汤(大青叶、鱼腥草、苇茎各 15 g,桃仁 10 g,金荞麦、金牛根各 12 g,甘草 6 g),随证加减,治疗儿童大叶性肺炎 217 例,痊愈 133 例,好转 81 例,未愈 3 例,总有效率 98.6%。其中患儿最短住院时间为 4 天,最长为 25 天,平均为 11.5 天。

(十)实验研究

1.化学成分

菘蓝叶含色氨酸、靛玉红 B、葡萄糖芸苔素、新葡萄糖芸苔素。

2.药理作用

菘蓝叶对金黄色葡萄球菌、溶血性链球菌均有一定抑制作用;大青叶对乙肝表面抗原以及流感病毒亚甲型均有抑制作用。靛玉红有显著的抗白血病作用。

四、板蓝根

(一)来源

板蓝根为十字花科植物菘蓝的干燥根。主产于内蒙古、陕西、甘肃、河北、山东、江苏、浙江、安徽、贵州等地。秋季采挖,除去泥沙,晒干。

(二)炮制

切片,生用。

(三)性能

苦,寒。归心、胃经。

(四)功效

清热解毒,凉血利咽。

(五)应用

1.外感发热,温病初起,咽喉肿痛

本品苦寒,入心、胃经,善于清解实热火毒,有类似于大青叶的清热解毒之功,而更以解毒利咽散结见长。不论肺胃热毒内盛,或风热郁肺所致的咽喉红肿疼痛,均较常用。多与玄参、牛蒡子、薄荷、桔梗等药配伍。

2.温毒发斑,痄腮,丹毒,痈肿疮毒

本品苦寒,有清热解毒,凉血消肿之功,主治多种瘟疫热毒之证。用治时行温病,温毒发斑,舌绛紫暗者,常与生地、紫草、黄芩同用,如神犀丹(《温热经纬》);若用治丹毒、痄腮、大头瘟疫,头面红肿,咽喉不利者,常配伍玄参、连翘、牛蒡子等,如普济消毒饮(《东垣试效方》)。

(六)用法用量

煎服,9～15 g。

(七)使用注意

体虚而无实火热毒者忌服,脾胃虚寒者慎用。

(八)鉴别用药

大青叶与板蓝根来源于同一植物,仅入药部位有差异。二者性能及功用均十分相似,且常配伍使用。唯大青叶苦寒之性更甚,其凉血消斑之效胜于板蓝根。

(九)临床研究

(1)以十味板蓝根颗粒剂(板蓝根、大青叶、连翘、黄芩、柴胡、防风、山豆根、玄参、甘草等)治疗风热感冒 300 例,痊愈 174 例,显效 75 例,有效 36 例,无效 15 例,总有效率为 95.0%。

(2)以普济消毒饮加减(玄参 12 g、黄连 12 g、黄芩 9 g、板蓝根 30 g、桔梗 9 g、牛蒡子 9 g、升麻 5 g、僵蚕 6 g、柴胡 6 g、马勃 5 g、连翘 12 g、薄荷 3 g、甘草 6 g)治疗流行性腮腺炎 78 例,痊愈 64 例,显效 8 例,好转 4 例,无效 2 例,总有效率为 97.43%。

(十)实验研究

1.化学成分

菘蓝根含靛蓝、靛玉红、β-谷甾醇、棕榈酸、尿苷、次黄嘌呤、尿嘧啶等。

2.药理作用

本品对多种革兰阳性菌、革兰阴性菌及流感病毒、虫媒病毒、腮腺病毒均有抑制作用。可增强免疫功能;有明显的解热效果。本品所含靛玉红有显著的抗白血病作用;板蓝根多糖能降低实验动物血清胆固醇和甘油三酯的含量,并降低 MDA 含量,从而证明本品有抗氧化作用。

五、青黛

(一)来源

青黛为爵床科植物马蓝、蓼科植物蓼蓝或十字花科植物菘蓝的叶或茎叶经加工制得的干燥粉末或团块。主产于福建、云南、江苏、安徽、河北等地。福建所产品质最优,称"建青黛"。秋季采收以上植物的落叶,加水浸泡,至叶腐烂,叶落脱皮时,捞去落叶,加适量石灰乳,充分搅拌至浸液由乌绿色转为深红色时,捞取液面泡沫,晒干而成。

(二)炮制

研细用。

(三)性能

咸,寒。归肝、肺经。

(四)功效

清热解毒,凉血消斑,清肝泻火,定惊。

(五)应用

1.温毒发斑,血热吐衄

本品可与生地、升麻、黄芩等药配伍。本品主要为大青叶的加工品,具有与其相似的清热解毒和凉血功效。因本品解热之效相对较弱,故在温热病中的使用不如大青叶广泛。

2.咽痛口疮,火毒疮疡

本品有清热解毒,凉血消肿之效。用治热毒炽盛,咽喉肿痛,喉痹者,常与板蓝根、甘草同用;若口舌生疮,多与冰片同用,撒敷患处;用治火毒疮疡,痄腮肿痛,可与寒水石共研为末,外敷患处,如青金散(《普济方》)。

3.咳嗽胸痛,痰中带血

本品咸寒,主清肝火,又泻肺热,且能凉血止血。故主治肝火犯肺,咳嗽胸痛,痰中带血,常与海蛤粉同用,如黛蛤散(《卫生鸿宝》)。若肺热咳嗽,痰黄而稠者,可配海浮石、瓜蒌仁、川贝母等同用,如青黛海石丸(《证因脉治》)。

4.暑热惊痫,惊风抽搐

本品咸寒,善清肝火,祛暑热,有息风止痉之功。用治暑热惊痫,常与甘草、滑石同用,如碧玉散(《宣明论方》);用治小儿惊风抽搐,多与钩藤、牛黄等同用,如凉惊丸(《小儿药证直诀》)。

(六)用法用量

内服1～3g,本品难溶于水,一般作散剂冲服,或入丸剂服用。外用适量。

(七)使用注意

胃寒者慎用。

(八)鉴别用药

大青叶、板蓝根、青黛需鉴别用药。大青叶为菘蓝叶;板蓝根为菘蓝或马蓝的根;青黛为马蓝、蓼蓝或菘蓝的茎叶经加工制得的粉末。三者大体同出一源,功效亦相近,皆有清热解毒、凉血消斑之作用。相比较而言,大青叶凉血消斑力强,多用于治疗热毒发斑;板蓝根解毒利咽效著,多用于治疗咽喉肿痛、痄腮、大头瘟等;青黛清肝定惊功胜,对肝火犯肺咳嗽咯血,小儿惊风抽搐等尤宜。

(九)临床研究

(1)以青黛散(青黛：冰片：雄黄＝200：20：1)外用治疗带状疱疹158例,痊愈132例,占83.5%;好转19例,占12%;未愈7例,占4.5%。

(2)采用青黛散(青黛、儿茶各6g,冰片1.5g,煅硼砂9g,泼尼松0.1g)治疗复发性口腔溃疡30例,愈合11例,有效17例,无效2例,愈合率36.67,有效率为93.33%。

(3)以黛蛤散(青黛、海蛤粉各12g,黄芩10g,桑白皮、白及各15g,紫菀、杏仁、款冬花、百部各12g)随证加减,治疗支气管扩张咯血35例中,治愈32例,占92.7%,无效1例,总有效率为97.20%。

(十)实验研究

1.化学成分

本品含靛蓝,靛玉红,靛棕,靛黄,鞣酸,β-谷甾醇,蛋白质和大量无机盐。

2.药理作用

本品具有抗癌作用,其有效成分靛玉红,对动物移植性肿瘤有中等强度的抑制作用。对金黄色葡萄球菌、炭疽杆菌、志贺氏痢疾杆菌、霍乱弧菌均有抗菌作用。靛蓝尚有一定的保肝作用。

六、穿心莲

(一)来源

穿心莲为爵床科植物穿心莲的干燥地上部分。主产于广东、广西。秋初茎叶茂盛时采收。

(二)炮制

除去杂质,洗净,切段,晒干生用,或鲜用。

(三)性能

苦,寒。归心、肺、大肠、膀胱经。

(四)功效

清热解毒,凉血,消肿,燥湿。

(五)应用

1.外感风热,温病初起

本品苦寒降泄,清热解毒,故凡温热之邪所引起的病证皆可应用。治外感风热或温病初起,发热头痛,可单用,如穿心莲片(《中国药典》);亦常与金银花、连翘、薄荷等同用。

2.肺热咳喘,肺痈吐脓,咽喉肿痛

本品善清肺火,凉血消肿,故常与黄芩、桑白皮、地骨皮合用,治疗肺热咳嗽气喘;与鱼腥草、桔梗、冬瓜仁等药同用,则治肺痈咳吐脓痰;若与玄参、牛蒡子、板蓝根等药同用,常用治咽喉肿痛。

3.湿热泻痢,热淋涩痛,湿疹瘙痒

本品苦燥性寒,有清热解毒,燥湿,止痢功效,故凡湿热诸证均可应用。主治胃肠湿热,腹痛泄泻,下痢脓血者,可单用,或与苦参、木香等同用;用治膀胱湿热,小便淋沥涩痛,多与车前子、白茅根、黄檗等药合用;治湿疹瘙痒,可以本品为末,甘油调涂患处。亦可用于湿热黄疸,湿热带下等证。

4.痈肿疮毒,蛇虫咬伤

本品既能清热解毒,又能凉血消痈,故可用治火热毒邪诸证。用治热毒壅聚,痈肿疮毒者,可单用或配金银花、野菊花、重楼等同用,并用鲜品捣烂外敷;若治蛇虫咬伤者,可与墨旱莲同用。

(六)用法用量

煎服,6～9 g。煎剂易致呕吐,故多作丸、散、片剂。外用适量。

(七)使用注意

不宜多服久服;脾胃虚寒者不宜用。

(八)临床研究

据报道,穿心莲及其制剂在临床上广泛用于多种感染性疾病,其中以肠道及呼吸道感染者疗效为佳,还可用于其他疾病,如用穿心莲总内酯片及穿心莲甲、乙、丙素片共先后治疗钩端螺旋体病 81 例,治愈71 例;用穿心莲注射治疗绒毛膜上皮癌及恶性葡萄胎 60 例,治愈 47 例;用穿心莲水煎液加入食醋熏洗坐浴,治疗肛门肿痛,疗效满意。此外,穿心莲尚可用于血栓闭塞性脉管炎、急性肾盂肾炎、传染性结膜炎、急性黄疸型肝炎以及神经性皮炎、湿疹等。

(九)实验研究

1.化学成分

本品叶含穿心莲内酯、去氧穿心莲内酯、新穿心莲内酯、穿心莲烷、穿心莲酮、穿心莲甾醇等,根还含多种黄酮类成分。

2.药理作用

穿心莲煎剂对金黄色葡萄球菌、绿脓杆菌、变形杆菌、肺炎双球菌、溶血性链球菌、痢疾杆菌、伤寒杆菌均有不同程度的抑制作用;有增强人体白细胞对细菌的吞噬能力;有解热,抗炎,抗肿瘤,利胆保肝,抗蛇毒及毒蕈碱样作用;并有终止妊娠等作用。

七、贯众

(一)来源

贯众为鳞毛蕨科植物粗茎鳞毛蕨的带叶柄基部的干燥根茎。主产于黑龙江、吉林、辽宁三省山区,习称"东北贯众"或"绵马贯众"。秋季采挖,洗净,除去叶柄及须根,晒干。

(二)炮制

切片生用或炒炭用。

(三)性能

苦,微寒。有小毒。归肝、脾经。

（四）功效

清热解毒,凉血止血,杀虫。

（五）应用

1.风热感冒,温热病及痄腮等

本品性味苦寒而清热解毒,既入气分,又入血分。可用于治疗感冒和流行性感冒,并有一定预防作用。因其为清泄里热之品,主治风热感冒,或温热病邪在卫分,须与发散风热药同用,以利于祛邪外出,如配桑叶、金银花等可防治风热感冒。治温热病热入营血,或温毒发斑,本品具有清热解毒、凉血和止血等多种针对性的功效,故较为多用,并常与玄参、大青叶、水牛角等凉血、解毒药配伍。治痄腮红肿疼痛,本品亦可与牛蒡子、连翘、青黛等清热解毒药同用,内服与外用均宜。

2.血热崩漏及吐血、便血、衄血等证

本品的清热凉血和止血功效,可用以治疗各种血热妄行的内科病证,尤善治崩漏下血。治吐血,可与黄连为伍,研末糯米饮调服,如贯众散(《圣济总录》);治便血可配伍侧柏叶;治崩漏下血可与五灵脂同用。

3.绦虫、蛔虫、蛲虫等多种肠道寄生虫病

本品的杀虫作用,可收驱除或杀灭绦虫、蛔虫等多种肠虫之效。因其有毒,一般不宜单味重用。用以驱杀绦虫,宜与槟榔、雷丸等善驱绦虫的药物同用。治蛔虫病,宜与使君子、苦楝皮等同用。治蛲虫,可单用本品煎浓汁,临睡前浸洗和搽于肛门;亦宜入复方。

此外,本品还可用于治疗烧烫伤及妇人带下等病证。

（六）用法用量

煎服,5～10 g。杀虫及清热解毒宜生用;止血宜炒炭用。外用适量。

（七）使用注意

本品有小毒,用量不宜过大。服用本品时忌油腻。脾胃虚寒者及孕妇慎用。

（八）按语

贯众为清热解毒之良药,尤善解时邪疫毒,近年来常用于流感、麻疹、乙脑、痄腮等病毒性传染病的防治。本品炒炭,能凉血止血,适宜于血热妄行之证,尤常用于崩漏下血。亦能杀虫,治虫疾,但现较少应用。

（九）临床研究

(1)采用莲花清瘟颗粒[金银花、连翘、麻黄(炙)、苦杏仁(炒)、石膏、板蓝根、绵马贯众、鱼腥草、广藿香、大黄、红景天、薄荷脑、甘草],治疗流行性感冒患者100例,痊愈63例,显效16例,有效12例,无效9例,总有效率91.00%。

(2)采用莲花清瘟胶囊(连翘、金银花、炙麻黄、炒苦杏仁、石膏、板蓝根、绵马贯众、鱼腥草、大黄、红景天、薄荷脑、甘草)联合阿昔洛韦治疗带状疱疹患者40例,治愈36例,显效3例,无效1例,总有效率97.5%。

（十）实验研究

1.化学成分

本品主要含绵马素、三叉蕨酚、黄三叉蕨酸、绵马次酸、挥发油、绵马鞣质等。

2.药理作用

本品所含绵马酸、黄绵马酸有较强的驱虫作用,对绦虫有强烈毒性,可使绦虫麻痹而排出,也有驱除绦虫、蛔虫等寄生虫的作用。实验证明本品可强烈抑制流感病毒,对腺病毒、脊髓灰质炎病毒、乙脑病毒等亦有较强的抗病毒作用。外用有止血、镇痛、消炎作用。绵马素有毒,能麻痹随意肌,对胃肠道有刺激,引起视网膜血管痉挛及伤害视神经,中毒时引起中枢神经系统障碍,见震颤、惊厥乃至延脑麻痹。绵马素一般在肠道不吸收,但肠中有过多脂肪时,可促进吸收而致中毒。

八、蒲公英

(一)来源

蒲公英为菊科植物蒲公英、碱地蒲公英或同属数种植物的干燥全草。全国各地均有分布。夏至秋季花初开时采挖。

(二)炮制

除去杂质,洗净,切段,晒干。鲜用或生用。

(三)性能

苦、甘,寒。归肝、胃经。

(四)功效

清热解毒,消肿散结,利湿通淋。

(五)应用

1.痈肿疗毒,乳痈内痈

本品苦寒,既能清解火热毒邪,又能泄降滞气,故为清热解毒、消痈散结之佳品,用于痈肿疗毒,不论外痈或内痈,内服或外敷,单用或复方,俱可选用。兼能疏郁通乳,故为治疗乳痈之要药。用治乳痈肿痛,可单用本品浓煎内服;或以鲜品捣汁内服,渣敷患处;也可与红花、玄参等药同用(乳癖消片)。用治肠痈腹痛,常与大黄、牡丹皮、桃仁等同用;用治肺痈吐脓,常与鱼腥草、冬瓜仁、芦根等同用。本品解毒消肿散结,与板蓝根、玄参等配伍,还可用治咽喉肿痛;鲜品外敷还可用治毒蛇咬伤。

2.湿热黄疸、胁痛、淋证、泻痢等

本品苦、甘而寒,能清利湿热,利尿通淋,对湿热引起的淋证、黄疸等有较好的疗效。用治热淋涩痛,常与车前子、金钱草等同用,以加强利尿通淋的效果;治疗湿热黄疸,常与茵陈、柴胡等药同用。

此外,本品还有清肝胃肺热的作用,用于咽喉、牙龈肿痛及目赤肿痛等证。治疗肝热目赤,宜与菊花、决明子等配伍;胃火牙龈肿痛,宜配伍石膏、黄连等;肺热咽喉不利及咳嗽等。可配伍黄芩、板蓝根等药同用。

(六)用法用量

煎服,10~15 g。外用鲜品适量捣敷或煎汤熏洗患处。

(七)使用注意

用量过大可致缓泻。

(八)按语

本品苦寒泄热散结,甘寒清热解毒,为治热毒疮疡之佳品;因兼散滞气,通乳窍,故又为治疗乳痈之要药。本品苦寒清泄湿热,用治淋病涩痛,黄疸尿少也有良效。

(九)临床研究

(1)以青霉素静脉滴注联合蒲公英外敷,电动吸乳器负压吸乳,治疗早期急性乳腺炎15例,治愈14例,显效1例,治愈率93.3%。

(2)以蒲公英单味 20 g 用水煎服,观察对 40 例产褥康复的促进作用,结果实验组恶露的干净时间比对照组短($P<0.05$),干净时间为 5～18 天,平均干净时间为 14.5 天,说明口服蒲公英煎剂对产妇产褥期的恶露情况以及子宫复旧速度具有良好的效果。

(十)实验研究

1.化学成分

本品含蒲公英固醇、蒲公英素、蒲公英苦素、肌醇和莴苣醇等。

2.药理作用

本品煎剂或浸剂,对金黄色葡萄球菌、溶血性链球菌及卡他球菌有较强的抑制作用,对肺炎双球菌、脑膜炎双球菌、白喉杆菌、福氏痢疾杆菌、绿脓杆菌及钩端螺旋体等也有一定的抑制作用。尚有利胆、保肝、抗内毒素及利尿作用,其利胆效果较茵陈煎剂更为显著。蒲公英地上部分水提取物能活化巨噬细胞,有抗肿瘤作用。体外试验提示本品能激发机体的免疫功能。

九、紫花地丁

(一)来源

紫花地丁为堇菜科植物紫花地丁的干燥全草。产于我国长江下游至南部各省。春秋二季采收,除去杂质,洗净,切碎。

(二)炮制

鲜用或干燥生用。

(三)性能

苦、辛,寒。归心、肝经。

(四)功效

清热解毒,凉血消肿。

(五)应用

1.热毒疮痈疔疖

本品苦泄辛散,寒能清热,入心肝血分,故能清热解毒,凉血消肿,消痈散结,为治血热壅滞,痈肿疮毒,红肿热痛的常用药物,尤以治疗毒为其特长。用治痈肿、疔疮、丹毒等,可单用鲜品捣汁内服,以渣外敷;也可配金银花、蒲公英、野菊花等清热解毒之品,如五味消毒饮(《医宗金鉴》);用治乳痈,常与蒲公英同用,煎汤内服,并以渣外敷,或熬膏摊贴患处,均有良效;用治肠痈,常与大黄、红藤、白花蛇舌草等同。其清热解毒之功,还常用于咽喉肿痛、痢疾、黄疸、丹毒、虫蛇咬伤等热毒病证。

2.毒蛇咬伤

本品兼可解蛇毒,治疗毒蛇咬伤,可用鲜品捣汁内服,亦可配雄黄少许,捣烂外敷。

此外,还可用于肝热目赤肿痛以及外感热病。

(六)用法用量

煎服,15～30 g。外用鲜品适量,捣烂敷患处。

(七)使用注意

体质虚寒者忌服。

(八)按语

本品苦泄辛散,寒能清热,入心肝血分,故能凉血解毒,清热消肿,为治疗痈疮疔疖通用药物,尤善治疗毒。

（九）鉴别用药

紫花地丁与蒲公英均具有清热解毒，消痈散结之功，主治疔疮痈肿，目赤肿痛，为治痈疮疔毒常用药物，常相须配伍应用。但紫花地丁凉血解毒，善治疔毒（入心肝血分，苦泄辛散，又能散血中热滞），又治乳痈、肠痈、丹毒、毒蛇咬伤；蒲公英散结消肿，兼能通乳窍，善治乳痈（又能散滞气，通乳窍），又治肠痈、肺痈，兼能利湿治湿热黄疸，小便淋痛。

（十）临床研究

（1）运用紫花地丁汤（紫花地丁 30 g，半枝莲 20 g，鸡血藤 15 g，党参、红花、桃仁、红花、香附、黄连、延胡索各 10 g）治疗盆腔炎 42 例，治愈 20 例，显效 10 例，有效 9 例，无效 3 例，总有效率92.86%。

（2）以乳痈消（蒲公英 15 g、野菊花 15 g、金银花 12 g、紫花地丁 12 g、牡丹皮 12 g、赤芍 12 g、生地黄 15 g、柴胡 12 g、夏枯草 12 g、当归 15 g）联合芒硝外敷治疗急性乳腺炎 45 例，治愈 29 例，显效 9 例，有效4 例，无效 3 例，总有效率93.33%。

（十一）实验研究

1.化学成分

本品含苷类、黄酮类。

2.药理作用

本品有明显的抗菌作用。对结核分枝杆菌、痢疾杆菌、金黄色葡萄球菌、肺炎球菌、皮肤真菌及钩端螺旋体有抑制作用。有确切的抗病毒作用。实验证明，其提取液对内毒素有直接摧毁作用。本品尚有解热、消炎、消肿等作用。

十、野菊花

（一）来源

野菊花为菊科植物野菊的干燥头状花序。全国各地均有分布，主产于江苏、四川、安徽、广东、山东等地。秋、冬二季花初开时采摘，晒干。

（二）炮制

生用。

（三）性能

苦、辛，微寒。归肝、心经。

（四）功效

清热解毒。

（五）应用

1.疮痈疔疖，咽喉肿痛等热毒证

本品辛散苦降，其清热泻火，解毒利咽，消肿止痛力胜，为治外科疔痈之良药。用治治疮痈肿痛，可内服，也可外用。常与紫花地丁、金银花、蒲公英等药同用，如五味消毒饮（《医宗金鉴》）；治热毒或风热咽喉肿痛。常与板蓝根、牛蒡子、山豆根等解毒利咽药同用。

2.目赤肿痛，头痛眩晕

（1）治肝火上炎，目赤肿痛。可与决明子、密蒙花等药合用。

（2）治风热目疾。宜与桑叶、蝉蜕等药同用。

(3)用于肝阳上亢之眩晕、头痛等。多与钩藤、罗布麻、槐花等药同用。

此外,本品还有与菊花相似的疏风热和清肺热作用,亦可用于风热表证及肺热咳嗽等。并常与薄荷、桑叶、桔梗等同用。

(六)用法用量

煎服,9～15 g。外用适量。

(七)鉴别用药

1.野菊花与菊花

二者为同科植物,均有清热解毒之功,但野菊花苦寒之性尤胜,长于解毒消痈,疮痈疔毒肿痛多用之;而菊花辛散之力较强,长于清热疏风,上焦头目风热多用之。

2.蒲公英、紫花地丁、野菊花

三者均可清热解毒,可治痈肿疔疮。但蒲公英为治乳痈佳品,配浙贝母、天门冬,兼利湿通淋,可治热淋、黄疸等;紫花地丁尤宜治疗毒、蛇毒,常配重楼、黄连;野菊花尤宜疗疖、丹毒,常配金银花、大青叶,还可清热利咽,治咽喉肿痛,常配射干。

(八)临床研究

(1)以五味消毒饮(金银花 15 g、蒲公英 12 g、野菊花 12 g、紫花地丁 10 g、紫背天葵子 15 g、黄芩 10 g、栀子 10 g、车前子 12 g、泽泻 12 g、茯苓 12 g、当归 12 g)随证加减,治疗湿疹患者40 例,治愈 15 例,显效 12 例,有效 10 例,无效 3 例,有效率为 92.5%。

(2)运用五味消毒饮加味[金银花、野菊花、蒲公英、紫花地丁、紫背天葵各 8 g,射干 6 g,黄芩、牛蒡子、山豆根、生甘草各 5 g,生石膏(先煎)12 g,马勃 4 g]联合青霉素治疗小儿急性化脓性扁桃体炎 56 例,治愈 46 例,好转 8 例,未愈 2 例,有效率为 96.4%。

(3)以五味消毒饮加味(七叶一枝花、野菊花、生山栀、丹皮、泽泻各 10 g、紫花地丁、半枝莲各20 g、天葵子 12 g、蒲公英、生白芍、生米仁各 30 g、板蓝根、大青叶、连翘、生地黄、醋元胡各 15 g、黄芩、生甘草 6 g),随证加减,治疗急性期蛇串疮 23 例,临床治愈 15 例,有效 6 例,无效 2 例,治愈率为 65.2%,总有效率为 91.3%。

(九)实验研究

1.化学成分

本品含刺槐素-7-鼠李糖葡萄糖苷、野菊花内脂、苦味素、挥发油、维生素 A 及维生素 B_1 等。

2.药理作用

有抗病原微生物作用,对金黄色葡萄球菌、白喉杆菌、痢疾杆菌、流感病毒、疱疹病毒以及钩端螺旋体均有抑制作用。研究表明野菊花有显著的抗炎作用,但其所含抗炎成分及机制不同,其挥发油对化学性致炎因子引起的炎症作用强,而其水提物则对异性蛋白致炎因子引起的炎症作用较好。此外尚有明显的降血压作用。

十一、土茯苓

(一)来源

土茯苓为百合科植物光叶菝葜的干燥块茎。长江流域及南部各省均有分布。夏、秋二季采收,除去残茎和须根,洗净,晒干;或趁鲜切成薄片,干燥。

(二)炮制

生用。

(三)性能

甘、淡,平。归肝、胃经。

(四)功效

解毒,除湿,通利关节。

(五)应用

1.梅毒以及因梅毒服用汞剂中毒者

服用汞剂中毒者可见肢体拘挛急、牙龈肿痛、口颊溃烂。本品甘淡,解毒利湿,通利关节,又兼解汞毒,可收治疗梅毒和缓解汞毒的双重功效,为治梅毒的要药。可单用本品水煎服,如土萆薢汤(《景岳全书》);也可与金银花、白鲜皮、威灵仙、甘草同用;若因服汞剂中毒而致肢体拘挛者,常与薏苡仁、防风、木瓜等配伍治之,如搜风解毒汤(《本草纲目》)。

2.淋证,痹证,带下,湿疹等湿热病证

本品甘淡渗利,解毒利湿,治湿热淋证,多与车前子、木通等药同用;治湿热痹证,常与秦艽、防己等药同用;治湿热带下,可与苦参、黄檗等药同用;治湿疹、湿疮,宜与苦参、白鲜皮等同用。

3.痈肿疮毒

本品清热解毒,兼可消肿散结,如《滇南本草》以本品研为细末,好醋调敷,治疗痈疮红肿溃烂;《积德堂经验方》将本品切片或为末,水煎服或入粥内食之,治疗瘰疬溃烂;亦常与苍术、黄檗、苦参等药配伍同用。

(六)用法用量

煎服,15~60 g。外用适量。

(七)使用注意

肝肾阴虚者慎服。服药时忌茶。

(八)临床研究

(1)采用搜风解毒汤(土茯苓 30 g、薏苡仁 20 g、金银花 20 g、防风 10 g、木瓜 12 g、广木通 10 g、白藓皮 20 g、皂角刺 10 g)联合秋水仙碱、尼美舒利治疗急性痛风性关节炎 60 例,临床痊愈 43 例,显效 12 例,有效 4 例,无效 1 例,总有效率98.33%。

(2)以清宫解毒饮(土茯苓 30 g、鸡血藤 20 g、忍冬藤 20 g、薏苡仁 20 g、丹参 15 g、车前草 10 g、益母草 10 g、甘草 6 g),配合瑶药治疗湿热瘀结型慢性盆腔炎 60 例,痊愈 19 例,显效23 例,有效 15 例,无效3 例,总有效率 95.00%。

(九)实验研究

1.化学成分

本品含落新妇苷、异黄杞苷、胡萝卜苷、鞣质、黄酮、树脂类等。

2.药理作用

本品所含落新妇苷有明显的利尿、镇痛作用;对金黄色葡萄球菌、溶血性链球菌、大肠埃希菌、绿脓杆菌、伤寒杆菌、福氏痢疾杆菌、白喉杆菌和炭疽杆菌均有抑制作用;对大鼠肝癌及移植性肿瘤有一定抑制作用;经动物试验推断:本品可通过影响 T 淋巴细胞释放淋巴因子的炎症过程而选择性地抑制细胞免疫反应;此外尚能缓解汞中毒;明显拮抗棉酚毒性。

十二、鱼腥草

(一)来源

鱼腥草为三白草科植物蕺菜的干燥地上部分。分布于长江流域以南各省。夏季茎叶茂盛花穗多时采割,除去杂质,迅速洗净,切段,晒干。

(二)炮制

生用。

(三)性能

辛,微寒。归肺经。

(四)功效

清热解毒,消痈排脓,利尿通淋。

(五)应用

1.肺痈及肺热咳嗽

本品味辛,辛以散结,寒能泄降,无苦寒药伤胃之偏性,主要归于肺经,以清解肺热见长,又具消痈排脓之效,故为治肺痈之要药,并多与金银花、连翘、黄芩等主入肺经的清热解毒药同用。其初起发热恶寒、咳嗽胸痛者,可再与发散风热药配伍;其痈溃成脓,咳吐脓痰者,宜再与芦根、薏苡仁、桔梗等清肺排脓之药配伍。治肺热咳嗽,本品长于清肺止咳,单用有效,更宜与其他清肺、祛痰、止咳药同用,以增强效力。

2.热毒疮毒

本品长于解毒排脓消痈,性寒而不伤正,不仅为肺痈等内痈之要药,亦为外痈疮毒常用之品,不论初起红肿热痛,或毒盛成脓,均可单服或入复方使用;单用其鲜品捣烂外敷,对疮肿未溃者亦较有效。

3.用于湿热淋证、带下、黄疸、泻痢等证

本品清利湿热的功效,可以主治淋证及带下、黄疸、泻痢等多种湿热病证,宜分别配伍利尿通淋、利湿退黄或清热燥湿药等。

(六)用法用量

煎服,15～25 g。鲜品用量加倍,水煎或捣汁服。外用适量,捣敷或煎汤熏洗患处。

(七)使用注意

本品含挥发油,不宜久煎。虚寒证及阴性疮疡忌服。

(八)临床研究

(1)以鱼腥草滴眼液及人工泪液联合应用,治疗干眼症 40 例,结果效果明显优于单纯使用人工泪液治疗组($P < 0.05$),表明鱼腥草滴眼液可以有效控制干眼症患者眼表炎症,是辅助治疗干眼症的有效药物。

(2)以鱼腥草注射液 2 mL 加生理盐水 5 mL 取其注射液 0.5 mL 分别行子宫、中极穴位注射联合中药离子透析法(丹参注射液 400 mg,稀释至 50 mL 直流电透入)治疗慢性盆腔炎患者 30 例,治愈 7 例,显效 16 例,有效 7 例,总有效率为 100%。

(3)以复方鱼腥草颗粒(鱼腥草、黄芩、连翘、板蓝根、金银花等)治疗小儿急性支气管肺炎 58 例,显效 25 例,有效 31 例,无效 2 例,临床有效率 96.55%。

(九)实验研究

1.化学成分

本品含鱼腥草素、挥发油、蕺菜碱、槲皮苷、氯化钾等。

2.药理作用

鱼腥草素对金黄色葡萄球菌、肺炎双球菌、甲型链球菌、流感杆菌、卡他球菌、伤寒杆菌以及结核分枝杆菌等多种革兰阳性及阴性细菌,均有不同程度的抑制作用;其用乙醚提取的非挥发物,还有抗病毒作用。本品能增强白细胞吞噬能力,提高机体免疫力,并有抗炎作用。所含槲皮素及钾盐能扩张肾动脉,增加肾动脉血流量,因而有较强的利尿作用。此外,还有镇痛、止血、促进组织再生和伤口愈合以及镇咳等作用。

十三、大血藤

(一)来源

大血藤为木通科植物大血藤的干燥藤茎,又称红藤。主产江西、湖北、湖南、江苏、河南、浙江、安徽、广东、福建等地区。秋、冬二季采收,除去侧枝,截段,干燥。

(二)炮制

切厚片,生用。

(三)性能

苦,平。归大肠、肝经。

(四)功效

清热解毒,活血,祛风止痛。

(五)应用

1.肠痈腹痛及皮肤疮痈肿痛

本品治疗内痈或外痈,既可清热解毒,又可活血止痛。然其清热解毒之力不甚强,宜与相应的解毒消痈药同用。本品善入大肠,以解肠中热毒,行肠中瘀滞,为治疗肠痈的要药。但以瘀滞期(型)右下腹疼痛,胀满,恶心者多用,并宜与清热解毒及活血、行气药配伍,如常与桃仁、大黄等药同用。

2.跌打损伤,经闭痛经

本品能活血散瘀,消肿,止痛。用治跌打损伤,瘀血肿痛,常与骨碎补、续断、赤芍等药同用;用治经闭痛经,常与当归、香附、益母草等药同用。

3.风湿痹痛

本品有活血化瘀,祛风活络止痛之作用,广泛用于风湿痹痛,腰腿疼痛,关节不利,常与独活、牛膝、防风等药同用。

(六)用法用量

煎服,9~15 g。外用适量。

(七)使用注意

孕妇慎服。

(八)按语

本品善清肠胃之热毒,又能活血。毒去则肿消,血活则痛止,为治痈肿常用药。尤善治肠痈腹痛。

（九）临床研究

（1）以抗妇炎胶囊口服，大血藤汤（大血藤、败酱草、蒲公英、紫花地丁、莪术、桃仁、延胡索、香附各20 g）灌肠，配合多功能微波治疗仪，治疗慢性盆腔炎患者40例，治愈28例，有效11例，无效1例，总有效率97.5%。

（2）以中药内服（伸筋草30 g、秦皮30 g、车前子30 g、陈皮6 g、络石藤30 g、苍术10 g、牛膝15 g、黄檗10 g、薏苡仁30 g、当归10 g、忍冬藤30 g、甘草6 g）配合大血藤颗粒外敷，治疗急性痛风性关节炎32例，显效20例，有效12例，无效0例，总有效率100%。

（十）实验研究

1.化学成分

本品含大黄素、大黄素甲醚、β-谷甾醇、胡萝卜苷、硬脂酸、毛柳苷、大黄酚和红藤多糖、鞣质。

2.药理作用

本品煎剂对金黄色葡萄球菌及乙型链球菌均有较强的抑制作用，对大肠埃希菌、白色葡萄球菌、卡他球菌、甲型链球菌及绿脓杆菌，亦有一定的抑制作用。本品水溶提取物能抑制血小板聚集，增加冠脉流量，抑制血栓形成，提高血浆cAMP水平，提高实验动物耐缺氧能力，扩张冠状动脉，缩小心肌梗死范围。

十四、败酱草

（一）来源

败酱草为败酱科植物黄花败酱、白花败酱的干燥全草。全国大部分地区均有分布，主产于四川、河北、河南、东北三省等地。夏、秋季采收，全株拔起，除去泥沙，洗净，阴干或晒干。

（二）炮制

切段，生用。

（三）性能

辛、苦，微寒。归胃、大肠、肝经。

（四）功效

清热解毒，消痈排脓，祛瘀止痛。

（五）应用

1.肠痈、肺痈及皮肤疮痈肿痛

本品辛散苦泄寒凉，既可清热解毒，又可消痈排脓，且能活血止痛，故为治疗肠痈腹痛的首选药物。治疗肠痈，不论初起的瘀滞期（型），症见右下腹疼痛、胀满，恶心，还是脓肿期（型），右下腹疼痛拒按，且出现肿块、高热者，均常使用。用治肠痈初起，腹痛便秘、未化脓者，常与金银花、蒲公英、牡丹皮、桃仁等同用；若治肠痈脓已成者，常与薏苡仁、附子同用，如薏苡附子败酱散（《金匮要略》）。用于治疗肺痈及皮肤疮痈肿痛，同样可收清热解毒和活血止痛之功。用治肺痈咳吐脓血者，常与鱼腥草、芦根、桔梗等同用。若治痈肿疮毒，无论已溃未溃皆可用之，常与金银花、连翘等药配伍，并可以鲜品捣烂外敷，均效。

2.瘀滞腹痛

本品活血止痛之功，除有助于消痈止痛以外，亦可用于瘀血阻滞引起的妇女月经失调、痛经及产后腹痛等证，并多与当归等活血止痛、养血调经药同用。

此外,本品还可用于湿热带下、痢疾、黄疸及目赤肿痛等证。

(六)用法用量

煎服,6～15 g。外用适量。

(七)使用注意

脾胃虚弱,食少泄泻者忌服。

(八)按语

本品苦寒清泄,味辛能行,清降中有行散之性,毒解瘀散则痈肿自消,故为治疮痈肿毒常用药。因其辛散入肠胃,可行肠胃之瘀滞,因此为治肠痈之要药。凡肠痈之证,无论有脓无脓均为必用之品。

(九)鉴别用药

鱼腥草、大血藤、败酱草均可清热治痈,治内痈证。其中鱼腥草为治肺痈、咳吐脓血要药,常配芦根使用,又可利尿通淋,治淋证;大血藤为治肠痈要药,常配大黄、金银花使用,兼活血止痛,治血滞证;败酱草常用于肠痈、肺痈,兼祛瘀止痛,治血滞证,此外,亦可治疗肝热目赤肿痛及赤白痢。

(十)临床研究

(1)以薏苡败酱汤(重楼 10 g、牡丹皮 10 g、党参 10 g、桑寄生 10 g、续断 10 g、薏苡仁 10 g、丹参 10 g、茯苓 10 g、败酱草 10 g、炒白术 10 g、白花蛇舌草 10 g、半枝莲 10 g、紫花地丁 10 g、细辛 3 g、金银花 10 g)观察对 151 例急性哺乳期乳腺炎发病初期炎症因子的影响,痊愈 68 例,显效 39 例,有效 44 例,无效 0 例,总有效率 100％。

(2)运用薏苡附子败酱散合千金苇茎汤加桔梗汤[薏苡仁 30 g、附子(先煎)6 g、败酱草 15 g、芦根 30 g、冬瓜 30 g、桃仁 10 g、桔梗 10 g],治疗慢性鼻窦炎患者 54 例,显效 38 例,有效 13 例,无效 3 例,总有效率 94.44％。

(十一)实验研究

1.化学成分

黄花败酱根和根茎含齐墩果酸,常春藤皂苷元,黄花龙芽苷、胡萝卜苷及多种皂苷;含挥发油,其中以败酱烯和异败酱烯含量最高;亦含生物碱、鞣质等。白花败酱含有挥发油,干燥果枝含黑芥子苷等;根和根茎中含莫罗忍冬苷、番木鳖苷、白花败酱苷等。

2.药理作用

黄花败酱草对金黄色葡萄球菌、痢疾杆菌、伤寒杆菌、绿脓杆菌、大肠埃希菌有抑制作用;并有抗肝炎病毒作用,能促进肝细胞再生,防止肝细胞变性,改善肝功能。尚有抗肿瘤作用。

十五、射干

(一)来源

射干为鸢尾科植物射干的干燥根茎。主产于湖北、河南、江苏、安徽等地。春初刚发芽或秋末茎叶枯萎时采挖,以秋季采收为佳。

(二)炮制

除去苗茎、须根及泥沙,洗净,晒干。切片,生用。

(三)性能

苦,寒。归肺经。

(四)功效

清热解毒,消痰,利咽。

(五)应用

1.咽喉肿痛等证

本品苦寒清降之力虽不及山豆根,但亦为较常用的解毒利咽药。又因其具有祛痰作用,对热毒或肺热咽喉肿痛而痰浊阻滞者,尤为适宜。治热毒塞盛者,可与升麻、马勃、芒硝同用,如射干汤(《幼幼新书》);治风热犯肺者,可与牛蒡子、荆芥、连翘等发散风热药配伍,如射干消毒饮(《张氏医通》),共收疏散风热、清肺解毒、利咽止痛之效。

本品的清热解毒功效,亦可用于疮痈肿毒、痄腮等热毒病证。可内服,或捣敷局部。

2.痰盛咳喘

本品能祛痰降逆,以止咳平喘,可用以治疗咳喘而痰涎壅滞,喉中痰鸣之证。又因其能消肺热,较宜于痰热所致之咳喘,多与清化热痰药和止咳平喘药配伍,与桑白皮、贝母、马兜铃等药同用,如射干兜铃汤(《痧胀玉衡》)。亦可用于寒痰冷饮所致的咳喘,多与温肺化痰、止咳平喘之药配伍,与半夏、麻黄、细辛、紫菀等同用,如射干麻黄汤(《金匮要略》)。

此外,本品还略有活血、消痰之效,尚可用于妇女经闭、癥瘕积聚,疟母及瘰疬痰核等证。

(六)用法用量

煎服,3～10 g。

(七)使用注意

因本品用量过大能通利大肠,故脾虚便溏者慎用。孕妇忌用或慎用。

(八)按语

本品入肺,善能清肺,故为咽喉肿痛及痰盛咳喘常用之品,尤宜于痰火较甚之咽喉肿痛,咽痛常与升麻、桔梗、马勃等配伍,咳喘需与马兜铃、麻黄等合用。

(九)临床研究

(1)以麻芩射干汤(石膏30 g,麻黄15 g,黄芩25 g,苏子、葶苈子、杏仁、甘草各15 g,射干、地龙、丹参各12 g,金银花、知母各10 g)治疗哮喘60例,临床控制30例,显效5例,有效21例,无效4例,总有效率为93.3%。

(2)以射干麻黄汤(射干9 g、麻黄9 g、生姜9 g、细辛3 g、半夏9 g、款冬花6 g、紫菀6 g、五味子3 g、大枣3枚),随证加减,治疗小儿毛细支气管炎30例,显效18例,有效10例,无效2例,总有效率为93.3%。

(十)实验研究

1.化学成分

本品含射干定、鸢尾苷、鸢尾黄酮苷、鸢尾黄酮、射干酮、紫檀素多种二环三萜及其衍生物和苯酚类化合物等。

2.药理作用

射干对常见致病性真菌有较强的抑制作用;对外感及咽喉疾病中的某些病毒(腺病毒、ECHO11)也有抑制作用;有抗炎、解热及止痛作用;尚有明显的利尿作用。

十六、山豆根

(一)来源

山豆根为豆科植物越南槐的干燥根及根茎。本品又名广豆根。主产于广西、广东、江西、贵州等地。全年可采,以秋季采挖者为佳。

(二)炮制

除去杂质,洗净,干燥。切片生用。

(三)性能

苦,寒。有毒。归肺、胃经。

(四)功效

清热解毒,消肿利咽。

(五)应用

1.咽喉肿痛

本品苦寒之性较甚,长于清热解毒以利咽消肿,为治疗热毒塞盛,咽喉红肿疼痛的要药。凡火毒上攻的喉痹、乳蛾、喉痛等病证,均常选用。轻者可单用,如《永类钤方》单用本品磨醋噙服;重者常与桔梗、栀子、连翘等药同用,如清凉散(《增补万病回春》);若治乳蛾喉痹,可配伍射干、花粉、麦冬等药,如山豆根汤(《慈幼新书》)。

2.牙龈肿痛、痔疮肿痛、疮痈肿痛及毒虫蛰伤等

可单用本品煎汤,浸洗局部;或磨汁外涂。亦宜与相宜的清热药配伍内服。

此外,本品还可用于湿热黄疸,肺热咳嗽,痈肿疮毒等证。

(六)用法用量

煎服,3~6 g。外用适量。

(七)使用注意

虚寒证忌用。本品味大苦而性甚寒,服用过量易引起恶心、呕吐、头昏、头痛、腹泻、腹痛、四肢乏力、心悸胸闷,甚至四肢逆冷、抽抽搐等,故用量不可过大。

(八)按语

本品苦寒之性较大,泻火解毒力强,为治咽喉肿痛要药,尤宜于热毒较甚、红肿疼痛较重之证。喉癌及疮痈溃烂,用之亦有疗效。

(九)临床研究

(1)运用银翘玄麦汤(金银花 15 g、连翘 15 g、玄参 15 g、麦冬 15 g、桔梗 15 g、甘草 10 g、射干 15 g、山豆根 10 g、牛蒡子 15 g、蝉蜕 12 g、杏仁 10 g)治疗喉源性咳嗽 97 例,痊愈 81 例,占 88.35%;好转 16 例,占 11.65%;无效 0 例。服 5 剂治愈 46 例,10 剂治愈 24 例,15 剂治愈 11 例。

(2)采用五味消毒饮加减(金银花 10 g、连翘 10 g、牛蒡子 10 g、淡竹叶 6 g、蝉蜕 6 g、山豆根 10 g、僵蚕 10 g、血竭 6 g、蒲公英 10 g、紫花地丁 10 g、苦参 10 g、黄芪 30 g、甘草 6 g、茯苓 20 g、蜈蚣 1 条)联合西医常规治疗带状疱疹 39 例,治愈 28 例,好转 10 例,无效 1 例,总有效率 97.44%。

(十)实验研究

1.化学成分

本品主要生物碱及黄酮化合物。生物碱有苦参碱、氧化苦参碱、臭豆碱和甲基金雀花碱等;黄酮类化合物包括柔枝槐酮、柔枝槐素、柔枝槐酮色烯、柔枝槐素色烯。

2.药理作用

本品有抗癌作用,所含苦参碱、氧化苦参碱对实验性肿瘤均呈抑制作用。有抗溃疡作用,能抑制胃酸分泌、对实验性溃疡有明显的修复作用;对金黄色葡萄球菌、痢疾杆菌、大肠埃希菌、结

核分枝杆菌、霍乱弧菌、麻风杆菌、絮状表皮癣菌、白色念珠菌以及钩端螺旋体均有抑制作用;此外,本品还有升高白细胞、抗心律失常作用、抗炎作用及保肝作用。

十七、马勃

(一)来源

马勃为灰包科真菌脱皮马勃大马勃或紫色马勃的干燥子实体。脱皮马勃主产于辽宁、甘肃、湖北、江苏、湖南、广西、安徽;大马勃主产于内蒙古、河北、青海、吉林、湖北;紫色马勃主产于广东、广西、湖北、江苏、安徽。夏、秋二季子实体成熟时及时采收。

(二)炮制

除去泥沙,干燥。除去外层硬皮,切成方块,或研成粉,生用。

(三)性能

辛,平。归肺经。

(四)功效

清肺利咽,止血。

(五)应用

1.咽喉肿痛等证

本品味辛质轻,入肺经。既能宣散肺经风热,又能清泻肺经实火,长于解毒利咽,为治咽喉肿痛的常用药。本品又能止血敛疮,故对喉证有出血和溃烂者尤为适宜。用治风热及肺火所致咽喉肿痛、咳嗽、失声,常与牛蒡子、玄参、板蓝根等同用,如普济消毒饮(《东垣试效方》)。

2.肺热咳嗽或失声

本品能清肺热而缓和咳嗽,并能利咽开音,故可用于肺热咳嗽或兼声音嘶哑者。治轻证,可单用为丸服。肺热重者,宜与其他清泻肺热之药合用。如配伍薄荷、蝉蜕等药,亦可用于风热咳嗽、音哑者。

3.出血证

本品内服与外用,均可止血。因其药性、微偏寒凉,较宜于血热妄行的吐血、咯血、衄血等出血证,多与其他凉血止血药同用。治外伤出血,可用马勃粉撒敷伤口。现代以消毒的马勃粉、马勃菌丝海绵(除去包被后切成块状的马勃),或用马勃粉混悬液浸泡过的绷带或纱布等敷压伤口,对刀伤、刺伤等外伤出血,手术伤口出血,拔牙后牙槽窝出血及鼻腔出血等,均有较好的止血效果。

(六)用法用量

煎服,2~6 g,布包煎;或入丸、散。外用适量,研末撒,或调敷患处,或作吹药。

(七)使用注意

风寒伏肺咳嗽失声者禁服。

(八)按语

马勃味辛质轻,既能宣散肺经风热,又能清泻肺经实火,长于解毒利咽,为治咽喉肿痛的常用药。本品又能止血敛疮,故对喉症有出血或溃烂者尤为适宜。

(九)鉴别用药

射干、山豆根、马勃均可清热利咽,治咽喉肿痛。射干又能祛痰平喘,治痰热咳嗽,配桑白皮,治寒痰气喘,配半夏;山豆根又能抗肿瘤,用于肺、喉、膀胱癌等,用于胃火上炎引起的牙龈肿痛;

马勃又能止血,用于治疗吐衄,外伤出血。

(十)临床研究

(1)以自拟银翘散加减(金银花、荆芥各 12 g,芦根 30 g,连翘、牛蒡子、射干、马勃、辛夷各 9 g,凤凰衣、竹叶、蝉蜕各 6 g),随证加减,治疗急性咽喉炎患者 40 例,临床痊愈 6 例,显效 14 例,有效 17 例,无效 3 例,总有效率 92.50%。

(2)内服普济消毒饮(黄芩 15 g、黄连 15 g、陈皮 6 g、甘草 6 g、玄参 6 g、连翘 3 g、柴胡 6 g、桔梗 6 g、板蓝根 6 g、马勃 3 g、牛蒡子 3 g、薄荷 3 g、僵蚕 2 g、升麻 2 g)联合外敷青黛散治疗流行性腮腺炎患者 30 例,治愈 18 例,好转 12 例,未愈 0 例,总有效率 100%。

(十一)实验研究

1.化学成分

本品含紫颓马勃酸、马勃素、马勃素葡萄糖苷。

2.药理作用

脱皮马勃有止血作用,对口腔及鼻出血有明显的止血效果。其煎剂对金黄色葡萄球菌、绿脓杆菌、变形杆菌及肺炎双球菌均有抑制作用,对少数致病真菌也有抑制作用。

十八、白头翁

(一)来源

白头翁为毛茛科植物白头翁的干燥根。主产于吉林、黑龙江、辽宁、河北、山东、陕西、山西、江西、河南、安徽、江苏等地。春、秋二季采挖,除去叶及残留的花茎和须根,保留根头白绒毛,晒干。

(二)炮制

切薄片,生用。

(三)性能

苦,寒。归胃、大肠经。

(四)功效

清热解毒,凉血止痢。

(五)应用

1.痢疾

本品苦寒降泄,清热解毒,凉血止痢,尤善于清胃肠湿热及血分热毒,故为治热毒血痢之良药。对热毒、湿热痢疾(多为细菌性痢疾)或血痢(多为阿米巴痢疾)均有较好疗效,故被称为治痢疾的良药。治湿热、热毒痢疾,常与黄连、黄檗、秦皮等清热燥湿药同用,如白头翁汤(《伤寒论》);治血痢时作时止,腹痛腹泻,大便带血,色暗红或紫红,或白色黏液中有鲜红色血液者,可单用本品煎服,或以煎液保留灌肠,亦可与阿胶、干姜、赤石脂等药同用,如白头翁汤(《千金方》)。

2.疮痈肿毒

本品苦寒,主入阳明,有解毒凉血消肿之功,可与蒲公英、连翘等清热解毒,消痈散结药同用,以治疗疖腮、瘰疬、疮痈肿痛等证。

此外,本品略有凉血和杀虫之功,还能治疗便血、衄血等出血证,以及妇女阴痒、带下(如滴虫性阴道炎)和疟疾。治阴痒带下,如《圣济总录》白头翁丸,其与艾叶同用;尤宜于煎汤灌洗阴道,可单用,亦可配伍苦参、百部等药。治痢疾,《本草汇言》以本品与黄芩、柴胡等同用。

(六)用法用量

煎服,9~15 g。治阿米巴痢疾可用 15~30 g,7 天为一疗程;保留灌肠,30~50 g,每天 1 次。外用适量。

(七)使用注意

虚寒泻痢慎用。本品有较强的刺激性,灌肠及灌洗阴道宜慎。

(八)按语

白头翁苦寒降泄,能入血分清肠热,善除肠胃热毒蕴结,为治热毒下痢要药。现用于细菌性及阿米巴痢疾均有显著疗效。

(九)临床研究

(1)以白头翁汤加减灌肠(白头翁 30 g、黄芩 30 g、黄连 20 g、秦皮 30 g、黄檗 30 g、栀子 20 g、红藤 30 g、败酱草 30 g、紫花地丁 30 g、防风 15 g、槟榔 15 g、苍术 15 g、水煎)取汁,保留灌肠,治疗溃疡性结肠炎 33 例,显效 23 例,有效 8 例,无效 2 例,总有效率为 94%)。

(2)采用白头翁汤[白头翁 15 g、黄连 6 g、黄檗 6 g、秦皮 10 g、木香 10 g(后下)、苍术 10 g、槐花 10 g、地榆 15 g、赤芍 15 g、蒲公英 10 g、冰片 3 g、延胡索 15 g]加减灌肠治疗腹泻型肠易激综合征 60 例,临床治愈 30 例,显效 15 例,有效 10 例,无效 5 例,总有效率为 91.7%。

(十)实验研究

1.化学成分

本品主要含皂苷,水解产生三萜皂苷、葡萄糖、鼠李糖等,并含白头翁素、23-羟基白桦酸、胡萝卜素等。

2.药理作用

白头翁鲜汁、煎剂、乙醇提取物在体外对金黄色葡萄球菌、绿脓杆菌、痢疾杆菌、枯草杆菌、伤寒杆菌、沙门杆菌以及一些皮肤真菌等,均具有明显的抑制作用。本品煎剂及所含皂苷有明显的抗阿米巴原虫作用。本品对阴道滴虫有明显的杀灭作用;对流感病毒也有轻度抑制作用。另外,尚具有一定的镇静、镇痛及抗惊厥作用,其地上部分具有强心作用。

(李　玉)

第四节　清热凉血药

一、生地黄

(一)别名

鲜生地黄。

(二)处方名

生地黄、干地黄、干生地黄、大生地黄、细生地黄、小生地黄、焦生地黄、生地黄炭。

(三)常用量

10~30 g。

(四)常用炮制

1.生地黄

取原药材,洗净,切成小段,晒干。

2.焦生地黄

取生地黄片放热锅内,炒至微焦。

3.生地黄炭

取生地黄片,放入热锅内,炒至炭黑色,至外皮发起小泡,喷以清水,放冷即可。

(五)常用配伍

1.配阿胶

滋阴补血。用于治疗血虚有热、面黄乏力、口渴舌黄或出血性疾病、血液耗伤、口干唇焦,烦躁不宁、失眠等症。

2.配玄参

凉血消斑。用于治疗热病皮肤斑疹痒点、烦热口渴等症。

3.配白茅根

清热凉血。用于治疗血热所致之鼻血、尿血、妇女崩漏等症。

4.配地榆

凉血止血。用于治疗痔大便出血、便秘疼痛等症。

5.配生石膏

治疗热证牙龈肿痛、口渴舌黄、头痛目赤等症。

6.配白芍

柔肝止痛。用于治疗慢性肝炎、慢性胆囊炎之胁腹疼痛、上脘不适、食欲缺乏、恶心、腹胀等症。

(六)临床应用

1.退行性脊椎炎

生地黄 20 g,肉苁蓉 15 g,淫羊藿 6 g,鸡血藤 10 g,莱菔子 6 g。水煎服,日服 1 剂。

2.痛风性关节炎

生地黄 20 g,山茱萸 12 g,山药 12 g,泽泻 10 g,云苓 12 g,牡丹皮 10 g,金钱草 10 g,黄芪 10 g,川牛膝 10 g,赤芍 10 g,车前子(另包)15 g,盐黄檗 6 g,盐知母 6 g。水煎服,日服 1 剂。

3.高血压

知柏地黄丸(盐知母、盐黄檗、熟地黄、山茱萸、山药、泽泻、牡丹皮、云苓),口服,一次 2 丸,一日 2 次。

4.化脓性中耳炎

鲜地黄酊(60%地黄乙醇液),清洁耳道后滴耳,一次 2~3 滴,一日 3 次。

5.肿瘤化疗毒副反应

生地黄 15 g,山茱萸 10 g,炒山药 15 g,半枝莲 15 g,白花蛇舌草 15 g,大枣 10 枚。水煎服,日服 1 剂。

6.更年期综合征

生地黄 30 g,牡丹皮 12 g,五味子 10 g,炒枣仁 15 g,蒲公英 30 g,枸杞子 12 g,山楂 12 g。水煎服,日服1 剂。

7.心悸、失眠

生地黄 30 g,当归 12 g,丹参 20 g,何首乌 6 g,远志 6 g,五味子 10 g,合欢花 6 g。水煎服,日服 1 剂。

8.颈椎病

生地黄 30 g,杜仲 15 g,白芍 15 g,菟丝子 15 g,黄芩 15 g,三七粉 3 g(冲服)。水煎服,每天 1 剂。

9.糖尿病

生地黄 30 g,天花粉 12 g,夏枯草 10 g,山药 15 g。水煎服,日服 1 剂。

10.痛经

生地黄 30 g,赤芍 15 g,白芍 15 g,川芎 15 g。水煎服,日服 1 剂。

(七)不良反应与注意事项

(1)过量服用可致头痛、头晕、乏力、颜面苍白、口唇发绀、血压下降、心律不齐等。

(2)变态反应:荨麻疹样皮疹。

(3)脾虚、便溏、食少者慎用。

二、玄参

(一)别名

黑参。

(二)处方名

玄参、元参、大玄参、乌远参。

(三)常用量

10~15 g。

(四)常用炮制

1.玄参

取原药材,加水浸泡,闷润,切 0.1~0.3 cm 厚的片,晒干。

2.盐玄参

玄参片 500 g,盐水 100 g。取玄参片,洒匀盐水,微炒即可。

3.制玄参

玄参 5 kg,黑豆 0.5 kg,盐 50 g,水适量。取玄参,加黑豆盐水煮后,晒干,去芦切片。

(五)常用配伍

1.配麦冬

清咽利喉。用于治疗慢性咽炎、咽喉疼痛、干燥不适、声音嘶哑以及慢性扁桃体炎、咽肿干咳等症。

2.配生地黄

凉血消斑。用于治疗热病伤血之皮肤斑疹、口渴舌黄、低热倦怠等症。

3.配牡蛎

软坚散结。用于治疗淋巴结核、甲状腺肿大等病症。

4.配菊花

凉血明目。用于治疗肝火上攻,目赤流泪之症。

271

(六)临床应用

1.慢性咽炎

玄参 20 g,沙参 15 g,牛蒡子 12 g,甘草 3 g。水煎服,日服 1 剂。

2.荨麻疹

玄参 30 g,麻黄 5 g,蛇床子 6 g,槐花 6 g,地肤子 6 g,炙甘草 3 g。水煎服,日服 1 剂。

3.目赤肿痛

玄参 20 g,大黄 10 g,黄芩 15 g,菊花 15 g,牡丹皮 10 g,木贼 6 g。水煎服,日服 1 剂。

4.淋巴结核

玄参 30 g,牡蛎 30 g,干姜 2 g,肉桂 1 g,黄芩 15 g,夏枯草 30 g,黑豆 15 g。水煎服,日服 1 剂。

5.血栓闭塞性脉管炎

玄参 30 g,黄芪 30 g,当归 12 g,金银花 30 g,赤芍 15 g,乳香 6 g,没药 6 g,炙甘草 3 g。水煎服,日服 1 剂。

6.高脂血症

玄参 20 g,生地黄 20 g,决明子 15 g,生山楂 30 g,女贞子 10 g,丹参 10 g,甘草 3 g。水煎服,日服 1 剂。

7.带状疱疹

玄参 30 g,野菊花 15 g,大青叶 15 g,马齿苋 30 g,生地黄 30 g。水煎服,日服 1 剂。

8.便秘

玄参、黄连、大黄各等份,共研细粉,每服 10 g,每天 2 次。

(七)注意事项

脾虚泄泻者慎用。

三、牡丹皮

(一)别名

连牡丹皮、山牡丹皮、川丹皮、连丹、骨丹皮、丹根、花王、洛阳花、木芍药。

(二)处方名

牡丹皮、粉丹皮、刮丹皮、刮丹、风丹皮、风丹、炒丹皮、丹皮炭。

(三)常用量

6～12 g。

(四)常用炮制

1.牡丹皮

取原药材,拣净杂质,去净木心,洗净,切 0.1～0.2 cm 厚的片,晒干,筛去灰屑即可。

2.酒丹皮

丹皮 500 g,白酒 70 g。取丹皮用白酒喷匀,润 1 小时,至酒被吸尽时,晾干。

3.炒丹皮

取牡丹皮片,用微火炒至黄色即可。

4.丹皮炭

取牡丹皮放锅内,炒至焦黑或炭黑为度。

（五）常用配伍

1.配青蒿

清热除烦。用于治疗肺结核午后低热、夜间盗汗、手足心热等症。

2.配赤芍

增强活血化瘀作用。用于治疗荨麻疹、变应性紫癜、丹毒等皮肤热性斑疹、丘疹等症。

3.配芦根

行血利水。用于治疗慢性肾炎导致的眼睑及下肢水肿之症。

4.配桃仁

泄热化瘀。用于治疗瘀血头痛、失眠、烦躁以及跌打损伤疼痛、痛经等症。

5.配桂枝

温经活血。用于治疗脉管炎肢体发凉疼痛以及冻疮痒痛之症。

6.配菊花

清肝泻火。用于治疗高血压头痛头晕、口苦失眠等症。

7.配皂角刺

消肿化瘀。用于治疗痈肿初起、疼痛灼热或脓成不溃、胀痛不消等症。

（六）临床应用

1.高血压

牡丹皮 15 g，杜仲 15 g，菊花 20 g，黄芩 15 g，赤芍 15 g，山楂 30 g。水煎服，日服 1 剂。

2.变应性鼻炎

牡丹皮 18 g，酒大黄 5 g，苍耳子 10 g，薏苡仁 30 g，辛夷 3 g，生甘草 6 g。水煎服，日服 1 剂。

3.扁桃体炎

牡丹皮 12 g，蒲公英 30 g，地丁 30 g，皂角刺 5 g，青果 3 g。水煎服，日服 1 剂。

4.慢性胃炎

牡丹皮 12 g，山药 12 g，黄芪 30 g，白茅根 30 g，大枣 6 枚。水煎服，日服 1 剂。

5.胃溃疡

牡丹皮 10 g，白芍 15 g，牡蛎 30 g，清半夏 15 g，黄芩 12 g。水煎服，日服 1 剂。

6.冠心病

牡丹皮 15 g，丹参 20 g，葛根 20 g，川芎 10 g，赤芍 10 g，桂枝 3 g。水煎服，日服 1 剂。

7.痛经

牡丹皮 18 g，醋延胡索 15 g，赤芍 15 g，小茴香 6 g，槐花 6 g，红糖 20 g。水煎服，日服 1 剂。

8.荨麻疹

牡丹皮 15 g，赤芍 15 g，生地黄 30 g，麻黄 3 g，紫草 15 g，甘草 10 g。水煎服，日服 1 剂。

9.更年期综合征

牡丹皮 15 g，黄芩 12 g，菟丝子 15 g，杜仲 10 g，黄芪 15 g，太子参 15 g，天麻 15 g，百合 30 g，石斛 6 g。水煎服，日服 1 剂。

10.慢性腰痛

牡丹皮 10 g，泽泻 6 g，山药 12 g，云苓 12 g，山茱萸 6 g，杜仲 12 g，菟丝子 15 g。水煎服，日服 1 剂。

(七)注意事项

(1)孕妇禁用。

(2)虚寒、血虚者慎用。

四、赤芍

(一)别名

北赤芍、川赤芍、京赤芍、西赤芍。

(二)处方名

赤芍、赤芍药、炒赤芍、酒赤芍、醋赤芍。

(三)常用量

6~15 g。

(四)常用炮制

1.赤芍

取原药材洗净,切片,晒干。

2.炒赤芍

赤芍片 100 kg,麦麸 6 kg,在 180 ℃热锅中,撒入麦麸,至冒烟时,倒入赤芍片,炒至微黄色,筛去麦麸即可。

3.酒赤芍

赤芍 5 kg,酒 0.5 kg。取赤芍片,加酒拌匀,用微火烘干,或炒至微黄色。

(五)常用配伍

1.配川芎

增强活血化瘀功效。用于治疗瘀血所致之冠心病、痛经、偏头痛、失眠等病症。

2.配桃仁

行血祛瘀。用于治疗妇女附件炎、痛经、经血量少等病症。

3.配香附

行气化瘀。用于治疗气滞血瘀之胃脘痛、肋痛、痛经等症。

4.配蒲黄

化瘀止痛。用于治疗瘀血胃脘疼痛、慢性胃炎、溃疡病等病症。

5.配小茴香

行气止痛。用于治疗疝气小腹疼痛之症。

(六)临床应用

1.慢性胃炎

赤芍 15 g,蒲黄 3 g(冲服),五灵脂 15 g,甘草 6 g。水煎服,日服 1 剂。

2.疝气

赤芍 15 g,小茴香 15 g(另包),橘核 6 g,干姜 3 g,桂枝 4 g,陈皮 10 g。水煎服,日服 1 剂。

3.慢性胆囊炎

赤芍 15 g,白芍 10 g,柴胡 12 g,香附 10 g,蒲公英 30 g,大黄 5 g。水煎服,日服 1 剂。

4.偏头痛

赤芍 15 g,醋延胡索 15 g,川芎 15 g,山楂 30 g,天冬 15 g,沙参 15 g,黄檗 10 g,木贼 3 g,白

芷 6 g,菊花10 g。水煎服,日服 1 剂。

5.癫痫

赤芍 12 g,大黄 6 g,全蝎 6 g,蜈蚣 1 条,红花 6 g,当归 10 g,莪术 6 g,大青叶 10 g,琥珀 3 g(研末冲服)。水煎服,日服 1 剂。

6.冠心病

赤芍 20 g,三七 10 g,红花 10 g,佛手 6 g,当归 10 g,桃仁 10 g,泽泻 6 g,葛根 15 g,生甘草 3 g。水煎服,日服 1 剂。

7.乳腺炎

赤芍 30 g,酒大黄 10 g,金银花 30 g,蒲公英 30 g,丹参 15 g,黄芪 10 g,川芎 10 g,生甘草 6 g。水煎服,日服 1 剂。

8.慢性附件炎

赤芍 15 g,桃仁 10 g,土茯苓 30 g,三棱 10 g,川楝子 10 g,莪术 8 g,醋延胡索 12 g,黄芩 10 g,苦参 15 g,黄檗 12 g,丹参 10 g,香附 10 g,山药 15 g,薏苡仁 15 g。水煎服,日服 1 剂。

9.盆腔炎

赤芍 15 g,乌药 10 g,香附 12 g,刘寄奴 12 g,萆薢 6 g,萹蓄 6 g,猪苓 15 g,女贞子 12 g,苦参 12 g,蒲公英 30 g,马齿苋 30 g,益母草 10 g,甘草 3 g。水煎服,日服 1 剂。

10.淋巴结核

赤芍 18 g,蜈蚣 2 条,苦参 15 g,山药 30 g,百合 15 g,夏枯草 15 g,黄芪 10 g,党参 10 g,沙参 15 g,石斛6 g。水煎服,日服 1 剂。

11.痈疽肿痛

赤芍 20 g,蒲公英 30 g,皂角刺 6 g,金银花 30 g,连翘 20 g,黄芩 15 g,地丁 30 g,甘草 10 g。水煎服,日服 1 剂。

12.失眠

赤芍 20 g,红花 6 g,当归 10 g,黄檗 15 g,钩藤 30 g(后下),琥珀 3 g(冲服),龙骨 30 g,牡蛎 30 g。水煎服,日服 1 剂。

13.慢性肾盂肾炎

赤芍 15 g,白茅根 30 g,马齿苋 30 g,蒲公英 30 g,黄檗 15 g,益智仁 6 g,生蒲黄 6 g(另包),生甘草6 g。水煎服,日服 1 剂。

(七)注意事项

痈疽已溃者慎用。

五、紫草

(一)别名

地血、鸦衔草、山紫草、红石根、紫根。

(二)处方名

紫草、软紫草、紫草茸、紫草根、老紫草、硬紫草。

(三)常用量

6～20 g。

（四）常用炮制

取原药材，拣净杂质，去苗，剪成 1.5～2 cm 段即可。

（五）常用配伍

1.配连翘

清凉解毒。用于治疗热证之湿疹、荨麻疹、斑疹等病症。

2.配大青叶

清热解毒。用于治疗流行性乙型脑炎、传染性肝炎等所致之高热口渴、小便赤黄、皮肤斑点等症。

3.配黄檗

清血燥湿。用于治疗疖肿、湿疹、水火烫伤等症。

4.配茵陈

清热退黄。用于治疗黄疸型肝炎，皮肤、小便发黄，口渴，腹胀等症。

5.配生地黄

清热凉血。用于治疗外感热病，高热神昏、口舌绛紫以及血热所致之鼻血、尿血等症。

（六）临床应用

1.扁桃体炎

紫草 30 g，黄芩 15 g，蒲公英 30 g。水煎服，日服 1 剂。

2.黄疸型肝炎

紫草 15 g，茵陈 15 g，柴胡 12 g，黄芩 12 g，白茅根 30 g，五味子 6 g，生姜 6 g，大枣 6 枚。水煎服，日服 1 剂。

3.预防麻疹

33％紫草根糖浆口服，6 个月～1 岁每次 10 mL；2～3 岁每次 20 mL；4～6 岁每次 30 mL。每隔天服 2 次，共服 3 天，计 6 次。

4.玫瑰糠疹

紫草 15～30 g（小儿用 6～15 g），煎服，每天 1 次，10 天为 1 个疗程。

5.银屑病

0.1％紫草注射液 2 mL，每天肌内注射 1 次，连用 30～40 次。

6.扁平疣

0.1％紫草注射液，肌内注射，每次 2 mL，每天 1 次，10 次为 1 个疗程。

7.面颈部烧伤

紫草 10 g，菜油 100 mL，加热煮沸 20 分钟后，过滤，凉后备用。用时，先用 75％乙醇清洁创面，抽出水疱积液，然后用纱布块蘸紫草油均匀地涂在创面上，每天 3～4 次，保持创面湿润，连用 7～9 天。小面积轻度烧伤 2～4 天。

8.新生儿臀红

先用 20～25 ℃生理盐水洗净患处，消毒纱布蒸干后，涂当归紫草油，每天 3～4 次。

9.子宫颈糜烂

紫草油外涂，每天 1～2 次，10 次为 1 个疗程。

10.消化道灼伤

紫草油口服，每次 10～20 mL，每天 3～4 次。儿童酌减。

11.肌内注射后硬结

将紫草油涂于硬结皮肤上,加塑料膜覆盖,用无菌纱布包扎,胶布固定。每天涂敷 2～6 次。

12.变应性紫癜

紫草 15 g,黄檗 12 g,当归 10 g,知母 12 g,牛蒡子 12 g,苦参 12 g,淡竹叶 6 g,西河柳 10 g,蝉蜕 6 g。水煎服,日服 1 剂。

13.便秘

紫草 30 g,杏仁 10 g,防风 12 g,白术 15 g,生姜 3 g,山楂 10 g。水煎服,日服 1 剂。

14.荨麻疹

紫草 30 g,黄芩 15 g,地肤子 15 g,苍耳子 12 g,土茯苓 15 g,天冬 30 g。水煎服,日服 1 剂。

(七)注意事项

脾虚便溏者慎服。

(李　玉)

第十章

解 表 药

第一节　辛温解表药

味辛性温,以发散风寒表证为主的中草药,叫作辛温解表药。风寒表证的主要表现为发热轻、恶寒重,汗出不畅或无汗,头痛、身痛、舌苔薄白、口不渴、脉浮等。

一、麻黄

(一)别名

草麻黄。

(二)处方名

麻黄、生麻黄、炙麻黄、麻黄绒、净麻黄、制麻黄、蜜麻黄。

(三)常用量

3～9 g。

(四)常用炮制

1.麻黄绒

取原药材去根,切 1.5～2 cm 长段,研绒,筛去灰屑即可。

2.制麻黄

麻黄 500 g,生姜 50 g,甘草 50 g。取甘草、生姜煎汤,煎至味出,趁热浸泡麻黄段,浸后晒干。

3.蜜麻黄(炙麻黄)

麻黄段 50 kg,蜜 5～10 kg。先将蜜熔化后,加入麻黄段,或再加少许水拌匀、稍闷,置锅中用微火炒至蜜干,以不粘手为度。

(五)常用配伍

1.配桂枝

增强宣散风寒、止痛功效,用于治疗外感风寒、头痛、身痛、无汗等症。

2.配杏仁

增强止咳、平喘、化痰作用,用于治疗风寒咳喘之证。

3.配生石膏

用于治疗肺热咳喘之证。如胸满咳喘、口苦舌干、脉浮数等。

（六）临床应用

1.风寒感冒

麻黄汤：麻黄9g，桂枝6g，苦杏仁9g，炙甘草3g。水煎服，日服1剂。

2.荨麻疹

麻黄10g，桂枝3g，苦杏仁6g，白术12g，蝉蜕6g，炙甘草6g。水煎服，日服1剂。

3.支气管炎

止嗽定喘丸（麻黄、苦杏仁、石膏、甘草），口服1次6g，1天2次。

4.水肿病初起

麻黄6g，白术15g，茯苓20g，冬瓜皮30g，薏苡仁30g。水煎服，日服1剂。

5.咳喘

麻黄10g，生石膏30g，黄芩15g，桑白皮30g，生甘草6g。水煎服，日服1剂。

（七）不良反应与注意事项

（1）长期服用本品能引起病态嗜好。

（2）超过治疗量5倍以上时，即可引起中毒。

（3）大剂量中毒可引起心率缓慢、胸闷、气急、烦躁、失眠、头痛、恶心、呕吐、周身发麻、排尿困难，甚至呼吸困难、昏迷等。

（4）心绞痛者用此药可引起心绞痛发作。

（5）偶有变态反应，表现为皮肤红斑、水疱、皮疹、溃疡等。

（6）体虚多汗者忌用麻黄。

（7）高血压、心脏病患者忌用。

二、桂枝

（一）别名

柳桂。

（二）处方名

桂枝、细桂枝、嫩桂枝、桂枝尖、炒桂枝、蜜桂枝。

（三）常用量

3～10g。

（四）常用炮制

1.炒桂枝

取桂枝放锅中，用微火炒数分钟至深黄色或微焦为度。

2.蜜桂枝

桂枝10kg，蜜2.5kg。先将蜜熔化，加热至起泡，加入桂枝片拌匀，微洒清水炒至老黄色不粘手为度。

（五）常用配伍

1.配白芍

温中止痛。用于治疗脾胃虚寒之胃病、腹痛。另可用于治疗外感风寒，表虚多汗者。

2.配桃仁

有温经活血功效。用于治疗妇女虚寒痛经、月经失调、慢性附件炎腹痛等症。

3.配附子

温经散寒止痛。用于治疗风寒关节疼痛、四肢疼痛等症。

4.配丹参

通气活血。用于治疗冠心病胸痛、心悸以及血虚失眠、惊悸等症。

5.配甘草

温阳益心。用于治疗阳虚所致的心悸气短、畏寒等症。

(六)临床应用

1.流行性感冒

桂枝汤加减:桂枝 10 g,赤芍 10 g,炙甘草 6 g,厚朴花 10 g,法半夏 10 g,茯苓 12 g,白术 12 g,生姜10 g,大枣 10 枚。水煎服,日服 1 剂。

2.类风湿关节炎

桂枝芍药知母汤加味:桂枝、白芍各 12 g,制附子 15 g(先煎),甘草 9 g,麻黄 8 g,知母 10 g,白术 15 g,防风10 g,生姜 10 g。水煎服,日服 1 剂。

3.荨麻疹

桂枝 10 g,白芍 15 g,生姜 10 g,炙甘草 10 g,大枣 12 枚。随症加减:痒甚者加蝉蜕 10 g,白蒺藜 15 g,防风 10 g;皮疹鲜红者加生地黄 30 g,赤芍 10 g;皮疹苍白者加当归 12 g,土茯苓 30 g,苍耳子 10 g。水煎服,日服 1 剂。

4.胃及十二指肠溃疡虚寒性脘腹疼痛

桂枝 10 g,白芍 15 g,黄芪 30 g,陈皮 10 g,醋延胡索 12 g,炙甘草 6 g,生姜 10 g,大枣 10 枚。水煎服,日服 1 剂。

5.冠心病心悸胸痛

桂枝 10 g,薤白 10 g,瓜蒌 30 g,丹参 30 g,炙甘草 6 g,生姜 10 g。水煎服,日服 1 剂。

6.风湿性及类风湿关节疼痛

桂枝 10 g,制附子 6 g(先煎),鸡血藤 30 g,黄芪 30 g,细辛 3 g。水煎服,日服 1 剂。

7.慢性附件炎腹痛

桂枝 10 g,赤芍 12 g,醋延胡索 12 g,桃仁 10 g,红花 6 g,皂角刺 3 g,蒲公英 30 g,炙甘草 6 g,大枣10 枚。水煎服,日服 1 剂。

(七)不良反应与注意事项

(1)有伤津助火之弊。热病高热、阴虚火旺、血热妄行者禁用。

(2)风热表证、风寒表湿证及温病初起者,不宜应用。

(3)孕妇慎用。

三、防风

(一)别名

防风根、东防风、关防风、西防风、水防风、屏风、公防风、母防风。

(二)处方名

防风、炒防风、口防风、防风炭。

（三）常用量

16～12 g。

（四）常用炮制

1.净防风

取原药材，拣净杂质，去茎及毛茸，洗净，切 2～3 cm 或 0.5 cm 厚的片，晒干。

2.炒防风

取防风片，用微火炒呈深黄色或微焦，放冷即可。

3.防风炭

取防风片在 180 ℃热锅内炒，或用微火炒至黑色为度，喷淋清水，灭净火星取出。

4.蜜防风

防风片 500 g，蜂蜜 200 g。取防风片，加蜜炒至蜜被吸尽，放冷即可。

（五）常用配伍

1.配苍术

增强祛散风湿作用。用于治疗风湿性关节疼痛及风邪皮肤痒疹等症。

2.配秦艽

祛风除湿。用于治疗风湿四肢关节疼痛以及午后、夜间低热者。

3.配白术

润肠健脾。用于治疗脾胃虚弱，运化无力导致的大便秘结之症。

4.配苍耳子

祛风止痒。用于治疗皮肤荨麻疹、瘙痒等症。

5.配川芎

祛风活血止痛。用于治疗头痛、偏头痛。

（六）临床应用

1.头痛

防风通圣散加减：防风 15 g，荆芥 10 g，连翘 15 g，黄芩 15 g，川芎 15 g，当归 12 g，白术 15 g，炒白芍 15 g，栀子 15 g，麻黄 6 g，大黄 8 g，芒硝 8 g，滑石 10 g，生石膏 15 g（先煎），薄荷 6 g（后下）。随症加减：无大便秘结者去大黄、芒硝；无小便黄赤者去滑石、栀子；头昏眼花者加菊花 15 g。水煎服，日服 1 剂。

2.周围性神经麻痹

防风 20 g，川芎 15 g，当归 15 g，蜈蚣两条（研粉）。前三味水煎汤，送服蜈蚣粉。每天 1 剂，分 2 次服。

3.慢性肠炎

防风 15 g，白芍 15 g，补骨脂 10 g，五味子 10 g，乌梅 6 g。水煎服，日服 1 剂。

4.脾胃虚大便秘结

防风 15 g，白术 30 g，蒲公英 30 g。水煎服，每天 1 剂。

5.砷中毒

防风 15 g，绿豆 15 g，红糖 10 g，甘草 6 g。水煎服，日服 1 剂。14 天为 1 个疗程。

（七）不良反应与注意事项

（1）偶见变态反应。于服药后 1 小时内，出现恶心、呕吐、烦躁、皮肤瘙痒、冷汗、灼热、红斑等,或见荨麻疹样药疹、光敏性皮炎。

（2）血虚发痉及阴虚火旺者慎用。

四、生姜

(一)别名

名姜、鲜姜。

(二)处方名

生姜、川姜、煨姜、闵姜。

(三)常用量

6～15 g。

(四)常用炮制

1.煨姜

取生姜片或块,用纸包好,加水润湿,置炉台上烘烤,或在火中煨至纸黄或焦枯时,去纸即可。

2.闵姜

将生姜切片,加白糖腌制数天而成。

(五)常用配伍

1.配半夏

和胃止呕。用于治疗胃肠炎所致之呕吐、恶心、腹胀等症。

2.配竹茹

清热止呕。用于治疗体虚有热,恶心呕吐,口苦、舌苔黄,尿赤等症。

3.配陈皮

温中行气。用于治疗脾胃有寒,脘腹胀满,胃脘疼痛之症。

4.配大枣

和胃解表。用于治疗风寒感冒,胃脘不舒,恶心、呕吐等症。

(六)临床应用

1.慢性胃炎

生姜泻心汤:生姜15 g,炙甘草9 g,党参10 g,干姜3 g,黄芩9 g,黄连3 g,制半夏9 g,大枣4枚。水煎服,日服1剂。

2.风寒感冒

生姜30 g,紫苏叶10 g。水煎服,日服1剂。

3.急性细菌性痢疾

生姜50 g,红糖30 g。水煎分3次服,日服1剂。

4.急性扭伤

取生姜适量,捣烂去汁,加入食盐少许拌匀,外敷患处,可用绷带固定,每天1次。

5.尿潴留

将生姜15～24 g,咀嚼后用开水吞服。一般可在用药后5分钟内缓解症状,过半小时后按上法续服1次。

(七)不良反应与注意事项

（1）大剂量口服可致鼻血。

（2）外敷偶可见皮肤过敏性紫癜。

（3）高血压患者不宜多用。

（4）阴虚内热盛者不宜应用。

五、荆芥

（一）别名
假苏、香荆芥。

（二）处方名
荆芥、炒荆芥、荆芥炭、黑荆芥。

（三）常用量
3～9 g。

（四）常用炮制
1.炒荆芥

将荆芥段炒至微黄或黄色。

2.醋荆芥

荆芥段 50 kg,醋 5 kg。取荆芥段加醋炒至大部分黑色为度。

3.荆芥炭

取荆芥段置 180 ℃热锅中,炒至黑色存性,加水灭净火星,放冷即成。

（五）常用配伍
1.配薄荷

治疗感冒头痛,鼻塞不通,无汗,四肢疼痛等症。

2.配防风

治疗感冒无汗身痛及荨麻疹皮肤瘙痒之症。

3.配白芷

治疗头痛、偏头痛,症见舌苔白,口不渴,少汗等症者。

4.配黄芩

治疗气管炎咳嗽痰多,胸闷不舒,口苦、舌苔发黄者。

（六）临床应用
1.风寒感冒

荆芥 12 g,射干 12 g,柴胡 10 g,防风 10 g,葛根 15 g,苦杏仁 9 g,茵陈 10 g,金银花 10 g,桂枝 10 g,生姜 15 g,甘草 6 g。水煎服,每天 1 剂。

2.传染性软疣

荆芥 12 g,防风 10 g,蝉蜕 10 g,当归 15 g,柴胡 15 g,赤芍 15 g,僵蚕 15 g,黄芩 15 g,薏苡仁 30 g,大青叶 30 g,甘草 6 g。水煎服,日服 1 剂。

3.痔疮出血

荆芥炭 15 g,槐花炭 10 g,共研为细粉,每服 3～4 g,饭前清茶送服,每天 1～2 次。

4.慢性咽炎

荆芥穗 30 g,桔梗 10 g,沙参 30 g,炙甘草 6 g。共研为细末,每服 3 g,每天 1～2 次。

5.荨麻疹

荆芥 12 g,防风 10 g,紫草 30 g,黄芩 15 g,山楂 30 g,甘草 9 g。水煎服,每天服 1 剂。

(七)不良反应与注意事项

(1)变态反应,表现为眼睑浮肿,皮肤丘疹或暗红色斑点,烘热,瘙痒或伴有胸闷,腹痛、恶心、呕吐、腹泻。

(2)表虚盗汗,阴虚头痛者禁服。

(3)服荆芥时忌食鱼、虾、蟹、驴肉等食物。

六、羌活

(一)别名

蚕羌、竹节羌、条羌、鸡头羌、大头羌。

(二)处方名

羌活、川羌活、西羌活、蚕羌。

(三)常用量

3~10 g。

(四)常用炮制

取原药材,洗净,切 0.3 cm 之厚片,晒干或用微火烘干。

(五)常用配伍

1.配川芎

祛风湿、活血、止痛。用于外感风寒关节疼痛,四肢疼痛;风湿性关节炎疼痛;偏正头痛。

2.配防风

增强祛风湿作用。用于治疗风寒头痛、关节疼痛、肢体疼痛之症。

3.配独活

增强祛风湿作用。用于治疗风湿关节疼痛、腰腿疼痛。

(六)临床应用

1.流行性感冒

(1)九味羌活汤:羌活 9 g,防风 8 g,苍术 10 g,川芎 8 g,细辛 3 g,白芷 5 g,生地黄 10 g,黄芩 10 g,甘草5 g。水煎服,日服 1 剂。

(2)九味羌活丸:口服,一次 6~9 g,日 2~3 次。

2.功能性水肿

羌活胜湿汤加味:羌活 6 g,独活 6 g,藁本 3 g,防风 6 g,川芎 6 g,炙甘草 2 g,蔓荆子 3 g。随症加减:气虚加党参 10 g,炒白术 10 g;尿少加茯苓皮 10 g,泽泻 6 g,车前子 20 g;食积加谷芽20 g,麦芽 15 g,炒莱菔子6 g,山楂 30 g;阳虚加巴戟天 10 g,补骨脂 6 g。水煎服,日服 1 剂。

3.风湿性关节炎

羌活 10 g,防风 10 g,生地黄 15 g,苍术 10 g,细辛 4 g,川芎 10 g,白芷 10 g,炙甘草 6 g,秦艽 10 g,五加皮 10 g,独活 10 g,薏苡仁 10 g。水煎服,日服 1 剂。

4.感冒发热

羌活 10 g,板蓝根 30 g,蒲公英 30 g。水煎服,每天 1 剂。

5.肢体麻木

羌活 12 g,鸡血藤 30 g,当归 10 g。水煎服,日服 1 剂。

6.偏头痛

羌活 10 g,白芷 10 g,川芎 15 g,天麻 12 g。水煎服,日服 1 剂。

7.上肢怕冷

羌活 12 g,黄芪 30 g,薏苡仁 30 g,炙甘草 6 g。水煎服,日服 1 剂。

(七)注意事项

阴虚火旺者慎用。

七、白芷

(一)别名

祁白芷、禹白芷。

(二)处方名

白芷、香白芷、川白芷、杭白芷、白芷片、白芷炭。

(三)常用量

3~10 g。

(四)常用炮制

1.白芷片

取原药材,洗净,加水浸 1 天至透,切 0.2~0.3 cm 厚的片,晒干。

2.白芷炭

取白芷片用 180 ℃锅炒至炭存性,加水灭净火星,放冷即成。

(五)常用配伍

1.配藁本

散寒止痛。用于治疗风寒头痛、偏正头痛。

2.配细辛

用于治疗风寒头痛及慢性鼻炎之鼻塞流涕等症。

3.配川芎

治疗风寒头痛、偏正头痛、眉框痛等症。

4.配甘草

缓中和胃止痛。用于治疗胃、十二指肠溃疡或慢性胃炎所致之胃脘疼痛之症。

5.配天麻

治疗头痛、肢体麻木、头晕等症。

6.配菊花

治疗高血压所致之头痛、头项不适等症。

(六)临床应用

1.胃溃疡

白芷 10 g,黄连 9 g,炙甘草 12 g,焦三仙(山楂、神曲、麦芽)各 10 g。共研细粉,饭前口服,一次 6~9 g,一天 3 次。

2.风寒感冒

白芷 9 g,羌活 6 g,防风 10 g,苍术 6 g,细辛 3 g。水煎服,日服 1 剂。

3.头痛、眉棱骨痛

(1)风寒引起者:白芷 6 g,荆芥 6 g,紫苏叶 6 g,川芎 10 g。水煎服,日服 1 剂。

(2)风热引起者:白芷 6 g,菊花 10 g,川芎 10 g,茶叶 6 g。水煎服,日服 1 剂。

4.额窦炎

白芷 15 g,黄芩 15 g,苍耳子 10 g,葛根 15 g,川芎 15 g,薄荷(后下)9 g。水煎服,日服 1 剂。

5.白癜风

(1)白芷 15 g,补骨脂 15 g,北沙参 20 g,防风 15 g。水煎服,日服 1 剂。

(2)15%白芷酊,外涂搽患处,每天 2～3 次。

6.便秘

白芷为末,每服 6 g,米汤入蜜少许送服,连进 2 服。

(七)不良反应与注意事项

(1)大剂量使用能引起强直性间歇性痉挛、惊厥,继则全身麻木。临床服用白芷所引起的中毒表现为恶心、呕吐、头晕、心悸、气短、大汗、血压升高、惊厥、烦躁不安、呼吸困难、心前区疼痛,最后可因呼吸中枢麻痹而死亡。

(2)变态反应:主要为接触性皮炎,皮损主要发生于面颈、胸上部和四肢暴露部位,出现红斑、水肿、水疱、大疱、糜烂、丘疹等。

(3)阴虚血热者忌用本品。

八、藁本

(一)别名

西芎、茶芎、土芎。

(二)处方名

藁本、川藁本、北藁本、香藁本。

(三)常用量

3～10 g。

(四)常用炮制

取原药材,用清水洗净,半阴干,切 0.3 cm 厚的片;或隔夜,再切片,晒干。

(五)常用配伍

1.配细辛

增强祛风散寒止痛作用。用于治疗风寒头痛以及感受风寒所致之鼻塞流涕等症。

2.配苍术

用于治疗风湿腰腿疼痛,关节疼痛。

3.配吴茱萸

用于治疗寒疝疼痛,肠鸣腹痛等症。

4.配川芎

用于治疗偏正头痛,耳鸣头眩等症。

5.配木瓜

用于治疗寒湿肢体麻木、疼痛之症。

(六)临床应用

1.血管神经性头痛

藁本 15 g,当归 15 g,桃仁 12 g,红花 10 g,川芎 15 g,白芷 10 g,生地黄 20 g,黄芪 18 g,丹参 20 g,龙骨 30 g,牡蛎 30 g(先煎),细辛 3 g(后下),甘草 9 g,蜈蚣 2 条。水煎服,日服 1 剂。

2.风湿性关节炎

藁本 15 g,苍术 15 g,防风 15 g,川牛膝 15 g,血竭 6 g。水煎服,13 服 1 剂。

3.慢性鼻炎

辛夷 12 g,藁本 10 g,炒苍耳子 10 g,升麻 6 g,黄芩 15 g,防风 10 g,牛蒡子 10 g,蝉蜕 6 g,连翘 20 g,川芎 12 g,荆芥穗 8 g(后下),红花 6 g,甘草 6 g。水煎服,日服 1 剂。

4.巅顶头痛

藁本 12 g,川芎 15 g,细辛 4 g。水煎服,日服 1 剂。

5.血虚四肢麻木

藁本 12 g,当归 12 g,木瓜 30 g,鸡血藤 30 g。水煎服,日服 1 剂。

6.寒疝疼痛

藁本 15 g,吴茱萸 8 g,小茴香 10 g。水煎服,每天 1 剂。

(七)不良反应与注意事项

(1)变态反应表现为头面及周身奇痒、皮肤出现红色或白色风团块。

(2)阴虚火旺者慎用。

(李 玉)

第二节 辛凉解表药

味辛性凉,能够发散消除风热表证的中草药,叫辛凉解表药。风热表证的主要表现为发热重、恶寒轻、头痛、口苦、口干、红舌质、舌苔黄、脉浮数等。

一、牛蒡子

(一)别名

大力子、牛子、恶实、杜大力、关力子、鼠黏子。

(二)处方名

牛蒡子、炒牛蒡子、大力子、牛子。

(三)常用量

6～15 g。

(四)常用炮制

1.牛蒡子

取原药材,筛去尘土,洗净,晒干或用微火烘干。

2.炒牛蒡子

取牛蒡子用微火炒至鼓起,微黄或黄色,有香味。

(五)常用配伍

1.配桔梗

清热利喉止咳。用于治疗风热感冒,咽喉疼痛,咳嗽吐痰之症。

2.配白芷

清热解毒消肿。用于治疗热毒肿痛或脓成不溃者。

3.配连翘

增强清热解表功效。用于治疗风热感冒,咽痛口干以及口舌生疮、痈肿疮疡之症。

4.配玄参

治疗慢性咽炎口干咽痒,干咳少痰等症。

(六)临床应用

1.风热感冒

牛蒡子 12 g,柴胡 12 g,黄芩 15 g,葛根 15 g,连翘 15 g,金银花 15 g,皂角刺 6 g,生石膏 30 g(先煎)。随症加减:咳嗽加前胡 10 g,射干 10 g;便秘者加大黄 9 g,柏子仁 15 g。水煎服,日服 1 剂。

2.慢性咽炎

牛蒡子 12 g,桔梗 10 g,北豆根 10 g,沙参 10 g,赤芍 15 g,甘草 3 g。水煎服,日服 1 剂。

3.牙周炎

牛蒡子 12 g,栀子 15 g,薄荷 9 g(后下),荆芥 10 g,牡丹皮 10 g,玄参 12 g,夏枯草 15 g,石斛 10 g。水煎服,日服 1 剂。

4.面神经麻痹

牛蒡子 20 g,钩藤 20 g,全蝎 6 g,僵蚕 10 g,白附子 6 g。水煎服,日服 1 剂。

(七)不良反应与注意事项

(1)过量可引起胸闷气急,咽喉阻塞感,头晕呕吐,血压下降。

(2)变态反应,可导致皮肤丘疹,皮肤瘙痒。

(3)脾胃虚寒,便溏泄泻者慎服。气虚者不可过量久服。

二、薄荷

(一)别名

薄荷草、仁丹草、野薄荷。

(二)处方名

苏薄荷、炒薄荷、蜜薄荷、盐薄荷。

(三)常用量

3～9 g。

(四)常用炮制

1.薄荷粉

取原药材晒干,去土及梗,磨成细粉。

2.蜜薄荷

薄荷 500 g,蜂蜜 200 g。先将蜜熔化,至沸腾时加入薄荷拌匀,用微火炒至微黄色即可。

3.盐薄荷

薄荷 50 kg,盐 100 kg,甘草 12.5 kg,桔梗 6 kg,浙贝母 6 kg。先将薄荷叶蒸至软润倾出,放通风处稍凉,再用甘草、桔梗、浙贝母三味煎汤去渣,浸泡薄荷至透,另将盐炒热研细,投入薄荷内,待吸收均匀即成。

(五)常用配伍

1.配菊花

疏散风热,清利头目。用于治疗风热头痛,肝火及肝阳上亢之头目眩、目赤肿痛等症。

2.配夏枯草

用于治疗淋巴结核及目赤肿痛、风热头痛等症。

3.配白僵蚕

清热息风解痉。用于治疗小儿癫痫及皮肤丘疹瘙痒等症。

4.配牛蒡子

清咽利喉。用于治疗咽喉肿痛及慢性咽炎咽干咽痒等症。

(六)临床应用

1.外感高热

薄荷 10 g,荆芥穗 9 g,金银花 30 g,苦杏仁 10 g,前胡 10 g,板蓝根 30 g,黄芩 15 g,柴胡 15 g,淡竹叶 6 g,生石膏 40 g(先煎),生甘草 8 g,连翘 30 g。水煎服,日服 1 剂。

2.慢性荨麻疹

薄荷 15 g,龙眼肉 20 g,大枣 12 枚。水煎服,日服 1 剂。

3.急性咽喉炎

薄荷 12 g,桔梗 10 g,麦冬 20 g,玄参 15 g,板蓝根 15 g,生甘草 10 g,金银花 15 g,白茅根 30 g,生地黄 15 g,藕节 10 g。水煎服,日服 1 剂。

4.黄褐斑

薄荷 10 g,柴胡 10 g,黄芩 15 g,栀子 12 g,当归 10 g,红花 10 g,赤芍 15 g,莪术 12 g,陈皮 6 g,生甘草 10 g。水煎服,日服 1 剂。

5.乳腺炎

薄荷 12 g,蒲公英 40 g,金银花 30 g。水煎服,日服 1 剂。

6.风热牙痛

薄荷 12 g,生石膏 40 g,生地黄 40 g,白芷 10 g。水煎服,日服 1 剂。

(七)不良反应与注意事项

(1)过量可引起中毒反应。主要表现为神经系统症状及消化道刺激征,头痛、眩晕、恶心、呕吐、腹痛腹泻、大汗、四肢麻木、神志恍惚,甚则昏迷、心率缓慢、血压下降等。

(2)胃食欲缺乏、久病体虚者慎用。

(3)婴幼儿慎用。

(4)表虚汗多者禁用。

三、蝉蜕

(一)别名

蝉壳、知了壳。

(二)处方名

蝉衣、虫衣、蝉蜕、虫退、仙人衣、净蝉蜕。

(三)常用量

3～10 g。

(四)常用炮制

取原药材,加水浸泡 3～5 分钟,轻轻搅动,使泥沙脱落,或去头足,淘净晒干。

(五)常用配伍

1.配薄荷

疏散风热,透疹止痒。用于治疗风疹肤痒、麻疹透发不畅以及风热头痛、目赤等症。

2.配苍耳子

祛风止痒。用于治疗荨麻疹、银屑病、湿疹等皮肤瘙痒之症。

3.配磁石

用于治疗肝火上攻所致之耳鸣耳聋之症。

4.配胖大海

宣肺利咽。用于治疗慢性咽喉炎所致之声音嘶哑、咽干疼痛等症。

(六)临床应用

1.结膜炎

蝉蜕 10 g,黄芩 15 g,蒲公英 30 g。水煎服,每天 1 剂。

2.耳鸣

蝉蜕 10 g,磁石 40 g,夏枯草 30 g,杜仲 6 g,五味子 6 g。水煎服,日服 1 剂。

3.湿疹

蝉蜕 10 g,苍耳子 15 g,薏苡仁 30 g,鸡血藤 30 g,山楂 30 g,生甘草 9 g。水煎服,日服 1 剂。

4.慢性荨麻疹

蝉蜕炒焦、研末,与炼蜂蜜制成丸,每丸 9 g 重。每服 1 丸,每天 2～3 次。

5.头痛

蝉蜕 15 g,葛根 20 g,川芎 15 g,白芍 15 g,白芷 6 g,细辛 3 g,甘草 6 g。水煎服,日服 1 剂。

6.风热感冒

蝉蜕 9 g,前胡 10 g,淡豆豉 15 g,牛蒡子 10 g,瓜蒌仁 6 g,薄荷 6 g(后下)。水煎服,日服 1 剂。

(七)不良反应与注意事项

(1)消化道反应:上腹疼痛、腹胀、肠鸣等。但停药后多可自行消失。

(2)变态反应:全身出汗、颜面潮红、全身出现散在性小皮疹、体温升高等。

(3)孕妇慎用。

(4)痘疹虚寒者忌用。

四、桑叶

(一)别名

霜叶。

(二)处方名

冬桑叶、霜桑叶、蜜桑叶。

(三)常用量

6～15 g。

(四)常用炮制

1.桑叶

取原药材,拣净杂质,去梗搓碎即可。

2.炒桑叶

用微火炒至焦黄色,有焦斑即可。

3.蜜桑叶

桑叶 5 kg,蜜 1.5 kg。先将蜜熔化开,加入桑叶,用微火炒至微黄色至不粘手为度。

4.蒸桑叶

取桑叶放蒸笼内,下垫清洁细麻布,蒸 1 小时,晒干即可。

(五)常用配伍

1.配菊花

凉血明目,清利头目。用于治疗目赤肿痛、风热头痛以及肝阳上亢所致之眩晕、抽搐等症。

2.配紫菀

止咳化痰。用于治疗感冒咳嗽及气管炎咳嗽痰多,口苦胸闷等症。

3.配杏仁

润肺止咳。用于治疗干咳少痰、咽喉干燥发痒等症。

4.配黑芝麻

补益肝肾。用于治疗肝肾阴虚所致之头目眩晕之症。

(六)临床应用

1.肺热咳嗽

桑叶 15 g,苦杏仁 10 g,麦冬 15 g,黄芩 15 g,枇杷叶 10 g,板蓝根 15 g,蒲公英 30 g,炙甘草 6 g,生石膏15 g(先煎)。水煎服,日服 1 剂。

2.百日咳

桑菊饮:桑叶 20 g,薄荷(后下)3 g,菊花 10 g,苦杏仁 6 g,连翘 15 g,桔梗 6 g,芦根 15 g,甘草 5 g。水煎服,日服 1 剂。

3.风热感冒

桑菊感冒颗粒(桑叶、菊花、连翘、苦杏仁、桔梗、薄荷、甘草、芦根)。开水冲服,一次 1～2 袋,一天2～3 次。

4.荨麻疹、神经性皮炎、日光性皮炎、脂溢性皮炎

桑叶 30 g,重楼 15 g,生地黄 15 g,枇杷叶 15 g,生甘草 10 g。水煎服,日服 1 剂。

5.妇女面部褐色斑

桑叶 500 g,隔水蒸消毒,去除杂物,干燥后处理备用。每天 15 g,沸水泡后作茶饮用。连服 1 个月为1 个疗程。

(七)注意事项

风寒感冒不宜使用。

五、菊花

(一)别名

滁菊花、亳菊、贡菊。

(二)处方名

白菊花、甘菊花、黄菊花、杭菊花、怀菊花、菊花炭。

(三)常用量

6～15 g。

(四)常用炮制

1.菊花

取原药材,挑去杂质,过筛即可。

2.炒菊花

取菊花用微火炒至微黄色或深黄色。

3.菊花炭

取菊花放 120 ℃热锅内,翻炒至黄黑色或黑色,喷淋清水,灭净火星取出。

(五)常用配伍

1.配石决明

用于治疗肝阳上亢及高血压头目眩晕、耳鸣、头项疼痛等症。

2.配川芎

活血祛风止痛。用于治疗外感风热头痛及高血压头痛、肝火上炎头痛等。

3.配枸杞子

清利头目,滋补肝肾。用于治疗肝肾不足及血虚导致的头昏目花,腰膝酸软等症。

4.配天麻

祛风止痛。用于治疗高血压眩晕、头痛以及小儿惊痫抽搐等症。

5.配黄芩

清火明目。用于治疗目赤、流泪、目昏等症。

(六)临床应用

1.目昏流泪

菊花 20 g,黄芩 15 g,赤芍 6 g。水煎服,日服 1 剂。

2.目赤肿痛

菊花 15 g,白蒺藜 15 g,木贼 6 g,蝉蜕 10 g。水煎服,日服 1 剂。

3.偏头痛

菊花 30 g,天麻 15 g,醋延胡索 15 g,黄芩 15 g,川芎 15 g,百合 15 g,甘草 3 g。水煎服,日服 1 剂。

4.干咳咽痛

菊花 20 g,麦冬 30 g,沙参 15 g,山楂 30 g,杏仁 9 g,甘草 6 g。水煎服,日服 1 剂。

5.高血压、动脉硬化症

菊花 30 g,金银花 20 g,山楂 30 g,炒决明子 15 g。每天 1 剂,开水冲泡 15 分钟后当茶饮。

6.三叉神经痛

菊花 30 g,丹参 15 g,白芍 15 g,川芎 15 g,柴胡 10 g,白芷 10 g,荜茇 10 g,全蝎 6 g,僵蚕

10 g,细辛(后下)5 g。水煎服,日服1剂。

7.冠心病

菊花30 g,山楂18 g,决明子12 g,泽泻9 g。水煎服,日服1剂。

8.外感风热、发热恶寒

菊花30 g,柴胡15 g,蒲公英30 g,薄荷6 g。水煎服,日服1剂。

(七)不良反应与注意事项

(1)偶见变态反应,表现为面部、手部皮肤瘙痒、烧灼感,水肿性红斑,甚至糜烂、渗出、色素沉着,皮肤瘙痒或见红色丘疹。

(2)胃寒泄泻者慎用。

六、蔓荆子

(一)别名

京子、万金子。

(二)处方名

炒蔓荆子、酒蔓荆、蜜蔓荆、蔓荆子。

(三)常用量

6～10 g。

(四)常用炮制

1.炒蔓荆子

(1)炒黄:取蔓荆子置锅内,微火炒至黄色,去白膜即可。

(2)炒焦:取蔓荆子置120 ℃热锅中炒至微焦,去膜即可。

2.酒蔓荆

先将蔓荆子用微火炒至外膜脱落时,喷酒炒干。

3.蜜蔓荆

先将蔓荆子炒热,再加蜜水炒干。

4.蒸蔓荆

取蔓荆子蒸半小时即可。

(五)常用配伍

1.配菊花

清利头目。用于治疗风热头痛、头目眩晕等症。

2.配川芎

祛风止痛。用于治疗偏正头痛,风湿腰腿痛等症。

3.配黄芪

用于治疗气虚头晕、耳鸣、耳聋等症。

4.配钩藤

祛风解痉。用于治疗惊风抽搐及癫痫抽搐之症。

5.配熟地黄

用于治疗血虚头痛、肢体疼痛之症。

(六)临床应用

1.血管性头痛

蔓荆子15 g,菊花20 g,钩藤20 g(后下),川芎15 g,白芷10 g,薄荷6 g(后下),甘草6 g,细辛4 g(后下)。水煎服,日服1剂。

2.急性鼻窦炎

蔓荆子12 g,白芷10 g,菊花15 g,苍耳子10 g,僵蚕10 g,辛夷9 g,苦杏仁10 g,生石膏20 g(先煎),黄芩12 g,麻黄6 g,细辛3 g(后下),甘草5 g。水煎服,日服1剂。

3.感冒

蔓荆子12 g,紫苏叶10 g(后下),薄荷9 g(后下),白芷10 g,菊花10 g。水煎服,日服1剂。

4.化脓性中耳炎

蔓荆子15 g,功劳叶10 g,苍耳子10 g。水煎服,日服1剂。

5.耳鸣

蔓荆子10 g,地龙15 g,菊花15 g,白术15 g,黄芩12 g。水煎服,日服1剂。

6.皮肤瘙痒

蔓荆子12 g,桑叶30 g,苍耳子12 g,大枣15枚。水煎服,日服1剂。

(七)注意事项

(1)血虚多汗者慎用。

(2)脾胃虚弱者慎用。

七、葛根

(一)别名

柴葛根、柴葛。

(二)处方名

粉葛根、粉葛、干葛、煨葛根、葛根粉、炒葛根。

(三)常用量

6~20 g。

(四)常用炮制

1.葛根粉

取原药材,碾碎过筛,去筋取粉。

2.葛根片

取原药材,加水浸后淋水闷润至透,晒半干,切0.6 cm厚之片,晒干。

3.煨葛根

葛根片500 g,米汤180 g。取葛根片用米汤拌浸,以吸润为度。连药和米汤一同入锅内炒干,至色成深黄褐色即成。

4.炒葛根

葛根500 g,麦麸40 g。将麦麸放热锅中待烟起,加入葛根片,炒至黄色,筛去麦麸即可。

(五)常用配伍

1.配升麻

解表透疹。用于治疗麻疹出不透之症。

2.配山药

健脾止泻。用于治疗热病口渴、腹泻以及脾胃虚弱腹泻等症。

3.配黄连

清热止痢。用于治疗湿热痢疾、大便脓血之症。

4.配白术

用于治疗脾胃气虚、大便溏泄之症。

5.配赤芍

用于治疗血瘀气滞之冠心病心绞痛频繁发作之症。

6.配车前子

利湿止泻。用于治疗小儿脾虚湿滞所致之泄泻之症。

(六)临床应用

1.冠心病

葛根30 g,丹参30 g,赤芍15 g,薤白10 g。水煎服,日服1剂。

2.小儿腹泻

葛根10 g,车前子10 g(另包),生姜2片。水煎服,日服1剂。

3.痢疾

葛根30 g,黄连15 g,秦皮10 g,苦参12 g,黄柏10 g,山楂30 g,生甘草6 g。水煎服,日服1剂。

4.结肠炎

葛根30 g,黄芪30 g,薏苡仁30 g,山药30 g,大枣10枚。水煎服,日服1剂。

5.缺血性脑梗死

葛根汤加减:葛根30 g,麻黄3 g,桂枝8 g,白芍15 g,当归15 g,丹参30 g,川芎15 g,红花9 g,甘草6 g,干姜2 g,大枣5枚。随症加减:上肢活动不便,加桑枝15 g,鸡血藤30 g;下肢活动不便,加川牛膝15 g,桑寄生15 g;痰多加半夏12 g,陈皮10 g;血压高加夏枯草30 g,石决明30 g。水煎服,日服1剂。

6.面神经麻痹

葛根30 g,桂枝10 g,白芍12 g,生姜6 g,麻黄3 g,炙甘草6 g,大枣10枚。水煎服,日服1剂。

(七)不良反应与注意事项

(1)大剂量可引起中毒,表现为心悸、烦躁、神志不清、面色潮红、精神异常、语言不清、腹胀、呕吐等。

(2)胃寒及表虚多汗者慎用。

八、柴胡

(一)别名

茈胡。

(二)处方名

北柴胡、醋柴胡。

(三)常用量

6～15 g。

(四)常用炮制

醋柴胡:将柴胡饮片置120℃热锅内,喷醋炒至黄色即可。

(五)常用配伍

1.配黄芩

清热解表。用于治疗外感热证所致之口苦、咽干、目眩、烦躁等症。

2.配白芍

清肝止痛。用于治疗胆囊炎疼痛、阴虚胃痛、妇女气滞痛经等症。

3.配枳壳

和胃理气。用于治疗肝脾失调所致之胃脘痛、腹痛、食欲缺乏等症。

4.配青皮

疏肝理气。用于治疗气滞胁痛、胆囊炎腹痛、痛经等症。

5.配甘草

舒肝和胃。用于治疗肝炎肝区疼痛之症。

6.配茵陈

理气退黄。用于治疗黄疸型肝炎所致之面目爪甲发黄、脘腹胀痛等症。

(六)临床应用

1.痛经

柴胡15 g,白芍15 g,醋延胡索12 g。水煎服,日服1剂。

2.月经不调

柴胡15 g,当归15 g,川芎15 g,白芍12 g,白术10 g,桂枝6 g,炙甘草6 g。水煎服,日服1剂。

3.胆囊炎

柴胡15 g,大黄9 g,白芍15 g,陈皮10 g,紫花地丁30 g。水煎服,日服1剂。

4.病毒性肝炎

柴胡15 g,黄芩15 g,人参10 g,清半夏10 g,炙甘草10 g,生姜10 g,大枣4枚。水煎服,日服1剂。14天为1个疗程。

5.胆结石

柴胡15 g,黄芩15 g,枳壳15 g,木香10 g,白芍20 g,郁金15 g,大黄15 g(后下),甘草10 g。随症加减:黄疸加茵陈18 g,栀子15 g;腹胀加厚朴15 g,莱菔子10 g。水煎服,日服1剂。

6.急慢性阑尾炎

大柴胡汤加减:柴胡20 g,枳实15 g,大黄12 g,黄芩12 g,姜半夏15 g,白芍15 g,牡蛎30 g,川楝子15 g,生姜3片,大枣6枚。水煎服,日服1剂。

7.风热感冒

柴胡15 g,葛根15 g,羌活10 g,白芍15 g,黄芩15 g,前胡10 g,桔梗10 g,白芷6 g,生石膏30 g(先煎),金银花30 g。水煎服,日服1剂。

8.梅尼埃病

柴胡10 g,黄芩10 g,白芍15 g,清半夏15 g,大黄10 g(后下),枳实10 g,竹茹10 g,石菖蒲10 g,木通6 g,炙甘草6 g。水煎服,日服1剂。

9.多形红斑

柴胡注射液每次2 mL,肌内注射,一天2次。

(七)不良反应

(1)过量服用可致呕吐、少尿、水肿、无尿等毒性反应。

(2)变态反应表现为皮肤红色丘疹、头痛加重。注射剂可致头晕、心悸、手足麻木、呼吸急促、面色苍白、四肢厥冷、大汗淋漓、血压降低等表现。

九、升麻

(一)别名

北升麻、西升麻、川升麻、绿升麻、花升麻、关升麻、蜀升麻、鸡骨升麻、黑升麻。

(二)处方名

炒升麻、炙升麻、蜜升麻、升麻炭。

(三)常用量

3～9 g。

(四)常用炮制

1.升麻

取原药材洗净,加水闷润 12 小时,切 0.2～0.3 cm 的片即可。

2.炒升麻

升麻片 5 kg,麦麸 0.8 kg。先将锅烧热,加入麦麸与升麻片,炒至微黄色,筛去麦麸。

3.升麻炭

取升麻片,用大火炒至焦黑色。

4.酒升麻

升麻片 5 kg,白酒 1 kg,麦麸 0.6 kg,米酒 0.6 kg。取升麻片,加白酒与水拌匀,用微火熔干,再将锅烧热,撒入麦麸,至冒烟时,倒入升麻片,1～2 分钟后成微黄色,筛去麦麸。

5.蜜升麻

升麻 500 g,蜜 100 g。先将蜜煮沸,加入升麻片,炒至蜜被吸尽,升麻呈黄红色,放冷即可。

(五)常用配伍

1.配牛蒡子

清热透疹。用于治疗疹毒热盛,疹出不畅之症。

2.配生石膏

清胃泻火。用于治疗胃热火盛所致之牙痛齿肿、口舌生疮之症。

3.配柴胡

清热解表。用于治疗外感风热,发热恶寒之症。

4.配黄芪

升提中气。用于治疗气虚所致之子宫脱垂、久痢脱肛、胃下垂等症。

(六)临床应用

1.风热感冒

升麻 6 g,柴胡 10 g,蒲公英 30 g,生姜 6 g。水煎服,日服 1 剂。

2.急性鼻窦炎

升麻葛根汤加味:升麻 6 g,葛根 15 g,赤芍 10 g,黄芩 12 g,鱼腥草 15 g,蒲公英 30 g,桔梗 6 g,白芷 8 g,苍耳子 12 g,生甘草 6 g。随症加减:身热、舌红、脉数加生石膏 30 g;口苦、耳鸣、耳聋加龙胆草10 g;头晕、身重、胃纳呆滞加佩兰10 g,藿香6 g,薏苡仁20 g;鼻塞加辛夷10 g,苦杏仁9 g;涕中带血加紫草10 g,牡丹皮12 g,白芍10 g,炙甘草3 g;气虚无力加黄芪15 g,当归10 g;便秘加生大黄10 g。水煎服,日服1剂。

3.胃下垂

升麻6 g,葛根15 g,黄芪30 g,炙甘草10 g,细辛3 g(后下),大枣10枚。水煎服,日服1剂。

4.习惯性流产

黄芪30 g,升麻8 g,人参5 g,白术12 g,当归10 g,续断12 g,杜仲10 g,菟丝子15 g,炙甘草6 g。水煎服,日服1剂。

(七)不良反应与注意事项

(1)剂量过大,可出现毒性反应,头痛、震颤、四肢强直性收缩等。

(2)可致皮肤充血、胃肠炎、呼吸困难等不良反应。

(3)体虚汗多者慎用。

(李 玉)

第十一章

化痰药

第一节 温化寒痰药

一、半夏

(一)别名

蝎子草、三步跳、地巴豆、地雷公、麻草子。

(二)处方名

半夏、清半夏、姜半夏、制半夏、法半夏。

(三)常用量

3～10 g。

(四)常用炮制

1.清半夏

取生半夏,用水浸泡8天,每天换水1次。再加白矾(每百斤加2斤白矾),与水共煮,至无白心、晾至六、七成干,切片,晒干。

2.姜半夏

半夏50 kg,生姜5 kg。取生姜汁,喷在干燥的半夏片上,拌匀晒干,以微火炒黄。

3.法半夏

半夏50 kg,生姜、皂角刺、甘草各3 kg,白矾冬季1.5 kg,夏季3 kg,芒硝夏季1.5 kg,冬季3 kg,除半夏外,洗净打碎。将上药分5份,先取1份用布包好,加水漂洗半夏,夏季3天,冬季4天,换水;再取另1份药,如前法浸泡;至5份药泡完后,再用清水泡1天,取出切片,晒干。

(五)常用配伍

1.配陈皮

行气化痰。用于治疗肺寒咳嗽痰白,慢性气管炎咳嗽痰多,胃肠炎恶心呕吐、腹胀腹痛等症。

2.配黄连

清胃止呕。用于治疗胃肠炎、痢疾所致之恶心呕吐、腹痛腹泻、肠鸣下坠等症。

3.配黄芩

清热化痰。用于治疗外感风热,咳嗽痰黄、咽干口苦以及慢性气管炎胸闷咳嗽、痰黄黏稠、咳吐不利等症。

4.配厚朴

温中除胀。用于治疗脾胃寒湿、脘腹胀满、肠鸣泄泻、食少纳呆等症。

(六)临床应用

1.慢性胃炎

姜半夏 12 g,黄芩 15 g,干姜 6 g,党参 9 g,黄连 5 g,陈皮 6 g,枳壳 9 g,炙甘草 6 g,大枣 4 枚。水煎服,日服 1 剂。

2.胃溃疡

清半夏 12 g,白芍 15 g,牡蛎 30 g,黄连 6 g,白及 15 g,香附 12 g,黄芪 30 g,炙甘草 9 g,生姜 6 g。水煎服,日服 1 剂。

3.妊娠呕吐

姜半夏 12 g,云苓 15 g,黄芩 6 g,黄连 3 g,党参 10 g,干姜 3 g,车前子 6 g(另包),炙甘草 2 g。水煎服,日服 1 剂。

4.慢性咽炎

法半夏 12 g,厚朴 10 g,云苓 15 g,紫苏叶 6 g,白芍 12 g,赤芍 12 g,蒲公英 30 g,天花粉 12 g,麦冬 15 g。水煎服,日服 1 剂。

5.高血压

法半夏 10 g,云苓 30 g,天麻 10 g,炒杜仲 15 g,白术 15 g,黄芩 12 g,泽泻 9 g。水煎服,日服 1 剂。

6.感冒咳嗽

姜半夏 10 g,干姜 6 g,紫苏子 10 g,炒莱菔子 6 g,黄芩 10 g,党参 15 g,荆芥穗 6 g,炙甘草 6 g。水煎服,日服 1 剂。

7.癫痫

法半夏 10 g,竹茹 6 g,枳实 6 g,陈皮 6 g,云苓 9 g,全蝎 3 g,白僵蚕 6 g,天竺黄 6 g,酸枣仁 6 g,生姜 2 片,大枣 2 枚。水煎服,日服 1 剂。

8.内耳眩晕症

清半夏 10 g,白术 15 g,陈皮 6 g,竹茹 6 g,黄芩 10 g,泽泻 6 g,钩藤 20 g(后下),生姜 3 片。水煎服,日服 1 剂。

9.呕吐

姜半夏 10 g,党参 10 g。水煎服,日服 1 剂。

10.心悸

二夏清心片(炒半夏、云苓、陈皮、石菖蒲、炒枳实、葛根、炒竹茹、冬虫夏草、干姜、炙甘草),口服,一次 3 片,一日 3 次。

(七)不良反应与注意事项

(1)消化系统:生半夏粉吞服可致舌麻木、喉痒、咳嗽、恶心、腹痛、腹泻、转氨酶升高等。

(2)神经系统:过量可引起痉挛、四肢麻痹。

(3)呼吸系统:呼吸困难、不规则,严重时呼吸中枢麻痹。

(4)孕妇禁用。

(5)肝肾功能不全者禁用。

二、白芥子

(一)别名
芥菜籽、辣菜子。

(二)处方名
白芥子、炒白芥子、芥子。

(三)常用量
3～9 g。

(四)常用炮制
1.白芥子
取原药材,拣净杂质,晒干即可。

2.炒芥子
取白芥子炒至黄色,微有香气为度。

(五)常用配伍
1.配紫苏子
止咳化痰。用于治疗风寒咳嗽以及气管炎咳嗽、胸闷喉痒、痰白不爽等症。

2.配地龙
止咳平喘。用于治疗慢性气管炎、支气管哮喘之咳嗽气喘、胸闷不适等症。

3.配桂枝
温经化痰。用于治疗寒湿关节疼痛、肢体麻木、腰膝怕冷等症。

(六)临床应用
1.渗出性胸膜炎
白芥子15 g,柴胡10 g,黄芩12 g,半夏12 g,白芷9 g,陈皮9 g,浙贝母12 g,苦杏仁10 g,皂角刺8 g,昆布15 g,葶苈子10 g,海藻12 g,云苓18 g,赤芍12 g,夏枯草30 g,甘草6 g。水煎服,日服1剂。

2.滑膜炎
白芥子15 g,薏苡仁30 g,苍术15 g,白芷10 g,云苓30 g,木瓜30 g,当归10 g,土鳖虫10 g,益母草30 g,川芎10 g,川牛膝15 g,柴胡6 g,甘草6 g。水煎服,日服1剂。

3.耳软骨膜炎
白芥子12 g,薏苡仁30 g,半夏10 g,泽泻12 g,白术15 g,云苓30 g,柴胡10 g,黄芩15 g,通草6 g,鹿角霜30 g,蒲公英30 g,牡蛎30 g,甘草6 g。水煎服,日服1剂。

4.淋巴结核
白芥子、百部、乌梅各等份,共研细末,拌醋调糊状,敷患处,第一次敷7天,第二次敷5天,第三次敷3天。每次间隔3天。

5.慢性气管炎
白芥子12 g,陈皮10 g,姜半夏12 g,地龙12 g,五味子6 g,炒杏仁10 g,紫菀12 g,黄芩15 g,甘草6 g。水煎服,日服1剂。

301

6.急性腰扭伤

炒白芥子末,每次 5 g,每天 2 次,黄酒送服。连用 1~3 天。

(七)不良反应与注意事项

(1)胃肠道反应:恶心、呕吐、腹中隐痛等。

(2)外敷时间过长,可致皮肤发疱、疼痛、瘙痒等。

三、旋覆花

(一)别名

金沸花、金盏花。

(二)处方名

旋覆花、覆花、蜜旋覆花。

(三)常用量

3~9 g。

(四)常用炮制

1.旋覆花

取原药材,拣净杂质,筛去土。晒干。

2.蜜旋覆花

旋覆花 0.5 kg,蜜 180 g。先将蜜熔化,倒入旋覆花拌炒,至老黄色不黏手为度。

3.炒旋覆花

将旋覆花用微火炒至具焦斑为度。

(五)常用配伍

1.配半夏

降逆平喘。用于治疗胃肠炎呕吐及哮喘胸闷气喘,咳嗽痰多等症。

2.配前胡

止咳化痰。用于治疗咳嗽痰多、胸闷喉痒、痰白而稀等症。

(六)临床应用

1.呕吐

旋覆花 10 g(另包),党参 12 g,姜半夏 12 g,生姜 10 g,赭石 20 g,甘草 6 g,大枣 4 枚。水煎服,日服1 剂。

2.胃神经官能症

旋覆花 6 g(另包),香附 12 g,党参 12 g,炒白术 15 g,鸡内金 10 g,神曲 30 g,淡豆豉 15 g,木香 6 g。水煎服,日服 1 剂。

3.膈肌痉挛

旋覆花 6 g(另包),代赭石 30 g(先煎),太子参 15 g,制半夏 12 g,丁香 3 g,柿蒂 9 g,麦冬 12 g,黄芪 15 g,竹茹 6 g,甘草 3 g。水煎服,日服 1 剂。

4.慢性气管炎

旋覆花 9 g(另包),桔梗 6 g,白前 6 g,紫菀 10 g,姜半夏 12 g,陈皮 10 g,前胡 6 g,远志 5 g,黄芩 10 g,干姜 6 g,沙参 10 g,甘草 6 g。水煎服,日服 1 剂。

(七)不良反应与注意事项

(1)恶心、呕吐、胸闷、烦躁等。

(2)变态反应:皮肤潮红、瘙痒、皮炎、哮喘等。

(3)大便溏泄者慎用。

四、白前

(一)别名

鹅管白前、鹅白前、南白前。

(二)处方名

白前、炒白前、蜜白前。

(三)常用量

3～10 g。

(四)常用炮制

1.白前

取原药材,洗净,切段,晒干。

2.炒白前

取白前段炒至黄色。

3.蜜白前

白前段 50 kg,蜜 12 kg。将蜜炼熟,加入白前段拌匀,炒至老黄色。

(五)常用配伍

1.配紫菀

止咳化痰。用于治疗外感风寒,咳嗽胸闷以及慢性气管炎咳嗽痰多,胸闷气喘等症。

2.配桑白皮

清肺止咳。用于治疗肺热咳嗽、痰黄黏稠、口苦咽干等症。

3.配百部

润肺止咳。用于治疗干咳少痰、喉痒胸闷、肺结核咳嗽咳血等症。

(六)临床应用

1.肺热咳嗽

前胡 9 g,赤芍 10 g,麻黄 3 g,川贝母 10 g,白前 12 g,大黄 3 g,陈皮 6 g,黄芩 10 g,甘草 3 g。水煎服,日服 1 剂。

2.支气管哮喘

白前 10 g,麦冬 15 g,桑白皮 15 g,炒白果 12 g,炙紫菀 15 g,炙麻黄 6 g,款冬花 10 g,百部 15 g,陈皮 9 g,地龙 15 g,黄芩 12 g,桃仁 g9,枳壳 10 g,细辛 4 g,紫苏叶 6 g,甘草 5 g。水煎服,日服 1 剂。

3.顽固咳嗽

白前 12 g,黄芪 15 g,枸杞子 15 g,前胡 10 g,当归 10 g,党参 15 g,金银花 18 g,连翘 15 g,牛蒡子 10 g,蝉蜕 10 g,百合 12 g,南沙参 10 g,北沙参 10 g。水煎服,日服 1 剂。

4.慢性气管炎

白前 10 g,桔梗 9 g,紫菀 12 g,百部 15 g,紫苏子 9 g,陈皮 10 g。水煎服,日服 1 剂。

5.跌打胁痛

白前 15 g,香附 10 g,青皮 6 g。水煎服,日服 1 剂。

(贾京京)

第二节　清化热痰药

一、桔梗

(一)别名

苦梗、苦桔梗。

(二)处方名

桔梗、炒桔梗、蜜桔梗。

(三)常用量

5～12 g。

(四)常用炮制

1.桔梗

取原药材洗净,急速摊开,去芦,隔一夜,切片,晒干。

2.炒桔梗

取桔梗炒至微黄为度。

3.蜜桔梗

桔梗片 0.5 kg,蜜 150 g。先将蜜炼至起泡,或加入清水炼滚后,再加桔梗片,炒至蜜尽色黄为度。

(五)常用配伍

1.配半夏

止咳祛痰。用于治疗风寒咳嗽、咳痰不利、胸闷不适等症。

2.配紫苏

宣肺止咳。用于治疗风寒感冒、咳嗽吐痰、痰稀量多等症。

3.配白芷

开气排脓。用于治疗疮痈已溃,脓出不畅或脓成不溃等症。

(六)临床应用

1.肺脓肿

桔梗 10 g,桑白皮 15 g,川贝母 10 g,当归 12 g,瓜蒌仁 12 g,防己 9 g,百合 20 g,薏苡仁 30 g,五味子 9 g,地骨皮 10 g,知母 10 g,苦杏仁 9 g,葶苈子 12 g,黄芩 15 g,枳壳 6 g,甘草 5 g。水煎服,日服 1 剂。

2.咽喉炎

桔梗 10 g,牛蒡子 9 g,薄荷 6 g,甘草 6 g,蝉蜕 6 g,乌梅 10 g,射干 9 g,青果 6 g,麦冬 10 g。水煎服,日服 1 剂。

3.外感咳嗽

桔梗 9 g,远志 6 g,蜜款冬花 9 g,紫苏叶 6 g,黄芩 9 g,炙甘草 6 g,生姜 4 片。水煎服,日服 1 剂。

4.乳腺增生症

桔梗 15 g,川芎 15 g,枳实 10 g,皂角刺 6 g,白芍 10 g,桃仁 10 g,赤芍 12 g,牡丹皮 12 g,云苓 20 g,夏枯草 15 g,麦冬 15 g,黄芩 10 g,甘草 5 g。水煎服,日服 1 次。

5.细菌性痢疾

桔梗 20 g,黄连 10 g,陈皮 6 g,枳壳 9 g,白芍 10 g,黄檗 10 g,干姜 3 g。水煎服,日服 1 剂。

(七)不良反应与注意事项

(1)剂量过大可引起恶心、呕吐、腹痛、腹泻等症。

(2)低血压反应:血压降低、头晕、乏力、心悸等。

(3)咯血者忌服。

二、前胡

(一)别名

冬前胡、信前胡、北前胡、南前胡。

(二)处方名

前胡、炙前胡、炒前胡。

(三)常用量

3～10 g。

(四)常用炮制

1.前胡

取原药材,去梢尾及芦头,切片,晒干。

2.炒前胡

取前胡片用微火炒至微焦为度。

3.蜜前胡

前胡 5 kg,蜜 1.5 kg。将蜜炼黄,加入前胡拌匀,炒至黄色即可。

(五)常用配伍

1.配杏仁

润肺止咳。用于治疗干咳少痰、咽喉发痒、胸闷气喘等症。

2.配紫菀

止咳化痰。用于治疗咳嗽痰多,久咳不止,胸中滞闷等症。

(六)临床应用

1.慢性气管炎

前胡 12 g,紫苏叶 6 g,桔梗 6 g,地龙 15 g,苦参 12 g,陈皮 10 g,黄芩 15 g,姜半夏 12 g,甘草 6 g。水煎服,日服 1 剂。

2.冠心病

前胡 15 g,枳实 10 g,延胡索 10 g,郁金 12 g,木香 6 g,党参 15 g,半夏 12 g,川芎 12 g,黄芪 30 g,香附 10 g,石菖蒲 10 g,丹参 18 g,泽泻 6 g。水煎服,日服 1 剂。

3.咽喉炎

前胡 12 g,柴胡 9 g,法半夏 10 g,桂枝 3 g,射干 15 g,紫苏叶 6 g,虎杖 6 g,葛根 12 g,川芎 12 g,桔梗 6 g,麦冬 15 g,金银花 12 g,甘草 3 g。水煎服,日服 1 剂。

4.变应性鼻炎

前胡 10 g,防风 10 g,乌梅 9 g,黄芪 15 g,银柴胡 10 g,白术 12 g,辛夷 6 g,白芷 9 g,五味子 6 g,黄芩 12 g,桑寄生 15 g,白芍 10 g,甘草 6 g。水煎服,日服 1 剂。

三、瓜蒌

(一)别名

栝楼、油栝楼、野苦瓜。

(二)处方名

瓜蒌、全瓜蒌、糖瓜蒌、炒瓜蒌。

(三)常用量

9～15 g。

(四)常用炮制

1.全瓜蒌

取原药材,阴干至其皮萎缩为度。

2.瓜蒌丝

取原药材,切丝,晒干。

(五)常用配伍

1.配薤白

通气除痰。用于治疗冠心病胸痛、气短、心悸等症。

2.配天花粉

生津润肺。用于治疗糖尿病口渴咽干、多饮多尿之症。

3.配半夏

止咳化痰。用于治疗肺热咳嗽、口咽干燥、痰黄等症。

4.配杏仁

润肺止咳。用于治疗干咳少痰、胸痛气促、口咽干燥等症。

(六)临床应用

1.冠心病

全瓜蒌 30 g,薤白 12 g,制半夏 9 g,佛手 10 g,川芎 15 g,当归 10 g,丹参 15 g,姜黄 9 g,甘草 3 g。水煎服,日服 1 剂。

2.急性乳腺炎

全瓜蒌 30 g,炒牛蒡子 12 g,天花粉 10 g,黄芩 15 g,栀子 12 g,柴胡 10 g,连翘 30 g,皂角刺 6 g,金银花 18 g,青皮 9 g,陈皮 6 g,甘草 6 g。水煎服,日服 1 剂。

3.糖尿病

全瓜蒌 30 g,炒山药 30 g,炒白术 15 g,天花粉 15 g,玉竹 12 g,黄芩 15 g,槐花 6 g,天冬 30 g,青皮 10 g,夏枯草 15 g,车前草 30 g,五味子 6 g。水煎服,日服 1 剂。

4.慢性气管炎

瓜蒌 15 g,炒杏仁 10 g,川贝母 6 g,桔梗 6 g,黄芩 12 g,陈皮 6 g,紫苏叶 6 g,荆芥穗 6 g,地龙 15 g,白前 10 g,前胡 10 g,姜半夏 10 g,甘草 5 g。水煎服,日服 1 剂。

5.乳腺增生症

瓜蒌 30 g,天冬 30 g,玄参 10 g,枳壳 10 g,青皮 10 g,三棱 12 g,莪术 10 g,红花 6 g,当归 10 g,白芷 6 g,石斛 10 g,沙参 12 g,甘草 6 g。水煎服,日服 1 剂。

6.便秘

全瓜蒌 30 g,肉苁蓉 12 g,郁李仁 6 g,炒杏仁 10 g,知母 12 g,何首乌 10 g,枸杞子 6 g,当归 6 g,防风 6 g,百合 15 g,生地黄 30 g,甘草 3 g。水煎服,日服 1 剂。

(七)不良反应与注意事项

(1)胃部不适、腹泻。

(2)变态反应:皮肤丘疹、瘙痒、头晕、心悸、血压下降等。

(3)脾胃虚寒者慎用。

四、川贝母

(一)别名

乌花贝母、青贝母、松贝、炉贝、平贝。

(二)处方名

川贝母、川贝。

(三)常用量

3～10 g。

(四)常用炮制

取原药材,洗净,闷 3～6 小时,去心,晒干。

(五)常用配伍

1.配杏仁

润肺化痰。用于治疗外感咳嗽以及气管炎、哮喘等病所致之咳嗽痰多、胸闷气促等症。

2.配知母

清热化痰。用于治疗肺热咳嗽,痰稠而黏,咽喉干燥等症。

3.配玄参

清利咽喉。用于治疗慢性咽炎咽部干燥、咳嗽、胸闷不适等症。

(六)临床应用

1.上呼吸道感染

川贝母 10 g,款冬花 10 g,苦杏仁 9 g,炙甘草 10 g,黄芩 12 g,陈皮 12 g,紫苏叶 6 g,生姜 6 g。水煎服,日服 1 剂。

2.慢性咽炎

川贝母 9 g,玄参 15 g,青果 6 g,白芷 6 g,西瓜霜 10 g(冲服),麦冬 15 g,金银花 15 g,甘草 5 g。水煎服,日服 1 剂。

3.哮喘

川贝母 10 g,麻黄 6 g,黄芩 15 g,杏仁 10 g,生石膏 30 g,白花蛇舌草 15 g,荆芥穗 6 g,瓜蒌

307

30 g,枳壳 6 g,陈皮 10 g,厚朴 6 g,芦根 15 g,炙甘草 6 g。水煎服,日服 1 剂。

4.淋巴结核

川贝母 12 g,牡蛎 30 g,玄参 15 g,牡丹皮 15 g,黄芪 15 g,太子参 30 g,夏枯草 20 g,蜈蚣 2 条,甘草6 g。水煎服,日服 1 剂。

(七)不良反应与注意事项

(1)皮肤过敏:潮红、丘疹、瘙痒、药疹等。

(2)大便溏泄者慎用。

(贾京京)

第十二章

活血化瘀药

第一节　活血止痛药

一、川芎

(一)别名

香果、山鞠穷、雀脑芎。

(二)处方名

川芎、炒川芎、酒川芎。

(三)常用量

6～15 g。

(四)常用炮制

1.川芎

取原药材,加水浸泡,闷润,稍晾,晒干。

2.炒川芎

取川芎片炒至深黄色。

3.酒川芎

川芎5 kg,酒600 mL,取川芎加酒炒至带火色。

(五)常用配伍

1.配白芷

祛风止痛。用于治疗风寒头痛、偏正头痛等症。

2.配当归

活血止痛。用于治疗风寒关节疼痛,腰腿疼痛以及妇女痛经、产后腹痛等症。

3.配丹参

活血化瘀。用于治疗冠心病胸痛、高血压头痛眩晕、瘀血所致之肢体疼痛等症。

4.配红花

调经活血。用于治疗月经不调,经来腹痛以及慢性附件炎腹痛等病症。

(六)临床应用

1.冠心病

川芎 15 g,丹参 30 g,太子参 30 g。麦冬 15 g,五味子 10 g,黄芪 10 g。水煎服,日服 1 剂。

2.椎-基底动脉供血不足

川芎 20 g,葛根 30 g,丹参 30 g,土鳖虫 15 g,天麻 15 g,全蝎 2 条,决明子 15 g,甘草 3 g。水煎服,日服1剂。

3.糖尿病

川芎 20 g,当归尾 15 g,川牛膝 15 g,连翘 15 g,黄芪 20 g,蒲公英 30 g,金银花 30 g,甘草 10 g,大黄 10 g,红花 10 g。水煎服,日服 1 剂。

4.痛经

川芎 10 g,当归 10 g,熟地黄 12 g,延胡索 10 g,白芍 10 g,益母草 15 g。水煎服,日服 1 剂。

5.膝关节痛

川芎 30 g,红花 30 g,透骨草 30 g。水煎,用药汁熏洗关节处,每次 30 分钟,每天 1~2 次。

6.偏头痛

川芎 15 g,白芷 6 g,柏子仁 15 g,天麻 15 g,地龙 12 g,土鳖虫 10 g,黄连 6 g。水煎服,日服 1 剂。

(七)不良反应与注意事项

(1)变态反应:头昏、呼吸困难、皮肤红斑、丘疹、瘙痒等。

(2)阴虚火旺者及孕妇慎用。

二、乳香

(一)别名

明乳香、滴乳香。

(二)处方名

乳香、制乳香、炒乳香。

(三)常用量

3~9 g。

(四)常用炮制

1.炒乳香

取乳香用微火炒黄。

2.制乳香

乳香块 50 kg,茯苓末 25 kg。先将茯苓末炒热,再加入乳香炒至成珠,现紫黄色、浓烟不断上升为度,筛去茯苓末即可。

(五)常用配伍

1.配没药

化瘀消肿。用于治疗疮痈肿毒及跌仆伤痛等症。

2.配地龙

活血通络。用于治疗筋骨疼痛、关节肌肉疼痛等症。

3.配皂角刺

破脓消肿。用于治疗痈毒红肿、脓成不溃、赤灼疼痛等症。

(六)临床应用

1.流行性腮腺炎

乳香、没药、红花、黄檗各等份,研细末,凡士林调膏,敷肿胀处,每天换药 1 次。

2.脑震荡后遗症

乳香 9 g,没药 6 g,黄芪 30 g,枸杞子 15 g,葛根 20 g,当归 10 g,石菖蒲 12 g,地龙 12 g,川芎 15 g,三七 3 g(冲服),全蝎 6 g,制马钱子 1 g。水煎服,日服 1 剂。

3.慢性萎缩性胃炎

制乳香 9 g,制没药 9 g,丹参 15 g,砂仁 12 g,醋延胡索 15 g,枳实 12 g,三棱 9 g,莪术 9 g,檀香 5 g,三七粉 3 g(冲服),白及粉 5 g(冲服),甘草 6 g。水煎服,日服 1 剂。

4.皮肤溃疡

乳香、血竭、没药、儿茶各等份,研极细粉,敷于创面,每天 1 次。

5.十二指肠溃疡

制乳香 10 g,制没药 10 g,黄芪 30 g,党参 20 g,白术 15 g,云苓 15 g,炙甘草 10 g。水煎服,日服 1 剂。

6.跌打损伤

七厘散(乳香、没药、血竭、红花、麝香、冰片、朱砂、儿茶),口服,一次 0.2～1.5 g,黄酒服,一日 2 次。

7.增生性关节炎

骨筋丸胶囊(乳香、没药、白芍、醋延胡索、三七、木香、红花、郁金、独活、牛膝、秦艽、桂枝、血竭、制马钱子),口服,一次 3～4 粒,一日 3 次。

(七)不良反应与注意事项

(1)胃肠道反应:恶心呕吐、腹痛、腹泻等。

(2)变态性反应:皮肤潮红、皮疹、瘙痒、发热等。

(3)孕妇禁用。

三、没药

(一)别名

明没药、末药。

(二)处方名

炒没药、制没药。

(三)常用量

3～9 g。

(四)常用炮制

1.炒没药

取没药用大火炒黄。

2.制没药

没药块 50 kg,香附末 30 kg。先将香附末炒热,再加入没药块炒至黑灰色发泡为度。

(五)常用配伍

1.配延胡索

化瘀止痛。用于治疗瘀血所致之胃痛、小腹疼痛、胁痛等症。

2.配红花

活血化瘀。用于治疗经闭、痛经等病症。

3.配儿茶

敛疮止血。用于治疗疮痒溃烂、久不收口等症。

(六)临床应用

1.急性腰扭伤

乳香末、没药末等份,用30％乙醇调成糊状,外敷患处,每天1～2次。

2.痛经

制没药10 g,桃仁12 g,郁金12 g,莪术10 g,川芎10 g,柴胡6 g,香附9 g,当归9 g,蒲黄6 g(另包)。经前3天开始服药,至经行第二天停止。水煎服,每天1剂。

3.萎缩性胃炎

制没药6 g,制乳香6 g,肉桂3 g,吴茱萸10 g,黄芪20 g,丹参15 g,川芎10 g,三棱6 g,莪术6 g,甘草6 g,生蒲黄10 g(另包),乌药10 g,百合15 g。水煎服,日服1剂。

(七)不良反应与注意事项

(1)胃肠道反应:恶心、腹痛、腹泻、肠鸣等。

(2)变态反应:面部潮红、全身皮疹、皮肤瘙痒、眼睑浮肿等。

(3)孕妇忌用。

四、延胡索

(一)别名

玄胡索、玄胡。

(二)处方名

延胡索、延胡、元胡、醋延胡索、醋元胡。

(三)常用量

6～12 g。

(四)常用炮制

醋延胡索:延胡索5 kg,醋0.5 kg。取延胡索加醋闷透,用微火炒至微黄色。

(五)常用配伍

1.配五灵脂

行瘀止痛。用于治疗气滞血瘀所致之胃脘疼痛、胁肋疼痛、小腹疼痛等症。

2.配香附

行气止痛。用于治疗气滞之头痛、胁痛、痛经等症。

3.配小茴香

散寒止痛。用于治疗疝气腹痛以及肠鸣腹痛之症。

(六)临床应用

1.产后腹痛

醋延胡索10 g,赤芍10 g,川楝子6 g,莪术6 g,三棱6 g,厚朴5 g,当归6 g,黄芩6 g,川芎10 g,桔梗3 g,槟榔3 g,木香3 g,肉桂1 g,甘草2 g,大黄5 g。水煎服,日服1剂。

2.痛经

醋延胡索 15 g,香附 12 g,桃仁 10 g,红花 6 g,当归 10 g,川芎 12 g,赤芍 15 g,益母草 18 g,蒲黄 6 g(另包),五灵脂 10 g,川牛膝 9 g,三七粉 3 g(冲服),甘草 6 g。水煎服,日服 1 剂。

3.慢性盆腔炎

延胡索 12 g,败酱草 20 g,酒大黄 9 g,当归 10 g,桃仁 10 g,赤芍 12 g,香附 10 g。水煎服,日服 1 剂。

4.跌打损伤

延胡索 10 g,川续断 12 g,乳香 6 g,没药 6 g,三七粉 3 g(冲服)。水煎服,日服 1 剂。

5.类风湿关节炎

醋延胡索 12 g,苍术 12 g,黄檗 10 g,川牛膝 10 g,当归 9 g,薏苡仁 30 g,木瓜 15 g,独活 6 g,细辛 3 g,甘草 6 g。水煎服,日服 1 剂。

6.疝气

延胡索 10 g,小茴香 10 g,木香 6 g,陈皮 10 g,川楝子 9 g,制附子 6 g(先煎),肉桂 3 g,桂枝 12 g,熟地黄 15 g,甘草 3 g。水煎服,日服 1 剂。

7.胃溃疡

延胡索 15 g,香附 15 g,枳实 12 g,蒲公英 30 g,海螵蛸 15 g,黄芩 30 g,白及 10 g,白芍 15 g,柴胡 6 g,黄连 6 g,白术 12 g,佛手 12 g,白芷 6 g,陈皮 10 g,甘草 10 g。水煎服,日服 1 剂。

(七)注意事项

血虚者慎用。

五、郁金

(一)别名

温郁金、黑郁金、黄丝郁金、血丝郁金。

(二)处方名

郁金、广郁金、川郁金。

(三)常用量

6～12 g。

(四)常用炮制

1.醋郁金

郁金 50 kg,醋 4 kg。取原药材,加醋与水浸润 2 天,至醋被吸干,蒸透心后,切片,晒干。

2.制郁金

郁金 500 g,明矾 30 g,水适量。取郁金,加明矾水,用微火炒干。

(五)常用配伍

1.配柴胡

活血舒肝。用于治疗肝气郁滞、慢性肝炎所致之胁肋胀痛、嗳气腹胀,以及妇女月经不调、痛经等症。

2.配香附

行气化瘀。用于治疗气滞血瘀之头痛、胁痛、痛经等症。

3.配丹参

清心活血。用于治疗冠心病所致之胸痛、胀闷、气促等症。

4.配茵陈

活血退黄。用于治疗黄疸型肝炎脘腹胀满、口中黏腻、小便黄赤等症。

(六)临床应用

1.慢性胆囊炎

郁金 10 g,香附 9 g,柴胡 9 g,白芍 12 g,甘草 6 g。水煎服,日服 1 剂。

2.慢性浅表性胃炎

郁金 15 g,佛手 15 g,海螵蛸 10 g,黄连 6 g,白芷 8 g,半夏 10 g,木香 12 g,陈皮 10 g,白术 15 g,蒲公英 30 g,炒白芍 15 g。水煎服,日服 1 剂。

3.顽固性呃逆

郁金 15 g,旋覆花 6 g(另包),丁香 6 g,赭石 15 g,半夏 12 g,陈皮 10 g,云苓 15 g,吴茱萸 3 g,黄连 6 g,柴胡 6 g,白芍 18 g,枳实 10 g,甘草 10 g。水煎服,日服 1 剂。

4.乙型黄疸型肝炎

郁金 15 g,柴胡 15 g,黄芩 6 g,枳壳 10 g,虎杖 12 g,赤芍 12 g,茵陈 12 g。水煎服,日服 1 剂。

5.癫痫

白金丸(明矾、郁金),口服,每次 2～3 g,每天 2 次。

(七)注意事项

孕妇慎服。

六、姜黄

(一)别名

川姜黄。

(二)处方名

姜黄。

(三)常用量

16～12 g。

(四)常用炮制

取原药材,洗净,迅速捞出,切成小块,低温烘脆。

(五)常用配伍

1.配郁金

行气活血。用于治疗气滞血瘀、胃脘痛、胁肋痛、痛经等症。

2.配乌药

温中行血。用于治疗胃寒疼痛、肠鸣腹痛等症。

3.配海桐皮

通经止痛。用于治疗风湿关节、肌肉疼痛。

(六)临床应用

1.风湿性关节炎

姜黄 10 g,羌活 9 g,白术 15 g,甘草 6 g。水煎服,日服 1 剂。

2.冠心病、心绞痛

姜黄 12 g,当归 10 g,木香 6 g,乌药 6 g,吴茱萸 3 g,薤白 9 g,丹参 15 g。水煎服,日服 1 剂。

3.胆囊炎

姜黄 10 g,金钱草 15 g,黄连 6 g,柴胡 6 g,枳实 10 g,郁金 10 g,大黄 6 g,炙甘草 6 g。水煎服,日服 1 剂。

4.慢性胰腺炎

胰胆舒颗粒(姜黄、赤芍、蒲公英、牡蛎、延胡索、大黄、柴胡),口服,一次 10 g,一日 2～3 次。

5.慢性肝炎

姜黄 9 g,郁金 10 g,丹参 10 g,柴胡 9 g,茵陈 6 g,五味子 6 g,虎杖 6 g,板蓝根 9 g,柴胡 9 g,云苓 12 g,白茅根 30 g,甘草 6 g。水煎服,日服 1 剂。

(七)注意事项

孕妇慎用。

七、五灵脂

(一)别名

寒号虫粪、灵脂块、糖灵脂。

(二)处方名

五灵脂、灵脂米、炒五灵脂、醋五灵脂、酒五灵脂。

(三)常用量

3～10 g。

(四)常用炮制

1.炒五灵脂

取五灵脂用微火炒至有焦斑为度。

2.酒五灵脂

五灵脂 500 g,黄酒 100 mL。取五灵脂用酒拌匀,待吸干后用微火炒至微焦为度。

3.醋五灵脂

五灵脂 500 g,醋 50 mL。取五灵脂加醋拌匀,用微火炒至醋干或微焦为度。

(五)常用配伍

1.配蒲黄

活血止痛。用于治疗瘀血胃痛以及妇女痛经、闭经等症。

2.配香附

行气止痛。用于治疗慢性肝炎、慢性胆囊炎所致之胁肋疼痛、脘腹疼痛以及痛经、月经不调等病症。

3.配阿胶

补血止血。用于治疗血虚月经量多、功能性子宫出血以及大便下血等症。

(六)临床应用

1.脂肪肝

五灵脂 15 g,丹参 15 g,柴胡 6 g,茵陈 6 g,桃仁 9 g,川楝子 6 g,延胡索 6 g,川芎 9 g,山楂 30 g。水煎服,日服 1 剂。

2.慢性盆腔炎

五灵脂 15 g,当归 10 g,白术 15 g,白芍 13 g,云苓 15 g,陈皮 6 g,川芎 12 g,人参 6 g,砂仁 6 g,蒲公英 30 g,白花蛇舌草 20 g,炙甘草 5 g。水煎服,日服 1 剂。

3.痛风

五灵脂 10 g,秦艽 6 g,川芎 10 g,桃仁 9 g,红花 6 g,羌活 6 g,制没药 6 g,当归 10 g,香附 9 g,川牛膝 10 g,地龙 10 g,甘草 3 g。水煎服,日服 1 剂。

4.心绞痛

五灵脂 12 g,蒲黄 6 g(另包),葛根 20 g,丹参 15 g,降香 3 g。水煎服,日服 1 剂。

5.卵巢囊肿

蒲黄 10 g(另包),五灵脂 15 g,丹参 30 g,郁金 12 g。水煎服,日服 1 剂。

6.痛经

五灵脂 15 g,益母草 15 g,桃仁 10 g,红花 6 g,当归 10 g,川芎 12 g,赤芍 15 g,香附 10 g,延胡索 12 g,蒲黄 6 g(另包),牛膝 9 g,三七粉 3 g(冲服),甘草 6 g。水煎服,日服 1 剂。

(七)注意事项

血虚者慎用。

(贾京京)

第二节　活血调经药

一、丹参

(一)别名

赤参、红根、活血根、靠山红、木羊乳。

(二)处方名

丹参、紫丹参、炒丹参、丹参炭。

(三)常用量

6～15 g。

(四)常用炮制

1.丹参

取原药材,洗净,闷润,去苗,切片,晒干。

2.炒丹参

丹参片 50 kg,米 5 kg。先用水将锅湿润,加入米使贴于锅底,加热至冒烟时,倒入丹参片,炒至深紫色,筛去米即可。

3.丹参炭

取丹参片,炒至外黑、炭存性为度。

(五)常用配伍

1.配当归

调经活血。用于治疗月经不调、痛经、产后恶露不尽等症。

2.配乳香

活血消肿。用于治疗瘀血肿痛、胃脘疼痛、胸胁疼痛等症。

3.配牡丹皮

清热凉血。用于治疗热证皮肤紫斑、吐衄、出血等症。

4.配檀香

行气活血。用于治疗冠心病胸闷、心悸、心绞痛等症。

(六)临床应用

1.冠心病

丹参30 g,檀香6 g,砂仁6 g。水煎服,日服1剂。

2.病毒性心肌炎

丹参15 g,太子参20 g,沙参10 g,苦参10 g,郁金8 g,炒酸枣仁12 g,炙甘草6 g,莲子12 g。水煎服,日服1剂。

3.高脂血症

丹参15 g,川芎10 g,赤芍15 g,红花6 g,益母草10 g,桃仁10 g,郁金12 g,当归10 g,降香3 g,三七粉3 g(冲服)。水煎服,日服1剂。

4.肾小球肾炎

丹参12 g,郁金10 g,川芎12 g,赤芍12 g,红花6 g,小蓟20 g,黄芪20 g,车前子20 g(另包)。水煎服,日服1剂。

5.慢性肺源性心脏病

肺心片(丹参、红花、虎杖、制附片、淫羊藿、补骨脂、玉竹、北沙参、黄芪、姜黄、南沙参、甘草),口服,一次5片,一日3次。

6.慢性肝炎

丹参12 g,黄芪15 g,太子参15 g,赤芍6 g,神曲15 g,鸡内金10 g,柴胡6 g,茵陈5 g,炙甘草3 g。水煎服,日服1剂。

7.阻塞性输卵管炎

复方丹参片,每次3片,每天3次。

8.乳腺炎

丹参20 g,蒲公英30 g,车前草30 g,甘草3 g。水煎服,日服1剂。

(七)不良反应与注意事项

(1)口干、咽干、恶心、呕吐、乏力、食欲减退等。

(2)变态反应:有荨麻疹、皮疹、瘙痒、过敏性休克,可见呼吸困难,血压下降。

(3)孕妇慎用。

二、益母草

(一)别名

益母蒿、红花艾、月母草、苦纸草。

(二)处方名

益母草、坤草。

(三)常用量

6～15 g。

(四)常用炮制

1.益母草

取原药材,洗净,去根,切段,晒干。

2.制益母草

益母草 0.5 kg,酒、醋、盐各 50 g,老生姜 100 g。取益母草加辅料润透后,蒸 1 小时为度。

(五)常用配伍

1.配当归

调经活血。用于治疗月经失调、经闭、不孕、痛经等病症。

2.配桂枝

温经活血。用于治疗气血虚寒之月经延迟、经来腹痛等症。

3.配白茅根

化瘀利水。用于治疗泌尿系统感染,小便涩痛以及慢性肾炎,下肢水肿等症。

(六)临床应用

1.慢性肾炎

益母草 30 g,板蓝根 15 g,金银花 15 g,白茅根 30 g,紫花地丁 30 g,桃仁 10 g,当归 10 g,赤芍 12 g,川芎 12 g,红花 6 g。水煎服,日服 1 剂。

2.真性红细胞增多症

益母草 15 g,郁金 10 g,川芎 15 g,当归 10 g,红花 9 g。水煎服,日服 1 剂。

3.月经不调

益母草注射液,每次 20～40 mg,肌内注射,一日 2 次。

4.急性血栓性深静脉炎

益母草 30 g,紫草 30 g,赤芍 15 g,牡丹皮 15 g,紫花地丁 30 g,生甘草 15 g。水煎服,日服 1 剂。

5.慢性宫颈炎

益母草 30 g,桂枝 6 g,赤芍 15 g,桃仁 10 g,当归 10 g,黄芪 15 g,蒲公英 30 g,枳壳 10 g,甘草 6 g。水煎服,日服 1 剂。

6.不孕症

益母草 30 g,当归 10 g,菟丝子 15 g,红花 6 g,桑寄生 15 g,丹参 6 g,生地黄 15 g,桂枝 3 g。水煎服,日服 1 剂。

(七)不良反应与注意事项

(1)大剂量可引起中毒反应,抑制、麻痹中枢神经系统,溶血等。

(2)孕妇慎用。

三、鸡血藤

(一)别名

血藤、血风藤、大活血、血筋藤。

(二)处方名

鸡血藤、大血藤。

(三)常用量

10～30 g。

(四)常用炮制

取原药材洗净,闷润至软硬适度时,切片,晾干。

(五)常用配伍

1.配木瓜

舒筋活血。用于治疗筋骨疼痛,关节疼痛、肢体麻木等症。

2.配当归

补血活血。用于治疗血虚头晕、四肢麻木、腰膝酸痛等症。

3.配青风藤

舒筋通络。用于治疗四肢疼痛、关节疼痛等症。

(六)临床应用

1.闭经

鸡血藤 30 g,当归 10 g,桃仁 10 g,赤芍 15 g,泽兰 10 g。水煎服,日服 1 剂。

2.足跟痛

鸡血藤 30 g,当归 15 g,熟地黄 30 g,龙眼肉 15 g,丹参 15 g,白芍 12 g,陈皮 6 g,桂枝 4 g,甘草 3 g。水煎服,日服 1 剂。

3.风湿性关节炎

鸡血藤 30 g,地龙 15 g,熟地黄 20 g,当归 10 g,天麻 12 g,威灵仙 12 g,防风 10 g,桂枝 6 g,桑枝 10 g,制川乌 6 g(先煎),络石藤 15 g,忍冬藤 15 g,白芍 15 g,甘草 6 g。水煎服,日服 1 剂。

4.白细胞减少症

鸡血藤 30 g,熟地黄 30 g,人参 10 g,川芎 12 g,当归 12 g,云苓 15 g,白芍 12 g,骨碎补 10 g,制何首乌 15 g,山药 30 g,黄精 20 g,甘草 10 g。水煎服,日服 1 剂。

5.类风湿关节炎

鸡血藤 20 g,当归 10 g,丹参 15 g,红花 6 g,川牛膝 15 g,桑寄生 15 g,地龙 12 g。水煎服,日服 1 剂。

6.失眠

补血宁神片(鸡血藤、熟地黄、金樱子、何首乌藤),口服,一次 5 片,一日 3 次。

7.高脂血症

鸡血藤 30 g,虎杖 10 g,泽泻 6 g,山楂 30 g,菊花 6 g。水煎服,日服 1 剂。

8.贫血

鸡血藤 30 g,阿胶 15 g(烊化),熟地黄 15 g,白芍 15 g,桂枝 3 g,天冬 10 g。水煎服,日服 1 剂。

(七)注意事项

孕妇慎用。

四、桃仁

（一）别名

毛桃仁。

（二）处方名

桃仁、桃仁泥、炒桃仁。

（三）常用量

6～10 g。

（四）常用炮制

1.桃仁

取原药材，用开水浸泡 5～10 分钟，剥去外皮，晒干。

2.炒桃仁

取桃仁用微火炒至微黄色为度。

（五）常用配伍

1.配红花

活血化瘀。用于治疗月经不调、闭经、痛经等病症。

2.配大黄

破瘀通经。用于治疗闭经、小腹硬满、大便燥结等症。

3.配杏仁

润肠通便。用于治疗津血亏少之大便秘结、腹胀腹痛等症。

（六）临床应用

1.慢性肝炎

桃仁 10 g，当归 10 g，牡丹皮 6 g，郁金 10 g，泽兰 6 g，山楂 15 g，红花 6 g，栀子 6 g，赤芍 10 g，神曲15 g。水煎服，日服 1 剂。

2.体虚便秘

炒桃仁、松子仁、火麻仁、柏子仁各等份，捣料如泥，炼蜜为丸，每丸 6 g 重。一次 1 丸，一日 2 次。

3.风湿性关节炎

桃仁 10 g，红花 6 g，川芎 12 g，当归 12 g，威灵仙 10 g。水煎服，日服 1 剂。

4.失眠

桃仁 12 g，当归 10 g，赤芍 15 g，枳壳 6 g，葛根 15 g，生地黄 15 g，柴胡 6 g，黄芩 10 g，大枣 6 枚，甘草 6 g。水煎服，日服 1 剂。

5.月经不调

桃仁 12 g，生地黄 15 g，赤芍 12 g，白芍 10 g，当归 10 g，红花 6 g，川芎 10 g。水煎服，日服 1 剂。

（七）不良反应与注意事项

（1）过量导致中毒反应，头晕、头痛、呕吐、心悸、神志不清、抽搐、昏迷、惊厥、呼吸麻痹等。

（2）皮肤接触变态反应，皮肤红色疹块、刺痒等。

（3）孕妇慎用。

(4)不可直接吃生品,以防中毒。

五、红花

(一)别名

红蓝花、红花菜、刺红花、草红花、红花草。

(二)处方名

红花、川红花、炒红花、红花炭、醋红花。

(三)常用量

3～10 g。

(四)常用炮制

1.红花

取原药材,拣去杂质,筛去土,晾干。

2.炒红花

取红花用微火炒至略有焦斑为度。

3.红花炭

取红花炒至红褐色存性。

4.醋红花

红花 5 kg,醋 1 kg。取红花加醋喷匀后,以微火炒至焦红色为度。

(五)常用配伍

1.配桃仁

活血通经。用于治疗瘀血腹痛、月经失调、痛经、经闭等症。

2.配益母草

活血化瘀。用于治疗产后恶露不尽、痛经、不孕等病症。

3.配赤芍

活血行滞。用于治疗瘀血头痛、腹痛、肢体疼痛等症。

4.配黄芩

清热活血。用于治疗血热皮肤斑疹、荨麻疹、皮肤瘙痒等症。

(六)临床应用

1.冠心病

红花 10 g,郁金 12 g,丹参 15 g,瓜蒌 20 g,薤白 10 g,陈皮 6 g,甘草 6 g。水煎服,日服 1 剂。

2.黄褐斑

红花 8 g,桃仁 10 g,当归 10 g,柴胡 12 g,白芍 15 g,云苓 15 g,川楝子 12 g,香附 15 g。水煎服,日服 1 剂。

3.扁平疣

红花 12 g,薏苡仁 30 g,桃仁 12 g,板蓝根 30 g,大青叶 10 g,王不留行籽 15 g,黄芪 15 g,赭石 15 g,生甘草 6 g。水煎服,日服 1 剂。

4.慢性咽炎

红花 9 g,当归 10 g,赤芍 12 g,川芎 12 g,桃仁 9 g,柴胡 9 g,射干 10 g,桔梗 6 g,薄荷 6 g,甘草 6 g。水煎服,日服 1 剂。

5.带状疱疹

红花 12 g,瓜蒌 30 g,甘草 10 g。水煎服,日服 1 剂。

6.寒冷性多形红斑

红花 9 g,制附子 6 g(先煎),陈皮 6 g,桂枝 9 g,党参 15 g,黄芪 20 g,丹参 15 g,桃仁 8 g,当归 10 g。水煎服,日服 1 剂。

7.肌内注射后硬结

红花、甘草等份,研粉,用 70%乙醇调成糊状,外敷,每天 1 次。

8.视网膜中央静脉阻塞

红花 10 g,桃仁 10 g,赤芍 15 g,三棱 6 g,三七粉 3 g(冲服),当归 10 g,生地黄 20 g,地龙 10 g,黄芩 15 g,法半夏 10 g,昆布 10 g,黄芪 20 g,白术 15 g,云苓 15 g,玄参 15 g,大黄 6 g,车前草 10 g,石决明 20 g,甘草 3 g。水煎服,日服 1 剂。

9.慢性腰肌劳损

红花 9 g,杜仲 15 g,赤芍 15 g,当归 12 g,桃仁 10 g,鸡血藤 30 g,苍术 15 g,薏苡仁 30 g,醋延胡索 12 g,木瓜 15 g,海风藤 10 g,独活 10 g,甘草 6 g。水煎服,日服 1 剂。

10.溃疡病

红花 6 g,白及 15 g,黄芪 30 g,醋延胡索 10 g,白芷 9 g,牡蛎 30 g,车前子 30 g(另包),陈皮 6 g,大枣 6 枚,甘草 9 g。水煎服,日服 1 剂。

(七)不良反应与注意事项

(1)消化系统:腹痛、腹泻。大剂量可致呕血、血便。

(2)心血管系统:心律失常。

(3)生殖系统:对子宫有明显收缩作用,大剂量可出现子宫痉挛。

(4)神经系统:大剂量时可出现震颤、惊厥。呼吸抑制。

(5)偶有变态反应,皮肤丘疹、水疱、寒战、头痛、吞咽困难、眼睑水肿等。

(6)孕妇忌用。

(7)出血性疾病慎用。

六、王不留行籽

(一)别名

麦蓝菜子、大麦牛、怠儿草、金剪刀草。

(二)处方名

王不留行籽、王不留、炒王不留行籽。

(三)常用量

6～15 g。

(四)常用炮制

1.王不留行籽

取原药材,筛去杂质,洗净,晒干。

2.炒王不留行籽

取王不留行籽用微火炒至爆开白花为度。

(五)常用配伍

1.配益母草

调经利水。用于治疗月经不调、痛经及下肢水肿等症。

2.配蒲公英

活血消肿。用于治疗乳腺炎红肿疼痛、乳汁不通之症。

(六)临床应用

1.乳少

炒王不留行籽 30 g。水煎服,日服 1 剂。

2.子宫肌瘤

炒王不留行籽 30 g,赤芍 15 g,郁金 15 g,丹参 20 g,皂角刺 6 g,柴胡 9 g,三棱 10 g,莪术 10 g,川牛膝 15 g,昆布 6 g,海藻 6 g,鸡内金 15 g,肉桂 3 g,乌药 10 g,炙鳖虫 30 g,山慈姑 15 g,党参 15 g,黄芪 20 g,夏枯草 10 g,人参 6 g,桃仁 10 g,陈皮 6 g,云苓 15 g,泽泻 6 g。水煎服,日服 1 剂。

3.疮痈肿毒

王不留行籽 30 g,葛根 20 g,当归 10 g,金银花 30 g,白花蛇舌草 30 g,甘草 6 g。水煎服,日服 1 剂。

4.急性乳腺炎

王不留行籽 30 g,蒲公英 30 g,前胡 15 g,金银花 30 g,皂角刺 6 g,重楼 15 g,丹参 20 g,赤芍 10 g,陈皮 6 g,枳壳 6 g,甘草 6 g。水煎服,日服 1 剂。

5.前列腺增生

炒王不留行籽 30 g,黄檗 12 g,知母 12 g,川牛膝 15 g,车前子 30 g(另包),肉桂 3 g,皂角刺 6 g,乌药 10 g,赤芍 15 g,甘草 39。水煎服,日服 1 剂。

(七)注意事项

孕妇忌用。

(贾京京)

第三节　活血疗伤药

一、土鳖虫

(一)别名

金边土元、汉土元、大土元。

(二)处方名

土鳖虫、土元、地鳖虫、䗪虫。

(三)常用量

3~10 g。

(四)常用炮制

1.土鳖虫

取原药材,用淋水泡洗,晒干,再用微火隔纸焙至黄色为度。

2.炒土鳖虫

取土鳖虫炒至微焦。

(五)常用配伍

1.配大黄

活血破瘀。用于治疗瘀血积聚、皮肤甲错、眼眶发暗、胁腹疼痛等症。

2.配自然铜

行瘀消肿。用于治疗跌打损伤、筋骨受伤、赤肿疼痛等症。

3.配地龙

平肝解痉。用于治疗肝风头目眩晕、四肢抽搐之症。

(六)临床应用

1.脑梗死

土鳖虫10 g,黄芪30 g,当归12 g,川芎15 g,地龙15 g,红花9 g,石菖蒲10 g,水蛭6 g,丹参30 g。水煎服,日服1剂。

2.血管性头痛

土鳖虫12 g,当归10 g,葛根30 g,生地黄30 g,川芎12 g,三七3 g(冲服),地龙20 g,黄芩15 g,细辛4 g,白芍12 g,赤芍10 g。水煎服,日服1剂。

3.类风湿关节炎

土鳖虫10 g,当归15 g,黄芪15 g,桑寄生18 g,乌蛇20 g,熟地黄15 g,全蝎6 g,蜈蚣2条,白芍15 g,两面针10 g,三七10 g,炙甘草6 g。水煎服,日服1剂。

4.银屑病

土鳖虫15 g,紫草30 g,青黛6 g(另包),蝉蜕6 g,丹参10 g,半夏12 g,陈皮6 g,黄连9 g,厚朴10 g,地龙15 g,地肤子15 g,白鲜皮18 g,当归15 g。水煎服,日服1剂。

5.子宫内膜异位症

土鳖虫10 g,赤芍15 g,三棱10 g,莪术10 g,桃仁9 g,郁金12 g,鸡内金12 g,红藤15 g,败酱草15 g。水煎,高位灌肠,每天1次。

6.跌打损伤

土鳖虫10 g,自然铜12 g,川芎6 g,当归10 g,栀子12 g,红花6 g,葛根20 g,赤芍10 g,甘草6 g。水煎服,日服1剂。

(七)注意事项

孕妇忌用。

二、苏木

(一)处方用名

苏木、苏方木、苏方、赤木。

(二)性味与归经

甘、咸、微辛,平。归心、肝、脾经。

（三）药性特点

苏木味辛行散，味咸入血，功善活血通经，祛瘀止痛，为妇、伤科瘀血病证常用药。本品少用和血，多用破血。

（四）功效

活血疗伤，祛瘀通经，止痛。

（五）传统应用

（1）血瘀经闭，产后腹痛：配当归、桃仁、红花等。

（2）跌打损伤：配乳香、没药、自然铜等。

（3）产后血晕：配川芎、当归。

（4）产后气虚，恶露不行，败血上攻于肺，气急喘促者，常配人参同用。

（5）跌打损伤、瘀滞肿痛、骨折：配乳香、没药、血竭，内服。

（6）外伤出血：用苏木细末掺于伤口。

（六）现代应用

（1）冠心病心绞痛：苏木配川芎、丹参。

（2）破伤风：苏木为末。以酒送服。

（3）风湿性关节炎：苏木树干 30 g。水煎服。

（七）用法与用量

煎服，3～10 g。外用适量，研末撒。

（八）注意事项

苏木能引起动物呕吐、腹泻，大剂量甚至致死。血虚无瘀滞者不宜使用；月经过多者及孕妇禁服。

三、刘寄奴

（一）处方用名

刘寄奴、南刘寄奴、化食丹。

（二）性味与归经

苦，温。归心、脾经。

（三）药性特点

刘寄奴苦降温通，功效为破血通经，散瘀止痛，为伤科常用药，亦治妇科血滞之证。此外，本品还醒脾开胃兼消食化积。

（四）功效

破血疗伤，止痛，止血。

（五）传统应用

（1）经闭、产后瘀阻：配当归、红花等。

（2）折伤瘀肿疼痛：配骨碎补、延胡索等。

（3）外伤出血：刘寄奴研末外敷。

（4）食积不化、脘腹胀痛：单味服用；亦可配消食导滞之品。

（六）现代应用

1.急性细菌性痢疾

将刘寄奴水煎 2 次，混合浓缩加适量淀粉制成片剂，每片含生药 1 g。成人每次口服 6 片，每天 4 次。

2.中暑

用刘寄奴 50～100 g（鲜品加倍），水煎服。

（七）用法与用量

煎服，3～10 g。外用适量。

（八）注意事项

孕妇禁服，气血虚弱、脾虚泄泻者慎服。

（贾京京）

第四节　破血消癥药

一、莪术

（一）处方名

莪术、炒莪术、醋莪术。

（二）常用量

3～9 g。

（三）常用炮制

1.莪术

取原药材，加水浸泡 1～4 小时，闷润 3～5 天至透，切片，晒干。

2.醋莪术

莪术 50 kg，醋 12 kg。取莪术，淋醋拌透，约 1 天至醋被吸尽，切片，晒干。

3.炒莪术

取莪术用微火炒至有小黑斑点为度。

（四）常用配伍

1.配青皮

破气消积。用于治疗气滞胸胁疼痛、胃脘疼痛等症。

2.配木香

消积止痛。用于治疗食积胀满、肠鸣腹痛等症。

3.配红花

活血化瘀。用于治疗瘀血胃痛、胁痛、痛经等症。

（五）临床应用

1.药流后不全流产

莪术 15 g，三棱 15 g，赤芍 18 g，红花 10 g，川芎 12 g，土鳖虫 10 g，青皮 10 g，牡丹皮 15 g，王不留行籽 20 g，益母草 20 g，桃仁 13 g，血竭 3 g（冲服）。水煎服，日服 1 剂。

2.急性腰扭伤

莪术 15 g，三棱 15 g，重楼 12 g，虎杖 12 g，川牛膝 15 g，白芍 15 g，土鳖虫 10 g，桃仁 10 g，枳

壳 10 g,忍冬藤 30 克,生甘草 5 g。水煎服,日服 1 剂。

3.肌内注射后硬结

三棱 10 g,莪术 15 g,芒硝 15 g。共研细末,用食醋加蜂蜜调成糊状,局部外敷,1～2 天换药 1 次。

4.萎缩性胃炎

莪术 10 g,丹参 15 g,徐长卿 10 g,白花蛇舌草 15 g,砂仁 6 g。水煎服,日服 1 剂。

5.胃痛

莪术 15 g,青皮 15 g,白芍 15 g,黄芪 15 g,五灵脂 12 g,陈皮 6 g,枳壳 6 g,醋延胡索 10 g,甘草 6 g。水煎服,日服 1 剂。

(六)不良反应与注意事项

(1)头晕、恶心、胸闷、乏力、心悸等。

(2)偶见过敏性休克。

(3)孕妇忌用。

二、三棱

(一)别名

黑三棱、白三棱。

(二)处方名

三棱、京三棱、炒三棱、醋三棱。

(三)常用量

6～12 g。

(四)常用炮制

1.三棱

取原药材,加水浸泡,闷透,切片,晒干。

2.醋三棱

三棱片 5 kg,醋 1 kg。取三棱片,用微火炒热,加醋炒干。

3.炒三棱

三棱片 5 kg,麦麸 500 g。将麦麸炒至冒烟时,加入三棱片,炒至黄色,筛去麦麸。

(五)常用配伍

1.配莪术

活血化瘀。用于治疗癥瘕积聚、肝硬化、癌肿等。

2.配牛膝

通经活血。用于治疗经闭腹痛、痛经等症。

(六)临床应用

1.子宫肌瘤

三棱 15 g,莪术 15 g,牡丹皮 10 g,桃仁 10 g,云苓 15 g,赤芍 12 g,当归 6 g。水煎服,日服 1 剂。

2.泌尿系统结石

金甲排石胶囊(制三棱、炒没药、赤芍、制桃仁、皂角刺、白芷、炒枳壳、莪术、青皮、炒乳香、蕙苡仁、川牛膝、厚朴、车前子、广金钱草),口服,一次 5 粒,一日 3 次。

3.痛经

三棱 12 g,莪术 10 g,小茴香 10 g,桂枝 6 g,红花 6 g,泽泻 6 g,桃仁 9 g,黄芩 6 g,生甘草 6 g。水煎服,日服 1 剂。

(七)注意事项

孕妇慎用。

三、水蛭

(一)别名

马蛭、马蟥、马鳖。

(二)处方名

水蛭、炙水蛭。

(三)常用量

3～6 g。

(四)常用炮制

1.水蛭

取原药材洗净,切段,晒干。

2.炒水蛭

取水蛭用微火炒至焦黄色为度。

3.炙水蛭

水蛭 0.5 kg,蜜 100 g。取水蛭段加蜜拌匀,炒至蜜干不黏手为度。

(五)常用配伍

1.配土鳖虫

破血化瘀。用于治疗瘀血所致之肝硬化、闭经、血淋等症。

2.配海金沙

利水消石。用于治疗泌尿系统感染及泌尿系统结石、小便涩痛不畅之症。

3.配酸枣仁

活血安神。用于治疗血瘀气阻,头痛失眠、烦躁不宁等症。

(六)临床应用

1.高脂血症

水蛭 10 g,丹参 30 g,泽泻 10 g,山楂 30 g,桃仁 10 g,川芎 12 g,大黄 6 g,清半夏 10 g,决明子 20 g,何首乌 15 g。水煎服,日服 1 剂。

2.闭经

水蛭 10 g,当归 15 g,黄芪 20 g,三棱 6 g,莪术 6 g,知母 6 g。水煎服,日服 1 剂。

3.跌打损伤

水蛭 10 g,土鳖虫 10 g,大黄 9 g,桃仁 10 g,自然铜 10 g,赤芍 12 g,皂角刺 3 g,泽兰 6 g,甘草 3 g。水煎服,日服 1 剂。

4.盆腔炎症性包块

水蛭 10 g,党参 15 g,鸡内金 10 g,白术 15 g,黄芪 20 g,山药 15 g,天花粉 15 g,知母 12 g,三

棱 15 g,莪术 15 g。水煎服,日服 1 剂。

5.慢性肾功能不全

水蛭粉 3 g(冲服),黄芪 30 g,枸杞子 15 g,桑葚子 15 g,金银花 15 g,白花蛇舌草 20 g,山茱萸 10 g,淡附片 6 g(先煎),大黄 8 g,车前子 30 g(另包),益母草 30 g,丹参 15 g。水煎服,日服 1 剂。

6.不孕症

水蛭粉 3 g(冲服),桂枝 6 g,土茯苓 20 g,桃仁 12 g,牡丹皮 12 g,赤芍 12 g,三棱 10 g,莪术 10 g,延胡索 12 g,浙贝母 15 g,牡蛎 30 g,白花蛇舌草 30 g,甘草 6 g。水煎服,日服 1 剂。

7.肝硬化

水蛭 8 g,黄芪 30 g,桂枝 6 g,大黄 6 g,土鳖虫 10 g,桃仁 10 g,川牛膝 12 g,当归 10 g,吴茱萸 6 g,柴胡 9 g,薏苡仁 30 g,甘草 3 g。水煎服,日服 1 剂。

8.血栓性静脉炎

水蛭粉 3 g(冲服),黄芪 30 g,生地黄 30 g,大黄 10 g,蒲黄 10 g(另包),黄连 10 g,黄檗 10 g。水煎服,日服 1 剂。

(七)不良反应与注意事项

(1)过量可导致中毒反应,恶心、呕吐、剧烈腹痛、胃肠出血、血尿、昏迷等。

(2)孕妇忌用。

(3)体虚、血虚者慎用。

(贾京京)

参 考 文 献

[1] 杨欢.中药学[M].镇江:江苏大学出版社,2023.

[2] 贾茜,张庆霞,杨青青,等.现代药物学基础与实践[M].青岛:中国海洋大学出版社,2023.

[3] 杨志军,杨秀娟.中药学研究进展[M].兰州:兰州大学出版社,2023.

[4] 刘淑岚,欧雯平,陈丕瑞,等.现代药物学理论与应用[M].上海:上海交通大学出版社,2023.

[5] 魏理.常见疾病用药手册[M].广州:广东科学技术出版社,2023.

[6] 张放.综合用药指导[M].合肥:安徽大学出版社,2023.

[7] 马波,丁国瑜.中药方剂学[M].北京:人民卫生出版社,2023.

[8] 白而力.中药药剂学[M].长沙:中南大学出版社,2023.

[9] 柴倩倩,黄彩娜,张清,等.内科疾病治疗与用药指导[M].上海:上海科学技术文献出版
    社,2023.

[10] 林彩侠,王宗岩,金善子,等.实用药理与药物治疗学[M].上海:上海科学技术文献出版
    社,2023.

[11] 戴德银,田卫卫,刘春梅,等.实用新药与常用药手册[M].郑州:河南科学技术出版社,2023.

[12] 张秀芳,邓莉娜,赵洪芹,等.临床药物新进展与药学管理[M].上海:上海科学技术文献出版
    社,2023.

[13] 董志强.药物综合治疗学[M].济南:山东大学出版社,2022.

[14] 王世竹,沈小燕,孟兆云.中西医诊疗与药物应用[M].哈尔滨:黑龙江科学技术出版
    社,2022.

[15] 于金玲,赵玲娟,冯其金.全科医师慢性病用药手册[M].郑州:河南科学技术出版社,2023.

[16] 刘中秋,寇俊萍.中药药理学[M].北京:科学出版社,2022.

[17] 王邦玲,张荣梅,王新玉,等.临床常见疾病合理用药[M].上海:上海交通大学出版社,2023.

[18] 符秀华,王志亮.药物基础与应用[M].北京:高等教育出版社,2022.

[19] 徐姗.临床药物治疗学[M].西安:陕西科学技术出版社,2022.

[20] 杨德彦.协和临床用药速查手册[M].北京:中国协和医科大学出版社,2023.

[21] 戴初贤,朱照静,郑小吉,等.临床常用中药识别与应用[M].北京:中国医药科学技术出版
    社,2022.

[22] 张菁,毛颖.药物临床研究理论与实践[M].上海:复旦大学出版社,2022.

［23］刘晓东,刘李.药代动力学的药物相互作用［M］.北京:科学出版社,2022.

［24］袁旭宏.用药指导［M］.北京:化学工业出版社,2022.

［25］蒋远征.常见中药临证妙用［M］.福州:福建科学技术出版社,2021.

［26］庞厚芬,李娟,张腾.内科疾病诊疗与合理用药［M］.沈阳:辽宁科学技术出版社,2022.

［27］冯念苹.常见内科疾病治疗与用药指导［M］.北京:中国纺织出版社,2022.

［28］郭衍梅,王美霞,马焕焕,等.新编临床药物基础与应用［M］.哈尔滨:黑龙江科学技术出版社,2022.

［29］于淼.临床药学基础与用药规范［M］.长春:吉林科学技术出版社,2021.

［30］涂宏,刘丽英.常见病联合用药手册［M］.北京:中国医药科学技术出版社,2021.

［31］刘玉涛.新编药物学理论与实践［M］.长春:吉林科学技术出版社,2021.

［32］桑素波.临床疾病诊断与药物应用［M］.长春:吉林科学技术出版社,2022.

［33］李承文,杨艳霞,李伟,等.临床用药与药学新进展［M］.上海:上海科学普及出版社,2022.

［34］于秀娟,韩召选,谢莹,等.临床药物应用治疗学［M］.哈尔滨:黑龙江科学技术出版社,2021.

［35］郭海英,仲伟彬,李恒,等.实用临床用药常规［M］.上海:上海科学技术文献出版社,2023.

［36］李玲,曾敬其,杨艳君,等.儿童中成药在呼吸和消化系统疾病中的用药特点与成分特征［J］.中草药,2023,54(3):859-867.

［37］许佳怡,拓西平.老年冠心病心绞痛患者硝酸酯类药物及其他药物应用进展［J］.中国循证心血管医学杂志,2023,15(4):510-512.

［38］于树娜.常规疗法联合硝酸酯类药物治疗慢性肺源性心脏病合并冠心病的临床效果分析［J］.中国社区医师,2023,39(26):50-52.

［39］陈翰.不同剂量呋塞米治疗对老年重度心力衰竭患者的效果观察［J］.现代诊断与治疗,2023,34(15):2251-2253.

［40］王振,王盼盼,黄栋芳,等.国医大师周仲瑛运用全草类中药经验［J］.山东中医杂志,2023,42(2):173-177.